当代名中医专科专病经方
薪传临证绝技丛书

名中医

内分泌病经方薪传临证绝技

主编 朴春丽 袁 华 张华东

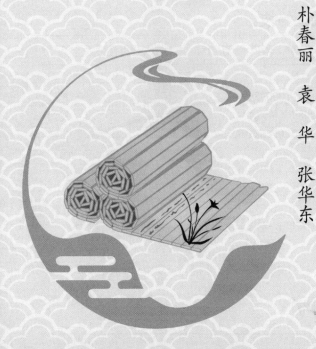

科学技术文献出版社
SCIENTIFIC AND TECHNICAL DOCUMENTATION PRESS
·北京·

图书在版编目（CIP）数据

名中医内分泌病经方薪传临证绝技 / 朴春丽，袁华，张华东主编. —北京：科学技术文献出版社，2024.6

（当代名中医专科专病经方薪传临证绝技丛书）

ISBN 978-7-5235-1330-9

Ⅰ.①名… Ⅱ.①朴… ②袁… ③张… Ⅲ.①内分泌病—中医临床—经验—中国—现代 Ⅳ.① R259.8

中国国家版本馆 CIP 数据核字（2024）第 083941 号

名中医内分泌病经方薪传临证绝技

策划编辑：薛士兵　郭　蓉　责任编辑：郭　蓉　责任校对：张吲哚　责任出版：张志平

出　版　者　科学技术文献出版社
地　　　址　北京市复兴路15号　邮编 100038
编　务　部　（010）58882938，58882087（传真）
发　行　部　（010）58882868，58882870（传真）
邮　购　部　（010）58882873
官　方　网　址　www.stdp.com.cn
发　行　者　科学技术文献出版社发行　全国各地新华书店经销
印　刷　者　中煤（北京）印务有限公司
版　　　次　2024 年 6 月第 1 版　2024 年 6 月第 1 次印刷
开　　　本　710×1000　1/16
字　　　数　346千
印　　　张　21.5　彩插 2 面
书　　　号　ISBN 978-7-5235-1330-9
定　　　价　68.00元

版权所有　违法必究

购买本社图书，凡字迹不清、缺页、倒页、脱页者，本社发行部负责调换

《当代名中医专科专病经方薪传临证绝技》丛书
编 委 会

顾　　问　孙光荣　李佃贵　刘景源　祝之友　谢阳谷

郑守曾　刘从明　杨运高

名誉主编　唐祖宣

总 主 编　杨建宇

编　　委　（以姓氏笔画排序）

王　鹏　王东红　王丽娟　王俊宏　冯　利

朱庆文　邬晓东　刘华宝　刘春生　刘海燕

许　滔　杨　燕　杨建宇　张　炜　张华东

张胜忠　罗宏伟　郑佳新　柳红芳　姜　敏

姜丽娟　姚卫海　桂延耀　徐国良　徐学功

海　霞　冀文鹏　魏素丽

学术秘书　王　晨

主编单位　中国中医药研究促进会仲景医学研究分会

中国中医药研究促进会唐祖宣医学工作委员会

北京中联国康医学研究院

南阳张仲景传统医药研究会

协编单位　中国中医药研究促进会仲景星火工程分会

中国中医药信息学会人才信息分会

中国针灸学会中医针灸技师工作委员会

世界中医药学会联合会中医疗养研究专业委员会

中国民间中医医药研究开发协会中医膏方养生分会

中关村炎黄中医药科技创新联盟

中华中医药中和医派杨建宇京畿豫医工作室

世界中医药协会国际中和医派研究总会

北京世中联中和国际医学研究院

《名中医内分泌病经方薪传临证绝技》编委会

主　编　朴春丽　广州中医药大学深圳医院（福田）

袁　华　湖南中医药大学第一附属医院

张华东　中国中医科学院广安门医院

副主编　王会民　天津市中西医结合医院（天津市南开医院）

周国民　北京中西医结合医院

王　丽　广州中医药大学深圳医院（福田）

薛　婧　天津市南开医院

谭　双　北京中医药大学附属护国寺中医医院

范明明　黑龙江中医药科学院

郭瑞亚　北京王府中西医结合医院

吴英楠　内蒙古自治区人民医院

编　委　（按姓氏笔画排序）

王丽娟　北京中联国康医学研究院

邓　佳　广州中医药大学深圳医院（福田）

杨建宇　光明中医杂志社

林春莲　吉林市中医院

庞丹丹　中国中医科学院

赵　娜　黑龙江中医药大学附属第一医院

秦　宇　察哈尔右翼后旗蒙医医院

唐　程　北京中医药大学

韩　旭　中国中医科学院中医临床基础医学研究所

主编简介

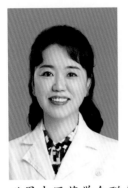

朴春丽　主任医师，二级教授，医学博士，博士研究生导师，广州中医药大学深圳医院（福田）内分泌科主任，国家基层名老中医传承工作室指导老师，国家中医临床优秀人才，深圳市福田区临床重点专科领军人才，广东省中医内分泌重点专科负责人，深圳市地方领军人才，深圳十大杏林名医。

兼任中华中医药学会糖尿病分会副主任委员，世界中医药学会联合会内分泌专业委员会副会长，中国民族医药学会内分泌代谢病分会副会长，中国健康管理协会糖尿病防治与管理专业委员会副主任委员，广东省中医药学会内分泌专业委员会副主任委员，深圳市中西医结合学会内分泌代谢病专业委员会主任委员。

擅长中医及中西医结合诊治内分泌代谢病，如糖尿病及糖尿病肾病、糖尿病周围神经病变等。糖尿病早期多见于实证、热证，擅用清法和泻法治疗。主张糖尿病的发生与肝失疏泄、脾失运化、肾失气化相关，强调"毒损肝络"与2型糖尿病胰岛素抵抗的相关性，创制系列解毒通络调肝法、苦酸通调法等，并将直接降糖法、间接稳糖法、辅助调糖法三法融合应用，以祛除血糖难控因素，防治糖尿病及其并发症。并擅长中医药辨证治疗甲状腺相关疾病（甲亢、甲减、桥本氏甲状腺炎、甲状腺结节等）、血脂异常、高尿酸血症、肥胖、骨质疏松、多囊卵巢综合征、围绝经期综合征等代谢性疾病。

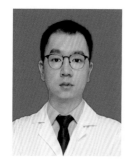

袁 华 医学博士，湖南中医药大学第一附属医院心内科主治医师。兼任中国中医药信息学会人才信息分会常务委员、世界中医药学会联合会慢病管理专业委员会理事、中华中医药学会心血管病分会青年委员、湖南省中西医结合学会健康管理专业委员会委员、湖南省中医药和中西医结合学会慢病管理专业委员会委员、湖南省中医药信息研究会心血管专业委员会委员、湖南省中医药和中西医结合学会脑心同治专业委员会青年委员等职务。参与多项国家级和省级科研课题，以第一作者发表核心期刊论文10余篇，作为副主编或编委参与出版医学专著3部。

曾先后师从湖南省名中医张崇泉教授、胡国恒教授以及全国名中医王行宽教授精习中医，对中医药治疗心内科及呼吸科的常见病和多发病以及外感病证具有独到体会；对冠心病、高血压、心力衰竭、心律失常、风湿性心脏病、心肌病、慢性阻塞性肺疾病、支气管哮喘、呼吸衰竭及急性发热等疾病的中西医结合治疗，具有较丰富的临床经验。

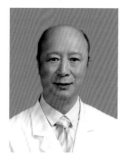

张华东 中国中医科学院广安门医院风湿免疫科主任医师。中医世家，北京中医药大学兼职教授。北京市"优秀名中医"，后备学科带头人，中国中医科学院首批"中青年名中医"，北京市石景山区名中医，第三批全国名老中医谢海洲、路志正学术继承人，第三批全国中医临床优秀人才。负责科研课题9项；参与编写著作27部，其中3部获奖；发表学术论文60余篇，其中以第一作者和通讯作者发表40余篇；兼任多个杂志编委。

长期从事风湿免疫科临床科研教学工作，有丰富的临床经验，尤其擅长类风湿关节炎、骨关节炎、强直性脊柱炎、系统性红斑狼疮、痛风、硬皮病、皮肌炎、银屑病关节炎、干燥综合征、白塞病、血管炎等风湿性疾病，以及头痛、失眠等内科杂病的中西医治疗，并开展风湿病关节腔内药物疗法。

助推"经方热""经药热"
学术化、规范化、专科化！

《当代名中医专科专病经方薪传临证绝技》丛书终于要出版了！可喜可贺！

这是《医圣仲景文库》系列的成果！

也是我们中和医派中华国医专科专病经方大师研修班的成果！

更是中关村炎黄中医药科技创新联盟中医药国际"一带一路"经方行的成果！

又是中华中医药中和医派杨建宇京畿豫医工作室倡导推动的"经药理论体系"的成果！

也是每年 10 月 21 日"世界中医经方日"活动推动的抓手！

而关键所在，《当代名中医专科专病经方薪传临证绝技》丛书有助于推动"经方热""经药热"的学术化、规范化、专科化的发展！

不忘初心，砥砺前行！

重温中医药经典，找回中医药灵魂，再塑中医药伟大，成了中医药人的重要共识与努力导向。提升中医药经典研学力道，钻研中医药经方，以及共同推广普及经方临床应用，成了弘扬中医药经典理论，提高中医药临床服务能力的捷径，成了中医药临床疗效的保障。著名中医药经方大师——黄煌教授，宣讲经方应用，在全球范围内推广普及、规范推进经方的临床应用，助推全球中医"经方热"澎湃前行，是大家公认的挖掘经方宝藏的"兵工团长"。2014 年我们中和医派第三代传人王丽娟，主持开展的中华国医专科专病经方大师研修班系列，在北京、南阳、郑州、成都、宁夏、深圳逐次展开，继推至海外。2017 年，以黄煌教授为总指挥的中医药国际"一带一路"经方行活动，确定了每年 10 月 21 日作为"世界中医经方日"，将全球"经方热"推向新的辉煌！继而，在中和医派"经方""精方"基础上，倡导"道地药材""精准用药"，强调"动态辨证"，推出"经药"概念，创新"经药理论体系"，得到"当代神农""中药泰斗"祝之友教授的认可，并以国家中医药管理局全国名老中医药专家祝之友传承工作室的中医临床中药学学科传承的重要内容为导向，大力开展有关中医药"经药"的学术研讨和"经药理论体系"的创新构建，以神农本草经研修班和采药识药班为抓手，以纪念祝之友老教授从事中医药50周年活动为契机，在全国各地乃至港澳台地区、东南亚地区开展中医临床、中药学学术活动及"经药理论"研讨。

祝之友杨建宇经药传承研究室在印度尼西亚巴淡岛挂牌，确定每年农历四月二十六日为"世界中医经药日"。教材专著、专业论文持续出版发表，网络课堂、全球会议持续进行，助推中医"经药热"与"经方热"，相得益彰，携手共进，在中医药时代的大潮中，奔涌前进！

近来，仲景书院经方精英传人、中国中医科学院何庆勇教授，在全国各地开展何庆勇经方经药专题研修班、讲习班，这不但是祝之友教授和我在仲景书院反复宣讲"经药概念"和"经药理论体系"的成果之一，更是"北京－河南－南阳"仲景书院的重大学术成果之一，因为以后还会有更多像何庆勇教授这样的仲景学术精英、"经方""经药"传人，竭力开展"经方""经药"学术传承。再推中医药"经方热""经药热"新高潮，再续中医药"经方热""经药热"新辉煌！

"精研经典弘扬国粹，创新汉方惠泽苍生。"这是国医大师孙光荣教授的题词，也是《当代名中医专科专病经方薪传临证绝技》丛书所有的编者们数十年如一日在学习与临床实践中遵守的准则。熟读中医药经典，夯实中医药基础理论，传承《神农本草经》华夏先民原创治病用药经验精华，探解《黄帝内经》中医药道法自然、天人合一的奥旨，规范在《伤寒杂病论》指导下经方理法方药的临床诊病疗病用药体系，重塑中医药独特的临床辨证思维和优势显著的特色疗法的灵魂，重构中医药"经方""经药"理论体系在中医药理论和临床中的支撑与引领，回归中医药"经方""经药"的学术化发展，规范化推广及其专病专科化应用，促进中医药"经方热""经药热"回归主流中医医院的专病专科科室，成为中医药各专科最普遍的诊疗方式和首要选择，同时，提升中医药学术发展和规范化拓展与应用。而《当代名中医专科专病经方薪传临证绝技》丛书就是围绕各专科专病之优势病种，汇编总结临床卓有成就的各地著名中医专家、临床大家在临床中应用"经方""经药"理论的实践经验和妙招绝技，旨在给年轻中医药学者提供学习"经方""经药"的临床验案及理论精要，更重要的是通过各专病专科的"经方""经药"的汇总，促进临床中各专病专科医师明了各自常用的"经方""经药"，并从中汲取名老中医的临床经验，从而在整体上提升中医药服务大众健康的能力和水平，使中医药"经方热""经药热"走向学术化、规范化、专科化更有理论意义和现实意义，促进中医药事业大发展、大繁荣！

《当代名中医专科专病经方薪传临证绝技》丛书共计 30 册，是在名誉主编国医大师唐祖宣教授的具体指导下，在各分册主编带领编委会的努力下，历经 3 年，大家一边干好本职工作，一边积极抗击疫情，利用休息时间，编写稿子，十分辛苦，十分不易，在此给大家道一声"您辛苦啦！大家都是人民的健康卫士！大家都是优秀的抗疫英雄！促进中医药'经方热''经药热'学术化、规范化、专科化发展，大家都是功臣！历史一定会铭记，中医药人不会忘记"。另外，还要感谢科学技术文献出版社对这套书的大力支持和帮助，从选题策划论证，到书稿的编撰排版，无不映衬体现着出版社领导、编辑的辛苦劳动和付出！在此一并表示衷心的感谢和深深的感恩！

最后，仍用我恩师孙光荣国医大师的话来结尾：

美丽中国有中医！

中医万岁！

杨建宇

2022.10.21·世界中医经方日·明医中和斋

注：杨建宇　教授、执业中医师、研究员

　　光明中医杂志社主编

　　中国中医药现代远程教育杂志社主编

　　中国中医药研究促进会仲景医学研究分会副会长兼秘书长

　　中关村炎黄中医药科技创新联盟执行主席

　　中华中医药中和医派创始人·掌门人

　　中医药国际"一带一路"经方行总干事

目录

第一章　糖尿病

【名医简介】于秀辰，第三批全国老中医药专家学术经验继承人，师从国医大师吕仁和教授、商宪敏教授，擅长运用中医药治疗糖尿病及其并发症，尤其在论治糖尿病方面经验丰富。

【经典名方】玉液汤（源自《医学衷中参西录》）。

组成：生山药一两，生黄芪五钱，知母六钱，生鸡内金（捣细）二钱，葛根一钱半，五味子三钱，天花粉三钱。

用法：常法煎服。

原文：消渴之证，多由元气不升，此方乃升元气以止渴者也。方中以黄芪为主，得葛根能升元气。而又佐以山药、知母、天花粉以大滋真阴。使之阳升而阴应，自有云行雨施之妙也。用鸡内金者，因此证尿中皆含有糖质，用之以助脾胃强健，化饮食中糖质，为津液也。用五味者，取其酸收之性，大能封固肾关，不使水饮急于下趋也。

【学术思想】于秀辰认为糖尿病主要病机在于气阴两虚、肝郁气滞、血瘀，治疗上以"益气养阴、调肝、活血"为法，善以张锡纯治消渴方之玉液汤加减化裁，同时注重对患者的呼吸、饮食、运动及情志进行调摄，协同治疗糖尿病，临床疗效确切。

【诊断思路】中医学将糖尿病归于"消渴病"范畴，认为其发病与体质因素、饮食肥甘、情志失调、劳倦等多种因素有关。曹荣耀等通过归纳整理古代医家对消渴病病因病机的认识，总结出消渴病以阴虚为本、燥热为标，两者互为因果，阴愈虚则燥热愈盛，燥热愈盛则阴愈虚。于秀辰认为消渴病基本病机在于气阴亏虚，临床发现，多数糖尿病患者来诊即有乏力疲倦、气短懒言、自汗畏风、劳则益甚、口干喜饮等表现，且饮水多喜温热。现代社会生活节奏不断加快，劳力、劳神、房劳过度等易致气血阴津耗伤。张锡纯言："勤力用功过度，得消渴症"，劳则耗气伤阴，是消渴病发病的重要机理；另有过食辛辣、滋腻、肥甘等损伤脾胃，导致气血生化乏源，饮食失宜蕴久生热，加之过劳、大汗等导致津伤过度，未能及时补充，导致阴津耗损，皆令人体气阴亏虚，正如《证治要诀·三消》记载："三消得之气之实、血之虚也，久久不治，气尽虚。"糖尿病起病隐匿，易被忽视，迁延日久，最终易致阴阳两虚。人之有生，皆赖于气，然"百病皆生于气"，气虚津液化生、输布无力则阴虚，阴亏则气机赖以依附与承载的物质基础乏源，亦致气虚，二者相互影响，互为因果，故为消渴病之基本病机。现代研究亦表明，气阴两虚证仍为糖尿病患者中占比最多且最为常见的证型。

【治疗方法】于秀辰主张治疗消渴病应标本同治、通补兼施。气阴亏虚者以补气为主，兼顾滋养阴液，尤重补而不滞，意在"以通为补"；肝郁气滞者则重疏达肝气，兼顾补养肝体，合为调肝之义。活血化瘀法应贯彻始终。于秀辰提出以"益气养阴、调肝、活血"为治法，临床善以玉液汤加减化裁，旨在改善糖尿病患者的症状，良好控制血糖，提高临床疗效。

方药组成为生黄芪、生山药、知母、生鸡内金、葛根、五味子、天花粉。方中以生黄芪为君补气兼以升气，扶正固本以御邪，升提阴津止消渴；生山药、葛根、天花粉增液生津，防消渴气虚日久耗伤阴液，并滋水之上源，令津足气旺，又合知母凉润之性以济黄芪之热；生鸡内金、炒白术健脾助运，防山药等补益药滋腻碍胃；山萸肉味酸涩，性微温，归肝、肾、脾经。张锡纯谓山萸肉"得木气最浓，收涩之中兼具条畅之性"，一能补益肝肾、收敛元气，振作精神，固涩滑脱，是为补肝体之要药；二兼条达之性，能使肝之疏泄功能正常，可顺应肝气，具有双重治肝的独特功效。研究表明，山萸肉总萜可通过非胰岛素依赖途径，抑制葡萄糖体内吸收、促进葡萄糖利用从而发挥降糖作用。张锡纯用黄芪"以之补肝，原有同气相求之妙用"，亦为补肝之品，常二药合用，补肝体而调肝气，令气血畅达、情志舒畅。生鸡内金、炒白术培土荣木，助山萸肉、黄芪调肝，正合"见肝之病，知肝传脾，当先实脾"之义，令中焦枢机通利，升降自如，开阖有度。五味子、山萸肉味酸性敛，上可生津止渴，下可封固肾关。张锡纯以三棱、莪术为"为化瘀血之要药"，且"善调气""善于理肝胆之郁"，其药性近平和，大无开破之力。故于秀辰临床多用此二药以流通气血，使补虚药补而不滞。诸药合用，切中病机，虚、郁、瘀兼顾，上、中、下三焦并调，共奏益气养阴、调肝活血之功。

【治疗绝技】中医药治疗糖尿病具有独特优势。于秀辰宗张锡纯《医学衷中参西录》关于消渴病的论述，结合多年临证经验，认为本病病性属本虚标实，虚实夹杂，虚者在于诸劳虚损，病久反复，调治失宜，致阴亏气耗，消渴乃生。标实为情志失调，肝失疏泄而致气机郁滞，又气虚则血行无力，气滞则血运滞涩，故而瘀血内生，贯穿始终。治疗上于秀辰主张益气养阴、调肝、活血化瘀，标本兼顾，令补而不滞、温而不燥、疏而不亢、通而不伐。此外，于秀辰认为还应注重患者日常生活的情志调节与自我管理，倡导药、调并重，协同奏效。

【验案赏析】患者，女，60 岁，2020 年 12 月 28 日初诊。主诉：血糖升高 1 周余。现病史：2020 年 12 月 21 日患者体检时测空腹血糖 12.23 mmol/L，尿糖（＋＋＋），就诊于当地医院，予伏格列波糖、盐酸二甲双胍、津力达颗粒以控制血糖。服药期间未规律监测血糖。刻下症：乏力倦怠，时觉口干、口苦，喜热饮，餐前饥饿感明显，伴心慌、汗出，进食后症状缓解，纳眠可，大便 2 ~ 3 次/日，质偏稀不成形，不黏，小便色淡黄，夜尿 2 ~ 3 次。平素性情易急易怒，体形肥胖。舌暗红、苔薄，脉沉滑。查体：空腹血糖 12.3 mmol/L，糖化血红蛋白 9.5%。西医诊断：2 型糖尿病。中医诊断：消渴病；辨证：气阴两虚，肝郁血瘀证。治以益气养阴，调肝活血。方选玉液汤加减，处方：生黄芪 30 g，知母 10 g，鸡内金 30 g，生山药 10 g，五味子 10 g，葛根 30 g，天花粉 10 g，炒白术 30 g，山萸肉 30 g，三棱 10 g，莪术 10 g，清半夏 9 g，决明子 10 g。7 剂（颗粒剂），日 1 剂，分早、晚温服。嘱患者监测 7 次血糖，合理饮食，运动锻炼，调畅情志。

按语：本案患者为中老年女性，为新发消渴病，见有乏力倦怠、口干、口苦、喜热饮、夜尿频多等表现，一派气阴亏虚之象；肝气郁滞、化火伤阴，则情绪急躁易怒，时有口苦；舌暗、脉沉，提示有瘀象。审证论治，遣玉液汤方加减化裁，以生黄芪益气，知母、生山药、五味子、葛根、天花粉养阴生津，炒白术、鸡内金健脾，山萸肉调肝，三棱、莪术活血化瘀，另配清半夏、决明子疏肝、清肝，以遏郁而生热之变。诸药并用，标本兼治，着眼于气阴亏虚、肝郁气滞与血瘀，并重视患者自我血糖监测及饮食、情绪管理，1 周即见血糖下降，症状改善。

【参考文献】

[1] 畅亚茹, 于秀辰, 廖丽珊. 于秀辰从气阴两虚、肝郁气滞、血瘀论治糖尿病临证经验 [J]. 中医药导报, 2022, 28 (10): 115－118.

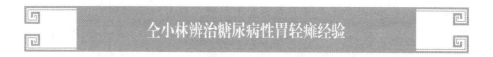

仝小林辨治糖尿病性胃轻瘫经验

【名医简介】 仝小林, 中国中医科学院广安门医院内分泌科主任医师, 教授, 博士研究生导师, 中国科学院院士。国家中医药管理局中医内分泌学重点学科带头人、国家中医临床研究基地中医药防治糖尿病临床研究联盟主任委员、世界中医药学会联合会内分泌专业委员会会长。

【经典名方】 小半夏汤 (源自《金匮要略》)。

组成: 半夏一升, 生姜半斤。

用法: 上二味药, 水煮, 去滓, 分二次温服。

原文: 呕家本渴, 渴者为欲解, 今反不渴, 心下有支饮故也, 小半夏汤主之。

【学术思想】 糖尿病性胃轻瘫是糖尿病并发自主神经功能损害导致的胃肠并发症, 患者常因非机械性胃动力障碍出现以胃排空延迟为特点的一系列临床症状, 如上腹胀、上腹痛、早饱、厌食、恶心、呕吐、反酸等。该病的病因及机制尚不明确, 且《糖尿病神经病变诊治专家共识 (2021年版)》指出"糖尿病性胃轻瘫的治疗是有难度的"。糖尿病性胃轻瘫可归属于中医"痞满""胃痛""胃缓""呕吐""暴吐"等范畴。中医通过辨证论治, 采用灌肠、针刺等综合疗法治疗该病具有较好疗效。仝小林院士根据急则治其标、缓则治其本的原则, 按照病情的轻重程度, 将糖尿病性胃轻瘫分为暴吐病和痞满病, 并归纳总结了该病的病机转化、辨证分型、选方用药等。

【诊断思路】 仝小林院士提出糖尿病性胃轻瘫当分病论治, 即分为暴吐病和痞满病。病情较重者归属于暴吐病范畴, 呕吐不止, 每日≥3次, 甚至10余次, 不能进食, 甚者呕吐胆汁、饮水即吐, 常伴有便秘或肠道蠕动减少、排气减少等肠腑功能减弱表现, 临床检测可见电解质紊乱等, 甚至出现血压下降、四肢厥冷等休克表现; 病情相对较轻者归属于"痞满"范畴, 呕吐较轻, 每日 <3次, 或仅吐少量胃内容物, 或餐后反食物, 或过饱后呕

吐，或以上腹部胀满、食欲不佳、恶心、早饱为主要症状，或可伴有便秘、腹胀等。需要注意的是，临床中也有部分患者可见呕吐伴有腹泻，或腹胀伴有腹泻，当视舌、脉分而治之。

【治疗方法】暴吐病以呕吐不止为主要表现，甚则胃气衰败，出现脱证、厥证的临床表现，属于临床的急危重症。因此，以"急则治其标"为主要治则，以呕吐这一症状为"靶"，治疗应当以直达"靶"所为主要策略，以止呕为主要目标，治法以辛开苦降、降逆胃气止呕为主，选用止呕的精方靶药，方必精而简，药当专而宏，可以小半夏汤合苏连饮为主方。方中半夏、生姜、紫苏叶为止呕要药，性味偏辛；黄连为佐药，性味偏苦，共奏辛开苦降之效。《素问·至真要大论》云："阳明之复，治以辛温，佐以苦甘，以苦泄之，以苦下之"，指出辛、苦两类中药配伍可调节胃气的气机升降，为治疗胃病的常用配伍。吴鞠通治疗温病时也推崇辛开苦降法，如"苦与辛合能降、能通"。

痞满分为 3 个证型，即寒热错杂证、脾虚湿蕴证、阳虚寒凝证，治疗以"缓则治其本"为主要原则，辨证分治。①寒热错杂证：以脾虚胃热为主要表现，可见脾气虚弱兼中焦湿热壅滞，治疗代表方为半夏泻心汤。胃肠积热者，加大黄，取大黄黄连泻心汤之意；脾虚腹胀者，加枳术汤以健脾行气；肝气不疏者，加四逆散以疏肝行气和胃；反酸者，加左金丸、浙贝母、煅瓦楞子以制酸；胃灼热者，加栀子豉汤以清热和胃；胃脘痛者，加失笑散以活血消瘀止痛。②脾虚湿蕴证：以湿浊阻滞中焦、脾气不足、运化失常为主要表现，治疗主方为橘皮竹茹汤。脾虚兼有胃火者，可用竹叶石膏汤以清胃热；脾虚兼夹痰饮者，加苓桂术甘汤以健脾化饮。③阳虚寒凝证：以脾肾阳虚为主要表现。脾阳虚者，以香砂六君子汤为主方，可加黄芪建中汤以健脾补气和中；虚寒重者，可加附子、干姜、麸炒白术取理中汤之意，以温中祛寒；阳虚寒饮者，可选用吴茱萸汤，以温中止呕。

【治疗绝技】仝小林提出该病属于"虚态""损态"阶段，以脾虚为表现，可有脾气虚、脾阳虚、肾阳虚，还可兼夹热、湿、痰饮、瘀等，治疗当分病论治。糖尿病性胃轻瘫较重者，表现为呕吐较重，属于暴吐病，当急则治标，以止呕专方小半夏汤合苏连饮治疗；较轻者，属于痞满病，当缓则治本，寒热错杂证、脾虚湿蕴证、阳虚寒凝证是其主要证型，临证时辨证论治，随证加减。

临床中联合其他常用疗法，如药物灌肠、针灸和穴位注射，可提高疗效。针灸、穴位注射、药物灌肠等可较好地促进胃肠道蠕动功能的恢复，尤其对于暴吐病患者，非药物疗法更容易接受。针灸和穴位注射也可用于痞满患者。结合文献及临床实践，总结上述外治疗法的应用如下。①针灸治疗对糖尿病性胃轻瘫患者上腹胀、纳差、恶心等症状的改善有效率高于莫沙必利/西沙比利。临证时可选用足三里、中脘、内关，以健脾和胃行气，留针10～15分钟，或给予电针强刺激。腹胀、便秘者可加天枢，口干、口苦者可加阳陵泉、三阴交，呃逆者可加攒竹、手三里等。②穴位注射可明显改善患者呕吐症状，穴位可选用足三里、三阴交、胃俞等，其中足三里较为常用。选用维生素 B_6、甲钴胺、维生素 C、丹红注射液、新斯的明等，每穴注射 0.5～1.0 mL。③药物灌肠可促进胃肠道蠕动。取大黄粉 10～15 g，玄明粉 10～15 g，溶入温水 100～200 mL 中，保留灌肠，每日 1～2 次。另外，隔姜灸、温针灸也是临床常用的非药物疗法，具有一定疗效。

【验案赏析】患者，男，56 岁，2018 年 3 月 23 日入院。主诉：间断呕吐 3 个月，加重 20 日。现病史：患者 3 个月前因进食不当出现恶心呕吐，多于进餐后 2 小时出现，呕吐物多为未消化食物，伴腹胀，有排气、排便。患者先后 5 次于当地医院住院治疗，完善胃镜等相关检查，考虑为糖尿病性胃轻瘫，予以抑酸止呕、促进胃肠动力等治疗后症状减轻。20 日前患者无明显诱因呕吐加重，食入即吐，每日 20 余次，于当地医院住院治疗，用药同前，未见减轻，由急诊转诊至我科。既往史：2 型糖尿病病史 15 年。中医诊断为暴吐病（胃气上逆）。由于病情较重，予以纠正电解质紊乱、降糖、降压治疗，中医给予急煎中药止呕、针刺、足三里穴位注射、中药灌肠等综合治疗。①急煎中药组成：黄连片 3 g，姜半夏 10 g，紫苏叶、藿香各 15 g，茯苓、竹茹、陈皮各 20 g，甘草片 5 g，生姜 50 g。每日 1 剂，急煎至 400 mL，小口频服。②针刺：直刺中脘及双侧足三里、内关、天枢、三阴交等穴，中脘进针 15 mm，其余穴位常规针刺，留针 15 分钟。每日 1 次。③穴位注射：于双侧足三里穴位注射维生素 B_6 1 mL，每日 1 次。④中药灌肠：取大黄粉 10 g，玄明粉 10 g，溶于温水 100 mL 保留灌肠，每日 2 次。

2018 年 3 月 24 日，患者呕吐好转，每日 10 余次，治疗同前。3 月 25 日，患者每日呕吐 5 次，自主排气增加，灌肠后排出少量粪渣，进少量流食。3 月 26 日，患者呕吐 2 次，进半流食，自主排便 1 次。3 月 28 日，患者无呕吐，进半流食，肠鸣音 4 次/分，自主排便 2 次。3 月 29 日患者好转出院。出院后门诊随诊处方调整：香附、党参片、枳实各 10 g，砂仁 5 g

（后下）、麸炒白术、陈皮各20 g，茯苓、生姜各30 g，竹茹、紫苏梗各15 g，清半夏9 g，炙甘草6 g。每日1剂，水煎，早、晚分服。以上方加减治疗6周，未再复发。

按语：本案充分体现了仝小林院士治疗糖尿病性胃轻瘫的学术思想。患者反复呕吐且加重，伴肠道功能减弱，属于暴吐病，治疗以止呕为要，入院即刻予急煎中药止呕，予苏连饮、小半夏加茯苓汤、橘皮竹茹汤合方，并配合使用针刺、穴位注射、中药灌肠。患者呕吐逐渐好转，肠道功能逐步恢复，并于4日后可进半流食，自主排便恢复，治疗6日后好转出院。中医综合治疗，效如桴鼓。出院后患者有痞满病的表现，故遵循缓则治其本的原则，予香砂六君子汤、二陈汤、橘皮竹茹汤、枳术汤合方，以健脾益气和胃、行气导滞通腑，补中与化浊虚实兼顾，预防再发。

【参考文献】

［1］张红梅，赵锡艳，逄冰，等. 仝小林辨治糖尿病性胃轻瘫经验［J］.中国民间疗法，2022，30（14）：14－17.

吕仁和运用"肾络微型癥瘕"理论治疗糖尿病肾病经验

【名医简介】吕仁和，北京中医药大学东直门医院国际部肾病内分泌科主任医师，教授，博士研究生导师。师从施今墨、秦伯未、祝谌予等医家。第三批全国老中医药专家学术经验继承工作指导老师，国家中医药管理局内分泌重点学科和肾病重点专科学术带头人，享受国务院政府特殊津贴。曾先后主持国家科技部等部级以上科研课题9项，研究成果获得部级科技进步奖7项，获国家新药专利2项。其治疗糖尿病及其并发症系列中药制剂——止消通脉宁、肾病防衰液、益气止消丸、活络止消丸、通便止消丸等在临床上取得了良好疗效。

【学术思想】吕仁和教授尊崇经典，重视临床实践，形成了一系列创新性观点与特色技术。例如，糖尿病"脾瘅""消渴""消瘅"分期辨证思想、糖尿病微血管并发症"微型癥瘕"病理学说与化结消癥治法、慢性肾炎"从风论治"、慢性肾炎中医辨证方案、慢性肾衰竭辨证标准、"六对论治"的辨证论治方法。临床主张对糖尿病及糖尿病肾病、糖尿病足等多种神经血管并发症进行分期辨证、综合治疗。

【诊断思路】"微型癥瘕"病理假说是吕仁和教授针对消渴病消瘅期，即糖尿病并发症期提出的中医病机理论。该理论认为糖尿病微血管并发症的实质是消渴病治不得法，伤阴耗气，久病入络，在气阴两虚或阴阳两虚的基础上，内热、痰湿、气滞、血瘀互相胶结，形成微型癥瘕，由瘕聚渐成癥积的过程。络脉遍布全身，内络五脏六腑，外络四肢百骸，因而可导致心、肾、脑、眼底、足等多部位出现微型癥瘕病变，即糖尿病各种并发症表现。

【治疗方法】吕仁和教授称糖尿病肾病为"消渴病肾病"，属"消瘅""肾消""肾劳"范畴。叶天士《临证指南医案》载"经主气，络主血""初为气结在经，久则血伤入络"，而消渴病肾病是消渴病迁延不愈所致，久病入络，此病位在血络；吕仁和教授将西医仪器下所看到的病理改变视为中医"望诊"的延伸，该病的肾脏病理改变主要是弥漫性或结节性肾小球硬化，这与血络瘀阻也是契合的，而糖尿病肾病的发生发展过程，实际上就是肾之络脉病变，微型"瘕聚"渐成"癥积"的过程。这在病理改变上是有依据的。糖尿病肾病的病理演变过程可分为5期。I期：肾脏增大，肾小球滤过率增加，此期肾结构正常，病变可逆；II期，肾小球毛细血管基底膜增厚，系膜基质增多，病变可逆；III期，肾脏结构和功能发生了改变，镜下肾小球毛细血管基底膜弥漫增厚，系膜基质增生，可见弥漫性肾小球硬化症，病变已不可逆转；IV期，即临床期病变肾小球的系膜基质重度增生，形成结节状硬化，并出现部分肾小球荒废现象；V期，即终末期肾衰竭，因系膜基质和其他细胞外基质增生、小动脉损伤，最终多数出现球性硬化和荒废，临床上也渐次出现微量蛋白尿、大量蛋白尿、慢性肾衰竭，最终发展为终末期肾衰竭。I~II期，肾脏增大、增重，基底膜增厚，系膜增生，病变轻而且可逆，与瘕聚的聚而成形、假物以成形、状态可变性质相似；III~V期，肾小球结节状硬化，与癥积之病位固定、有形可征、日久成积相一致。

基于此，吕仁和教授创新性地提出了"肾络微型癥瘕"病理假说，经过团队多年的临床实践及基础研究，最终形成"肾络微型癥瘕"病机理论——消渴病日久，热伤气阴，痰、湿、热、郁、瘀互相胶结，初为瘕聚，终成癥积，聚于肾之血络，形成"肾络微型癥瘕"，导致肾体受损，肾用失司，发为水肿、尿中泡沫增多、乏力等，进一步发展可累及他脏，导致五脏俱病，肾元衰败，水湿浊毒泛滥，气血出入升降失常，发为关格危证。

"微型癥瘕"的临床特点：①"微型癥瘕"是由瘕聚渐成癥积的病理过程：初为瘕聚，聚散无常，易治；终为癥积，有形可征，难治。②正气亏虚是渐生癥瘕的基础病因。③痰热郁瘀互结，是终成癥瘕之关键。"微型癥瘕"的形成既有气血阴阳虚弱之本，也有内热、痰湿、气滞、血瘀等多因素的参与；既是病理产物，又作为致病因素加重正气亏虚。对于"微型癥瘕"的治疗，单纯的活血化瘀不能解决问题，需在补益的基础上，施以化瘀软坚、散结消聚之法。

【治疗绝技】 吕仁和教授认为，消渴病肾病的病位在肾，病性本虚标实、虚实夹杂，以正虚定证型，以标实定证候，分早、中、晚三期。早期普遍存在肾气不足，分为阴虚、阳虚、阴阳两虚三型，血瘀、气滞、痰湿、热结、郁热、湿热六候，共三型六候；中期与早期相类，增加了水湿证、饮停证，共三型八候；晚期肾元虚衰，气血阴阳俱虚，损及五脏，增加了湿浊内留证、肝风内动证、浊毒动血证、浊毒伤神证，共三型十二候。以益气活血、散结消癥为基本治法。

吕仁和教授认为治疗糖尿病肾病应以活血化瘀、散结消癥、平补气血阴阳为法则，而肾络宜养宜通，通肾络的靶点药物选择尤为重要。叶天士认为，"借虫蚁血中搜逐，以攻通邪结"，国医大师朱良春善用水蛭、地龙等通络治疗肾脏疾病，水蛭、地龙、蜈蚣、穿山甲、僵蚕等走窜食血之虫，可直达血络、破积消癥、通行络脉。水蛭是典型的具有攻逐走窜之性的虫类药，《神农本草经》载其"逐恶血瘀血，月闭。破血瘕积聚，无子，利水道"。《汤液本草》载"水蛭，苦走血，咸胜血，仲景抵当汤用虻虫、水蛭，咸苦以泄蓄血"。现代药理研究也表明，水蛭具有抗凝血、抑制血栓形成、降脂、改善肾功能等作用。吕仁和教授认为，病邪深达肾络，非红花、桃仁等一般活血药物所能及，需虫类药如水蛭、地龙、土鳖虫、全蝎、蜈蚣等攻逐走窜、通经达络，方能奏效。

攻邪不忘守正，肾乃先天之本，补气养血，滋肾阴、温肾阳是固本守正。补气养血应首选李东垣《内外伤辨惑论》的当归补血汤，方中黄芪一两、当归二钱的配伍，突出了补气生血的思想。文献研究表明，当归补血汤在辅助治疗糖尿病肾病中发挥着重要作用。一篇 Meta 分析的结论也显示，当归补血汤及其加减方治疗糖尿病肾病可有效提高总有效率和患者的生命质量，改善肾功能，降低同型半胱氨酸水平。研究还发现，姜黄素对 2 型糖尿病肾病大鼠具有肾脏保护作用，能够改善血脂和糖代谢，减轻肾小管变性和炎性细胞浸润程度，保护肾脏功能，延缓肾脏损伤。鬼箭羽可调节血脂、血糖，改善机体免疫功能，抑制炎性介质释放，减少免疫复合物沉积，促进肾小球基底膜的修复，保护肾小管上皮细胞，延缓肾小球硬化及肾损害，从而改善肾血流量，降低蛋白尿。牡蛎具有软坚散结、平肝潜阳、重镇安神等功效，现代药理研究表明牡蛎具有降血糖和血脂、抗血栓形成、增强免疫及保肝作用，牡蛎提取物可明显降低小鼠血糖升高的幅度，降低肾病大鼠的尿蛋白和血脂含量。积雪草在肾脏病领域的应用非常广泛，现代药理研究表明其可以通过保护足细胞损伤、抗炎、抗纤维化、抗氧化应激及免疫调节等多种途径保护肾功能。

【验案赏析】案一：气血阴阳俱虚兼湿热内阻型。患者，男，67岁，2020年5月29日初诊。主诉：尿中泡沫增多1年余。现病史：双下肢轻度水肿，2型糖尿病10余年，眼底检查明确诊断糖尿病视网膜病变，长期胰岛素联合口服药控制血糖可，偶有低血糖发生，既往有高血压，长期口服降压药，血压在130~140/60~70 mmHg，24 h尿蛋白定量525 mg，肾功能正常。刻下症：乏力气短，面色萎黄，腰膝怕冷，手足冰凉，大便干，数日1行，夜尿3~4次，皮肤干燥脱屑，舌淡暗，苔微黄厚腻，中有裂纹，脉细滑数。处方：生黄芪30 g，党参10 g，水蛭3 g，当归15 g，丹参15 g，鹿角霜10 g，生地黄10 g，姜黄10 g，赤芍10 g，酒大黄6 g，生牡蛎15 g，茯苓15 g，炒白术10 g。日1剂，水煎温服。

2020年9月10日二诊：患者尿中泡沫减少，乏力明显缓解，复查24 h尿蛋白定量448 mg，肾功能正常，因到外地出差饮食运动不规律，近3个月血糖控制不佳，糖化血红蛋白8.2%，舌淡暗，苔厚腻，脉细滑。上方改生黄芪45 g，鹿角霜15 g；加佩兰10 g，藿香10 g，泽兰15 g，泽泻20 g，白芍10 g，桂枝6 g，炒苍术10 g，倒扣草15 g。日1剂，水煎温服。调整胰岛素剂量，进行糖尿病饮食运动教育。

2020年12月30日三诊：患者复查24 h尿蛋白定量352 mg，肾功能正常，无乏力，仍手足发凉，大便干、依赖开塞露日1行，舌暗，苔白厚腻，脉弦滑。上方加瓜蒌10 g，继服30剂，嘱患者服药5日，休息2日，间断巩固。2021年4月随访，患者尿白蛋白比肌酐为19.61 mg/g。

按语：糖尿病肾病的治疗，受血糖、血压等因素影响较大，本虚兼湿热内蕴、气机阻滞者多，症见大便秘结、腑气不通。《灵枢·本藏》云"肾脆则善病消瘅，易伤"，所以，治疗糖尿病肾病，应审证求因，谨守病机，正虚扶正是一方面，泻浊解毒是另一方面，要在一补一泻中纠正病体的阴阳失衡，达到"调和气血阴阳"的目的。该患者消渴病日久，肾络微型癥瘕已成，属气血阴阳俱虚兼湿热内阻型，且阳虚更甚，以活血化瘀、散结消癥、平补气血阴阳为治则，予芪蛭肾消汤加减，一则生黄芪、党参、鹿角霜补气温阳，配伍茯苓、炒白术健脾，脾肾兼顾，配伍生地黄阴阳并补；二则水蛭、姜黄、当归、丹参、赤芍、生牡蛎，活血凉血、散结消癥，酒大黄通腑泄浊。患者药后舌苔厚腻，湿浊顽固不化，加藿香、佩兰化湿，泽兰、泽泻同用活血兼利水，少量桂枝温通，药后尿蛋白下降，收效明显；患者大便不通，加瓜蒌通腑给湿浊以出路；药后随访尿白蛋白与肌酐比值恢复正常，收效甚佳。

案二：气血阴阳俱虚兼血瘀湿浊型。患者，女，51岁，2020年9月10日初诊。主诉：2型糖尿病10余年，眼底检查明确糖尿病视网膜病变。现病史：平素口服药联合胰岛素控制血糖欠佳，间断尿中泡沫增多，双下肢及眼睑轻度水肿。刻下症：乏力倦怠、少气懒言，面色无华，咽干口渴，既怕冷又怕热，皮肤干燥，纳眠欠佳，小便量可，色偏黄，夜尿频，5~6次/晚，大便偏干，数日1行，舌暗红，苔白腻，边有齿痕，舌下络脉迂曲，脉沉细数。24 h尿蛋白定量5485 mg，肌酐88 μmol/L，尿素氮10.2 mmol/L，尿酸543 μmol/L，血总蛋白70 g/L，血白蛋白38 g/L，空腹血糖15.8 mmol/L，糖化血红蛋白8.8%。处方：生黄芪30 g，水蛭3 g，当归20 g，丹参15 g，赤芍10 g，生地黄10 g，鹿角霜15 g，泽兰10 g，泽泻10 g，姜黄10 g，酒大黄6 g，积雪草15 g，炒苍白术各15 g，茯苓15 g。日1剂，水煎温服。调整胰岛素剂量，监测血糖。

2020年12月20日二诊：患者，尿中泡沫减少，乏力、怕冷怕热有所缓解，舌暗红，苔黄腻，舌下络脉迂曲，脉细滑数，近1周尿频、尿急、尿痛。查尿常规：葡萄糖（＋＋＋＋），蛋白质（＋＋＋），白细胞（高倍镜）7个/HP；血常规：白细胞11.7×10⁹/L；24 h尿蛋白定量4768 mg，肌酐113 μmol/L，尿素氮11.8 mmol/L，尿酸272 μmol/L，糖化血红蛋白7.7%。泌尿外科诊断泌尿系感染，给予抗生素口服治疗，考虑患者目前尿蛋白和血糖受泌尿系感染影响，肌酐、尿素氮轻度升高与感染相关，以莲子心6 g，白茅根30 g，竹叶10 g煎汤代水，每日小量频服，复查血常规正常后继以前方调理。

2021年3月10日三诊：患者复查24 h尿蛋白定量2142 mg，肌酐

86 μmol/L，尿素氮 7.4 mmol/L，尿酸 360 μmol/L，空腹血糖 6.2 mmol/L，尿中泡沫明显减少，无乏力倦怠，前方加虎杖 10 g，金钱草 10 g 以降尿酸，随访至今，病情稳定。

按语：女子以阴血为本，该患者七七已过，任脉虚，太冲脉衰少，加之久病耗气伤阴，阴损及阳，阴阳两虚，故既怕冷又怕热，属气血阴阳俱虚兼血瘀湿浊型，以芪蛭肾消汤加泽兰、泽泻，活血利水不伤正，加积雪草清热利湿解毒、活血化瘀。围绝经期女性易出现泌尿系感染，感染通常会加重肾脏损害，肌酐升高，应用西药抗感染的同时，配合凉血止血、清热利尿的中药代茶饮加快痊愈以保护肾脏，感染控制后，继服散结消癥、平补气血阴阳的汤药治疗，肌酐恢复正常，病情稳定。

案三：气血阴阳俱虚兼血瘀湿浊重型。患者，男，71 岁，2021 年 3 月 8 日初诊。主诉：双下肢水肿伴尿中泡沫增多 1 年。2 型糖尿病 10 余年，眼底检查明确诊断糖尿病视网膜病变，24 h 尿蛋白 5145 mg，肌酐 98 μmol/L，尿素氮 8.14 mmol/L，空腹血糖 8.2 mmol/L，糖化血红蛋白 7.1%。刻下症：乏力，口干咽干，皮肤干燥脱屑，既怕冷又怕热，夜尿 5~6 次/晚，无腰酸腰痛，无呕恶，纳可，眠欠佳，大便偏干、日 1 行，面色晦暗，口唇色暗，舌淡暗、有瘀斑，苔黄厚腻，舌下络脉迂曲，脉弦数。既往有高血压病史，口服降压药血压控制在（130~140）/（60~80）mmHg。处方：生黄芪 30 g，水蛭 3 g，当归 20 g，丹参 20 g，鹿角霜 15 g，生地黄 15 g，姜黄 15 g，赤芍 10 g，熟大黄 10 g，生牡蛎 20 g，茯苓 20 g，猪苓 10 g，炒枳实 10 g，炒白术 10 g。日 1 剂，水煎温服。

2021 年 6 月 10 日二诊：患者乏力、怕冷明显缓解，夜尿次数减少，4~5 次/晚，余症同前，面色暗，舌淡暗，苔薄黄，舌下络脉迂曲，脉弦，上方改生黄芪 45 g，茯苓 30 g，生牡蛎 30 g，30 剂，日 1 剂，水煎温服。

2021 年 9 月 18 日三诊：患者服药期间因感冒停药 1 周，现诸症缓解，夜尿 1~2 次/晚，双下肢水肿减轻，尿中泡沫明显减少，颜面有光泽，舌淡暗，苔薄黄，舌下络脉迂曲，脉弦，24 h 尿蛋白定量 1650 mg，肌酐 92 μmol/L，尿素氮 11.5 mmol/L，空腹血糖 8.8 mmol/L，糖化血红蛋白 7.6%，上方加倒扣草 10 g，积雪草 10 g，日 1 剂，水煎温服。后间断以芪蛭肾消汤加减调理，病情稳定。

按语：《黄帝内经》云"五脏皆柔弱者，善病消瘅"，该患者年老，五脏虚弱，消渴病日久，气阴两伤，痰、湿、热、郁、瘀阻于肾络，形成微型癥瘕，癥瘕属邪气，邪之所凑，其气必虚，有形之邪内阻于肾络，肾之气血不和，阴阳失调，功能受损，主水和闭藏功能下降，一方面水液代谢不利发为水肿；另一方面精微物质外泄见尿中泡沫增多，大量蛋白尿。治疗以芪蛭肾消汤加减，方中生黄芪、茯苓、猪苓补气利水消水肿；熟大黄通腑泄浊护肾元；赤芍活血凉血、清血分热，炒白术、茯苓健脾化湿；生地黄、鹿角霜阴阳并补；生黄芪当归顾护气血；气血阴阳兼顾以扶正固本；炒枳实理气，补气同时兼以疏导；全方使气血和、阴阳调。方中水蛭联合当归、丹参、姜黄等活血药共奏荡涤恶血瘀血之功。患者坚持服药3个月后症状有所缓解，但血瘀证明显，恐活血药日久伤气血，增加生黄芪、茯苓、生牡蛎剂量，一则补气健脾助养气血，二则加强散结消癥力度。三诊时患者诸症皆减，尿蛋白较初诊时明显下降，观其面色转佳，正气尚可，舌质暗、舌下络脉迂曲，苔薄黄，原方基础上酌加倒扣草、积雪草活血清热，随访至今，病情稳定。

【参考文献】

[1] 闫璞，刘晓峰，王世东，等．吕仁和教授诊治糖尿病、糖尿病肾脏病及肾病综合征的常用药物分析［J］．世界中医药，2017，12（1）：30-33.

[2] 王诗尧，王世东，傅强，等．国医大师吕仁和"微型癥瘕"病理假说的源流及发展［J］．中华中医药杂志，2022，37（8）：4555-4559.

[3] 董超，王子辰．基于吕仁和"肾络微型癥瘕"理论治疗糖尿病肾脏病体悟［J］．中医药临床杂志，2022，34（9）：1627-1631.

赵进喜运用"三阴三阳"体质学说治疗糖尿病经验

【名医简介】赵进喜，主任医师，教授，博士研究生导师，博士后合作导师，首席专家，现任北京中医药大学东直门医院内科副主任、内科教研室主任，北京中医药大学内科学系常务副主任，国家中医药管理局内分泌重点学科带头人与糖尿病肾病"微型癥瘕"研究室主任。兼任国家中医药管理局名词术语成果转化与规范推广项目评审专家、世界中医药学会联合会糖尿病专业委员会会长、中华医学会糖尿病分会名誉副主委、中国医师协会内分泌代谢病医师分会理事。著有《四大经典与中医现代临床》（丛书）、《糖尿病及其并发症中西医诊治学》、《赵进喜临证心悟》、《名医汇讲：铿锵中医行》等学术著作与科普著作共 25 部。

【学术思想】 赵进喜教授学宗仲景而师百氏，传承施今墨、祝谌予、吕仁和之学，提出《伤寒论》三阴三阳系统论、三阴三阳体质论、三阴三阳辨证方证论，创立糖尿病及其并发症"热伤气阴、络脉瘀结"与辨体质、辨病、辨证"三位一体"诊疗模式，倡导糖尿病及其并发症清热解毒、化瘀散结与糖尿病肾病从风论治法以及慢性肾脏病"三维护肾"思维，临床重视辨体质、守病机、识腹证、辨方证、选效药。

【诊断思路】 "三阴三阳"体质学说源于《伤寒论》，但是对于"三阴三阳"的实质古今争议很大。赵进喜教授认为，"三阴三阳"是对于人体脏腑功能的一种分类，分别代表人体的六大生理系统。太阳系统是人体肌表抵御外来邪气的功能概括；阳明系统是人体肠胃通降，传导糟粕的功能概括；少阳系统是人体情绪调节，气机疏通的功能概括；太阴系统是脾胃运化水谷，输布精微物质的功能概括；少阴系统是人体阴阳固秘，水火相济的功能概括；厥阴系统是人体情绪控制，潜藏阳气的功能概括。在生理状况下，这六大系统的功能和气血阴阳的强弱不同，人群便可以被划分为"三阴三阳"6 种体质，正如《黄帝内经》中所讲"人之生也，有刚有柔，有长有短，有阴有阳"。赵进喜教授将这 6 类体质进一步细分为 18 类体质，每种体质类型均有不同的易感疾病，患病后有不同的临床表现，治疗和调护措施也有所不同。

"三阴三阳"体质学说在糖尿病中的应用研究发现，糖尿病发病与体质因素关系密切，其中阳明体质者最多，少阴体质者、厥阴肝旺体质者、太阴脾虚体质者亦是消渴病的易患群体，不同体质者患糖尿病的临床表现不同，易患的并发症也不相同，因此形成了"辨体质、辨病、辨证"三位一体的治疗思路。根据不同的体质特点辨证论治，配伍出更具针对性的药物，从而大幅提升疗效。体质学说不仅在临床治疗上获得了明显疗效，并且能够有效指导患者的日常调护。赵进喜教授根据不同体质，提出饮食、运动等调护方法辅助药物治疗，使调护更具针对性，在药食共调下明显提高了临床疗效。下面详细论述 5 类消渴病易患体质的治疗及调护措施。

1. 阳明甲型、乙型体质——清热降火泄胃：阳明甲型和乙型体质分别对应阳明热盛型及阳明热盛津伤型体质。此类人群多体格壮实、肌肉丰满、胃肠消化功能好、胃热炽盛，表现为多食易饥。阳明多气多血，阳气充而不衰，故精神足、工作效率高。病理情况下，胃肠通降失常，肠道传导失司，表现为大便不通、发热汗出，或口燥咽干等。患病多为实证，易患糖尿病胃肠病便秘。

2. 少阴体质——清热滋阴补肾：少阴体质可分为少阴阳虚型、少阴阴虚型和少阴阴阳俱虚型。此类患者平素体质虚弱、体形瘦长、多虑、善于思考、易失眠。病理状态则易表现为心烦失眠、心慌心悸、小便异常、性功能障碍，或神疲肢冷、四肢厥冷、脉微欲绝等，患病多为虚证。患消渴病后易患糖尿病肾病、糖尿病性心脏病、糖尿病阳痿等。

3. 厥阴甲型、乙型体质——清热降逆平肝：厥阴甲型、乙型体质分别为厥阴阳亢型和阴虚阳亢型。厥阴肝旺体质者体质壮实，平素性急易怒，不善于控制情绪。病理状态表现为阳气不藏，肝气横逆或上逆，则情绪控制不佳、急躁易怒、头晕头痛、咽干口渴、胃胀胃痛等。阴虚阳亢体质兼见耳聋耳鸣、口燥咽干、腰膝酸软、五心烦热等症状。肝开窍于目，肝气上逆，气机上冲，易导致高血压、糖尿病性视网膜病变等；气为血之帅，阳气亢盛，气机逆乱，血液妄行，易引起脑血管病或眼底出血等。

4. 少阳体质——清热解郁疏肝：少阳体质也可分为甲、乙、丙三型，分别为气虚郁滞型、少阳气郁型和气郁化热型。此类体质女性多见。少阳气机不畅，阳气郁闭，表现为情志抑郁、胸胁苦满、乳房胀痛等。少阳气郁，气机失调，阳气不得输布，郁而化热，热盛伤津，可见口苦咽干等。《古今医统·燥证》中提到"肠胃燥热，怫郁使之然也"，提示少阳体质也容易导致胃肠系统疾病，易患糖尿病胃肠病变。

5. 太阴体质——清热化湿健脾：太阴体质可分为太阴气虚型、太阴阳虚型和太阴气虚湿阻型。太阴体质者体质相对虚弱，脾胃运化功能较差，食欲减退，偶有腹泻，体形或消瘦或虚胖。病理状态表现为脘腹胀满、腹痛腹泻、食少纳呆、倦怠乏力等。正如李东垣提出的消渴病"善食而瘦者，脾虚则肌肉削，即食亦也"。此类体质人群易患糖尿病性胃轻瘫或糖尿病胃肠病变。

【治疗方法】赵进喜教授在遣方用药中十分重视对辨病的认识，提出治疗中要守病机，根据疾病的基础病机来进行治疗。具体到糖尿病，因为基本病机是"热伤气阴"，所以，内热这个基础病机在疾病的发展过程中，始终起到主导作用，气虚、阴虚、气阴两虚等证的出现，都是内热导致伤阴耗气的结果。并且糖尿病继发的各种并发症也是在热伤气阴的基础上形成的。因此，在治疗上要注重"谨守病机"，以清热为主要治疗原则，同时兼用补虚、化瘀等疗法，做到标本兼治。

辨证，就是根据四诊所采集到的患者临床症状及体征，进行综合分析，得出疾病的病因、性质、部位、病势，从而为治疗疾病提供依据。赵进喜教授在谨守糖尿病"热伤气阴"这个基本病机的同时，根据患者体质以及具体临床症状的不同表现将疾病分为以下几个证型。①肠胃热结者：多表现为口渴引饮，消谷善饥，舌红苔黄，脉滑数。治法：清泻胃火，通腑泄热。方用增液承气汤合三黄丸加减。②湿热困脾者：多表现为纳食不香，口干黏腻，头晕头重，大便不爽，舌红苔黄腻，脉滑数。治法：芳香化湿，苦寒清热。方用芩连平胃散合四妙散加减。③肝经郁热者：多表现为口苦咽干，口渴引饮，烦躁易怒，舌红苔黄，脉弦数。治法：泄热化湿，清肝解郁。方用小柴胡汤、大柴胡汤和栀子清肝饮加减。④痰火中阻者：多表现为头晕烦闷、失眠多梦，口中黏腻，脘腹胀满，舌红苔黄腻，脉滑数。治法：清火化痰，方用黄连温胆汤、小陷胸汤加减。⑤肝阳上亢者：多表现为头痛眩晕，口苦咽干，烦躁易怒，舌边红，苔黄，脉弦。治法：平肝息风，滋阴潜阳，方用天麻钩藤饮加减。⑥痰湿阻滞者：多表现为体形肥胖，口中黏腻，神疲嗜睡，舌苔白腻，脉滑。治法：化痰除湿，健脾助运，方用二陈汤、白金丸合指迷茯苓丸加减。⑦气机郁滞者：多表现为情志抑郁，善叹息，舌苔起沫，脉弦。治法：疏肝理气，柔肝健脾，方用逍遥散、四磨汤加减。⑧血脉瘀滞者：多表现为但欲漱水不欲饮，肌肤甲错，颜面瘀斑，舌紫暗，脉弦。治法：活血化瘀，通络行滞。方用桃红四物汤、桃核承气汤合下瘀血汤加减。

赵进喜教授认为辨体质是辨病的基础，不同体质的糖尿病患者，因体质的不同而出现不同证候，发展出不同的并发症。辨病是辨证的基础，只有明确疾病的基本病机才能进一步确定大的治疗方向，而辨证是选方用药的基础，只有明确了患者疾病的具体分型才能针对性地选用适合的方药。辨体质、辨病、辨证在疾病的治疗过程中是辩证统一的，是中医个体化治疗与辨证论治的具体体现。

【治疗绝技】阳明甲型、乙型体质者多为胃肠积热或湿热结聚中焦，治疗上应侧重"清泻"的方法。治法以清热降火泄胃为主，辅以益气养阴。若热结心下，气机闭塞不通，引起胃部胀满、大便干燥、心烦口干等症状，可选用大黄黄连泻心汤。若见大便不通、腹胀腹痛，可选用承气汤类。发热、腹胀满、口渴欲饮，表现为胃实热证者，可选用凉膈散或白虎汤类加减。湿热内蕴，表现为口苦、身热不扬、大便黏腻、恶心呕吐者，可选用茵陈蒿汤、栀子柏皮汤或连朴饮。中成药可予三黄片、新清宁片等。日常调护中，阳明甲型体质者宜饮用绿茶类、决明子茶及小麦草汁等饮品；饮食上可以适当多食苦瓜、苦苣、蒲公英、白萝卜等泄热之品。忌煎炸烧烤、辛辣肥腻之品。忌食桂圆、荔枝等热性水果。日常锻炼应注意动静结合，可以练习摩腹法、调胃润肠功等。阳明乙型体质者饮食与甲型基本相同，尤其推荐食用滋阴润肠类食物，如蜂蜜、银耳、猪皮、杏仁等。

少阴体质者在治法上应侧重补肾，辅以益气活血。少阴体质类型主要以地黄汤类方剂进行加减治疗。如症见腰膝酸软、肾阴不足者，宜选用清补法，可选用六味地黄丸、杞菊地黄丸、左归丸等；阴虚火旺者可选用知柏地黄丸。肾阳不足者宜选用温补法，可选用金匮肾气丸、五子衍宗丸等。元阳虚衰重证者予以四逆汤、参附龙牡汤等回阳救逆方药。在运动方面，少阴体质者建议做活动量小、持续时间久的运动。日常调护中，阳虚体质者应多食肉桂、韭菜、核桃、羊肉、腰花、枸杞子等益肾助阳食物。艾灸关元、气海，搓揉涌泉，练习缩谷道等方法以补益阳气。阴虚体质者建议食用燕窝、海参、百合、桑椹等滋补肾阴之品。日常保健可以按压太溪、涌泉、三阴交等。

厥阴甲型、乙型体质者治疗上应注重滋阴平肝法，必要时采用重镇潜阳法。可选用连梅汤、建瓴汤、天麻钩藤饮一类方剂，对于糖尿病伴高血压病患者疗效更加突出。中成药可以选择天麻钩藤颗粒、牛黄降压片等。阴虚阳亢型可选用潜阳丸、三才封髓丹等。厥阴体质者饮食建议清淡，宜食用各类蔬菜、凉性水果，饮用绿茶、苦丁茶、菊花茶等清肝泻火之品。日常锻炼应以舒缓、活动量小的运动为主，可配合轻音乐以调畅情志。

少阳体质者的治疗以疏肝和胃法为主，辅以活血、化湿类药物，经典方剂有丹栀逍遥丸、小柴胡汤、四逆散等。兼见脾气不足者易伴有腹泻，可佐以参苓白术散、补中益气汤等。胸胁苦满闷、恶心欲呕、腹满大便不解者，可选用大柴胡汤加味。气郁兼见痰热内阻，临床表现为虚烦不眠、惊悸不宁、心胸烦热、恶心呕逆者宜选用温胆汤加减。气郁化热、肝经湿热者，症见口苦口干、头痛目赤、耳聋耳鸣、小便黄者，可选用龙胆泻肝汤加减。日常建议饮用薄荷茶、玫瑰花茶、月季花茶等，疏肝行气。养生功法可采用摩腹法、扩胸法、叩膻中法，以及赵进喜教授独创的"尊仁升降开合"功法、"疏肝理气一声嘘"等，辅助调畅气机。

太阴体质者的治疗以补脾升清为主，辅以行气、化湿。代表方如参苓白术散、补中益气汤、启脾丸等。若湿热结聚，临床表现为脘腹周身不舒、呕恶食少、大便黏腻，甚至下肢及阴部湿疹等，可选用葛根芩连汤、二妙丸等加减。若表现为神疲乏力、四肢不温、脘腹冷痛、呕逆、腹泻等脾阳不足证，可选用连理汤加减。饮食上，宜多食粗细粮混合的粥类作为主食，如山药、莲子、红豆、南瓜、红薯等；脾阳不足者，建议多饮用姜枣茶，或多食用生姜、桂圆等。气虚湿阻型患者建议多食用橘子、柚子、冬瓜、薏苡仁、红曲茶等利湿化浊。应注意的是，糖尿病患者每日应限制主食总量，所有粗粮类及豆类应计算至主食摄入总量中。

【验案赏析】案一：患者，男，32 岁，主因发现血糖升高 10 日于门诊就诊，诊断为 2 型糖尿病，未口服降糖药物治疗。患者平素体格壮实，食欲较好，脾气略急躁，怕热，汗出较多，现偶有口干口渴，无口干口苦，时有耳鸣，眼睛干涩，偶有腰酸腿软，睡眠梦多，大便日行 2 次，质可。舌边尖红，苔薄黄，脉弦细。患者空腹血糖 10.19 mmol/L，餐后血糖可达 12 ～ 13 mmol/L，尿糖（＋），血常规未见异常，无高血压等慢性病病史。根据患者疾病情况，诊断为消渴病，证型为肝阳上亢、肝肾亏虚，体质诊断为厥阴乙型。治法为清热、滋阴、平肝。方药选用天麻钩藤饮加减：天麻 15 g，钩藤 15 g，桑叶 15 g，菊花 12 g，地骨皮 30 g，夏枯草 15 g，葛根 30 g，生地黄 30 g，丹参 25 g，黄连 12 g，煅磁石 30 g，炒苍术 15 g，炒白术 15 g，知母 15 g，荔枝核 30 g，仙鹤草 30 g，玄参 25 g，续断 15 g，桑寄生 30 g，白芍 30 g，生甘草 6 g。14 剂，水煎服，日 1 剂。

患者服药 14 日后自觉症状缓解，心情急躁缓解，怕热不明显，汗出减少，口干减轻，睡眠良好，耳鸣略有缓解，大便日行 2 次，质可。空腹血糖控制在 9.2 mmol/L，继续服用前方治疗。2 个月后自测空腹血糖控制在 7 ～ 8 mmol/L，餐后血糖维持在 8 mmol/L 左右，诸症均有明显缓解。

按语：赵进喜教授强调"辨体质、辨病、辨证"三位一体诊疗模式，三者侧重各有不同。辨体质是把握患者的一般状态，在辨体质的基础上进行辨病即可了解患者体质与所患疾病的关系，预测患者疾病的发生、发展情况，把握基本病机及治则。而在辨体质、辨病的基础上进行辨证即可明确患者所处的疾病阶段，目前脏腑功能的情况及正邪状态，从而明确具体的治法与方药。患者的证型是其体质与疾病相互作用而产生的结果，辨证离不开辨体质和辨病。若只针对刻下的证候进行辨证，往往可以缓解症状，但无法从根本上治疗疾病。

该患者体质为厥阴乙型，治法宜平肝、滋阴。辨病为"消渴病"，其基本病机为热伤气阴，因此治法上滋阴清热。患者刻下症见口渴、耳鸣等均为阴虚阳亢证，与体质的基本治法相同。治疗疾病时以疾病的基本病机为主，根据证候进行加减，兼顾体质因素。因此确立最终的治法为清热、滋阴、平肝。疾病缓解期应以体质为主，根据辨证进行加减，防止疾病复发。

案二：患者，女，36 岁，2019 年 7 月 25 日初诊。主诉：半个月前体检发现血糖升高。现病史：患者空腹血糖 9.8 mmol/L，餐后血糖最高达 12.3 mmol/L，尿糖（＋），就诊前未口服降糖西药。患者有糖尿病家族史，体形偏胖，平素自觉头身困重，偶有眩晕，现口黏，口渴而饮水不多，脘腹胀满，小便偏黄，大便不爽，带下量多。舌体胖大，边有齿痕，舌质红，苔黄腻，脉滑数。诊断为消渴（湿热困脾）。治疗应以清利脾胃湿热为主，方以黄连平胃散加减。处方：炒苍术 15 g，炒白术 15 g，黄连 10 g，茯苓 30 g，厚朴 10 g，炒薏苡仁 30 g，黄芩 15 g，炒栀子 10 g，藿香 10 g，砂仁 5 g。14 剂，水煎服。同时嘱患者少食，多运动。

二诊：服药后头沉、口干症状缓解。舌红苔薄黄，脉滑数。继予上方加佩兰、泽泻各 10 g 以增强祛湿力量。14 剂，水煎服。

三诊：患者述服药 1 个月来，口干、口黏等自觉症状明显减轻，空腹血糖降至 6～7 mmol/L，餐后血糖达到 8～9 mmol/L，尿糖转阴。偶有胸闷，无其他不适，纳眠可，二便调。舌红胖大，苔薄黄，脉滑。原方不变，继续服药 30 剂，以巩固疗效。嘱少食、适量运动，畅情志。

按语：患者平素喜食肥甘厚味，不爱运动，属阳明体质，脾虚不运，湿邪日久郁而化热。方中黄连、黄芩、炒栀子清热燥湿，炒苍术、炒白术燥湿健脾，茯苓、炒薏苡仁健脾、利水渗湿，厚朴、砂仁温脾开胃、化湿行气，藿香化湿醒脾。诸药合用起到清热燥湿、健脾行气的功效。

【参考文献】

[1] 倪博然，赵进喜，赵翘楚，等. 赵进喜"三阴三阳"体质学说与糖尿病治疗调护经验 [J]. 中华中医药杂志，2018，33（10）：4502－4504.

[2] 朱波，李琨，董玉山. 赵进喜教授治疗糖尿病临床经验 [J]. 光明中医，2020，35（8）：1149－1152.

吕宏生治疗糖尿病肾病经验

【名医简介】吕宏生，河南中医药大学第一附属医院国医堂主任医师，教授。首批全国名老中医吕承全教授的学术继承人。中华中医药学会肾病分会常务委员，河南省中医药学会肾病分会委员，第五批全国老中医药专家学术经验继承工作指导老师，河南省中医药青苗人才培养项目指导老师。

【学术思想】吕教授认为对于糖尿病肾病现代医学以降糖、降压、降脂、降尿酸、降尿蛋白、降血肌酐等对症治疗为主。中医学则认为病位在脾、肾，其本为气虚，其标为痰、湿、瘀（脂），本病多属本虚标实证，"健脾益气温肾，化瘀祛湿通络"为治疗大法。

【诊断思路】糖尿病肾病依据其不同病变阶段分别属中医学"消渴""水肿""关格"范畴。临床上表现为蛋白尿、高血压、眩晕，后期出现肾功能进行性损害，直至发展为终末期肾病。中医学认为：先天禀赋不足，饮食不节，情志失调，房劳伤肾或失治、误治等是本病发生的主要原因；肾虚不足，阴津亏损，进而阴损及阳，是其基本病理。吕教授认为"五脏之伤，穷必及肾"，糖尿病肾病临床上以气阴两虚、脾肾两虚者居多，一方面是脾肾两虚，气化无能，水湿泛滥；另一方面肾失固摄，阴精暗耗，常有血瘀证，从而形成阴阳气血俱虚、水湿泛滥之虚实夹杂证候。终末期糖尿病肾病则以阳衰湿浊瘀阻为主要表现。治疗糖尿病肾病重点在于治疗蛋白尿，同时控制好血糖、血压、血脂，并根据脉证，采用急者治其标、缓者治其本的原则。

【治疗方法】吕教授治疗糖尿病的临床经验如下。

1. 脾虚湿阻型。主症：面白无华，体形虚胖，尿少水肿，肢重怠惰，腹胀纳呆，脉多沉细，舌质淡红胖大，边有齿痕，苔薄黄。治宜健脾益气，祛湿消肿。方用防己黄芪汤合苓桂术甘汤加减，药物组成：黄芪、白术、苍术、防己、茯苓、车前草、泽泻、桂枝、甘草等。方中重用黄芪补气升阳，利水消肿，近代研究表明其具有明显的降糖、降尿蛋白作用；脾虚较重者用黄芪、白术健脾益气，药量适中，以防滋腻生湿；湿盛者重用苍术、茯苓、车前草、泽泻，祛湿消肿，以使湿热之邪尽消。

2. 胃热湿阻型。主症：面色红润，形盛体胖，头胀眩晕，消谷善积，肢重怠惰，口渴喜饮，大便干，小便黄，脉滑数，舌质红，苔薄黄。治宜清热祛湿。方用防风通圣散加减，药物组成：防风、黄芩、栀子、黄连、生石膏、甘草、白术、滑石、连翘、决明子等。胃热炽盛者用生石膏、黄芩、连翘、黄连清泻胃中实火；栀子、滑石清热利湿，使里热素垢从二便排出；佐以白术健脾燥湿。诸药合用，以达清热祛湿之效。此类患者多合并高血压、高脂血症，加用决明子既可降压，又可降脂，现代研究表明其作用于氨基酸及脂肪酸的代谢通路，可起到较好的调脂作用。

3. 肝郁气滞型。主症：肥胖，胸胁苦满，胃脘痞闷，月经不调或闭经，失眠多梦，脉弦细，舌质暗红，苔白或薄腻。治宜疏肝理气清热。方用柴胡疏肝散加减，药物组成：柴胡、枳壳、香附、郁金、牡丹皮、白术、茯苓、黄芩、莱菔子、决明子、合欢花等。肝郁气滞者加柴胡、枳壳一升一降，以达郁邪；香附、牡丹皮、郁金、合欢花理气活血解郁；白术、茯苓健脾燥湿；黄芩泻胃火。全方诸药合用辛以散结，苦以通降，气滞郁结方可解除。柴胡疏肝散对血脂、血糖均有明显改善，进而可阻断或延缓代谢综合征的发展。

4. 脾肾两虚型。主症：肥胖，疲乏无力，腰酸腿软，阳痿阴寒，脉沉细无力，舌质淡红，苔白。治宜温肾健脾化湿。方用金匮肾气丸合防己黄芪汤加减，药物组成：熟地黄、牡丹皮、茯苓、泽泻、山药、炮附子、黄芪、党参、防己、山茱萸等。全方诸药协用，调整肝、脾、肾三脏功能，亦开亦阖，寓泻于补，以达温肾化气行水之功效。近年研究证实，金匮肾气丸能显著降低2型糖尿病肾病大鼠的血糖及尿蛋白排泄率。

5. 阴虚内热型。主症：肥胖，头晕眼花，头胀痛，腰膝酸软，五心烦热，或低热，脉细数、微弦，舌尖红，苔薄。治宜滋肾养肝。方用杞菊地黄丸加减，药物组成：枸杞、菊花、生地黄、牡丹皮、泽泻、玄参、女贞子、酸枣仁、石斛、葛根等。全方合用，补肝肾，利湿浊，育阴潜阳，可降压并减少胰岛素抵抗。对于肥胖患者，吕教授喜用荷叶、决明子、茯苓、泽泻、车前子、丹参、陈葫芦、山楂、三棱、莪术、大黄等减肥中药。

【治疗绝技】吕教授认为大多糖尿病肾病患者的1期、2期、3期没有糖尿病的"三多"症状，其早期的肾损害也多缺乏典型的临床表现。因此，中医学望、闻、问、切的宏观辨证需要与西医学的微观辨证相结合，诸如血糖、血脂、血尿酸、蛋白尿等的测定，才能更准确地辨证论治，防止遗漏，提高疗效。

1. 稳定血糖，益气敛阴。吕教授在治疗糖尿病过程中，发现早期糖尿病多属肺胃有热，常用人参白虎汤加减；气阴两伤者，给予玉女煎加减。常用经验方参五胶囊（西洋参、五倍子、五味子）控制血糖，效果可靠。

2. 肾精亏虚，治宜补肾填精。糖尿病肾病表现以阴虚为主者，吕教授多选用六味地黄丸、五子衍宗丸、杞菊地黄丸等滋肾填精。吕教授认为本病多由消渴不愈导致肾失封藏，阴精亏耗，进而阴损及阳，肾失开合，水无所主发展而来，故常以滋肾填精为治疗方法；但在滋阴的同时提出注意阴阳互根互用，需顾及肾阳、阳中求阴。

3. 肾虚水泛，治当温阳利水。吕教授认为糖尿病肾病后期多以肾阳虚衰为主，常选用真武汤、五苓散、金匮肾气丸加减治疗，以温肾助阳、化气行水。现代药理研究表明肉桂对血压有双向调节作用，能抑制霉菌生长，扩张血管，增加肾脏血流量，起到利水作用，并能减少蛋白尿。

4. 久病必瘀，活血化瘀治疗贯穿始终。消渴病多继发水肿、胸痹、肢体麻木、中风等，吕教授认为此均为血瘀痹阻经络血脉所致，所谓久病必瘀。故在治疗过程中兼见有血瘀证者，吕教授多采用活血化瘀、利水治疗，酌加桃仁、红花、三棱、莪术、丹参、川芎、姜黄等活血化瘀药物，临床多有奏效。

吕教授善于配合中医针刺治疗。取穴原则：健脾益气，以脾经、胃经、任脉穴为主。主穴：梁门、公孙、足三里。加减：脾虚痰壅者，加丰隆、内关；肝郁夹湿者，加太冲、期门、丰隆；痰瘀阻络者，加血海、膈俞、太冲；脾肾两虚者，加关元、气海。

【验案赏析】患者，男，60岁，2015年5月6日初诊。主诉：血糖异常升高8年，下肢水肿4个月。现病史：患者8年前体检发现血糖高于正常，空腹血糖6.9 mmol/L，餐后2小时血糖12.7 mmol/L，诊断为2型糖尿病，因无明显症状，未引起足够重视；2个月前，患者出现下肢水肿，尿常规检查提示尿蛋白（＋＋＋）、24 h尿蛋白定量3.87 g、空腹血糖7.1 mmol/L。眼底片检查提示轻度视网膜病变。诊断为糖尿病肾病Ⅳ期，给予皮下注射胰岛素、缬沙坦胶囊、左旋氨氯地平片、百令胶囊等口服治疗3个月，效果欠佳，前来就诊。既往史：高血压病史8年，血压最高180/100 mmHg，经服药，现控制在140～160/90～100 mmHg。未发现过敏史。刻下症：双下肢轻度水肿，有时头晕，尿中泡沫，腰困腰酸，纳可，大便正常，手足有时麻木，尿量正常，舌质暗，苔薄白，脉沉细。体格检查：下肢轻度指陷性水肿。尿常规检查：尿蛋白（＋＋＋）；24 h 尿蛋白定量 4.02 g。血常规检查：总蛋白 53.2 g/L，清蛋白 28.4 g/L，尿素氮 4.8 mmol/L，血肌酐 85 μmol/L，尿酸 614 μmol/L。西医诊断：糖尿病肾病（Ⅳ期）。中医诊断：①消渴；②水肿。证属肾气亏虚、瘀水互结。治宜益气补肾，温阳化瘀利水。给予中药汤剂口服，处方：黄芪 30 g，牛蒡子 9 g，姜黄 10 g，桑寄生 30 g，丹参 30 g，山萸肉 10 g，川芎 15 g，车前草 30 g，钩藤 15 g，威灵仙 15 g，白术 10 g，山慈菇 6 g，肉桂 3 g，胡芦巴 30 g，茯苓皮 30 g，菟丝子 15 g。20 剂，日 1 剂，水煎服。

2015 年 5 月 26 日二诊：双下肢水肿较前减轻，稍有头晕，尿中仍有泡沫，腰困腰酸，手足轻度麻木，视物昏蒙，纳可，大便略干，尿量正常，舌质暗，苔薄白，脉沉细。尿常规检查：24 h 尿蛋白定量 3.57 g。中医辨证为肾气亏虚、瘀热互结。治宜补肾活瘀，清热明目。处方：黄芪 30 g，牛蒡子 20 g，姜黄 10 g，桑寄生 30 g，丹参 30 g，山萸肉 10 g，川芎 15 g，车前草 30 g，钩藤 15 g，威灵仙 15 g，白术 10 g，山慈菇 6 g，肉桂 3 g，胡芦巴 30 g，茯苓皮 30 g，菟丝子 15 g，谷精草 30 g，密蒙花 15 g。继服 20 剂。

2015 年 6 月 16 日三诊：双下肢水肿基本消退，尿中泡沫减少，无头晕，腰困腰酸，手足仍轻微麻木，但较前亦有减轻，视物仍有昏蒙，纳可，大便不干，尿量正常，血压 140/90 mmHg，24 h 尿蛋白定量 2.56 g。上药去钩藤，改牛蒡子为 10 g，继服 20 剂。

2015 年 7 月 17 日四诊：双下肢不肿，尿中泡沫明显减少，未诉头晕，稍感腰困腰酸，手足麻木症状明显减轻，视物昏蒙有所好转，纳可，大便不干，尿量正常，血压 135/88 mmHg，24 h 尿蛋白定量 1.48 g。中药守上方加减继服。

按语：患者属肾气亏虚、瘀阻经络、瘀水互结，故治宜益气补肾、温阳化瘀利水。方中黄芪和胡芦巴为君药，因黄芪性温，是补气之要药；胡芦巴辛、温，能温补肾阳，且补而不燥，印度医学单独用其治疗糖尿病，有较好的降血糖疗效。姜黄、牛蒡子、钩藤为臣药，其中姜黄苦、辛、温，以破气行血，牛蒡子辛、苦、寒，疏散风热，通利小便，钩藤、川芎平肝潜阳。佐以桑寄生、山萸肉，其酸敛固摄，培本固肾；丹参、川芎活血化瘀；车前草、茯苓皮淡渗利水；威灵仙、山慈菇祛风除湿。使以肉桂，性味辛热，能温补命门，化气行水。诸药配伍，共奏补肾固摄、祛邪安正之效。

【参考文献】

［1］李瑞娟．吕宏生教授中医药辨治糖尿病肾病经验［J］．中医研究，2020，33（7）：44－46．

［2］董风，王希茜．吕宏生教授治疗糖尿病肾病经验［J］．中医研究，2018，31（1）：46－48．

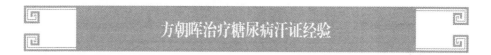

方朝晖治疗糖尿病汗证经验

【名医简介】方朝晖，教授，主任医师，医学博士，博士研究生导师。安徽中医药大学第一附属医院内分泌科主任，安徽省中医药科学院中医药防治糖尿病研究所执行所长，安徽省首届江淮名医，安徽省全科医师协会理事长，享受国务院政府特殊津贴。安徽省中医药学会内分泌糖尿病分会主任委员。主要研究方向为中医药防治代谢内分泌疾病的临床研究，工作重点为中医药干预2型糖尿病胰岛素抵抗、糖尿病并发症的临床研究，提出"气虚阴亏血瘀"是2型糖尿病的主要病机特点，组方"参丹健胰丸"和"丹蛭降糖胶囊"用于临床2型糖尿病患者的治疗。并在较大规模的预初试验基础上，拟采用先进的仪器，选择有代表性的物化指标，并从超微结构学水平上探讨益气养阴活血中药汤剂对糖尿病机体的影响。

【学术思想】通过历代医家对消渴的认识，方朝晖教授总结其学术思想，究其本源，肯定了中医之脾为糖尿病主要病变脏腑。糖尿病虽涉及五脏，但中医讲究"治病求本"，分清主次，成为治病的关键。方朝晖教授认为无论早期糖尿病患者，还是中晚期病患，特别是存在并发症的，都需要以脾为主，从脾论治。早期糖尿病脾失健运，升清降浊失司，精不化正，日久成浊，伤及其他脏腑及经络、血脉，上可灼烧肺津，中可耗竭胃液，下可损失肾水，壅塞血脉经络，糖尿病后期，脾虚至极，无力吸收水谷精微，气血生化无源，五脏六腑皆虚，血脉经络失养，则会出现各种并发症。所以说，从脾论治理论贯穿整个糖尿病的治疗过程中。

【诊断思路】汗是人体五液之一，卫气循行正常、津液充盈、腠理开阖是汗出的基本条件，其中卫气布散正常是维持生理汗出的基础。《素问·评热病论》中谓"汗者，精气也"，指出汗为津液代谢的产物。汗液是人体津液重要的组成部分，汗液的生成来源于饮食水谷，与精血关系密切。糖尿病属于中医"消渴"范畴，多为先天禀赋不足、素体阴虚、五脏虚弱、平素饮食不节、劳倦内伤所致。消渴属本虚标实之证，阴虚为标，燥热为本，病程日久耗伤气阴，气虚则无力摄汗，阴虚则生内热汗多。糖尿病泌汗异常归属中医"汗证""头汗""盗汗"等范畴。糖尿病泌汗异常属于糖尿病自主神经病变之一，因汗腺功能失调而发展表现为汗液排泄肌表异常，多表现为上半身出汗，尤其是头面部大量汗出，而下肢皮肤出汗较少甚至无汗，伴有干燥、发凉。有的患者在精神刺激下也容易出汗。消渴病初期时由于燥热伤阴，损伤元气，营卫失调，腠理不固，则出汗较多。消渴中期由于长期燥热伤阴，津亏气损，导致气阴两虚，阴虚则内热，热迫津液外泄。消渴病程日久，可伤及肾阴，阴虚火旺，虚火内生，正气不足，腠理不密则汗出。或日久瘀血脉络阻滞，气血运行不畅，津液敷布失衡而外泄肌肤，汗出不止。

【治疗方法】《素问·举痛论》言："炅则腠理开，营卫通，汗大泄……"方朝晖教授指出糖尿病病程不同，糖尿病泌汗异常的病因不一，应该对患者进行个体化的辨证论治，故对消渴汗证分型论治。

1. 肺脾气虚型：本证型多由消渴日久，卫气不固，肺脾气虚导致腠理不密。此证型患者多见自汗易出，疲倦乏力，气短懒言、动则汗出，或腹胀便溏，面色少华，舌质淡，苔薄白，脉细弱无力。治以健脾益气，固表止汗。方选玉屏风散加减。方以黄芪补中益气，实卫固表以止汗；白术健脾益气，助黄芪补气固表；表虚不固，佐以防风祛风邪，与黄芪、白术同用，固表不留邪，祛邪不伤正，共奏固表止汗之功。如若患者脾气虚弱明显，可加入四君子汤以培土生金；出汗较多可加浮小麦、麻黄根、煅龙骨、煅牡蛎以固涩敛汗；口渴者，加入沙参、天花粉、葛根以清热生津。

2. 湿热内蕴型：本证型多由湿与热邪，脾虚湿热导致郁蒸汗出，患者平素喜食肥甘厚味，损伤脾胃，脾虚湿盛为痰，痰从热化，汗液外泄。多见于局部汗出异常，口苦、口黏腻，汗质黏腻，肢体酸楚身重，大便黏腻不爽，小便黄，舌红，苔黄腻，脉弦滑。治以清利湿热，健脾敛汗。方选三仁汤加减。方中杏仁降肺气；蔻仁芳香苦辛，宣畅中焦；厚朴燥湿下气；滑石清利湿热，使三焦宣畅，清利湿热。另外在清利湿热的同时还应配伍健脾之山药、白术、薏苡仁等要药。

3. 营卫不和型："阳浮者热自发，阴弱者汗自出。"本证型多由营卫失调，卫气不固，致营阴不能内守外泄而汗出。患者可表现为自汗、盗汗或局部汗出。多以汗出后恶风为主，伴有周身酸楚，舌淡，苔薄白，脉缓。治以调和营卫。方选桂枝汤加减。桂枝宣阳气，助卫阳，通经络，以散在表风寒；芍药益阴敛阴，桂芍相合，营卫同治。生姜辛温，助桂枝发表，大枣甘平，补中益气又健脾，姜、枣通用升腾脾胃生发之气；炙甘草调和诸药，合桂、姜辛甘化阳以助卫，合芍、枣酸甘化阴以合营。汗出过多者，可加入生龙骨、煅牡蛎以固涩敛汗。

4. 气阴两虚型：本证型多因消渴迁延不愈，阴津亏损，伤津耗气，气阴两伤，迫津外泄。故见患者自汗或盗汗，口干多饮，乏力气短，心悸，体形消瘦，小便数多，舌红少苔，脉细滑。治以益气养阴，生津止汗。方选生脉散加减。方选人参、麦冬、五味子益气生津，敛阴止汗。全方补正气以促使血流畅通，滋养阴津以充养血脉，益气养阴，得以复生。如若口渴难耐，可以加用知母、天花粉、葛根等；伴情绪急躁易怒，可加牡丹皮、栀子以清肝泻火。

5. 阴虚火旺型：《素问·金匮真言论》云："夫精者，身之本也"，阴阳为本，精为阴，精亏则阴虚，阴虚内生虚火，虚火内扰，从而出现泌汗异常。本型多见患者盗汗潮热，自汗，咽干舌燥，五心烦热，或见面赤心烦，大便秘结，舌红苔少，脉细数。治以滋阴清热，固表止汗。方选当归六黄汤加减。当归养血增液，以水制火；生地黄、熟地黄滋肾阴，壮水之主以制阳光；黄芩、黄连、黄柏清热三焦；黄芪益气固表；《兰室秘藏》中李东垣谓当归六黄汤为"治盗汗之圣药"。如若潮热明显，可以加用银柴胡、地骨皮清退虚热。汗出多者可加浮小麦、麻黄根等敛汗。

6. 瘀血阻络型：《医林改错·血府逐瘀汤》中王清任曾言："醒后出汗，名曰自汗；因出汗醒，名曰盗汗……血瘀亦令人自汗、盗汗。"此证型多系消渴病日久，阴血不足，瘀血阻滞，气血运行不畅，影响津液排泄，外溢肌表而为汗。常见患者自汗、盗汗，夜间尤甚，可伴局部刺痛，痛处固定，渴不欲饮，心烦，舌暗或有瘀斑，脉涩。治以活血通络，止汗化瘀。方选血府逐瘀汤化裁，以当归、川芎、桃仁、红花、赤芍活血化瘀；牛膝活血化瘀，引血下行；桔梗宣发肺气，载药上行，枳壳行气宽中，一升一降，行气止痛；当归、生地黄滋阴养血，祛瘀不伤正；柴胡疏肝解郁，理气行滞；炙甘草调和诸药。全方气血并调，行血分瘀滞，又解气分郁结，气血运行顺畅，血脉得畅。气滞较甚者，加入川楝子、香附、郁金以理气疏肝。

【治疗绝技】早期糖尿病患者以脾虚湿盛证最为常见，主要表现为体形肥胖或超重，或腹部肥厚，或见倦怠乏力，大便或黏或溏，或大便干结，舌淡红或淡白，边有齿痕，苔腻，脉濡或滑。方朝晖教授认为此为脾弱胃强的表现，属于本虚标实，患者常表现为食欲旺盛，饮食较多，易饥饿，水谷进入胃中较多，但脾虚功能较差，难以消化成水谷精微，以致输布到全身脏腑、经络及血脉中，最终导致痰浊生成，造成体形肥胖，血糖升高。痰浊易阻碍气机，气机不利则可出现倦怠乏力，痰浊易化热，热能灼伤津液，则可出现口干、便干。此时应该运用健脾化湿清热之法，符合古代医家的共识。

治疗消渴的方法，古代医家认为"五味入口，藏于胃脾，为之行其精气，津液在脾，故令人口甘也，此肥美之所发也……其气上溢，转为消渴，治之以兰，除陈气也"。文中所说的"兰"，就是中药佩兰，其有芳香化湿醒脾之功效。佩兰在方朝晖教授的中医处方中所占比例很大，大都为君药，药量为 20 ~ 30 g，说明了佩兰在从脾论治早期糖尿病中的重要性。其次，方朝晖教授还对山药情有独钟。山药具有益气养阴、健脾益肾之功效，能健脾滋阴清热而治疗消渴病。现代药理研究及临床研究证实，山药水煎液及提取物能保护胰岛 β 细胞，提高胰岛细胞敏感性，促进外周组织对糖的利用，最终起到降低血糖的作用；同时其提取物还能改善微循环，防治脂肪在血管壁的沉积，对血管具有保护作用。方朝晖教授认为山药既能补脾，又能养肾，糖尿病早期脾虚，肾水易可出现不足。肾为水脏，肾与舌下"金津、玉液"两穴相通。肾化水，下行化为尿，藏于膀胱；上行化为口津唾。尿和唾都属水，由肾脏主管，故有"肾为水脏"的说法。尿多、口干，肾化尿较多，唾少，亦为肾水少的表现。《景岳全书》谓之山药"第其气轻性缓，非堪专任，故补脾肺必主参、术，补肾水必君茱、地"。由此可见山药同样是治疗早期糖尿病的要药，配合太子参、白术、山萸肉、生地黄等中药，补益脾、肺、肾的效果更佳。通常方朝晖教授的处方中山药的用量为 15 ~ 20 g，但不拘泥于此，严重的脾、肺、肾亏虚可能会增大用量。此外，方朝晖教授还对黄芪、黄精等益气中药、葛根、玄参、石斛、天花粉等养阴生津清热中药及当归、红花、桃仁、川芎等活血化瘀中药的运用得心应手，通过中医辨证论治，采用益气养阴、化痰活血祛瘀的方法，合理搭配组方，通过大量的病例总结用药经验，使患者糖尿病早期气阴两虚症状能够有效缓解，血糖能够平稳下降。

【验案赏析】患者，女，64 岁，2018 年 7 月 3 日初诊。主诉：口干多饮 4 年余，潮热盗汗半个月。现病史：患者 4 年前因口干多饮于医院检查发现血糖升高，遂口服药物治疗。目前予以二甲双胍 0.5 g、每日 2 次，阿卡波糖 50 mg、每日 3 次控制血糖，平日监测血糖空腹波动在 7～8 mmol/L，餐后 2 小时波动在 10～12 mmol/L。近半月潮热汗多，夜间尤甚，手足心热，情绪急躁易怒，心悸失眠，夜寐欠佳，纳食一般，小便正常，大便秘结。察其舌质红，苔少黄，脉细数。西医诊断：2 型糖尿病自主神经病变。中医诊断：消渴汗证（阴虚火旺型）。治疗上西医继续予以上述降糖药控制血糖，中医治以滋阴清热、固表止汗。方选当归六黄汤加减：当归 15 g，黄芪 30 g，生地黄 20 g，熟地黄 15 g，黄芩 15 g，黄连 10 g，黄柏 15 g，酸枣仁 30 g，五味子 15 g，浮小麦 30 g，麻黄根 12 g。日 1 剂，水煎服，分 2 次服，共 7 剂。

2018 年 7 月 10 日二诊：患者诉服用药物后夜间出汗较前好转，手足心发热较前缓解，仍伴有潮热，夜寐不安，大便秘结，舌红，苔薄黄，脉细数。于上方加入百合 15 g，玄参 15 g，麦冬 15 g，继服 7 剂。

2018 年 7 月 18 日三诊：患者服药后夜间盗汗明显好转，口干多饮缓解，无明显潮热不适，夜寐改善，纳食可，小便正常，大便改善，一日一次。舌淡红，苔薄白，脉细。自测血糖波动在正常范围。故于上方加入竹叶 12 g，继服中药 7 剂以巩固疗效。并嘱患者密切监测血糖，定期复查糖化血红蛋白，健康饮食，适当运动，保持心情愉悦。诸症好转。

按语：四诊合参，患者证属阴虚火旺型。患者既往消渴病病史 4 年余，近半个月出现潮热盗汗，夜间尤甚，口干多饮，心烦易怒，大便秘结，舌质红，苔少黄，脉细数。患者消渴日久，伤津耗气，故口渴欲饮。阴阳失调，阴液亏虚不能敛阳，阴虚内热，迫液外泄肌表，发为盗汗。阴虚内热，大肠失于津液濡养，可见大便秘结。肾阴亏虚，虚火内扰，阴津不足，肝血生化不足，失于濡润，故心烦易怒。林佩琴《类证治裁·汗证治论》载"阴虚者阳必凑，多发热盗汗，当归六黄汤"，以滋阴降火，固表止汗。加入麻黄根行肌表，固腠理，敛肺固表止汗；浮小麦甘凉，实腠理，固皮毛，固表止汗又养心；五味子五味俱全，善敛肺止汗；酸枣仁养心安神，敛气止汗。二诊患者盗汗较前有所好转，仍有潮热，大便不畅，因津液亏损，故加入玄参、麦冬增液行舟，协助排便；潮热多由阴虚内热，虚火内生，加用百合以养阴清心，宁心安神。三诊诸症较前明显好转，治疗有效，加用竹叶清心除烦。症状好转后，嘱患者注意日常调护，规律服用降糖药，监测血糖。

【参考文献】

[1] 王燕俐，方朝晖. 方朝晖治疗消渴汗证临床经验［J］. 中医药临床杂志，2018，30（12）：2220－2222.

[2] 熊国慧，方舟，毕正，等. 方朝晖治疗气阴两虚型2型糖尿病用药经验挖掘［J］. 中医药临床杂志，2022，34（8）：1462－1466.

[3] 李安，方朝晖. 跟师方朝晖教授学习从脾论治糖尿病总结［J］. 中医药临床杂志，2017，29（10）：1614－1617.

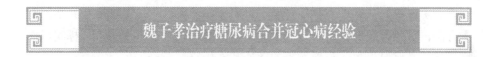

魏子孝治疗糖尿病合并冠心病经验

【名医简介】 魏子孝，主任医师，教授，博士研究生导师，中国中医科学院西苑医院内分泌科学术带头人。北京中医药学会糖尿病专业委员会主任委员，中华中医药学会糖尿病专业委员会常务委员，全国中西医结合学会糖尿病专业委员会委员，药膳学会常务理事，全国名老中医师承制导师。从事中医、中西医结合临床工作40余年，具有十分丰富的临床经验，在糖尿病及其并发症、甲状腺疾病、肥胖等内分泌代谢疾病，以及妇科、内科杂病的中医药治疗方面颇有建树。

【学术思想】 魏教授在临床上推崇"六步辨证法"的中医诊疗模式：先辨病（辨明西医诊断、中医诊断）—抓主症—辨标本先后—辨证—选定基础方—药味加减，即把西医病名与中医病名结合起来，抓住疾病的主要脉症，在治疗过程中根据患者病情选择对标、本治疗的先后顺序，围绕主症进行辨证论治，选择基础方，并根据患者的不同情况，加减用药。魏教授认为，"有诸内必形诸外"，主症是疾病病理的外在表现，是对该疾病本质认识的集中概括，当疾病的临床表现各异，症状繁多时，抓主症，就是把握疾病的核心特征，高度概括主要病因病机，即临证上有所侧重，将辨证分析控制在合理范围内，简化辨证过程，找到解决主要矛盾的方法。根据患者临床症状，将糖尿病性冠心病分为心肌缺血、心功能不全两类。心肌缺血的主症为胸痹诸症（胸闷、气短、胸背痛），治疗以行气化瘀、宣阳通痹为主；心功能不全的主症为心慌、肢冷、水肿，治疗以温通阳气为主。同时随证加减，注意饮食、情志调理。

【诊断思路】魏教授认为中医治疗本病当从"抓主症"入手，主症可以是一个或多个，抓主症可以使辨证分析有一个合理的范围，有利于抓住主要病机。

治心当不唯心而治。魏教授认为心为君主之官，为十二官之大主，所谓主不明则十二官危。心脏的正常功能需要充沛的气血维持。肝藏血，主疏泄；肺主气，朝百脉；脾为气血生化之源；心肾相交，水火既济则精神安定。

辨清标本虚实。本病的辨证当辨明标本虚实，本虚（可为气虚、血虚、阳虚、阴虚等），标实（可有气滞、血瘀、痰浊等），二者常相互夹杂，有主有次，有急有缓。本次研究结果显示，本虚以气虚、阴虚为主，标实以血瘀、气滞、痰湿为主，与魏教授的理论基本相符。

扶正祛邪相辅相成。本病的证候有标本虚实，魏教授认为对于糖尿病性冠心病和非糖尿病性冠心病的治疗，中医并无区别。要处理好正气（心气、心阳、心血）与邪气（气滞、血瘀、痰浊水饮等）的关系，其治疗当注意祛邪与扶正相辅相成，且根据其病证的主次、缓急，治疗当有先、有后、有兼顾，应遵循中医的治疗原则"急则治标""缓则治本"或"标本兼治"。祛邪方面在患者尚未发生急症时，当注重瘀血和痰浊两方面。

【治疗方法】

1. 行气化瘀、宣阳通痹。魏教授临证以行气化瘀、宣阳通痹法为主治疗心肌缺血。痰瘀阻滞为糖尿病性冠心病发病之标，痰浊、瘀血等病邪造成心脉痹阻、气血运行不畅，导致心肌缺血诸症（主要为胸闷、气短、胸背痛），此属于"不通则痛"。魏教授认为，在还未发生急性加重（主要指急性心力衰竭、休克、急性心肌梗死等）的情况时，治疗当"以通为用"，以祛邪为要，注重瘀血与痰浊两端，瘀血取法于王清任的血府逐瘀汤，痰浊则于仲景的瓜蒌半夏薤白汤类中取法，两者分别以化瘀行气通痹和化痰宣阳通痹为法，临证当灵活选择。辨证属瘀血时魏教授常用血府逐瘀汤或四逆散合冠心Ⅱ号方（中国中医科学院西苑医院协定方：丹参、红花、赤芍、川芎、降香）为基础方（柴胡12 g，赤白芍各15 g，枳壳12 g，丹参30 g，红花10 g，川芎12 g，炙甘草10 g），辨证属痰浊时常选瓜蒌半夏薤白汤合宽心丸（中国中医科学院西苑医院协定方：高良姜、荜茇、细辛、延胡索、檀香、冰片）为基础方（瓜蒌20 g，薤白20~30 g，法半夏12 g，桂枝15 g，高良姜9 g，细辛3 g，郁金12 g，延胡索12 g）。

魏教授强调，除上述祛邪用方外，还应考虑患者正气情况，应时时顾护患者的正气，临床须辨明气血阴阳情况（阴血虚、阳气虚、气阴两虚或气血亏虚），明确疾病分期，然后确定相应的治疗方法。如糖尿病性冠心病患者，根据气血阴阳的偏重和盛衰各有不同，有的表现为面赤时烦、肥胖、畏热喜凉，有的表现为面色无华、消瘦、畏寒肢冷。前者气虚多痰、阴不制阳，多属气阴两虚的体质；后者气血两亏、阳失温煦，用药亦当随证加减。气虚显著者，加黄芪、党参等益气健脾；心血不足者，加党参、白芍、当归等益气补血；肢冷阳虚者，可加用附子、细辛、桂枝等温经散寒；水肿明显者，加猪苓、葶苈子、五加皮等利水消肿；心慌，属气阴两虚者，加炙甘草、麦冬、五味子等益气养阴。

2. 温通阳气。魏教授临证以温通阳气法为主治疗心功能不全。糖尿病性冠心病病机以气阴两虚为本，阴阳互为其根，久病阴损及阳，阳损及阴，最终会导致阴阳俱损，故治疗须加以扶正。魏教授认为扶正即亦祛邪，祛邪即亦扶正，对心功能不全患者的治法主要为温通阳气（补心气，振心阳），及时预防和治疗对因正虚致邪实的致病因素（如湿邪内阻、气滞血瘀、痰瘀阻滞等），可防止心气、心阳进一步受损，这对调整脏腑功能，调理气血津液代谢，维持阴阳平衡有重大意义。温通阳气方面常选用张仲景的苓桂剂，用药有附子、薤白、高良姜、细辛、淫羊藿、肉桂等温通之品；心血不足者，选归脾汤、人参养荣丸、十全大补丸等方。心慌以心气不足为主要临床表现，则用苓桂术甘汤合生脉饮为基础方（党参 15～30 g，茯苓 15 g，白术 12 g，桂枝 15 g，炙甘草 6～9 g，麦冬 15 g，五味子 9 g），具有益气通阳养阴、宁心定悸之功。对于高血压患者人参、甘草用量酌减，可不用五味子（或配伍活血、利水之品），而低血压患者必用。若肢冷属心阳不振、阳微不运，多以附子汤、当归四逆汤为基础方（附子 12～15 g，党参 15～20 g，茯苓 15 g，白术 12 g，桂枝 15 g，当归 10～15 g，细辛 3 g），重在温肾阳、助心阳水肿。若以气虚阳微、水饮内停为主，用春泽汤为基础方（党参 15～30 g，桂枝 15 g，茯苓 15～20 g，白术 12 g，猪苓 15 g，葶苈子 12～20 g，北五加皮 6～9 g），治宜祛除邪气、顾护心脏，改善临床症状。魏教授认为，葶苈子虽在古本草中常被视为峻利、苦寒之品，然配入大队的辛温方药中，则寒凉之性减，功以下气行水为主，在治疗心包积液、胸腔积液患者时疗效显著，方药配伍得当，常用至 30 g 未见伤正。北五加皮强心利水效果明显，类似洋地黄作用，但因有毒，不宜多用、久用。魏教授认为，对于心力衰竭患者参类中药的临床应用，重证可以选用红参，不是危急重症，每日 3 g 即可；虚不受补患者容易"上火"，可以用太子参，其补气药力较弱，清代以前本草所载人参之小者，谓之太子参，人参属五加科植物，大补元气之力很强，现代所用的太子参为石竹科植物，古今应用各有不同，应当分辨。西洋参也属清补之品，平时适时服用可用于保健，或以治疗温病气津两伤者为宜。

【治疗绝技】魏教授认为心力衰竭主要表现为心慌、肢冷、水肿三大主症，针对三大主症，他常应用的方药如下。

心慌选用苓桂术甘汤和生脉饮加减为基础方：党参 15~30 g，茯苓 15 g，白术 12 g，桂枝 15 g，炙甘草 6~9 g，麦冬 15 g，五味子 9 g。若患者血压控制不理想，则去五味子，党参、甘草减量。肢冷选用附子汤、当归四逆汤为基础方：附片 12~15 g，党参 15~20 g，茯苓 15 g，白术 12 g，桂枝 15 g，当归 12~15 g，细辛 3 g。水肿选用春泽汤加减为基础方：党参 15~30 g，桂枝 15 g，茯苓 15~20 g，白术 12 g，猪苓 15 g，葶苈子 12~20 g，北五加皮 6 g。《伤寒论》中有"支饮不得息，葶苈大枣泻肺汤主之"的治疗方法。魏教授在治疗本病时经常使用葶苈子，他认为葶苈子虽为苦寒之品，但在大队辛温药中用之无碍，尤其是在合并有心包积液、胸腔积液时常重用。

魏教授重视饮食、情志调理。精神情志因素，尤其是焦虑和抑郁会影响冠心病患者的生活质量。糖尿病性冠心病患者多易受饱食、过度劳累、紧张焦虑、失眠、受凉等因素而诱发。魏教授在临床上重视心理疏导，嘱患者保持生活规律、情绪安定、保持乐观积极的心态，避免进食过饱。治疗上常根据舌苔拟方，若苔黄腻，以泻黄散或黄连温胆汤加减；若舌苔白腻，予温胆汤加减；若舌苔薄白，选逍遥散加减。若气滞腹胀，可加槟榔、木香、陈皮等行气；或兼见心烦不寐者，加酸枣仁、莲子心、合欢皮等安神定志；若感寒诱发，常用薤白、桂枝、高良姜等温散寒邪。

【验案赏析】患者，男，52 岁，2015 年 10 月 22 日初诊。自诉有糖尿病病史 10 余年，3 年前突发胸前区疼痛、憋闷，经冠状动脉 CT 血管成像检查示冠脉回旋支狭窄 75%，诊断为冠心病，后服用阿司匹林肠溶片、硝酸异山梨酯片、阿托伐他汀钙片等药物治疗，目前血糖控制尚可，胸闷、气短、神疲乏力，少寐多梦，口干舌燥，舌暗红、有瘀点，苔薄少津，脉弦细。西医诊断：糖尿病性冠心病。中医诊断：消渴病胸痹（气阴两虚、血脉瘀阻）。治法：益气养阴、活血化瘀。方药：生脉散合冠心Ⅱ号方加减。处方：生黄芪30 g，太子参30 g，麦冬15 g，五味子10 g，玄参12 g，黄连3 g，丹参20 g，郁金12 g，赤芍15 g，红花10 g，川芎12 g，酸枣仁30 g，合欢皮15 g。14剂，水煎服，日1剂。

二诊：患者胸闷、憋气、乏力、睡眠较前明显好转，近1周出现腹胀、便秘，舌暗红，苔薄黄，脉弦细，上方去红花、酸枣仁、合欢皮，加桃仁10 g，牛蒡子12 g，木香10 g，槟榔15 g，柏子仁15 g。继服14剂，后随访患者，诸症好转。

按语：结合患者病史、症状、体征及理化检查，中医诊断为"消渴病胸痹"。主要病机为气阴两虚、血脉瘀滞，治以益气养阴、活血化瘀为法，标本兼顾，疗效明显。初诊予生脉散合冠心Ⅱ号方加减，气为血之帅，补气行血，益气养阴，通调血脉。二诊时患者气机郁滞突出，酌加行气导滞、润肠通便之品。

【参考文献】

[1] 范乐，张燕，魏子孝. 魏子孝治疗糖尿病合并心脏病经验总结［J］.世界中西医结合杂志，2017，12（11）：1502 – 1504，1508.

[2] 张雁南，张广德，魏子孝. 魏子孝教授辨治糖尿病性冠心病经验［J］.中医药导报，2017，23（20）：45 – 47.

[3] 王泉蓉. 魏子孝教授治疗2型糖尿病合并冠心病的经验总结［D］.北京：北京中医药大学，2012.

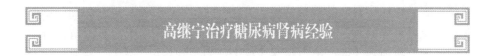

高继宁治疗糖尿病肾病经验

【名医简介】高继宁，教授，主任医师，硕士研究生导师，山西省中西医结合医院副院长、肾病科主任，国家中医药管理局中医肾病重点学科带头人，第五批全国老中医药专家学术经验继承工作指导老师，山西中医药大学中医内科学学术带头人，山西中医药大学创新团队首席专家，国家中医药管理局首批国家级名老中医孙郁芝教授学术经验继承人之一。兼任中华中医药学会肾病分会委员，中华中西医结合学会肾病分会委员，山西省中医药学会理事，山西省医师协会中医医师分会副会长，山西省医师协会中西医结合分会副会长等职。

【学术思想】高继宁教授在总结前人研究的基础上，结合自身的临证经验，强调对于糖尿病肾病应做到早干预、早治疗，尽量在出现临床蛋白尿之前进行积极治疗，方能有效控制病情的进展，改善患者的生存质量。糖尿病肾病早期仅表现出糖尿病的症状，等到出现肾病症状之时往往已经是中晚期，故倡导糖尿病患者要定期体检，规律控制血糖、血压，防止病程进展加速。

【诊断思路】平补优于峻补，缓泻优于峻泻。糖尿病肾病患者病程较长，常处于虚实夹杂的状态，用药应遵循慢性病的用药原则，以平补平泻为主。峻补之品，如紫河车、鹿茸之流，常致过补而壅之弊，闭门留寇之嫌，不利于糖尿病肾病患者的恢复。高继宁教授临证中常用平补之品，如菟丝子、巴戟天、补骨脂等微温之药，以应"少火生气"之旨，用枸杞子、桑椹、女贞子等平补肝肾，以应"化不可代，时不可违"之意，希冀久久为功。糖尿病肾病中期因精微持续外泄而伴有水肿，常用利水之品以治其标，然此时不宜使用大黄、大戟等峻下逐水之品，耗损正气。而应选茯苓、猪苓、滑石等缓泻之品，循序渐进地利水消肿。糖尿病肾病后期患者常有腑气不通的表现，此时不可用峻下之药，如大承气汤类。宜用缓下之品，如大黄炭类，或对峻下之药进行配伍，如用大黄配伍鳖甲可缓解大黄的峻下之性，通腑泄浊以求"邪去正自安"。

活血化瘀贯穿治疗始终。现代研究表明，糖尿病肾病的主要病理改变是微血管病变。而中医历来认为"久病及肾""久病入络""久病多瘀"，故肾络血瘀是糖尿病肾病的重要病机，在治疗上要谨守病机，不拘症状变化，将活血化瘀贯穿始终。然血瘀的形成有寒热虚实之殊，所治有温清消补之别。如遇邪热煎熬津液，因血热而成瘀者，当选牡丹皮、赤芍、紫草、泽兰之品凉血散瘀。若逢寒凝经脉，血滞不畅，因寒凝而成瘀者，则选当归、川芎、红花、姜黄等药散寒化瘀。当见气虚无力推动血行，因虚致瘀者，可用黄芪、三七等补气化瘀之药。此外气机不畅亦能导致血脉运行受阻，因气滞而血瘀者，可选香附、延胡索、五灵脂等品行气活血以化瘀。血瘀形成原因多，只要认清病因，即能辨证论治而见良效。

久病重视健脾补肾。糖尿病肾病患者病程较长，常损脾伤肾。《尚书·洪范》言"土爱稼穑"，以明"万物土中生"之理，脾土运化精微以奉养周身，补脾气可升清以防精微下陷，实脾阴以生津可止津液枯竭。正如药王孙思邈倡导"补肾不如补脾"之论，如"脾胃既旺则饮食既入，能旺荣卫，荣卫既旺，滋养骨髓，保养精血……"可见补肾时加入健脾之药，使先后天互滋，更易达培补机体正气之机。临证中时常重视"保胃气"，在遣方用药时常加入顾护脾胃之品，以振奋中焦气机。

【治疗方法】

1. 气阴两虚证：是临证中糖尿病肾病早中期最为常见之证，症见神疲乏力、口干多饮、夜尿多、大便干，舌淡红、苔薄白，脉细弱。秉"劳则气耗"之旨，故神疲乏力，气虚无力上承津液于咽喉，故口干多饮。气虚无力固摄，膀胱失约故夜尿多，阴虚大肠失润则大便干。治宜益气养阴，方宗参芪地黄汤、玉液汤化裁。

2. 肝肾阴虚证：症见腰膝酸软，头晕耳鸣，皮肤干燥、瘙痒，视物模糊，舌暗苔少，脉弦细数等。肝主筋，开窍于目，腰为肾之府，开窍于耳。故肝肾失滋则腰膝酸软；清窍失养则头晕耳鸣，视物模糊；肌肤失润而皮肤干燥、瘙痒。治宜滋补肝肾，方宗六味地黄汤合补肝汤化裁。

3. 脾肾阳虚证：是糖尿病肾病中晚期的常见证型，症见畏寒肢凉、纳差、腰痛、乏力、腿软，舌淡胖、有齿痕，脉沉细。肾藏命门之火，温煦人身。若肾阳亏虚，则畏寒肢冷，腰痛；脾阳不足则水谷腐熟无力，故纳差；脾肾阳虚，精微不运全身，故见乏力、腿软之症。治宜温补脾肾，方宗右归丸加减。

【治疗绝技】高继宁教授治疗糖尿病肾病兼证加减经验如下。

瘀血症在糖尿病肾病的发生发展过程中，瘀血常伴随始终。瘀血的产生有虚实之分，因虚致瘀者多在气虚、阴虚、阳虚等基础上产生。因实致瘀者则因湿热蕴结、热郁血滞，煎熬津液而成，或因气滞水停而致血阻，瘀血乃成。瘀血形成后会成为病理产物影响整个病程的转归，使疾病迁延不愈。可视形成血瘀证的病因之不同选取合适的活血化瘀药，进一步提升疗效。

水肿：糖尿病肾病患者在3期之后，逐渐阴损及阳。随着阳虚程度日益加重，秉"阳化气，阴成形"之理，水肿乃生。此时应首辨阴虚、阳虚的主次，以确定滋阴或扶阳的侧重。以阳虚为主者，当温阳化水，方如真武汤、实脾散之类；以阴虚为主者，则谨防阴虚夹瘀，治以滋阴活血以利水，药如泽兰、益母草、丹参之品。以脾肾气虚为主者，则宜健脾益肾以利水。

蛋白尿：蛋白属人体"精微"物质，脾能升清，肾能藏精，人身精微多由脾肾二脏所统摄，故常培补脾肾二脏来消除蛋白。同时蛋白尿缠绵难愈，和六淫中的"湿"邪关系密切，湿邪蕴久化热，故有"湿热不除，蛋白难消"之语，常用石韦、白茅根、滑石等清热利湿之品消除蛋白。

高血压：研究表明，高血压会加速糖尿病肾病病程的进展，高继宁教授临证中常重视对血压的控制。就证型而论，糖尿病肾病当中的高血压以气虚、阳虚多见。高继宁教授强调治疗过程中当以滋阴潜阳息风为主，避免使用苦寒直折之法来降压，当注意顾护人体阳气。用药时，黄芪宜生用。当脉压小时，应用黄芪、太子参以补气。

高继宁教授常用药对如下。

1. 黄芪、当归：黄芪甘温，功擅补气，当归甘、微温且质润，尤擅补血。秉"气能生血"之旨，两药相伍可气血双补，共奏益气养血活血之功，针对糖尿病肾病患者出现的肾性贫血有较好的效果。

2. 天花粉、石斛：天花粉甘寒，善治消渴。石斛甘、微苦，微寒，有润肺益胃之效、滋阴清热之功。另外，石斛作为石斛夜光丸之君药，善于治疗阴虚导致的视物模糊不清之症，两药合用，尤善用于糖尿病肾病患者口干、视物模糊等症。

3. 玉米须、丝瓜络：糖尿病肾病患者往往内在代谢异常，导致尿酸升高，还伴有水肿，这与中医认为的"湿""浊"关系密切。玉米须有利湿化浊消肿之效，根据法象学说，丝瓜络如人身经络而有疏经活络祛湿之功，两药相伍，共奏通经活络、利湿化浊之功。

【验案赏析】患者，男，78岁，2021年5月21日初诊。主诉：口干多饮17年，双下肢浮肿1个月。现病史：患者17年前因口干多饮就诊于当地医院，诊断为2型糖尿病，一直皮下注射甘精胰岛素，血糖控制欠佳。1个月前因双下肢浮肿，于社区医院化验尿常规：尿蛋白（＋＋＋）、尿潜血（－）。为求进一步诊治，遂来高继宁名老中医专家诊室就诊。刻下症：双下肢浮肿明显，午后双腿憋胀，头晕，精神尚可，口干，口苦，纳尚可，眠可，大便正常，日1次，小便有泡沫，舌暗，苔薄黄少津，左脉无力，右脉弦。辅助检查：本院检查肌酐146.2 mmol/L，尿蛋白（＋＋＋）、尿糖（＋＋＋）。中医诊断：消渴病肾病；辨证属脾肾气阴两虚，湿瘀互阻。治以健脾补肾，利水消肿，活血化瘀。处方：黄芪30 g，炒白术15 g，防己12 g，猪茯苓各15 g，冬瓜皮30 g，陈皮10 g，大腹皮30 g，水蛭6 g，地龙12 g，生地黄15 g，麦冬15 g，五味子15 g，石斛30 g，大黄炭10 g，石韦30 g，白茅根30 g，车前子30 g，青风藤15 g，玉米须30 g。7剂，水煎服，日1剂，早、晚分服。

2021年5月28日二诊：患者偶头疼，头晕，双下肢浮肿减轻，口干缓解，口苦消失，纳眠可，小便稍有泡沫，大便不成形，日2次，舌暗，苔黄腻，脉濡滑数。辅助检查：尿蛋白（＋＋）、尿糖（＋＋＋）。肾功能：尿酸497 μmol/L，肌酐133.6 mmol/L。处方：黄芪45 g，山药30 g，怀牛膝12 g，川断12 g，桑寄生15 g，秦艽12 g，当归15 g，赤白芍各15 g，桃仁12 g，红花15 g，大黄炭6 g，丹参30 g，白茅根30 g，半夏10 g，白术15 g，天麻12 g，生地黄15 g，麦冬15 g，五味子10 g，黄连10 g，黄芩10 g，甘草6 g。14剂，水煎服，日1剂，早、晚分服。

2021年6月11日三诊：头痛、头晕缓解，双下肢浮肿明显缓解，下午肿胀缓解，口干、口苦消失，纳眠可，大便偏稀，4~5次/日，小便正常，舌暗，苔黄腻，脉弦滑。辅助检查：尿潜血（＋－）；尿蛋白（＋）；尿糖（＋）；血生化：尿素氮5.69 mmol/L，肌酐106.7 μmol/L，尿酸537 μmol/L；$β_2$微球蛋白：3.95 mg/L；胱抑素C 1.78 mg/L；甘油三酯2.36 mg/L，血清总蛋白60.8 g/L。处方：黄芪45 g，党参15 g，白术15 g，茯苓15 g，补骨脂12 g，当归15 g，赤白芍各15 g，川芎15 g，生地黄15 g，麦冬15 g，五味子15 g，地龙15 g，水蛭6 g，葛根30 g，丹参30 g，石韦30 g，白茅根30 g，车前子30 g，青风藤15 g，天花粉30 g。14剂，水煎服，日1剂，早、晚分服。半个月后，复查尿常规：尿潜血（－），尿蛋白（－），尿糖（－），反馈诸证悉除，随访半年未发。

按语：此属中医"消渴病肾病"范畴，病机乃脾肾气阴两虚为主，湿瘀互阻为次。气虚无力上承津液，故口干阴虚、清窍失滋则头晕水肿兼小便有泡沫，乃脾肾亏虚、精微外漏所致。患者首诊时，以"水肿病"为主，故用防己黄芪汤为底方，加用猪茯苓、玉米须健脾利水消肿。秉"以皮治皮"之论，故酌加冬瓜皮、陈皮、大腹皮以治皮水；佐以生地黄、麦冬、五味子养阴生津以止渴；大黄炭通腑泄浊，使湿、瘀之邪从阳明谷道而解；石韦、白茅根为对药，兼车前子、青风藤利湿而消蛋白尿；加入石斛滋养扶正，提高机体免疫力。首诊服用方药之后，疗效确切，佐证所辨病机无误。二诊主症缓解而顾兼症，方随证转，缓则用玉液汤治疗，黄芪、山药益气升阳则精微有源，头晕自止；加入怀牛膝、川断、桑寄生、秦艽等强肾健脾之药以补虚，当归、赤白芍、桃仁、红花等活血之品以祛瘀；佐以葛根解热生津，升举清阳。诸药合用，共奏益气升阳、利湿活血消肿之效。三诊时，诸症大减，虑利湿泄浊之品损伤脾气，以致大便稀，更加补骨脂健脾止泻，减去通腑泄浊之大黄炭，续服 14 剂。患者尿常规转为正常，疗效颇佳。

【参考文献】

[1] 赵倩，高继宁，尹聪，等．高继宁治疗糖尿病肾病经验 [J]．中医药临床杂志，2022，34（9）：1631–1634.

[2] 孔旭萍，高继宁，韩康，等．基于数据挖掘的高继宁教授治疗糖尿病肾病气阴两虚兼湿瘀证用药规律研究 [J]．亚太传统医药，2021，17（7）：155–158.

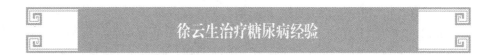

徐云生治疗糖尿病经验

【名医简介】 徐云生，教授，博士研究生导师，山东中医药大学第二附属医院院长、内分泌科主任医师，山东省中青年学术带头人，山东中医药大学校级学术骨干。

【学术思想】 徐教授从脾论治 2 型糖尿病的思想师承于著名中医内分泌专家程益春教授。他依据李东垣"脾气不足，故少气懒言，肢体困倦，动则气短，气虚则津液不升，故口渴喜饮。治以益气升阳、调理脾胃"，以清末名医张锡纯的升陷汤为底方加减化裁，应用于临床，疗效颇佳。

【诊断思路】 程益春教授经过多年的临床经验总结及实验研究，提出"脾虚"是糖尿病发病的关键病机，治疗当以益气健脾为主要治疗大法，即"脾虚致消，理脾愈消"的理论。徐教授早年跟学于程益春教授时，结合临床常见并发症，总结了以健脾益气法为基础的糖尿病临证过程中常见的八种治法，分别为健脾清胃法、健脾润肺法、健脾调肝法、健脾养心法、健脾补肾法、健脾活血法、健脾化湿法及健脾解毒法。程益春教授倡导脾虚为糖尿病发病关键因素的指导思想影响徐教授用药至今。

【治疗方法】 徐教授充分解读古代医家对消渴病机的认识，结合临床经验，提出糖尿病在不同时期会发生不同的病机变化，临床上应针对病机进行辨证治疗。徐教授认为糖尿病早期阴虚热盛多见，但同时伴有气虚及湿热之邪等表现；中期气虚逐渐加重，表现为气阴两虚之候，痰瘀等病理产物相互搏结；晚期出现各种并发症，病机以阴阳两虚为著，同时脏腑功能紊乱，气血津液输布失常，痰湿、瘀血、湿热等病理产物常相因为患，胶结留滞，变证百出。

1. 气阴两虚：徐教授认为气阴两虚是糖尿病的基本病机，为发病之本。张锡纯在《医学衷中参西录》中指出"消渴起于中焦"，病机为"元气亏虚，脾气不升"，治疗上重用黄芪，认为黄芪能助脾气上升，散精达肺而燥渴自除，创玉液汤、滋萃饮，至今仍被广泛应用于临床。气乃人身之本，阴乃人生之物质基础。脾主运化，为后天之本，气血生化之源，输布水谷精微至全身，保证机体的营养供应。气虚精微物质不能生化而滞留血液或由尿中泄漏而出，致使阴精亏虚，阴虚生内热，内热盛又耗气伤阴，如此形成恶性循环，气阴两伤又可导致阴阳两虚及瘀血内滞，终致病情迁延复杂，变证百出。

2. 燥热：徐教授认为燥热是糖尿病发病的始动因素，不论何种原因均导致热由内生在先，机体燥热内盛，耗伤阴津，阴精亏耗，燥热愈甚就愈耗其阴，终则阴虚燥热相互影响加重病情变化。肺为水之上源，主敷布津液，肺为燥热所伤，津液不能上乘则口渴多饮，津液不能敷布全身直趋下行膀胱而出，则小便量多。现代人由于生活及饮食方式的改变，多嗜食肥甘厚味，故化气有余，气机失调，热自内生，致气化失常，碍脾化湿，湿郁化热，灼液为痰，进而痰湿蕴热，可化燥伤阴。《临证指南医案》中谓："三消之症，虽有上中下之分，其实不越阴亏阳亢，津涸热淫而已"，将消渴病归因于燥热耗伤津液而成。

3. 瘀血：既是糖尿病新的病理产物，又是致病因素。气血是人体生命活动中最基本的物质，气为血之帅，血为气之母，血行脉中，周流全身，是人体生命活动的物质基础，血的运行依赖气的推动固摄。祝谌予教授提出"血瘀论"，瘀血会阻滞气机，致津液失于输布，阻于心脉、脑络、肢体、肾络、目络等引发一系列并发症，治以活血化瘀，治疗效佳。徐教授认为瘀血是糖尿病发展过程中的病理产物，可由多种途径形成，阴虚津亏，经络涩滞成瘀；阴虚燥热，虚火煎熬阴津成瘀；气随津脱，气血停滞为瘀；阴损及阳，阴血失其温煦，凝聚成瘀；气虚推动无力，血行缓慢成瘀。瘀血既是病理产物，也作为致病因素作用于机体，最终导致变证丛生。瘀血内阻，可影响气血运行，或瘀久化热，热瘀互结更伤气阴，导致气阴更虚，瘀血不化。瘀血形成之后，可阻滞气血运行，导致"阴虚、燥热、气虚、血瘀、津枯"之恶性循环，影响脏腑功能，随着病程延长，阴损及阳，气虚血瘀，终致阴阳俱损、五脏受累。

4. 热瘀互结：徐教授认为在糖尿病发病过程中各种热邪与瘀血普遍存在，相互影响，瘀与热一旦形成，既可因热致瘀，亦可因瘀致热，但常见热瘀并存，终致热瘀相搏，加重病情的发展。糖尿病初始，常有肺胃燥热或脾胃湿热之因由，燥热、湿热郁结日久，煎熬津血，血液黏滞，运行不畅，瘀郁化热，久病入络，而致络热血瘀。瘀血既成则津液更难敷布，燥热愈加炽盛，气机更难以疏通。所以，热瘀是糖尿病及其变证的主要病机。糖尿病热瘀互结迁延难愈，累及脏腑、经络，表现多症杂陈，时有心悸，胸中刺痛，肢体麻木，或头晕，耳鸣，或腰背刺痛，或半身不遂，或欲食而不纳等，舌质紫暗，或有瘀点、瘀斑，舌下脉络粗大、迂曲，苔略黄腻，脉涩或结代略数。故徐教授在临床上常注重热瘀同治。

【治疗绝技】根据上述病因病机，早期糖尿病脾肾两虚型在治疗上应以补脾肾为主，兼以活血通络，预防血瘀造成痹证。方药选择上采用经验方：黄芪，山药，桑寄生，茯苓，山萸肉，枸杞子，白术，柴胡，川牛膝，鸡血藤，川芎，当归，三七粉，桑枝，桂枝，葛根。临证根据每个患者的特点进行辨证加减。其中重用黄芪、山药为君药，黄芪功用补气，山药益气养阴、补肺脾肾，两药共用以扶助正气，有利脏腑功能恢复，使脾之运化转输功能正常，脾喜燥恶湿，佐以茯苓、白术以利水燥湿健脾，桑寄生、枸杞子、山萸肉共用以补肾，补益先天之本以恢复其固摄之作用。臣以川牛膝、鸡血藤、川芎、当归、三七粉共奏活血化瘀之功。针对脾肾两虚，机体正气不足推动无力造成的气虚血瘀之证，及早活血化瘀对预防并发症有意义重大。其中鸡血藤还有舒筋活络的作用，三七还可止痛，对一些早期血管病变造成的肢体不舒有治疗作用。佐以桑枝、桂枝以通络，葛根以生津。全方选药精当，配伍合理，对于临床常见的早期糖尿病脾肾两虚型疗效确切。徐教授尤注意瘀血在2型糖尿病发病及病程进展中的作用，糖尿病后期并发症如糖尿病眼病、糖尿病下肢血管病变、糖尿病肾病的发病都与瘀血阻络或痰瘀阻络、局部失养有关。糖尿病并发症一经形成则一般病程久、病情重，在糖尿病早期阶段注意到瘀血的存在可以未病先防，及早适量运用活血化瘀通络之品可以疏通经脉，保证血脉畅通，可以预防或推迟并发症的出现。

【验案赏析】患者，女，53岁，2017年1月12日初诊。患者血糖升高2年余，口服二甲双胍、阿卡波糖，空腹血糖控制在10 mmol/L。刻下症：口渴多饮，乏力倦怠，气短懒言，自汗盗汗，纳眠可。大便秘结，排便不畅，2日1行。舌红少津，苔白而干，脉弦细。中医诊断：消渴病；证型：

气阴两虚。治法：益气养阴，生津止渴。处方：生黄芪 30 g，生石膏 30 g，党参 20 g，知母 18 g，粳米 9 g，天花粉 9 g，生地黄 12 g，熟大黄 6 g，地骨皮 12 g，黄芩 9 g，苍白术各 18 g，甘草 6 g。6 剂，水煎服，日 1 剂，早、晚分服。并口服降糖西药：二甲双胍 0.5 g，每日 2 次，控制血糖。

2017 年 1 月 19 日二诊：服药后患者口渴多饮症状缓解，仍倦怠乏力，自汗盗汗，大便仍干结。舌红少津，苔白，脉弦细。今晨空腹血糖：8 mmol/L。上方改生石膏 20 g，熟大黄 9 g；加五味子 9 g，茯苓 12 g。

2017 年 1 月 26 日三诊：患者现口渴多饮症状基本消失，倦怠乏力，大便干结症状缓解。上方去熟大黄，继服 12 剂。

2018 年 2 月 2 日四诊：诸症基本消失，空腹血糖 7.6 mmol/L。上方继服 6 剂。

按语：方中生石膏味辛甘，性大寒，作为君药，功专清肺胃热邪，又能清阳明之内热，并能除烦止渴，还有滋养肺阴之效；知母味苦性寒质润，寒可助生石膏清热，润可助生石膏以生津。党参与生石膏相配，生石膏得党参能清热补虚，且不伤气阴；党参得生石膏可补而不燥，二者相得益彰。生石膏知母相须为用，加强清热生津的作用，且可清大肠之热，通大肠之气而治疗大便干结。黄芪补益中气，防诸寒药伤胃，地骨皮、黄芩清胃中之火，天花粉、生地黄养阴津止渴，熟大黄既能清热泻火又可通便，粳米生胃津、益胃气，甘草和中养阴，可防君臣药之大寒伤中，甘草兼能调和诸药。诸药合用，共奏益气养阴、生津止渴之功。

【参考文献】

［1］李胜男，吕平阳．徐云生教授治疗糖尿病经验浅析［J］.世界最新医学信息文摘，2019，19（92）：268，271.

［2］倪琳琳，徐云生．徐云生教授在治疗早期糖尿病中的辨治经验［J］.光明中医，2015，30（8）：1639 – 1640.

［3］李雪莹．徐云生教授从脾虚痰瘀论治 2 型糖尿病的临床研究与学术思想探讨［D］.济南：山东中医药大学，2019.

第二章　糖尿病周围神经病变、糖尿病周围血管病变

尚德俊运用四妙勇安汤加减治疗糖尿病性下肢动脉硬化闭塞症

【名医简介】尚德俊，著名中西医结合外科专家、周围血管疾病专家，享受国务院政府特殊津贴，获"国医大师""全国中医药杰出贡献奖"等荣誉，对治疗周围血管疾病有着丰富的临床经验。

【经典名方】四妙勇安汤（源自《验方新编》）。

组成：金银花、玄参各三两，当归二两，甘草一两。

用法：水煎服，一连十剂。

原文：手部，脱骨疽，此症生手、足各指，或生指头，或生指节、指缝。初生或白色痛极，或如粟米起一黄泡。其皮或如煮熟红枣，黑色不退，久则溃烂，节节脱落，延至手足背腐烂黑陷，痛不可忍。

【学术思想】《素问·生气通天论》言："营气不从，逆于肉理，乃生痈肿。"营气行于脉中，若运行受阻，则瘀于肌肉，血瘀热聚，日久生痈。《读医随笔》记载："气虚不足以推血，则血必有瘀。"随着患者年龄增长，脏腑功能衰退，元气不足，又加之外邪侵袭、饮食肥甘等，酿生痰湿，阻滞血脉，气血运化失司，肢体失于荣养、温煦，则下肢畏寒、发凉、麻木、疼痛，甚至出现皮肤破溃感染、坏疽等。尚教授认为无论何种证型的下肢动脉硬化闭塞症，都存在血瘀的共同特点。血瘀在下肢动脉硬化闭塞症的发病过程中始终存在。导致血瘀的病机主要有以下3个方面：一是饮食劳倦或年老体弱，导致心脾两虚，气血亏耗，筋脉失养，脉络瘀阻；二是先天禀赋不足或消渴日久，导致脾肾阳虚，寒凝经脉，瘀血阻遏；三是嗜食肥甘，导致脾运化失司，酿生痰湿，湿性趋下，凝聚血络致瘀，痰瘀日久化热生毒，则可

发为脱疽。尚教授认为血瘀的病机复杂多变，在贯彻活血化瘀治法的前提下，应根据患者的实际情况，辨证论治。

【诊断思路】湿热下注、脉络瘀阻证主要症见下肢坏疽、感染、瘀痛、肢体出现红肿、大片瘀斑，伴有发热或低热，口干口苦，小便黄赤，大便黏腻，通常表现为红绛舌，舌苔白腻或黄腻，脉象弦涩或弦数。此型多属下肢动脉硬化闭塞症Ⅲ期。湿热毒邪浸淫肌肤，故局部出现感染、红肿；湿性趋下，阻滞于血脉，出现皮肤瘀斑，不通则痛，故肢体出现瘀痛；湿邪阻遏气机，津液不能布散，故口干口苦、大便黏腻不爽；湿热下注，故小便黄赤。舌红绛、苔黄腻或白腻为湿热之征，脉象弦涩或弦数为瘀热之象。

【治疗方法】尚教授将清热利湿与活血化瘀法相结合，清热燥湿，使湿邪消散，筋脉疏通，滋阴凉血，化瘀解毒。治以四妙勇安汤加味：金银花、玄参各30 g，赤芍、当归、牛膝各15 g，黄芩、黄柏、连翘、栀子、防己、苍术、紫草、甘草各10 g，红花6 g。四妙勇安汤由当归、玄参、金银花和甘草四味药组成，研究显示，四妙勇安汤可改善糖尿病足的早期临床症状，如触觉、温度觉或疼痛感的减弱，还可促进局部血液运行，加快足部溃疡面愈合。尚教授在此基础上增添赤芍、栀子、连翘和紫草，增加清热解毒、散瘀止痛之效，加入黄芩、黄柏、防己和苍术加强其清热燥湿、利水消肿之效，此外，牛膝引血下行，红花通利血脉、活血散瘀。熏洗疗法除单独应用以外，在破溃期可与围敷疗法配合使用，获效良好，如以解毒洗药或四黄洗药熏洗患处，洗完后创口敷盖全蝎膏（全蝎、蜈蚣、冰片等），创口周围贴敷大青膏（大青叶、黄柏、大黄等），将围敷疗法与熏洗疗法配合使用，可有明显的解毒止痛、祛腐生肌之效。外治常用药物有大黄、芒硝、黄连、黄芩、黄柏、紫花地丁、芙蓉叶、川芎、红花等。

【治疗绝技】下肢动脉硬化闭塞症已成为糖尿病最为常见的大血管并发症之一，尚老以血瘀为总纲治疗本病，获效显著，同时，对"活血十法"的灵活运用，体现了尚老"同病异治，异病同治"及"治病求本"的思想。

【验案赏析】患者，男，因双下肢怕冷、发凉5年，右足趾破溃坏死50日来诊。现病史：患者于5年前开始双下肢发凉怕冷，无汗出，未进行系统治疗，症状逐渐加重，出现间歇性跛行，跛距约500 m。50日前右拇趾趾端烫伤后出现水疱，并迅速发展为表皮干黑坏死；1个月前右足第2趾端青黑，迅速蔓延至第3趾，后清创切除第2、第3趾。刻下症：患者双下肢怕冷发凉，右足破溃处未愈合，肉芽呈淡红色，有少量渗液，疼痛不重。纳少眠可，大便干，尿频。舌紫暗，苔黄腻，脉弦细。既往患糖尿病9年。治以四妙勇安汤加味。处方：金银花、玄参各30 g，当归、赤芍、牛膝各15 g，黄柏、黄芩、栀子、连翘、苍术、防己、紫草、生甘草各10 g，红花6 g。水煎服，日1剂。同时服用活血通脉片（山东省中医院自制剂），10片/次，日3次；配合静脉滴注香丹注射液，应用抗生素和胰岛素控制感染和血糖。

1个月后复诊：右足疼痛减轻，可见右足红肿明显消退，创面脓液减少，肉芽组织生长。此为脉络渐通、气血恢复的征象。仍治以清热利湿活血，方用四妙勇安汤加味。水煎服，日1剂，同时服用活血通脉片，10片/次，日3次。胰岛素控制血糖。

治疗1个月后，患者右足破溃处愈合，病情稳定。

按语：患者就诊时右足破溃未愈，且有少量渗液，为下肢动脉硬化闭塞症坏死期；舌紫暗、苔黄腻，为湿热瘀阻之象。故内服四妙勇安汤加味以清热燥湿、凉血活血、解毒化瘀，配合应用活血通脉片和香丹注射液静脉滴注以改善血液循环，增强活血化瘀、消肿止痛之功，配合应用抗生素控制感染、胰岛素调控血糖，增强临床疗效。二诊时患者病情得到控制，气血渐通，肉芽组织开始生长，又服1个月后破溃处愈合，气血调和。尚教授认为，此为瘀血重症，已出现脱疽，应加大活血之力，并重视清热利湿解毒。此外还应重视血糖的调控，控制诱发因素，防止病情进一步发展。

【参考文献】

[1] 闵晨曦，徐云生. 国医大师尚德俊治疗糖尿病性下肢动脉硬化闭塞症经验 [J]. 山东中医杂志，2022，41（11）：1211－1214.

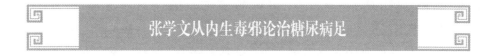

张学文从内生毒邪论治糖尿病足

【名医简介】张学文，首届国医大师，首届陕西省名老中医，陕西中医药大学名誉校长，享受国务院政府特殊津贴，学术及临床经验丰富。

【经典名方】五味消毒饮（源自《医宗金鉴》）。

组成：金银花三钱，野菊花、蒲公英、紫花地丁、紫背天葵子各一钱二分。

用法：水煎，加无灰酒半盅，再滚二三沸时，热服。渣如法再煎服。被盖出汗为度服。

现代用法：水煎服，或煎后加酒 1~2 匙和服。药渣可捣烂敷患处。

原文：又有红丝疔，发于手掌及骨节间，初起形似小疮，渐发红丝，上攻手膊，令人寒热往来，甚则恶心呕吐，治迟者，红丝攻心，常能坏人。又有暗疔，未发而腋下先坚肿无头，次肿阴囊睾丸，突兀如筋头，令人寒热拘急，焮热疼痛。又有内疔，先发寒热腹痛，数日间，忽然肿起一块如积者是也。又有羊毛疔，身发寒热，状类伤寒但前心、后心有红点，又如疹形，视其斑点，色紫黑者为老，色淡红者为嫩。以上诸证，初起俱宜服蟾酥丸汗之；毒势不尽，情寒壮热仍作者，宜服五味消毒饮汗之。

【学术思想】 糖尿病足是建立在局部神经感觉传导异常及下肢血管病变基础上的足部感染、破溃和坏死。中医学称其为"坏疽""血痹"。张教授认为糖尿病足的基本病机是以阴虚燥热为本，内生毒邪为标，同时强调不同疾病发展阶段，内生毒邪（糖毒、瘀毒、浊毒、热毒）的致病各有偏倚，应建立分期论治（缺血期、感染坏死期和恢复期）的思维，采用恰当的解毒大法。

【诊断思路】《说文解字》载："毒，厚也，害人之草。"《金匮要略·心典》认为："毒，邪气蕴结不解之谓。"张教授在此基础上将内生毒邪阐释为一切内源性人体代谢产物郁积不得排泄，弥漫于三焦、脏腑、血脉使得机体气血阴阳失调，脏腑功能紊乱的病邪。同时强调在内生毒邪的基础上，糖尿病足患者多伴有下肢感觉的迟钝和异常，使得其在受到外界生物因素、物理和外伤因素侵袭的同时极易引发足部的感染和破溃。

1. 糖毒：张教授认为糖毒是水谷精微物质过盛产生的一种毒邪，也是糖尿病及其并发症的致病基础。生理状态下脾胃运化功能正常，水谷精微周布全身，营养四肢百骸、脏腑肌肉。病理状态下过食肥甘厚味，中焦脾胃功用失司，导致过剩的营养物质郁积化为糖毒，糖毒与水谷精微可谓同源异派。《素问·生气通天论》载："膏粱之变，足生大丁。"在一定程度上也强调了糖毒引发的高血糖状态与嗜食肥甘有十分密切的关系。

张教授认为糖毒贯穿糖尿病足的始终，血管高糖状态使得细菌容易滋生，进而侵袭脉管，造成和加重糖尿病足的发生与发展。《诸病源候论·消渴病诸候》云："津液竭则经络涩，经络涩则营卫不行，营卫不行则由热气留滞，故成痈疽。"在此基础上张教授指出，一方面消渴在阴虚燥热的基础上发为糖毒；另一方面糖毒日久化热，耗伤气血阴液，加重消渴的发病程度。同时糖毒阻滞营卫，变生瘀血，痰浊之邪，常常交织为病，使得血败肉腐，造成足部的溃烂和感染。

2. 瘀毒：中医学很早就记录了瘀毒在糖尿病足发病过程中的病理改变。《圣济总录·消渴门》云："消渴者……久不治，则经络壅滞，留于肌肉，变为痈疽。"张教授认为瘀毒和糖毒均是贯穿糖尿病足整个病程的致病因素，这与西医所讲的糖尿病足以下肢血管病变（动脉粥样硬化或血管狭窄闭塞）为基础相契合。张广德等在探究中医证型与糖尿病下肢血管病变之间关系中证实血瘀证占据了突出地位。一定程度上说明糖尿病足瘀血日久化毒的瘀毒理论。

关于瘀毒的来源，张教授从两个方面进行论述，一方面消渴病以气阴亏耗为本，气虚则血行无力，血液流速变慢，日久郁积成瘀，壅滞成毒；另一方面毒性趋热，在糖毒、浊毒、热毒的煎熬阻滞之下，脉管血液受其灼炼，血受灼炼，凝而为瘀，日久化热成毒。瘀毒发病，患者多表现为下肢感觉异常，或麻木冷痛，或如有蚁行，或感觉阈值下降。此时，如遇外伤侵袭，患者未及时察觉，则毒窜经脉，肌肤毒聚从而破溃腐烂。

3. 浊毒：张教授将浊毒视为痰湿之邪郁久化热成毒而来，认为浊毒具有胶着壅滞的特性，并且与瘀毒多相伴而生，二者在生理上是津血同源的关系，病理上相互伴生、相互转化。张教授将浊毒的来源分为两个方面：一方面过食肥甘损伤中焦，脾胃运化失常，清阳不升，浊阴不降，聚为痰湿，蕴结化热成毒。《疮疡心得》载："此由膏粱厚味，醇酒炙煿，积毒所致。"另一方面燥热火邪炼液成痰，加之瘀毒阻滞经络，脉管壅塞，局部水液代谢失常，血不利则为水，聚而成为痰浊毒邪。

张教授认为浊毒之邪上可煎熬肺津，中可烧灼胃阴，下可耗损肾水，入血则伤脉络，壅腐气血，导致脉道不通，局部组织液渗出。浊毒下注，足部水肿，日久化热，引发足部坏死感染。

4. 热毒：火之变为毒，毒之渐为火，即毒性趋热理论。张教授认为糖毒、浊毒、瘀毒日久均可变为热毒，强调糖尿病足感染期必定以湿热毒邪内盛为主。《儒门事亲》载："夫消渴者，多变聋盲、疮癣、痤痱之类，皆肠胃燥热怫郁，水液不能浸润于周身故也。"论述了热毒是疮疡（糖尿病足）的重要致病因素。热毒致病多伴有红、肿、热、痛之表现，临床中糖尿病足感染坏死期，患者局部肤色多成红、肿、热、痛之势，或伴有口渴欲饮冷水，或伴有大便秘结不通，或伴有高热（但热不恶寒），严重者可导致脓毒血症。

《丹溪心法》载："初生如粟黄泡一点，皮色紫暗，犹如煮熟红枣，黑气蔓延，腐烂延开，五指相传，甚则攻于脚面，犹如汤泼火燃。"从四诊上看，望其肤，破溃流脓，创面或波及皮肤肌肉，或波及筋骨经脉。闻其味，臭腐难嗅，人皆掩鼻。问其症，灼热疼痛，躁烦发热。切其脉，往来频数圆滑，如珠滚玉盘。此乃湿热浊毒蕴于下注足部，毒侵脉络，而致足部坏死流脓甚至脱落。

【治疗方法】从西医角度来讲控制感染是此阶段的基本治则之一。中医则以清热泄浊解毒为大法，张老善用五味消毒饮联合四妙散加减。善用清热解毒及清热燥湿药物，如四黄（黄芩、黄连、黄柏、大黄）、栀子、苦参、茵陈、蒲公英、紫花地丁、野菊花、玄参、金银花等药。亦可用四黄磨粉外撒至伤口处。唐庆芝等在清热解毒（燥湿）类药物的抗菌消炎作用机制中揭示了此类药物可以有效通过两种途径降低细菌的毒性：一方面降解内毒素；另一方面拮抗外毒素。

【治疗绝技】辨治糖尿病足应重视四毒，即糖毒、瘀毒、浊毒、热毒。糖毒是水谷精微物质过盛产生的一种毒邪，也是糖尿病及其并发症的致病基础。瘀毒和糖毒均是贯穿糖尿病足整个病程的致病因素。浊毒之邪上可煎熬肺津，中可烧灼胃阴，下可耗损肾水，入血则伤脉络，壅腐气血，导致脉道不通，局部组织液渗出。浊毒下注，足部水肿，日久化热，引发足部坏死感染。糖毒、浊毒、瘀毒日久均可变为热毒，强调糖尿病足感染期必定以湿热毒邪内盛为主。糖尿病足可分为缺血期、感染坏死期和恢复期，分期论治。其中感染坏死期采用清热泄浊解毒法，张老善用五味消毒饮联合四妙散加减。

【验案赏析】患者，男，67岁，2018年6月20日初诊。主诉：口干多饮间作20余年，双足溃烂8个月，加重1周。现病史：患者8个月前因图钉扎脚感染致双足出现溃烂，自行外涂左氧氟沙星眼药膏后局部可愈合，但仍反复破溃流脓。刻下症：右足红肿，触之皮温升高，视之皮色光亮，第4趾指关节有黄色脓液，局部破溃，未见骨面，气味臭秽，大便干结，3日一行。舌暗红，苔黄腻，脉滑数。辨证：浊热瘀毒内盛。治法：初期清热泄浊解毒，佐以活血化瘀通络；后期益气养阴托毒，佐以清热活血通络。处方：金银花15 g，蒲公英15 g，紫花地丁10 g，玄参10 g，野菊花15 g，当归尾10 g，牡丹皮10 g，赤芍10 g，水蛭10 g，地龙10 g，醋延胡索10 g，川牛膝 10 g，酒大黄（后下）10 g，生甘草 10 g，黄柏 15 g，虎杖 15 g，薏苡仁 30 g，白花蛇舌草 15 g。14 剂，水煎服，每日 1 剂，分 2 次服。另予四黄散（黄芩、黄连、黄柏、大黄）外敷。

按语：坏疽是糖尿病的并发症，在糖毒日久、瘀血阻滞、浊邪壅盛、脉管不通的基础上生热化毒而成。糖毒、瘀毒是贯穿整个病程始终的毒邪。根据本病的进展可将其分为局部缺血期、组织坏死期和创口愈合期。张教授临证多注重通过触及足背部趺阳脉的强弱来判断疾病的严重程度，在局部缺血期着重活血通络止痛，佐以清热泻浊解毒。感染坏死期以清热泄浊解毒为主，养阴活血通络为辅。

【参考文献】

[1] 锁苗，李惠林，赵恒侠，等. 国医大师张学文从内生毒邪论治糖尿病足 [J]. 中医学报，2020，35（4）：807 - 810.

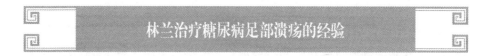

林兰治疗糖尿病足部溃疡的经验

【名医简介】林兰，中国中医科学院首席研究员，中国中医科学院广安门医院内分泌科主任医师，博士研究生导师，享受国务院政府特殊津贴。临床擅长治疗糖尿病及其并发症、甲状腺疾病等内科疑难病症。国家卫生和计划生育委员会"重点专科"、国家中医药管理局"全国中医内分泌重点专科"和"全国中医内科内分泌学重点学科"学术带头人，中央保健委员会会诊专家、国家药品监督管理局药品评审专家。曾任中国中西医结合学会内分泌专业委员会主任委员，中华医学会理事。

【学术思想】林兰教授治疗糖尿病有"三消"辨证理论，在治疗甲状腺疾病方面首次提出了"三结"疗法。

【诊断思路】林兰教授基于上述中医古籍理论，依照消渴病的病因病机，参考四诊、八纲辨证、脏腑及气血理论等中医辨证论治内容，提出阴虚贯穿疾病始终，从阴虚出发，涵盖气阴两虚、阴虚热盛、阴阳两虚三大主要证候，指出糖尿病足部溃疡为消渴病变证之一，其基本病机仍为阴津亏损，消渴病日久，以致迁延难愈，阴虚热盛，暗耗阴血，灼伤津液，或复感湿热之邪，致血液黏滞，血行失畅；热灼津亏血瘀，耗气伤阴，气虚无力推动血液运行，血行滞涩；日久阴损及阳，阴阳俱虚，阳虚失于温煦，寒从中生，或复感寒湿，寒凝血瘀，瘀阻脉络，气血运行不畅，足端失濡养，则发脱疽。血瘀亦属于糖尿病足部溃疡的重要发病原因，林兰教授提出阴虚血瘀贯穿疾病始终，认为消渴患者阴虚燥热，津液亏少，脉络失充盈，血道干涸失营养，血气阻滞，营卫不行，最终致血瘀阴虚。《景岳全书》有言："阴虚则血不能行"，进一步点明观点。故认为，糖尿病足部溃疡从中医视角而论，乃属于本虚标实、虚实夹杂之证，治疗当慎而重之。

【治疗方法】林兰教授治疗糖尿病足部溃疡，根据患者证型不同，分为阴阳两虚型、湿热下注型、阴虚热盛型、寒凝血瘀型、气阴两虚型五型，针对不同证型者，采取针对性的用药方案，得到显著疗效。

1. 阴阳两虚型。症状：患肢皮肤感觉冰冷，破溃之处经久未愈，创面色泽显白或暗紫色，未见新生肉芽长出，或趾端干黑，创面周围皮肤失弹性，入夜主诉有剧烈疼痛，影响入眠，对温、触觉反应迟钝，腰膝酸软，畏寒肢冷，舌淡苔白，脉沉迟无力，跌阳脉搏动消失。对策：针对阴阳两虚型糖尿病足部溃疡患者的治疗，当主温补脾肾、通络止痛之法。林兰教授选择金匮肾气丸或阳和汤加减，疗效确切。

2. 湿热下注型。症状：患肢皮肤红肿，伴有明显的局部疼痛反应，局部破溃并腐烂，创面有大量黄色分泌物，味较腥臭，发热，口干，跌阳脉搏动减弱，舌红苔黄腻，脉滑数。对策：针对湿热下注型糖尿病足部溃疡患者的治疗，当主清热排脓、燥湿通络之法。林兰教授选择四妙勇安汤加生熟地黄、知母、桃仁、红花、虎杖、苍术、玄参。

3. 阴虚热盛型。症状：病灶局部红肿，皮肤温度略高，主诉伴有剧烈疼痛，或肢端色黑破溃，无法入睡，口常渴，喜冷饮，情志烦躁易怒，舌暗苔红或红绛，无苔、少苔，脉弦细或弦数，跌阳脉可触及或减弱。对策：针对阴虚热盛型糖尿病足部溃疡患者的治疗，当主清热解毒、养阴生津之法。林兰教授选择六味地黄汤佐以活血化瘀药物，如牡丹皮、红花、桃仁、赤芍、水蛭等。

4. 寒凝血瘀型。症状：患肢肤色紫暗或青紫，喜暖怕冷，主诉有剧烈疼痛，伴有跛行（间歇性），或下肢酸楚、麻木、抽搐，跌阳脉搏动减弱或消失，舌暗苔白，脉沉迟。对策：针对寒凝血瘀型糖尿病足部溃疡患者的治疗，当主温经散寒、活血通络之法。林兰教授选择阳和汤合桃红四物汤化裁。分析：桃红四物汤内当归、熟地黄滋阴补肝；白芍养血和营；桃仁、红花共奏化瘀活血之用；川芎行气活血。诸药合用，化瘀生新。

5. 气阴两虚型。症状：患肢皮肤干燥，肌肉萎缩，肢端溃烂，经久不愈，疼痛虽不明显，但神疲乏力，自汗、盗汗，舌红少津，脉细弱，趺阳脉搏动减弱。对策：针对气阴两虚型糖尿病足部溃疡患者的治疗，当主益气养阴、活血通络之法。林兰教授选择生脉散加生熟地黄、太子参、牡丹皮、赤芍、茯苓、鸡血藤等治疗。

【治疗绝技】金匮肾气丸可温补肾阳、治疗腰膝酸软、畏寒肢冷疗效确切。方中地黄补肾滋阴健脾，现代药理学证实生地黄可抗溃疡、降低血糖；山药补脾肺肾，主治消渴气阴两虚证，可养阴益气，维持血管弹性，预防脂肪沉积；酒萸肉补肾养肝消炎，可治腰膝酸痛、内热消渴，现代药理学证实山茱萸醇提取物可发挥显著的抗糖功效，更能够发挥抗菌价值；茯苓渗湿利水、健脾和胃；牡丹皮可消炎镇痛、清热凉血，活血化瘀，治阴虚导致的发热；泽泻醇提物与水提物可显著改善血脂指标，其水提醇沉物具备确切的抗糖价值，可提升机体胰岛素分泌水平；桂枝可温经通阳、发汗解表，还能够抗病毒、抑菌、镇痛解痉，调理脾胃，畅通血脉；附子回阳救逆、补火补肾壮阳、祛寒止疼；牛膝逐瘀通经、补肝肾、强筋骨；盐车前子清热解毒、消肿。给药金匮肾气丸，可修复患者微循环障碍，优化局部血流灌注，还能够行水消肿，提升组织修复能力，加快破溃部位新芽生长，推动创口愈合进程，更能够帮助纠正胰岛素抵抗问题，改善原发病。利用金匮肾气丸治疗糖尿病足部溃疡，取得良好疗效，证实本方可行。

阳和汤内鹿角胶壮阳补肾、强筋健骨，熟地黄补血滋阴，共奏滋补阴阳之效；肉桂温经散寒，促进血运；麻黄引药外行；白芥子具备广谱抗菌作用；加红花、桃仁、川芎化瘀活血，而川芎还具备抗血小板积聚、抑制自由基生成、优化血液流变学指标之用。鸡血藤、络石藤、忍冬藤可通络活血，进一步加速破溃处愈合。诸药合用，阴阳得补，血气得畅，疗效得显。

加味四妙勇安汤方内，毛冬青清热、解毒、活血；金银花佐以玄参，解毒清热、消痈祛疮；当归祛瘀活血，更兼顾了本病可能导致的血运失畅、血管痉挛问题；生黄芪生肌、排毒、补气；川牛膝通经逐瘀；生熟地黄凉血清热、生津养阴；知母滋阴润燥、清热泻火；桃仁祛瘀血、舒张血管、镇痛抗炎；红花通经活血、止痛散瘀；虎杖利湿退黄、止痛散瘀、解毒清热；苍术润湿健脾、祛风散寒；甘草调和全方。整方用之，能够消痈、逐瘀、生肌、解毒。

六味地黄丸加减方中桃仁、红花、当归活血散瘀；生地黄凉血清热、养阴生津；山茱萸补益肝肾；赤芍、牡丹皮凉血清热、活血祛瘀；茯苓渗湿利水，和胃健脾；山药养阴益气，补脾肺肾；枸杞内含枸杞多糖，可双向调节血糖；熟地黄滋阴补肝；栀子泻火除烦，清热利湿，清肝明目；牡丹皮清热凉血，活血化瘀；泽泻利水、消肿、渗湿、泄热；黄芪补气、止汗；五味子止汗敛阴、益气生津；川芎行气活血；乳香消炎、通经、止痛、生肌；没药活血止痛、消肿生肌、散血祛瘀；透骨草祛风湿、活经络；甘草清热解毒。六味地黄汤滋补肾阴，益补肝脾，三阴并补且重补肾。

生脉散内人参、麦冬、五味子可止汗敛阴、益气生津。现代药理学研究发现，麦冬联合人参可发挥一定的降糖之用，五味子则可强化中枢神经系统的兴奋与抑制过程，帮助两种神经过程达成平衡，加快肝糖原合成，最终改善糖代谢。桃仁化瘀活血，川芎、当归、红花、地龙通络，现代药理学证实上述药物具备优化血液流变学、修复胰岛素抵抗问题、清除氧自由基、抗血小板积聚之用。加生地黄养阴生津、凉血清热；熟地黄滋阴、补肾，其内地黄多糖拥有显著的免疫抑制活性，利于补肾滋阴；鸡血藤舒筋活血，现代药理学证实其具备扩血管、降血压之效；太子参益气生津、益血补气；赤芍行瘀止痛；牡丹皮化瘀活血、凉血清热；茯苓利水渗湿、益脾和胃。

【验案赏析】患者，女，72 岁，2019 年 7 月因"血糖升高 10 年，下肢麻木、发凉 2 年，左足 2 趾破溃 10 天"入院治疗。现病史：患者 10 年前因口干、口渴、多饮，于当地医院就诊，诊断为 2 型糖尿病，予甘舒霖 50R皮下注射控制血糖。患者近 2 年出现"自膝关节至足底麻木、发凉，偶有疼痛"症状，血糖控制欠佳（13 mmol/L），再次于当地医院住院治疗，停用甘舒霖 50R，改皮下注射诺和灵 30R，早、晚各 15 U 皮下注射，静脉滴注营养神经、改善血管循环药物；治疗后症状减轻，但未完全缓解。于 2019 年 3 月在本院门诊行双下肢动静脉彩超：①双下肢动脉粥样硬化并斑块形成；②双侧胫前动脉不完全性闭塞；③双足背动脉闭塞；④双侧腹股沟淋巴结可见。建议患者住院治疗，患者拒绝。10 天前患者因穿鞋不当致左足红肿、疼痛，足 2 趾破溃，皮色青紫，有少量渗液，于家中外用药物治疗，效果欠佳，仍皮下注射诺和灵 30R、口服二甲双胍。刻下症：患者双下肢自膝关节至双足根麻木、发凉、疼痛不适，间歇性跛行，左足背红肿，皮温略高，左足 2 趾皮色青紫，有少量渗液，触及有波动感，疼痛剧烈，视物模糊，纳眠可，二便正常。趺阳脉搏动消失。舌红苔黄，脉沉细。中医诊断：消渴脱疽，辨证属阴虚热盛、瘀血阻络证。在西药治疗的基础上予中药方六味地黄汤加减：生熟地黄各 12 g，山萸肉 12 g，栀子 15 g，牡丹皮 15 g，泽泻 15 g，赤芍 12 g，黄芪 30 g，五味子 10 g，川芎 12 g，桃仁 15 g，红花 15 g，乳香 12 g，没药 12 g，透骨草 15 g，甘草 6 g。10 剂，水煎服，日 1 剂，早、晚 2 次温服，200 mL/次。

二诊：患者双下肢麻木、发凉、疼痛症状均较前减轻，左足背略感肿胀，皮温正常，左足 2 趾皮色青紫较前变淡，有脓液渗出，仍有趾端疼痛，舌红苔黄，脉沉细。血糖在 7.0 mmol/L 左右。上方基础上加桂枝、白芍、地龙，10 剂，水煎服，日 1 剂，早、晚 2 次温服，200 mL/次，药渣再次煎水泡脚，剩余药渣封包热敷下肢。

三诊：下肢发凉、疼痛明显缓解，左足背肿胀好转，皮温正常，左足 2 趾溃烂处有新生肉芽，未再有脓液渗出，趾端疼痛明显减轻。上方基础上去泽泻，予 10 剂继续水煎口服 + 局部外敷 + 熏洗治疗。

四诊：患者左足 2 趾皮色红润，破溃处结痂，趾端未再疼痛，2019 年 8 月于门诊行双下肢动静脉彩超：①双侧胫前动脉节段性闭塞；②双侧足背动脉侧支循环建立；③双下肢动脉粥样硬化并斑块形成；④双侧腹股沟淋巴结可见。上方 10 剂继续巩固治疗，后期经随访 6 个月，症状未反复。

按语：林兰教授认为患者消渴病日久，辨证论治阴虚热盛证型，耗伤津液，血行滞涩，受"穿鞋不当"事件引发疾病，局部损伤下，脉络失和，瘀血阻络，加之津亏热盛，热瘀胶着，变发诸症。结合患者舌苔脉象，治疗主张以养阴清热、通络活血为主要治病原则，治疗采取六味地黄汤化裁，方内生熟地黄、山萸肉滋补肾阴；五味子养阴生津；泽泻利湿泄浊；栀子、赤芍、牡丹皮清热凉血；黄芪既能补气以助行血，亦可托脓毒而出；川芎行气活血、气行血行；桃仁、乳香、红花、没药行活血、化瘀、通络之效；《灵秘丹药笺》记载透骨草"疗热毒"，《本草纲目》称之"治筋骨一切风湿疼痛挛缩"，配伍透骨草，既可解毒消肿，亦能舒筋活血止痛；甘草调和诸药，清解百毒。二诊时患者足趾破溃处有脓液渗出，可见热象已减，加用入血分之桂枝、白芍以调整阴阳，地龙增强通络之功效。三诊时左足浮肿消退，肿胀不适症状好转，且足趾破溃处有新生肉芽组织，故去泽泻。四诊时邪出热却、脓透正虚，用原方巩固病情，使气血阴阳调和，诸症皆除。

【参考文献】

[1] 邵红雨，刘静. 林兰教授治疗糖尿病足部溃疡的经验 [J]. 中国继续医学教育，2022，14（1）：195-198.

徐云生治疗糖尿病足经验

【诊断思路】 先天不足或后天失养导致正气亏虚是发病的基础。若患者个人先天体质较差，直接导致正气亏虚。即《灵枢·五变》所言："五脏皆柔弱者，善病消瘅。"若患者后天饮食起居失于调摄，或饮食失节，长期过食肥甘厚味，损伤脾胃；或情志失调，长期受到过度的精神刺激；或劳欲无度，长期损耗精气，皆可间接导致正气虚弱。正气亏虚则抵御邪气功能下降，导致外邪入侵或产生瘀血、痰饮等病理产物，成为发病的基础。气血凝滞、经脉阻塞为发病的主要病机。气虚则行血能力下降，血行不畅，气血凝滞，瘀阻脉络，甚或痹阻不通，导致趾端失养，久之化热化腐，变为脱疽。病机特点是正虚邪实，血脉瘀滞，筋脉失养，湿毒内生，化腐致损，虚、瘀、湿、毒四者相互交结。

【治疗方法】 针对上述病机，治疗上以补气活血通络、清热解毒祛湿为原则，方选补阳还五汤合四妙勇安汤加减。补阳还五汤出自王清任的《医林改错》，原用以治疗气虚血瘀之中风病。因其病机与糖尿病足相似，用以治疗糖尿病足亦有显著疗效。本方以补气为主，活血通络为辅。方中重用生黄芪四两，力大而行走，意在补气行血、瘀去络通，为君药。当归尾活血而不伤血，为臣药。赤芍、川芎、桃仁、红花助当归尾活血化瘀；地龙通经活络，力专善走，周行全身，以行药力，亦为佐药。诸药合用，使气旺、瘀消、络通。四妙勇安汤源于《验方新编》，主要治疗热毒炽盛之脱疽。方中重用金银花清热解毒为君药；玄参滋阴清热解毒为辅药；当归活血化瘀为佐药；甘草解毒调药为使药。本方量大力专效宏，有清热解毒、活血定痛的功效。

【治疗绝技】 徐教授在上两方的基础上加减，用于治疗糖尿病足，疗效满意。方药如下：生黄芪60 g，川芎18 g，当归15 g，赤白芍各30 g，桂枝15 g，桃仁12 g，红花12 g，丹参30 g，牡丹皮18 g，金银花18 g，蒲公英20 g，玄参20 g，鸡血藤30 g，桑枝30 g，川牛膝30 g，三七粉6 g（冲），地龙12 g，全蝎9 g，水蛭3 g，土鳖虫12 g，苍白术各20 g，茯苓15 g，炙甘草6 g。方中重用黄芪60 g补气行血，大补元气而起痿废；川芎、当归、赤白芍、桃仁、红花、丹参、牡丹皮、三七粉活血化瘀、祛瘀而生新；桂枝、桑枝、鸡血藤、地龙、全蝎、水蛭、土鳖虫通络止痛；川牛膝活血利湿、引药下行，直达病所；金银花、蒲公英、玄参清热解毒，以清瘀热；苍白术、茯苓健脾祛湿，以消渗液；炙甘草调和诸药。众药合用，补气活血通络、清热解毒祛湿之功显著。

【验案赏析】患者，75岁。主诉：血糖升高25年，足部破溃2年，轮椅推来就诊。因患者不耐受手术治疗，特来内科门诊服用中药调理。刻下症：右足次趾破溃、青紫、肿胀、渗黄色脓液、麻木、疼痛较甚。右足背部连及小腿色红，肿胀，触之热。精神不振，周身乏力，口干多饮，纳眠差，小便偏黄，大便偏稀。舌暗红，苔黄腻，脉虚涩。处方：生黄芪45 g，桂枝15 g，地龙12 g，川芎18 g，当归15 g，赤白芍各30 g，桃仁12 g，红花12 g，金银花18 g，蒲公英20 g，玄参20 g，丹参30 g，牡丹皮18 g，鸡血藤30 g，桑枝30 g，川牛膝30 g，三七粉6 g（冲），全蝎9 g，水蛭3 g，土鳖虫12 g，炙甘草6 g。7剂，水煎服，日1剂，分早、晚2次饭后温服。同时继续服用降糖西药、皮下注射胰岛素控制血糖。局部创面按时换药。

二诊：患者服上药后右足次趾肿胀、疼痛大为减轻，局部仍有渗液及热感，双下肢麻木，周身仍觉乏力感，舌脉同前。处方：上方改生黄芪60 g，加木瓜20 g，黄柏12 g，苍白术各20 g，茯苓15 g。14剂，水煎服，日1剂，分早、晚2次饭后温服。西药照前使用，按时换药。

三诊：患者服上药2周后，诸症减轻，局部破溃面亦见愈合迹象。效不更方，上方改为丸剂继服，每天2~3次，每次10 g，使药力缓和而持久。西药照前使用，换药照旧。3个月后患者复诊，言足趾部溃疡已基本愈合，足部肿胀、疼痛、麻木感不甚明显，偶有乏力、口干症状。患者见症状极大改善，不欲再服中药。遵从患者意见，为其调整降糖西药及胰岛素用量，对其进行糖尿病教育，并嘱其注意保护足部。又半年后随访，患者言自上次门诊后足趾破溃未再出现，现已能轻微下地活动。

按语：患者因后天饮食起居失于调护，机体失养，久之导致正气虚弱。又年逾古稀，"阴气自半"，使得正虚进一步加重。故患者可见精神不振，周身乏力等症状。正气虚弱，则行血无力，血脉瘀滞，瘀阻脉络，趾端失于气血荣养。"不通则痛""不荣则通"，故可见右足次趾破溃、青紫、肿胀、麻木、疼痛等症状。患者糖尿病病史25年，脉络瘀久化热，可见口干多饮，局部色红、发热。脾虚无以化湿，湿热下注，可见破溃处渗黄色脓液。舌暗

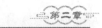

红，苔黄腻，脉虚涩亦是瘀血、湿热之象。患者正虚邪实、血脉瘀滞、筋脉失养、湿毒内生、化腐致损的病机特点明确，故用补阳还五汤合四妙勇安汤加减以补气活血通络、清热解毒祛湿。因其病史较长，"久病入络"，仅靠草木药物不能迅速起效，必借虫类药入络搜剔络内久踞之邪，使"血无凝著，气可宣通"。因此将地龙、全蝎、水蛭、土鳖虫四种"血肉有情之品"合用，增强其通络止痛效果。二诊时患者气虚、湿热、瘀阻脉络之象仍较明显，故加大生黄芪用量以大补正气，加用木瓜舒筋活络；黄柏清热燥湿；苍白术、茯苓健脾祛湿。三诊时诸症向愈，为继续巩固疗效，又减轻患者服药负担，遵从岳美中先生"治慢性病要有方有守"的训诫，改为丸剂，长期服用，使药效缓慢持久发挥，慢病缓图。故服药数月后，足部溃疡基本痊愈。本则病案因处方恰当，切中病机，又抓住了慢性病需守方继进的特点，三诊时改为丸药长期巩固治疗，故疗效满意。

【参考文献】

[1] 王振源，徐云生. 徐云生教授治疗糖尿病足经验 [J].实用中西医结合临床，2016，16（6）：59–60.

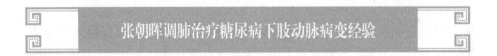

张朝晖调肺治疗糖尿病下肢动脉病变经验

【名医简介】 张朝晖，教授，主任医师，医学博士，专于糖尿病足、周围血管病、疮疡疾病、慢性伤口及难治性伤口的综合治疗。国家中医药管理局重点学科——中医疮疡病学学科带头人，天津市中医重点专科——糖尿病足诊疗基地的负责人及学科带头人，天津中医药大学学科带头人、中医外科教研室主任，天津中医药大学第二附属医院中医外科主任、糖尿病足研究室主任，全国第四批名老中医学术继承人。中华中医药学会周围血管病分会主任委员，中国中西医结合学会疡科分会副主任委员，天津中医药学会周围血管病专业委员会主任委员，天津中西医结合学会周围血管病专业委员会副主任委员。

【学术思想】 张教授在临证时认为气虚则推动之力减弱，血停为瘀，血脉阻塞，导致饮水结聚而不消散，故能生痰也；而因痰浊之邪质黏，不易流动，故容易阻滞血络，气血运行不畅而出现气滞血瘀，遂成窠囊。痰瘀病理产物堆积体内，有形之邪阻滞脉道，发为本病。

【诊断思路】对于糖尿病下肢动脉病变的病机，追其本源为气虚，标为痰瘀，气虚为痰浊血瘀的主要病因。随着临床经验的增加，张教授将糖尿病下肢动脉病变的基本证型归结为"痰瘀互结证"，认为血脂和脂蛋白代谢紊乱是血中痰浊，如早期糖尿病患者在下肢动脉出现脂质条纹浸润、内膜下泡沫细胞集聚即为痰浊阻于脉管的表现。随着脂质斑块的加重，甚至出现血管闭塞，造成痰凝不散。由于血脂、血糖、血尿酸等代谢性产物的影响，造成血液流变学和流动性发生改变，聚集性增高被认为是瘀血。阳化气、阴成形，气弱无力输布运化饮食精微各归其所，精微蓄积而为痰、为浊（糖浊、脂浊、蛋白浊）。

【治疗方法】人体气血的运行、输布与肺脏关系密切。生理状态下，肺通过鼻窍吸入清气、呼出浊气与自然界相沟通，肺主皮毛，与足阳明大肠经相表里。肺通过呼吸调节、统帅全身气血的运行，是吸入清气、呼出浊气的汇聚场所。同时，肺与血液、血管关系密切，百脉朝于肺，血的化生需中焦受气取汁。从解剖学上来看，肺聚集了肺动脉、肺静脉和大量的微小络脉，贯心肺而行气血，络脉的血气在肺气的作用下汇集于肺，肺气也推动络中血气向经脉方向流动。

肺的宣发、肃降功能失常，影响一身之气，则会造成吸入自然界清气、呼出体内浊气异常，正气虚衰、浊气留滞于脉管。此外，饮食、津液代谢与肺密切相关。饮入于胃通过肺通调水道进行代谢，食入于胃通过肺朝百脉进行代谢，糖尿病并发下肢血管病与肺朝百脉、通调水道异常密切相关。

【治疗绝技】张教授对于糖尿病下肢动脉病变的治疗主要以调肺为主，补法注重母子同调，肺属金，土为金母，脾肺同调，在补肺气的同时适当加入调脾药物。对于中医辨证为实证者，舌苔厚浊，多泻肺本脏，应用葶苈大枣泻肺汤合瓜蒌薤白半夏汤加减。上焦痰浊郁闭重者加桔梗、连翘；下肢发凉、麻木症状明显者加川牛膝。两方一开一泻，使郁闭之浊行有出路，从而减轻下肢动脉功能障碍造成的临床症状。除了内治之外，还可以"肺主皮毛"为指导，应用中药熏洗、溺渍、涂抹等外治法，或借微波加强透皮，使药物直达病所，更好地发挥治疗作用。肺与大肠相表里。肺主气司呼吸、朝百脉的同时，具有调节大肠传导的作用。肺的宣发肃降与大肠腑气通畅密切相关，浊气的呼出赖肺，浊邪的外排赖大肠，肺的宣发肃降、大肠的以通为用功能正常，使邪有出路，则气血运行通畅。

故张教授在临床实践中，常通过治肺以调节气血、疏通经络、祛邪下泻。糖尿病下肢动脉病变患者大多年老体衰，人过半百，其气自半，多在气虚的基础上合并湿、痰、瘀，多选用补阳还五汤合四妙丸加减，以补气利湿、活血通络。在临床上根据患者情况加用桔梗、枳壳、半夏、厚朴以升降结合，调畅气机。舌苔厚腻明显者，加白僵蚕、白芥子、郁金、虎杖等以祛痰；兼有热象者加用竹茹、瓜蒌、贝母以清热化痰；进食差者，加陈皮、半夏以理气健脾、燥湿化痰。

对于舌下络脉瘀紫、血瘀明显者，张教授常用血府逐瘀汤加减。方中柴胡、桔梗、枳壳、桃仁归肺经，加用归肝经的当归、生地黄、赤芍、川芎等。综上所述，张教授治疗糖尿病下肢动脉病变牢牢抓住气血两个要点，通过以肺为主兼治其他脏腑，善用理湿化痰、活血通络，从而达到满意的疗效。

【验案赏析】患者，男，70岁。主诉：双下肢乏力、疼痛2年余，加重1个月。既往有糖尿病、冠心病、高血压病史。刻下症：双下肢困乏、麻木、疼痛，纳差，夜寐欠安，小便可，大便干，舌红，苔白腻，边有齿痕，脉弦滑。专科查体：双足皮色正常，皮肤干燥脱屑，皮肤温度低，趾甲增厚，汗毛脱落，足背动脉搏动减弱。初步诊断：中医：脱疽（痰瘀滞络）；西医：糖尿病下肢动脉病变。治则：化痰祛瘀通络。方以补阳还五汤合二陈汤加减，处方：黄芪30 g，赤芍10 g，当归20 g，桃仁10 g，红花10 g，地龙10 g，陈皮10 g，清半夏10 g，茯苓10 g，甘草10 g，佩兰10 g，瓜蒌皮15 g，郁金10 g，浙贝母10 g，白豆蔻10 g。水煎服，日1剂，共7剂。

1周后患者复诊诉服药后双下肢困乏好转，仍麻木、疼痛，有少量白痰，纳差，夜寐欠安，小便可，大便干。原方浙贝母改川贝母，加天麻10 g，钩藤10 g（后下），瓜蒌仁15 g，而后继续服用2周，患者下肢乏力疼痛明显缓解，其余诸症消失，目前门诊继续治疗中。

按语：该患者为糖尿病下肢动脉病变，中医辨证分析认为本病是在消渴病的基础上发展而来。该患者消渴病程数十年，病久耗气伤正，"气为血之帅"，气虚则运血无力，血脉瘀阻，舌苔白、边有齿痕，反映肺脾气虚、痰浊内盛。瘀血痰浊、阻滞脉络，营卫不和，肌肤失养，不荣则痛，不通则痛，故现麻木、疼痛、皮肤干燥等。本方重用黄芪，补益脾肺，恢复肺通调水道、朝百脉之功能，当归活血通络而不伤血。赤芍、地龙、桃仁、红花协助当归以活血祛瘀。白豆蔻、佩兰、茯苓芳香健脾祛湿。陈皮、半夏燥湿健脾，郁金活血祛瘀。川贝母润肺化痰，瓜蒌皮、瓜蒌仁清化热痰，利气宽胸，滑肠通便。本方补气药与少量的活血药相配，气旺则血行，健脾祛湿治本，祛瘀通络治标，标本兼顾，且补气而不瘀滞，活血又不伤正。补阳还五汤补气活血化瘀，气行则血行；二陈汤燥湿化痰，痰浊、瘀血得治，则气血和、脉道畅，故诸症消。

【参考文献】

[1] 刘现周，张朝晖．张朝晖教授调肺治疗糖尿病下肢动脉病变经验［J］．云南中医中药杂志，2022，43（6）：7－9．

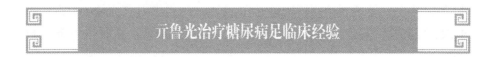

亓鲁光治疗糖尿病足临床经验

【名医简介】 亓鲁光，博士研究生导师，四川省名中医，国家老中医药专家学术经验继承工作指导老师，成都中医药大学附属医院内分泌科主任医师。获卫生部甲级成果奖1项，四川省科学技术进步奖三等奖3项，成都市科学技术进步三等奖3项，发明专利3项，发表论文数十篇，主编《糖尿病的中医治疗》一书。

【学术思想】 亓鲁光教授治疗糖尿病足多以截肢为主要治疗手段，她提出气虚血瘀、毒邪留恋的理论，治疗上提出了益气活血排毒的治疗方法和特色的内服药、脉通方及复方组合的内服方案，临床实践疗效显著，而且免除了截肢的痛苦。

【诊断思路】 现代医学研究证实，糖尿病患者多由高血糖导致血液中红细胞功能异常和血液流变学改变，血液呈凝、聚、浓、黏状态，血流不畅，其临床表现与中医学寒凝血瘀证相似；表现为血管内皮损伤加重，微循环灌注降低，动脉硬化和血栓形成加速，或导致糖尿病并发症的出现。亓鲁光教授指出"久病必虚""久病必瘀"，消渴日久，或阴血亏虚，或阳气亏虚，血行不畅，肢体脉络痹阻，发为足病，其中气虚血瘀、脉络痹阻为病机关键，从而表现出肢痛肢冷、肤色瘀暗、麻木不仁的症状，并提出益气活血通络是其基本治法。近些年，中医益气活血治疗对于预防糖尿病患者下肢出现血管病变作用显著，可使临床症状得到显著改善，下肢血液的供应明显增加，使下肢截肢及糖尿病足的发生率降低。

【治疗方法】亓鲁光教授在针对糖尿病及其并发症多年的治疗实践中研究总结出脉通方，主要由黄芪、桑椹、当归、丹参、鸡血藤、泽泻、银花藤等十数位药组成。

【治疗绝技】脉通方以黄芪、桑椹为君药。黄芪，入脾、肺经，味甘、微温，炙用偏补中益气；生用则益卫固表，利水消肿，托毒生肌。《神农本草经》载其："主痈疽，久败疮……补虚。小儿百病。"《日华子本草》谓："黄芪助气壮筋骨，长肉补血……消渴，痰嗽；并治头风，热毒，赤目等。"《本草备要》将黄芪称为"疮痈圣药"。金代张元素指出黄芪功用有五：一补诸虚不足；二益元气；三壮脾胃；四去肌热；五排脓止痛、活血生血，内托阴疽，为疮家圣药。桑椹，入肝、肾经，味甘、性寒，具有滋阴养血、补肝益肾、生津之功效。《唐本草》云其："单食，主消渴。"《本草拾遗》称其："利五脏关节，通血气，捣末，蜜和为丸。"与黄芪相伍，益气而不生火，且可补益肝肾。丹参、当归、鸡血藤为臣药。丹参，归心、肝经，味苦、微寒，主活血祛瘀、凉血消痈、养血安神。《本草正义》言："丹参，专入血分，其功在于活血行血……外之利关节而通脉络"，说明丹参能用于瘀血阻滞之证，但丹参活血养血而不伤血，有别于其他活血破血之品，故又有"丹参一味，功同四物"的美誉。当归，入肝、心、脾经，味苦、性温，补血活血、调经止痛、润燥滑肠，《本草纲目》云："治痈疽，排脓止痛，和血补血"，用于疮疡痈疽，达到消肿止痛、排脓生肌的效果，为外科常用。因其性温又偏于养血扶正，故以血虚气弱之痈疽不溃或溃后不敛者多用。鸡血藤，归肝、肾经，性温，味苦、微甘，补血活血、舒筋通络，用治月经不调、血虚萎黄、麻木瘫痪、风湿痹痛。《本草纲目拾遗》云："统治百病，能生血、和血、补血、破血；又能通七窍，走五脏，宣筋络。"《饮片新参》中云："去瘀血，生新血，流利经脉。治暑痧，风血痹证。"既辅助黄芪补气托里，养血生肌，又协助丹参、当归活血行血、通利血脉，相须为用。银花藤、泽泻为佐使药。银花藤，归肺、胃经，味甘、性寒，清热、解毒、通络。《名医别录》载其："主寒热身肿。"《本草纲目》称："治一切风湿气及诸肿毒，痈疽疥癣，杨梅恶疮，散热解毒。"助君药以治疗阴伤日久之相火亢盛，且能宣通经络。泽泻，入肾、膀胱经，味甘、性寒，利水、渗湿、泄热。《本草别录》称其"补虚损五劳……消渴，淋沥，通膀胱，三焦停水"。《本草纲目》言其"渗湿热，行痰饮"，治疗消渴之痰湿壅阻经络，使痰湿得除，经络得通。

本方以黄芪补益脾气，脾气健运，气行血行则脉络通畅；又能托里排脓、生肌敛疮，邪去而疮痈速愈。桑椹补益肾精，补肝调血，生津止渴。二药相伍则益气和血之功尤著，且先后天兼顾，此乃"治病必求于本"之意，共为君药。当归养血活血，助黄芪补气养血生肌以托脓，协助桑椹充养肝肾之精血以生津；丹参凉血消痈、通利血脉，且能清心安神；鸡血藤补血活血、舒筋通络，去瘀血，生新血，流利经脉。三药相伍可增活血通脉之力，共为臣药。泽泻消痰饮，银花藤解毒通络，为佐使之药。全方共奏益气活血通络之效。

【验案赏析】患者，男，69岁，2019年4月19日就诊。现病史：确诊糖尿病11年，双足足趾麻木、发凉、刺痛半年余。刻下症：神疲乏力，舌淡暗、边有齿痕，苔薄白，脉沉细弱。查体：双足皮温较低，足背动脉搏动减弱，右足第一、第二趾发绀。双下肢血管多普勒检查：右ABI 0.80，左ABI 0.94，双侧TBI不能测出。西医诊断：2型糖尿病；糖尿病足（Wagner 0级）。中医诊断：消渴病，消渴痹证；辨证属气虚血瘀，脉络痹阻。治宜益气活血通络。处方：生黄芪40 g，山药、鸡血藤、银花藤各30 g，桂枝、赤芍、桑椹、桑枝、乌梢蛇、丹参、当归各10 g，甘草3 g。14剂，日1剂，水煎服，分3次服用。并用此方药渣浓煎400 mL，兑温水泡脚外洗，每天1次。

2019年5月10日二诊：患者乏力、疼痛有所减轻，仍麻木，趾尖发凉，右足第一、第二趾颜色无明显变化，舌淡暗边有齿痕，苔薄白，脉细弱。守前方加苏木10 g，水蛭5 g，共14剂，煎服法同前，外洗法亦同前。

2019年5月29日三诊：患者乏力不显，疼痛、趾尖发凉、麻木明显减轻，趾尖发胀，右足第一、第二趾颜色较前好转，舌淡，苔薄白，脉细。双下肢血管多普勒检查：右ABI 1.05，左ABI 1.12，右TBI 0.40，左TBI 0.43。仍守前方去苏木、桂枝，加鸡内金、川芎、枸杞子各10 g，14剂，煎服法同前，外洗法亦同前。

2019年6月19日四诊：患者麻木不显，无趾尖发胀、发凉，右足第一、第二趾偶尔微痛，皮肤颜色基本正常，舌淡红，苔薄白，脉细。双下肢血管多普勒检查：右ABI 1.17，左ABI 1.16，右TBI 0.7，左TBI 0.76。守前方继服14剂，外治法亦同前，药毕诸症俱消。

按语：中医认为"久病多虚""久病多瘀"，消渴病也不例外，《圣济总录·消渴门》就有"消渴多转变，宜知慎忌"之说，本例患者即消渴日久，而发消渴痹症。治疗上应从虚瘀论治。综合本案脉证，当为脾肾气虚，瘀阻脉络，故必益气、活血、通络之品共施。标本兼顾，方能达到治愈目的。运用活血化瘀法治疗消渴，古已有所论及者，如《黄帝内经》《金匮要略》《血证论》等，其中对于瘀血致渴的病机《血证论》一书中论述很明确："瘀血在里则口渴。所以然者，血与气本不相离，内有瘀血，故气不得通，不能载水津上升，是以发渴，名曰血渴。瘀血去则不渴矣。"近代如施今墨、祝谌予两位消渴专家，均重视消渴过程中之血瘀。亓鲁光教授认为血瘀贯穿于消渴的始终，治疗上勿忘活血化瘀，特别是对于糖尿病足的发生发展有密切关系。其血瘀病机又可具体分为气虚血瘀、气滞血瘀、阳虚血瘀、阴虚血瘀、久病血瘀。在临床上可根据具体情况辨证选用益气活血、理气活血、温阳益气活血及祛瘀通络等方药，往往可以收到较好的疗效。

【参考文献】

[1] 龚光明，袁海波，亓鲁光. 亓鲁光教授益气活血通络法治疗糖尿病足经验［J］.四川中医，2020，38（7）：18－20.

[2] 龚光明，郎宁，亓鲁光. 亓鲁光防治糖尿病足临床经验介绍［J］.辽宁中医杂志，2012，39（11）：2129－2130.

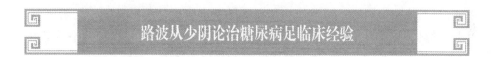

路波从少阴论治糖尿病足临床经验

【名医简介】路波，主任医师，第三批全国老中医专家学术经验继承人，陕西省中医医院内分泌科副主任，师从米烈汉主任医师。中华中医药学会糖尿病分会委员，陕西省中医药学会糖尿病分会委员兼秘书。主持并完成"苦竹叶免加热提取物降糖组分的实验研究""苦竹叶提取物降糖及机理的研究"等科研课题，发表《2型糖尿病中医各证型的甲襞微循环对比研究》《苦竹叶微量元素与氨基酸的分析研究》等论文20余篇，出版科普读物《糖尿病》一书。

【学术思想】路波教授长期从事2型糖尿病及其并发症的中西医治疗与预防工作，在伤寒"六经辨证"、米氏内科流派"三阴三阳铃治百病"及"临症优选法"等理论的影响下，提出了消渴病的"四经辨证"理论，即"首犯阳明，次传太阴，显于厥阴，甚于少阴"。

【诊断思路】路波教授按照黄竹斋老先生"三阴三阳钤治百病"理论，将人体部位、性质分为六纲，按照部位分为表、半表半里、里；按照病性分为阴、阳。少阴则分属于表阴。当消渴病于厥阴未愈，继则损及少阴心肾之阴阳，导致肾元受损、痰浊瘀心。病程日久则阴虚气伤、脉络瘀阻。初期表现为患肢沉重、怕冷、麻木、行走不便（间歇性跛行）即行走时小腿或足部抽掣疼痛，需休息片刻后才能继续行走。中期患肢疼痛加重，入夜较甚，日夜抱膝而坐。末期则表现为患部皮色由暗红变为青紫，肉枯筋萎，呈干性坏疽。《灵枢·痈疽》中有提到糖尿病足："发于足指，名曰脱疽。其状赤黑，死，不治；不赤黑，不死。不衰，急斩之，不则死矣。"

消渴病终末期必将损及少阴，日久则耗气、伤阴、损阳。阳虚则寒，寒则气血运行不畅、气血凝滞，继而导致经络阻塞不通，出现患肢发凉、皮温降低、疼痛。正如《黄帝内经》所讲："寒气入经而稽迟，泣而不行，客于脉外则血少，客于脉中则气不通，故卒然而痛。"病久浊瘀阻滞，脉络壅滞，郁久化热，肢体坏死，溃烂流脓；或患者肢体破损后，继而感受湿毒等外邪，热毒蕴结于患处，则表现为肢端坏疽继发感染，从而肉烂筋腐，肢端焦黑坏死，指（趾）节脱落。而当消渴病发展至少阴，脾肾阳气已然虚衰。气为血之帅，气推动血液运行，故当脾肾阳气虚衰时，则血运无力，血液停滞，凝而成瘀。同时，阴虚作为消渴病的基本病机，消渴日久，气阴两虚，阴亏燥热，脉道血瘀致肢端失养，复感邪毒，从而发病。故瘀血不仅是消渴病发展的病理产物，同时也是消渴病继续恶化的病因。

【治疗方法】路波教授根据四经传变规律将糖尿病足归于少阴，其经过多年临床经验观察及总结，认为本病的病因病机为"阴损及阳，阳虚寒凝阻络，不通则痛"。同时瘀血作为消渴病发展的病理产物，贯穿消渴病发展的始终。方选麻黄附子细辛汤加减治疗浊瘀内阻、肾阳虚寒之脱疽。

麻黄附子细辛汤出自《伤寒论》第301条："少阴病，始得之，反发热，脉沉者，麻黄附子细辛汤主之。"阳气虚弱之体，易感受外邪，一旦外受风寒，多表现为寒重热轻。故此方为张仲景为太少两感而设的专方，用于治疗肾阳虚外感，并为此确立了温阳解表大法，以"温扶肾阳"为重要环节。因肾之阴阳为人体一身阴阳之根本，若肾阳得温，则诸脏之阳气皆得以温煦。路波教授依据"三阴三阳钤治百病"理论将本病分属为表阴，与张仲景太少两感有异曲同工之意。消渴病发展至少阴阶段，阳虚寒凝为其内，患肢麻木、疼痛甚或至溃烂肉腐为其表。故路波教授方选麻黄附子细辛汤，以温阳散寒、祛瘀通络为治疗糖尿病足之大法。

【治疗绝技】路波教授认为，肝为肾之子，母欲受邪，子先代之回。当消渴病发展至厥阴经时，常合并 2 型糖尿病性视网膜病变及 2 型糖尿病周围神经病变等轻度并发症，此期病情尚可逆转。若消渴病至厥阴未愈，则传变至少阴，此期心肾受损。临床症见肢体冷痛，得温痛减，遇寒痛增，兼见肢体麻木不仁、下肢为著、入夜更甚等病证。清代医家郑钦安曾认为："麻黄附子细辛汤一方，乃交阴阳之方，亦温经散寒之方也。附子辛热，能助太阳之阳，而内交于少阴。麻黄苦温，细辛辛温，能启少阴之精，而外交于太阳。"麻黄的主要有效成分为生物碱，并有多糖、挥发油、有机酸、鞣质、黄酮成分，且能够通过不同的路径发挥出解热、发汗利水、免疫、抗炎镇痛等效用。在镇痛方面，麻黄可通过不同配伍多靶向地发挥止痛功效，上可发汗透邪以止痛，下可利尿排泄以止痛，中可通调血脉祛瘀止痛，为寒痛、痹痛、络病疼痛、瘀血疼痛及风火疼痛等止痛要药。陈无择《三因方》中载："盖中牟之地生麻黄处，雪为之不积者数尺，故治寒病最得其宜。"而最早张仲景即提出了麻黄可治疗因寒瘀经络导致的各种痛证。《神农本草经》中记载："附子，主风、寒、咳逆邪气，温中，金创，破癥坚积聚，血瘕，寒湿……"同时，在临床实践研究中还发现，附子具有镇痛和抗炎的效果。细辛为辛温峻峭、通阳逐寒之品，其味辛香，能上能下、能内能外，善走窜周身，引药以入其病所。现代药理研究表明，细辛除具有基于传统功效的镇痛、抗炎、止咳、平喘等药理活性外，同时还具有抗病毒、抗菌、镇静等作用。其在临床多与他药配伍，很少单独使用，凡见由阴寒凝结引起的气血瘀阻、青紫晦暗、经脉不通、疼痛牵掣等症，用之得当，效果良好，愈疾甚速。从单味药机制研究来讲，麻黄、附子、细辛三味药不论从中药配伍还是药理研究方面均有温通经络、散寒止痛的功效。

消渴病病久日深，营卫行涩，久病入络，久病必瘀，瘀血闭阻经脉血络，变生消渴病的多种并发症。路波教授认为，瘀血既是消渴病发展过程中的病理产物，又是其慢性并发症的发病机制。消渴病首犯阳明，热盛伤津，津液不足，不能载血循经畅行，升降之机失度，热壅而血瘀。或阴虚，营血不充，脉道空虚，加之阴虚生内热，耗伤阴血，血凝成瘀。次传太阴，瘀血阻滞，气机运行失调，阻碍脾的运化升清，气虚无以推动。正如王清任《医林改错》曰："元气既虚，必不能达于血管，血管无气，必停留而瘀"，阐明气虚无力推动血行，血流缓慢，留而为瘀。至于厥阴少阴阶段，气虚症状加重，逐渐发展至阳虚，而阳虚乃气虚之渐。其次，消渴日久，阴损及阳，阳虚生内寒，寒凝血脉而瘀。杨士瀛《仁斋直指方·血营气卫论》曰："气温则血滑，气寒则血凝。"《素问·调经论》说："血气者，喜温而恶寒，寒则泣不能流。"这进一步证实，瘀血治疗贯穿疾病发展始终。针对少阴阶段，阳虚寒凝导致血瘀，一者温阳祛寒，二者活血化瘀通络。

【验案赏析】患者，男，75 岁。2017 年 12 月 14 日以"发现血糖升高 20 余年，左足大趾溃烂 10 年余"为主诉来诊。现病史：患者 20 年前出现口干多饮、多食易饥、体重下降，于西安市某医院就诊，诊断为"2 型糖尿病"，给予二甲双胍片 0.5 g，3 次/日，口服。患者未规律服药及控制饮食，血糖控制不佳。10 年前逐渐出现间歇性跛行，伴左足大趾溃烂，多次于该院就诊，诊断为"糖尿病足"，调整降糖方案为"四次胰岛素"皮下注射，配合局部清创换药，血糖控制尚可，左足大趾溃烂面经久不愈。刻下症：左下肢静息痛，左足大趾溃烂，创面色淡红，可见少量清稀分泌物渗出，双足肿胀、冰凉、麻木，食纳可，小便可，大便干结、每 4~5 日 1 次，夜休差。舌淡、有裂纹、边有齿痕，苔白，脉弦，右侧跌阳脉减弱、左侧跌阳脉未触及。查体：双足皮温菲薄，撬毛减少，双侧足面肿胀，左下肢静息痛，左足大趾溃烂，创面色淡红，可见少量清稀分泌物渗出，双下肢皮温偏低，右侧足背动脉减弱，左侧足背动脉未触及，双足痛温觉减弱、左足明显。X 线检查示骨质未破坏。双下肢动脉 B 超示双侧胫前动脉、胫后动脉、腓动脉可见斑块形成。中医诊断：脱疽（寒凝血瘀）。西医诊断：2 型糖尿病；糖尿病足。处方：桂枝 16 g，麻黄、通草各 12 g，细辛、附子各 4 g，生大黄 6 g，水蛭 4 g。以上药物均为免煎颗粒，5 剂，开水冲服，每日 1 剂。

2017 年 12 月 20 日二诊：左下肢疼痛较前减轻，左足大趾创面分泌较少，余无异常症状，根据效不更方原则，上方细辛加至 6 g，继用 14 剂，开水冲服，每日 1 剂。

2018 年 1 月 4 日三诊：疼痛逐渐缩小至左足踝以下部位，左足大趾溃烂面较前稍缩小，纳可，二便可。处方：麻黄、制附子、通草、红花各 12 g，细辛、肉桂、水蛭各 6 g，桂枝、白芍各 16 g，丹参、牛膝、黄芪各 20 g。21 剂，用法同前。

2018 年 1 月 25 日四诊：左足疼痛较前减轻，足趾溃破面进一步缩小、无明显分泌物、可见新鲜肉芽，较前好转，双足活动后仍水肿，夜间缓解，食纳可，二便调。继用上方，细辛加至 6 g，14 剂，用法同前。

其后患者规律就诊，病情持续好转，左足大趾溃烂面逐渐愈合，双足皮肤颜色逐渐恢复红润，麻木较前减轻，足部肿胀减轻。半年后复诊：患者足大趾完全愈合，双足无肿胀，双足无明显冰凉、麻木，食纳可，小便可，大便质软、1日1行，夜休可。查体：双足皮温菲薄，毳毛减少，双下肢皮温稍低，右侧足背动脉减弱，左侧足背动脉未触及，双足痛温觉减弱。肝功能：白蛋白 37.2 g/L，余项均正常。肾功能指标未见明显异常。葡萄糖 8.7 mmol/L。

按语：糖尿病足属于中医"脱疽"范畴，本例患者初诊左下肢静息痛，左足大趾溃烂，创面色淡红，可见少量清稀分泌物渗出，双足肿胀、冰凉、麻木。舌淡、有裂纹、边有齿痕，苔白，脉弦，右侧趺阳脉减弱，左侧趺阳脉未触及。其病因病机为消渴病日久病深，耗气损阳，阳衰则寒，气虚则鼓动血脉运行无力，瘀血停滞脉络，寒瘀互结，辨证为寒瘀阻络，故用温阳散寒、通络止痛的麻黄附子细辛汤加味治之。在麻黄附子细辛汤基础上加用桂枝温经通阳；黄芪甘温，补气行气，使气旺血行，祛瘀而不伤正；牛膝强筋壮骨、舒经活络；红花、水蛭加强活血化瘀通脉，促进创面愈合。诸药合用既能温阳补气，又能祛瘀通络、筋肉得养，使得临床症状得到改善。同时路波教授也总结出了自己的用药规律，其认为少阴用药宜补宜消，补阳，刚则附子、肉桂，柔则鹿角胶、虎骨，而黄连、肉桂尤为交阴阳之良品；化瘀，轻则桃仁、红花、丹参，重则地龙、水蛭。

【参考文献】

[1] 赵丹钰，王高雷，路波. 路波主任医师从少阴论治糖尿病足的临床经验 [J]. 中国医药导报，2021，18（15）：171-174.

第三章　甲状腺功能亢进症

倪青运用百合病论治甲状腺功能亢进症经验

【名医简介】倪青，中国中医科学院广安门医院内分泌科主任，主任医师、硕士研究生导师。现任国家中医药管理局"全国中医糖尿病专病医疗中心"及"北京市中医糖尿病诊疗中心"执行主任、国家中医药管理局"中医内科内分泌重心学科"学科带头人助理及后备学科带头人。中国中西医结合学会内分泌专业委员会常委兼秘书，中华中医药学会糖尿病分会常委，中华中医药学会甲状腺病专业委员会委员，中华中医药学会学术流派专家委员会副主任委员，中国中西医结合学会青年工作委员副主任委员，北京中医药学会糖尿病专业委员会副主任委员。擅长采用中医为主的中西医结合方法治疗糖尿病及其并发症、甲状腺功能亢进症（简称甲亢）、甲状腺功能减退症（简称甲减）、甲状腺炎、高尿酸血症与痛风等疑难杂病。

【诊断思路】倪青教授认为七情常为甲亢发病诱因，病位主要在肝、心、肾。倪青教授指出，甲状腺解剖位置及经络循行具有一定相关性，任、督脉及肝、肾、心之经均入喉，任督之脉结系于肝肾，且甲状腺具有促进组织分化、生长、成熟，增加心肌收缩力等生理功能。一方面甲状腺正常生理功能有赖于肝的疏泄及肾精、心血的濡养；另一方面甲状腺可助肝疏泄，助心肾相交，生精化血以滋养肢体百骸。若先天肾水亏虚、肾阴不足，易发为虚热病证，或房劳过度，耗伤肾阴，或情志不畅，抑郁不舒，肝郁化火，耗竭阴血，而致肝肾阴虚。肝体阴而用阳，肾阴不足，心肾不交，水不涵木，阳亢于外，内扰心神则表现为急躁、易饥、怕热、多汗等。综上所述，倪青教授认为甲状腺与肝、心、肾关系密切，甲亢的基本病机为阴虚阳亢，病位主要在肝、心、肾，以阴虚为本，燥热为标，为本虚标实之证。

甲亢溯源百合病，病因在情志。百合病是表现为情志异常及睡眠饮食行为失调等一系列复杂症状的疾病，多被后世认为属于中医情志病。《医宗金鉴》中百合病的病因有二，其一为"伤寒大病之后，余热未解，百脉未和"，其二则为"或平素多思不断，情志不遂。或偶触惊疑，卒临景遇，因而神形俱病，故有如是之现证也"，指出百合病一般由伤寒大病之后，余热未解，或平素情志不遂又遇外界精神刺激所致。明代医家赵以德于《金匮方论衍义》中提出百合病多因"情志不遂，或因离绝菀结，或忧惶煎迫"所致。当代普遍认为，百合病相当于现代医学的情志病、神经官能症、精神分裂症、躁狂症等。由此可见，百合病与情志异常密切相关。

【治疗方法】倪青教授认为，甲亢与百合病二者都以七情逆乱诱发，病机都以阴虚阳亢为主，且临床表现相近，试分述如下。

病因病机雷同。甲亢是在禀赋不足或素体阴虚的基础上，情志不遂而肝气郁结，化火伤阴，水不涵木，而致阴虚阳亢。百合病常发生于热病后，由情志不遂引发，难以捉摸，常病久不愈，具有杂、怪、难的特点，属于中医"情志病"的范畴。甲亢及百合病的主要病因均为情志内伤。近代医家对百合病病机的认识各有见解，黄元御认为病在气分，气机升降失常。胡希恕认为"证虚而有热，其热又不高，如热无热，当血有瘀滞"。还有热扰阳明、胃气不和、阴虚有热等不同认识。仲景提出："百合病者，百脉一宗，悉致其病也。"《素问·经脉别论》曰："脉气流经，经气归于肺，肺朝百脉。"由此可见其病位在心肺。肺主治节，心肺阴虚，肺气宣降失常，经气不利，百脉失和，心神失养，虚火上扰则见神志异常。阴虚热盛则见口干口渴、口苦、小便黄赤。倪青教授指出百合病病机为阴虚为本，津液亏损到一定程度，阴虚无以制阳，故见阳亢表现。甲亢以心、肝、肾等多个脏腑阴虚为主，阴虚阳亢，邪热上扰炼液成痰，气滞不行，瘀血停滞，结于颈部经络而发。甲亢起病以阴虚为本，燥热为标，两者病机有共通之处。

百合病症状变化多端，可将其归纳为情志症状、饮食异常、感觉异常等方面。百合病核心症状为心神不安、神志恍惚等情志异常表现，甲亢亦可出现情绪急躁、易激动、眠差等情志症状，与百合病症状"常默默，欲卧不能卧，欲行不能行"相似。阴液耗伤，而使神不宁，魄不安，故出现"欲卧不能卧，欲行不能行"。甲亢患者可表现为消瘦、食欲亢进、大便次数增多或腹泻等症状，与百合病的"意欲食复不能食"相类似，均为脾胃失调导致。"饮食或有美时，或有不用闻食臭时"。胃中空虚则"意欲食"，虚热内扰，影响脾胃功能，可出现"复不能食"，这是阴虚而导致的饥不欲食。若胃气胜，可表现为"或有美时"；若邪热壅滞胃气，可表现为"不用闻食臭"。

甲亢患者可出现怕热等感觉异常症状，与百合病"如寒无寒，如热无热"之征象相近。甲亢患者的怕热、多汗等症状，是阴液耗损的典型症状。百合病发于热病后期，余热伤阴，与阴液虚少相关，当肺阴虚时，魄亦被扰，因而寒热感觉失调。

【治疗绝技】百合病治疗方中多以百合为主药，取其清润养阴。百合病七方，针对阴液亏虚的不同程度选方，可分为滋阴七法，试述如下。

1. 汗后津亏治以清热滋阴润燥。《金匮要略》载："百合病，发汗后者，百合知母汤主之。"倪青教授指出甲亢患者症见怕热多汗，烘热汗出，盗汗，手足心多汗，可选用百合知母汤为主方以防大汗后津液耗损。《雷公炮制药性解》载知母"泻无根之肾火，疗有汗之骨蒸，止虚劳之阳胜，滋化源之阴生"，知母苦寒且可入肾，可滋阴壮水而清热，治疗阴液不足兼有汗出的病证。倪青教授临床常用百合 15 g，知母 30~60 g。百合味甘与知母配伍，甘寒生津，常配伍青蒿 15 g，鳖甲 30 g，共行清热滋阴之功。知母上能泻肺火，清上焦虚热，下能滋肾水，治命门相火有余。

2. 下后热陷治以和胃降气清润。《金匮要略》载："百合病，下之后者，滑石代赭汤主之。"倪青教授指出甲亢患者症见大便次数增多、腹泻、胃中嘈杂者且兼有口干等津液耗损的症状可选用滑石代赭汤。《神农本草经》载云滑石"利小便，荡胃中积聚寒热"。百合病应用下法后，有形之实邪已去，无形之热虽去而未尽，可选用滑石 30 g，代赭石 30 g，配伍旋覆花等健脾下气之品进行治疗。

3. 吐后壅滞治以滋阴清补和中。《金匮要略》载百合鸡子汤治疗"百合病吐之后者"。倪青教授认为这不仅仅适用于误用吐法之后损伤津液所导致的百合病，百合病具有"得药则剧吐利"的特点，针对呕吐治疗为当务之急。而百合鸡子汤具有清补的功效，可适用于"诸药不能治，得药则剧吐利"者，如甲亢患者胃气不和较为显著，症见恶心、呕吐、嗳气呃逆时，可选用百合鸡子汤治疗。《长沙药解》云："鸡子黄温润淳浓，体备土德，滋脾胃之津液，泽中脘之枯槁，降浊阴而止呕吐，升清阳而断泄利，补中之良药也。"两药合用佐以泉水使肺热得清，脾胃得濡。倪青教授应用此方常配伍陈皮 15 g，厚朴 30 g，以理气和中。

4. 病无变证治以清虚热滋阴液。百合病主方为百合地黄汤,《本草纲目》中记载百合有安心、定胆、益志、养五脏的功效,方中百合味甘、微寒,具有清热生津、解郁除烦、益气安神的功效,如李中梓所说"百合之治百合病,是清心安神之效。"生地黄具有清热凉血、养阴生津的功效。方中百合、生地黄两味,共奏清虚热滋阴液安生之功,用于百合病未经汗、吐、下等误治而病形如初者。在甲亢临床治疗中,对于阴液亏损伴心肺失养且症见口干口渴、眼睛干涩疼痛、情绪急躁、眠差、心悸者,倪青教授常选用百合地黄汤加减治疗,常用生地黄 30 g,百合 30 g。伴有气短懒言、体倦乏力、心悸胸闷、咽干口渴等心肺气阴两虚较重的患者,可合用生脉散进行治疗。

5. 病进转渴治以外洗透达表里。《金匮要略》载:"百合病一月不解,变成渴者,百合洗方主之。"倪青教授治疗甲亢患者口渴、烦躁等内热征象较为显著时,选用百合外洗,配合内服药物治疗,以求透达表里。肺合皮毛,百合洗身,可透达表里,增强清热养阴润燥之力。如徐忠可《金匮要略论注》所言:"以百合洗其皮毛,使皮毛阳分得其平,而通气于阴,即是肺朝百脉,输精皮毛,使毛脉合精,行气于腑之理。"倪青教授临床常用百合 50 ~ 60 g,茯苓 30 g,芦根 30 g 等药物外洗,以奏养阴清热、止渴安神之功,治疗甲亢阴伤渴重的患者。

6. 渴重不解治以潜阳引热下行。《金匮要略》载"瓜蒌牡蛎散治疗百合病渴不差者"。倪青教授指出此方可治疗百合病渴不解者,应用于阴虚较重、阳亢较为显著的患者,如甲亢患者表现为口干多饮、口苦、情绪急躁可适当选用。牡蛎最早载于《神农本草经》,曰:"牡蛎味咸,平。主伤寒寒热,温疟洒洒,惊恚怒气。"百合病日久不愈,阴液损伤较为严重,牡蛎归肝、肾经,味咸、涩,性寒质重,既可收敛潜降虚热,抑制阳亢煎灼津液,还具有滋阴补肾的功效。瓜蒌根苦寒能清解肺卫之热,生津止渴。徐彬《金匮要略论注》曰:"渴不差……明是内之阴气未复,阴气未复,由于阳亢也。"倪青教授指出牡蛎可通过潜降上亢之阳,阴平阳秘而止渴,且牡蛎具有软坚散结的功效,是治疗甲亢中甲状腺肿大和突眼的重要药物。牡蛎常用至 45 ~ 60 g,以增强其软坚散结的功效。倪青教授常将牡蛎与山慈菇、猫爪草等软坚散结药同用,以提高治疗甲亢的疗效。

7. 热盛于里治以分利湿热养阴。《金匮要略》载:"百合病变发热者,百合滑石散主之。"倪青教授指出此方是分利湿热、养阴清热的代表方。甲亢患者症见怕热、高热、焦虑不安时，为热盛于里，阴液亏损，且湿热搏结于内，可重用滑石清利湿热。《神农本草经》载滑石"荡胃中积聚寒热，益精气"，本方取滑石利水泻湿而兼分利湿热，百合养肺胃之阴，如《金匮要略心典》所云"百合病变发热者，邪聚于里而见于外也，滑石甘寒，能除六腑之热。得微利，则里热除而表热自退。"可选用百合30 g，滑石40～60 g，配伍通草、车前子、茯苓、生薏苡仁等，共奏分利湿热且养阴之效。

百合类方在甲亢中的治疗主要针对阴液亏虚且兼有神志症状这一类型，可根据阴液亏损的不同程度分为初、中、后三期，阴虚、阴虚内热、阴虚阳亢，可选用对应的百合类方进行治疗。初期，阴液损伤程度较轻，病机为阴虚为主，表现为口干口渴、眼睛干涩疼痛、情绪急躁、眠差、心悸等症状，病情尚未转归，可选用百合病主方百合地黄汤加减进行治疗。中期，阴液损伤程度加重，病机为阴虚内热。误用汗吐下可导致阴液兼损伤加重，或甲亢兼有多汗、呕吐、大便次数多等症状导致的津液亏损，可针对其兼症，选用百合知母汤清热滋阴润燥，滑石代赭汤和胃降气清润，百合鸡子汤滋阴清补和中。内热较重，可选用百合洗方外洗透达表里。后期，阴虚较重，阴液不能涵养阳气，转为阴虚阳亢证，表现为口渴程度重，可应用瓜蒌牡蛎散潜阳引热下行，里热较重表现为发热，选用百合滑石汤分利湿热养阴。

【**验案赏析**】患者，女，30岁，2020年11月23日初诊。主诉：急躁怕热心悸伴突眼反复发作13年。现病史：患者于2006年出现感情纠纷后出现急躁易怒、怕热多汗、心悸、突眼、消瘦等症状，就诊于当地医院，诊断为"甲状腺功能亢进症"，予甲巯咪唑和泼尼松治疗后缓解。2013年、2017年复发2次，均予甲巯咪唑治疗，后期加服甲状腺素钠。近2年复查甲状腺素指标异常，间断急躁，怕热，心悸，突眼加重，为求中医药治疗遂来就诊。刻下症：突眼，急躁，怕热，心悸，自汗，乏力，口干口渴，双目干涩，眠差，入睡困难，纳可，偶有反酸，大便干，2日1行，小便调，舌淡暗，苔薄白。体格检查：身高165 cm，体重63 kg，心率88次/分，轻度突眼，甲状腺Ⅱ度肿大。中医诊断：瘿病，百合病，气阴两虚证。以益气滋阴、软坚散结为法，方选百合地黄汤合生脉散加减：百合30 g，生地黄30 g，太子参30 g，麦冬20 g，柏子仁15 g，生甘草15 g。14剂，日1剂，水煎，早、晚分服。

2020年12月8日二诊：心悸、自汗明显好转。予上方加减调理1个月余，诸症减轻，甲状腺功能正常。随访至今，未见复发。

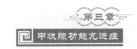

按语：患者因情志不遂诱发，肝气郁结，郁久化热，熏蒸肌表则见怕热、自汗；火性炎上，上扰心神，耗伤心阴，心阴虚则阳亢发为心悸；肝开窍于目，邪热循肝经上冲致使双目突出、干涩；阴虚无以潜藏阳气，阳不入于阴见入睡困难。气郁日久而化火，热盛伤阴，炼液为痰，痰气交阻，搏结于颈前而成瘿气。方选百合地黄汤合生脉散加减，百合、生地黄养阴清热，合用生脉散共奏益气养阴生津之功。柏子仁补养阴血以安心神，生甘草调和诸药，全方共奏滋阴清热潜阳之功。

【参考文献】

[1] 汤怡婷，陈玉鹏，倪青. 倪青基于百合病论治甲状腺功能亢进症经验 [J]. 吉林中医药，2022，42（10）：1149－1152.

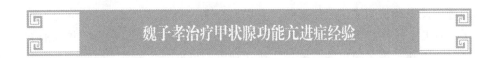

魏子孝治疗甲状腺功能亢进症经验

【诊断思路】魏教授认为，甲状腺功能亢进症（甲亢）的高代谢特征，主要表现在循环系统、消化系统、神经系统的兴奋状态，主要表现为精神紧张、烦躁、易怒、多动、多汗、多食易饥、消瘦、手指震颤、大便多等，应属于中医内伤杂病范畴，应按脏腑、八纲分析最合适。甲亢发病有家族性，并且精神创伤常常是重要的诱因，病位涉及脏腑较多，以心、肝、肾为主，病性多为阴不足而阳有余，证候特点为本虚标实。本虚以阴虚为主，渐及气虚；标实则无形之邪与有形之邪兼见，表现为气、血、痰、火四郁。主要为气郁化火，继而导致郁火亢盛，气阴两伤，重则虚阳浮越，阴阳离绝亦有阴虚阳亢，壮火食气，致脾肾阳虚，痰瘀互阻。甲亢病机复杂，治疗各异，所以强调个体化治疗。

【治疗方法】魏教授认为甲亢的临床表现很复杂，由于患者的体质、病程、生活环境等不同，往往会出现个体差异，在明确西医诊断后，临床上要注意抓主症，选取一个或几个相互联系的症状作为主症，使主要问题明朗化，局限了辨证范围，从而有利于辨证过程的简单化，有利于主要症状的控制。针对患者主要病情的特点进行辨证施治，体现了中医辨病与辨证相结合，更利于治疗时把握标本先后，在标、本治疗互不干扰的情况下，标本兼顾；若标、本治疗不能兼顾，则应本着"先急后缓，先易后难"的原则进行治疗。

甲亢本虚标实，且疗程较长，根据证候分型特点配以滋阴、降火、解郁、益气之法，运用四个常法时，以滋阴为重。四者单独运用很少，常常二、三者并用。

1. 甲亢特点为本虚标实，本虚以阴虚滋阴为主。魏教授认为临床应注重滋补肝肾之阴，滋阴的目的，一是"壮水之主以制阳光"，上济心火，下抑肝阳；二是养肝体，助肝之疏泄；又肝为藏血之器，滋阴养血并用。阴虚者多伴有虚热，临床常以一贯煎为基础方养阴清热。魏教授选择养阴药物喜用清润之品，避免滋腻之药阻碍气机，且远温近凉。一般选用地骨皮、细生地黄、麦冬、制鳖甲、玄参、白芍、女贞子、鸡血藤等。

2. 降火。甲亢病情发展至盛期，多见火旺之证。清热注意分部位，同时还要注意顾护阴津。心经有热，表现为心悸、心烦、失眠，可予黄连、栀子、莲心、水牛角等直折心火，同时配伍磁石、玄参等上济心火；并以柏子仁、夜交藤、麦冬等以养心安神。热在肺胃，可见消谷善饥、便频，多以生石膏、知母、黄连、黄芩、防风、甘草直折其火，并同时配伍细生地黄、玄参等滋养肺胃阴。肝经火旺表现为头晕目胀、烦躁易怒、手颤，多治以清肝泻火，常用黄芩、夏枯草、茺蔚子、川楝子等，同时配伍白芍、玄参、天冬滋养阴液，以怀牛膝、生龙牡、代赭石滋补肝肾、平肝潜阳。运用清热泻火药的同时，配伍芦根、竹叶、通草等，清热利小便而不伤阴，使邪有出路。

3. 解郁。郁证分为两类，凡舌苔薄黄或少苔、脉细数者，属气郁或气郁化火；凡舌苔黄腻、脉滑数者，属痰郁化火。治气血之郁，有"顺气为先"之古训，故以柴胡、香附、郁金、白术等疏肝健脾行气。又因肝为藏血之脏，体阴用阳，故疏肝的同时勿忘养血，重用白芍、鸡血藤养血。治痰郁化火，以清热化痰为法，痰火与阴液耗伤互为因果，因此清热化痰同时也不可忽视滋养阴液。清热化痰常用药物有黄芩、栀子、黄连、龙胆草、青黛、夏枯草及瓜蒌、天花粉、半夏等；养阴则只选清润之品，如麦冬、玄参、鲜芦根等。痰火上扰多有精神症状，甲亢患者精神状态异常兴奋，夜不能寐，情绪不能自制，可以清心滚痰丸清心涤痰。

4. 益气。气虚可见于临床上疾病发展的各阶段。辨气虚的纲要在舌、脉：舌质淡、嫩、胖、有齿痕；脉软弱无力，即是气虚。选用补气药主要着眼在心、肺、脾三脏。心悸显著，补心气，以生脉饮为基础方；多汗显著，补肺气，以玉屏风散为基础方，重用黄芪、白术；困倦乏力显著，补脾气，以四君子汤为基础方。补气同时要兼行滋阴清热，可参考当归六黄汤。

【治疗绝技】对于甲状腺突眼患者，在清肝泻火基础上根据证候配合利湿化痰散瘀，酌加祛风之品。常用生薏苡仁、泽泻利湿，半夏、白芥子、夏枯草、生牡蛎化痰散结，莪术、益母草、赤芍活血化瘀"肝开窍于目"，故祛风药多选用走肝经的菊花、白蒺藜。魏教授自拟外洗方（芒硝20 g，蒲公英15 g，菊花9 g，红花9 g），用于突眼、多泪，对临床有一定效果。

【验案赏析】患者，男，42 岁。2014 年 3 月 19 日来诊。主诉：汗出、发热 2 年。现病史：患者 2 年前被诊断为甲亢，服用甲巯咪唑，出现肝损伤，于2013 年 8 月自行停药。刻下症：汗出明显，畏热，心烦，性情急躁，纳可，体重不变，眠差梦多，大便偶黏滞，舌胖、边有齿痕、略红，苔薄白，脉稍滑。胆囊炎病史反复发作，进食较多时脘胀。甲状腺功能异常。甲状腺 B 超：甲状腺弥漫性病变。西医诊断：甲状腺功能亢进症。中医诊断：瘿气，气郁化火、痰热内蕴证。治拟清热解郁，化痰散结。处方：柴胡10 g，赤芍 15 g，白芍 15 g，郁金 12 g，枳壳 15 g，生甘草 6 g，法半夏12 g，黄芩 12 g，夏枯草 12 g，浙贝母 15 g，黄药子 12 g，菖蒲 15 g，远志10 g，浮小麦 30 g。30 剂。甲巯咪唑 5 mg，3 次/日。

2014 年 5 月 21 日二诊：汗多，无心慌烦躁，体重无变化，近半个月胆囊炎未发作，胃脘未胀，大便欠畅，量少，3 ~ 4 次/日，舌胖、边有齿痕、略红，苔薄白，脉弦稍细。上方加煅龙骨、煅牡蛎各 30 g，党参 12 g，玄参10 g，去远志、浮小麦，增枳壳为 20 g，30 剂。

2014 年 8 月 28 日三诊：汗出症状消失，劳累后心慌，头晕，尿频，大便黏、少，腹胀，舌胖、边有齿痕、红，苔薄微腻，脉稍弦。上方去龙骨、牡蛎、浙贝母、赤芍、甘草，加穿山龙 15 g，增白芍为 30 g，枳壳为 30 g，30 剂。

2014 年 10 月 28 日四诊：无汗出，无心慌，无腹胀，各方面症状改善，复查甲功：FT_3 3.75 ng/mL，FT_4 0.93 ng/dL，TSH 1.28 μIU/mL，ATPO 120.60 U/mL。

按语：《诸病源候论·瘿候》中"瘿者，由忧恚气结所生"强调了情志的重要性。甲亢患者普遍存在着情绪障碍等特点，该患者心烦，性情急躁，故以柴胡、郁金疏肝行气，黄芩、法半夏清化痰热为主，赤芍、白芍养血，配合夏枯草、浙贝母、黄药子散结，枳壳理气宽中，行滞除胀，菖蒲、远志安神定志，浮小麦益气止汗。全方从甲亢病机入手降火解郁，同时注意患者有胆囊炎病史、脘胀及汗出多的症状，予行滞除胀，益气止汗。二诊，考虑患者汗出明显，加大止汗力度，以煅龙骨、煅牡蛎替代浮小麦，同时注意顾护阴液以党参、玄参益气养阴，大便不畅，加量枳壳以增强行气宽中导滞之力。三诊，根据现代药理结果显示穿山龙有改善甲亢症状的作用，加用穿山龙散结，患者劳累后心慌，加量白芍增加滋阴养血之功。大便黏、少，腹胀，再加大枳壳用量，以行气导滞。魏教授治疗中以清热解郁、化痰散结为主，在抓主症的基础上，注意治标，同时结合药物的现代药理作用，配合少量西药治疗。不仅提高疗效，减少西医用药量和不良反应，并且在改善症状、治疗并发症等方面均显示其独特优势。

【参考文献】

[1] 史楠．魏子孝教授诊治甲状腺功能亢进症临床经验研究［D］．北京：北京中医药大学，2012.

[2] 陈筑红，胡国庆．魏子孝教授治疗甲状腺功能亢进症经验［J］．世界中医药，2016，11（8）：1547-1548，1553.

[3] 张柏钰．魏子孝教授治疗甲状腺功能亢进症经验挖掘及核心处方作用机制初探［D］．北京：中国中医科学院，2023.

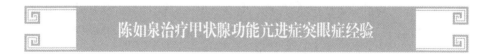

陈如泉治疗甲状腺功能亢进症突眼症经验

【名医简介】 陈如泉，湖北中医医院主任医师，博士研究生导师，教授。第三批全国老中医药专家学术经验继承工作指导老师。享受国务院政府特殊津贴，湖北省名中医。国家药品监督管理局药品评审专家，湖北省中医药学会内分泌专业委员会主任委员，湖北省中西医结合学会血液病专业委员会主任委员。

【学术思想】 在临床病证结合诊治过程中，许多患者不是单纯的某一证候或某一种疾病，可以合并或继发一种甚至多种病证，这是某些病证发展的必然规律；有的合并或继发病证因个体差异或个别因素会产生特殊病证；甚至某些疾病如果合并或继发病证得不到及时正确的诊治会影响到患者的生命，因而陈教授强调注意合并或继发病的诊治。

【诊断思路】 甲状腺相关眼病患者中，突眼者为多，中医学称其为"目珠突""鹘眼凝睛"等。陈教授据证多辨为肝火亢盛、脾虚痰阻、肝肾阴虚、痰瘀内阻4个证型。肝开窍于目，肝经实火上炎，熏灼目突或肾阴亏虚，水不涵木，致肝阴亏虚，虚火内盛，虚实之火炼液为痰，痰阻气机，血行不畅，形成痰瘀，内阻于肝窍而见目突或脾气亏虚，气虚行液无力，致痰邪阻于肝窍，也可见目珠突出。不同病证有不同的临床表现，属肝火亢盛证者，可见目突、面红目赤、烦躁易怒、舌红、苔黄、脉弦数等。属脾虚痰阻证者，可见神疲乏力、自汗畏风、眼睑浮肿或眼睑下垂、舌白腻、脉细缓等。属肝肾阴虚证者，表现为目突、视物模糊、腰膝酸软、五心烦热、潮热盗汗、舌红、少苔、脉细数等。属痰瘀内阻证者，表现为目突明显，CT检查可见眼外肌增粗，或伴有肿大的甲状腺、质韧有结节，舌紫暗有瘀点瘀斑，舌下络脉迂曲，脉涩。陈教授认为，4个证型之间相互影响，又常相兼为患。

临床上突眼可以独立或兼夹眼部其他症状出现，常见症状有视物模糊、复视、眼睑肿胀、目赤肿痛、斜视、眼珠活动受限、眼睑下垂、畏光流泪、露白等。中医学认为，人卧则血归于肝，肝受血而能视。陈教授临床经验认为，若肝肾亏虚，阴血不足，目珠失养，可见视物模糊。脾胃为后天之本，气血生化之源，脾虚气血乏源，肝目失养亦见此症肝风内动，亦可见视物模糊、重影。"诸湿肿满，皆属于脾"，眼睑肿胀多属脾虚，水湿痰饮内聚而成或阳虚水泛而致。"诸热瞀瘛，皆属于火"，肝火上炎或阴虚火旺则见目赤肿痛，不通则痛，目赤肿痛又多见有气血瘀滞；斜视多为肝风内动，牵引目系；眼睑下垂亦称睑废，多为脾气亏虚，清阳不升，升举上提无力而致畏光流泪，多因肝肾阴虚、目窍失养所致露白，即眼珠上视时下露巩膜，或眼珠下视时上露巩膜，多由脾虚、痰瘀内阻及肝风内动导致。

【治疗方法】陈教授治疗甲状腺相关眼病，在以上辨证的基础上随证灵活遣方用药，其治法可归纳为化痰通络、活血化瘀、平肝息风、滋阴养血、利水消肿、清热泻火、宣肺祛风、健脾举陷、温补阳气及疏肝理气十大主要治法。临证且善用黄芪及虫类化痰活血药。

1. 化痰通络法："怪病多由痰作祟"，化痰通络适用于各种痰阻之证。陈教授常据痰阻证的轻重及寒痰、热痰之不同而选用不同的药物。轻者可用法半夏、浙贝母、穿山龙之属；重者则用白芥子、山慈菇、白附子等峻烈之品。寒痰多用法半夏、陈皮、白附子等；热痰常选用浙贝母、瓜蒌皮、胆南星等。

2. 活血化瘀法："久病必瘀""久病入络"。活血药选择上又可据病情轻重选用和血、活血、破血之品。和血如牡丹皮、当归；活血如丹参、川芎；破血如三棱、莪术、王不留行、急性子、穿山甲，或选用水蛭、蜈蚣、蜣螂虫等虫类药物。

3. 平肝息风法："诸风掉眩，皆属于肝"，此法可用于眼睑退缩、斜视、复视等症，常用药如菊花、决明子、石决明、钩藤等，或蜈蚣、全蝎、地龙等虫类药。

4. 滋阴养血法：此法可用于阴血亏虚之目突、视物模糊等症。"治风先治血，血行风自灭"，此法又可用于风动之证。再者，邪热易灼津伤阴，治疗热证之苦寒药又易伤阴津，此法又可顾兼症纠偏。常用药如白芍、生地黄、女贞子、墨旱莲等。

5. 利水消肿法：常用于眼睑肿胀等症。"热病救阴犹易，通阳最难，救阴不在血，而在津与汗，通阳不在温，而在利小便。"利水消肿法既可在热证中引火下行透热，又可在湿热、痰湿等证中使湿邪从膀胱而去。常用药如泽泻、车前子、茯苓、猪苓、瞿麦等。

6. 清热泻火法：此法用于火热炽盛之目赤肿痛、突眼等症。清火中又有清泻肝火、清气分热、清热凉血等不同。清肝火药如夏枯草、黄芩、栀子、龙胆草；清气分热常用石膏、知母等品；清热凉血者如生地黄、牡丹皮、赤芍等。

7. 宣肺祛风法：陈教授认为，甲状腺眼病可因风邪外袭，风热上扰清窍而致。《素问·阴阳应象大论》云："其高者，因而越之。"眼病病位高，邪在上，配伍宣肺祛风之品可因势利导，助邪外出。同时，宣上可以畅下，稍加宣肺之药可助水行以消肿，常用药如防风、刺蒺藜等。

8. 健脾举陷法：此法常用于眼睑下垂，即睑废之证。治宜补气健脾，升阳举陷。常用药如黄芪、太子参、茯苓、白术、升麻、葛根、柴胡等。尤其重用黄芪，用量可达 50~100 g。

9. 温补阳气法：本法用于瘿病日久，畏寒、浮肿等属阳虚证者。再者，阴虚之证佐以少量温阳之品，可以收到"阴得阳助则泉源不竭"的效果。常用药如淫羊藿、巴戟天、补骨脂、胡芦巴、肉苁蓉、分心木。在火热炽盛证中佐以肉桂，又可防药过于苦寒拒药不受。

10. 疏肝理气法：百病生于郁，气郁为先。气郁可以变生痰阻、瘀滞等证，"善治痰者，不治痰而治气，气顺则一身之津液亦随气而顺。"气机调

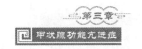

畅可助化痰行血，故临床常用此法。常用药如郁金、橘叶、柴胡、枳壳、绿梅花。

【治疗绝技】陈教授治疗甲亢常用药物如下。

陈教授指出，瘿病之证，古今有别，古之瘿病多为缺碘，即为碘缺乏病，而今之瘿病，通过碘盐普及，碘缺乏病已基本消除。而近常见之甲亢，并非缺碘所致。甲亢患者不宜使用富碘药物，因富碘药物不能直接抑制甲状腺素的合成，主要是抑制甲状腺素的释放，仅能起暂时缓解作用，一旦停服富碘药物，可使甲亢症状重新出现，甚至更为严重地影响其他抗甲状腺药物的疗效，或使已控制症状的甲亢患者症状复发。对毒性弥漫甲状腺肿大的典型患者，一般不宜使用这类富碘药物为妥。黄药子亦较少使用，必须使用时，用量多轻，一般不超过10 g，因甲亢本身有肝功能损害，黄药子有毒又能损害肝脏。实验报道，白芥子、莱菔子、葶苈子、苏子等药物有抗甲状腺功能的作用。陈教授指出，对于阴虚阳亢证或肝火证患者，使用后有时反致心率加快，症状加重，对甲亢症状改善不明显。

陈教授常选用柴胡、玫瑰花、橘叶、郁金、枳壳、香附等药物。气滞较甚者，可加青皮、荔枝核、橘核、槟榔、莪术、枳实等破气导滞之品，使患者气机条达，肝郁气滞证候得以缓解。历代医家无不以疏肝理气、消瘿散结为治疗该病的另一大法而选方用药。如海藻玉壶汤、活血散瘿汤中所用之青皮，十全流气饮中更有陈皮、木香、香附、青皮等多味疏肝理气类药物。治疗瘿气，古有"顺气为先"之训，即疏肝气、健脾运，当用柴胡、郁金、香附等疏肝理气药，对于随情志而波动明显的瘿病患者，该类用药剂量理应酌情增大。

瘿病痰气凝滞日久，造成痰血凝滞而致瘿肿较硬或有结节，经久不消。如瘿肿伴突眼日久不消常兼有纤维化病变；甲亢合并胫前水肿，早期可见局部皮肤增厚变粗，有广泛大小不等的棕红色或暗紫红色突起的斑块或结节，后期皮肤粗厚如橘皮或树皮样，皮损融合有深沟，覆以灰色或黑色疣状物，下肢粗大似象皮腿，胫前黏液性水肿，它与突眼、甲状腺肿大常形成甲亢三联征。严重者最后可发生肥大性骨关节病，多因湿毒病邪侵袭下肢筋脉，壅阻经络，气血失畅所致。治疗痰结血瘀型瘿病方剂有经验方活血消瘿片、《外科正宗》活血散瘀汤等。常用当归、川芎、赤芍、桃仁等养血活血，与青皮、橘叶、刺蒺藜、制香附、瓜蒌皮等理气化痰药合用，共同起到理气化痰、活血消瘿的作用。血瘀症状较重可酌加三棱、莪术、露蜂房、穿山甲、王不留行、急性子等破血散结消瘿，更有甚者可选配蜈蚣、水蛭、蜣螂虫、土鳖虫等虫类药，以增强活血软坚、消瘿散结的作用。

陈教授指出甲亢患者运用清热泻火药时，应注重明辨火邪所居部位而斟酌用药。如心经有热，宜以黄连、栀子、莲子心、水牛角等直折心火；若热在肺胃，渴饮多食，消瘦便频，常用生石膏、知母、黄连、黄芩等；若热在肝经，见头晕目眩、烦躁易怒，当清泻肝火，常用龙胆草、夏枯草、决明子等。甲亢有属肝火内炽者，火热炽热产生热毒，或因感受外感热毒之邪而复发或加重，常需配伍清热解毒之法，可选配蒲公英、漏芦、连翘、红蚤休等药物解毒散结。尤以红蚤休解毒、散结、息风，甲亢患者用之较为合拍。蒲公英能清肝明目、消肿散结，治甲亢突眼亦有一定的疗效。

甲亢合并贫血或瘿病女性患者月经量少或经闭等症状，此为心肝阴虚，气血亏虚，日久及肾。阴血不足可用熟地黄、制首乌、当归、龟甲、枸杞子、阿胶、龟胶等药物，以滋补肾阴。甲亢合并肌病出现重症肌无力、眼睑下垂及周期性瘫痪者，可重用黄芪、炙甘草，剂量可达 30~50 g。

甲亢患者中大部分患有突眼，程度一般较轻，预后良好。病情日久，眼突症状较重，多数疗效较差。治疗甲亢突眼，常用清肝明目之品，选用木贼草、谷精草、青葙子、夜明砂、决明子、千里光、密蒙花等药物。木贼与谷精草有疏风热、退目翳之功能，主治甲亢风热目赤肿痛、多泪、畏光等症。木贼兼益肝胆、通窍止泪，谷精草长于疏散头面风热，用于治疗甲亢突眼急性期患者。决明子有平肝阳、益肝阴、润肠通便之功。青葙子长于泻肝火；密蒙花清肝养肝；夜明砂兼消积散瘀；千里光清热、解毒、明目。上四味药用于甲亢热邪上扰之目赤疼痛、迎风流泪等症。车前子除有清热利尿通淋之功效外，还主治肝中风热，目赤肿痛。秦皮清热解毒，亦清肝明目。可见清肝明目之品宜根据甲亢目疾不同情况，灵活选用。

【验案赏析】 患者，女，33 岁，2011 年 7 月 8 日初诊。主诉突眼、眼部不适 3 月余。在某医院诊断为甲状腺功能亢进，每天口服甲巯咪唑 15 mg 治疗。诊见突眼（+），露白，眼睑退缩、眼睑浮肿，手抖（-），甲状腺 I 度肿大、质软、无压痛，心率 64 次/分，律齐，无杂音，舌红、苔黄厚，脉弦。当天查 FT_3 1.75 pmol/mL，FT_4 1.998 pmol/mL，TSH 2.19 mU/L。CT 检查示左眼内直肌、外直肌、下直肌和右眼下直肌、外直肌明显增粗。中医诊断：目珠突出，证属肝风内动、痰瘀内阻。西医诊断：甲状腺功能亢进合并甲状腺相关性眼病。西药：甲巯咪唑，每次 5 mg，每天 3 次；口服中药，

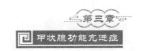

治以平肝息风、化痰活血法。处方：黄芪、钩藤、僵蚕各 10 g，蜈蚣 1 条（均用中药免煎颗粒）。30 剂，每天 1 剂，分 2 次冲服。

2011 年 8 月 5 日二诊：诉突眼、露白、眼睑退缩较前稍好转，颈部不适，甲状腺I度肿大、质软、无压痛，心率 68 次/分，律齐，舌红、苔白略厚，脉弦。甲功复查：FT_3 2.42 pmol/mL，FT_4 0.95 pmol/mL，TSH 3.763 mU/L。给予甲巯咪唑，每次 5 mg，每天 2 次，口服。处方：水蛭 3 g，蜈蚣 1 条，钩藤 20 g，僵蚕、泽泻、浙贝母各 10 g。30 剂，每天 1 剂，分 2 次冲服。

2011 年 9 月 2 日三诊：突眼明显减轻，便秘，无其他不适。体检突眼（－），露白（±），甲状腺I度肿大、质软、无压痛，心率 76 次/分，律齐，舌红、苔白略厚，脉弦。甲功复查：FT_3 2.92 pmol/mL，FT_4 0.65 pmol/mL，TSH 2.727 mU/L。给予甲巯咪唑，每次 5 mg，每天 1 次，口服左甲状腺素钠片，每天 25 µg，口服。中药处方在上方基础上加黄芪 20 g，防风 10 g。30 剂，每天 1 剂，分 2 次冲服。

按语：本案患者目珠突出、露白、眼睑退缩，舌红、苔黄厚，眼睑浮肿，为痰邪内阻于肝窍所致。《诸病源候论·诸痰候》言："诸痰者，此由血脉壅塞，饮水积聚而不消散，故成痰也。"故痰的形成多因血瘀而成痰瘀互阻之证。痰邪郁阻，津液运行障碍，致水饮内停而见眼睑浮肿之象。甲状腺Ⅰ度肿大、质软亦可佐证。陈教授据病证及病情精当选药，方中蜈蚣活血化瘀；僵蚕、浙贝母化痰通络；蜈蚣、僵蚕两虫类药相伍，化痰与活血并举，气机调畅则利于痰去瘀消；泽泻利水消肿；黄芪健脾燥湿利尿，又可扶正防其不受攻伐；"诸风掉眩，皆属于肝""其在上者，因而越之"，故佐以钩藤平肝息风及防风祛风宣肺。方药与病机相合，故临床可获良效。

【参考文献】

[1] 罗勇华，陈继东. 陈如泉治疗甲状腺功能亢进症临床用药经验 [J]. 湖北中医杂志，2011，33（9）：26－28.

[2] 巩静，张忠茂，陈如泉. 陈如泉教授治疗甲状腺相关眼病经验介绍 [J]. 新中医，2012，44（3）：159－161.

[3] 罗亚锋. 陈如泉教授辨证治疗甲亢并突眼的经验 [J]. 光明中医，2015，30（10）：2073－2074.

马骥运用自拟方治疗甲状腺功能亢进症经验

【名医简介】马骥，教授，辽宁中医药大学重点学科带头人，博士研究生导师，辽宁中医药大学学位评定委员会主任委员。全国临床医学中医、中西医结合专业学位教育指导委员会委员，中华医学会辽宁分会医学教育学会副主任委员，辽宁省中医药学会副理事长，全国普通高等教育中医类规划教材编审委员会委员，辽宁省政府学位委员会委员，辽宁省政协委员。

【学术思想】龙江医派是我国北疆崛起的中医学术流派，其学术思想鲜明、北疆寒地特点浓郁，受此气候影响加之人们多食肥甘厚味且活动量少等生活方式干扰，肝气易于郁滞又易生痰、化瘀，为甲状腺功能亢进症发病的主要原因。

【诊断思路】马骥认识甲亢多以历代典籍之相关论述为基础。巢元方《诸病源候论·瘿候》曰"瘿者，由忧恚气结所生"，亦曰"瘿病者，是气结所成"。可见情志不畅在甲亢发病中的重要作用。情志不畅则肝失疏泄，气郁不行，津液不布，聚而成痰，痰气交阻颈前渐成瘿肿；日久血行不畅，则痰瘀互结，瘿肿且硬。故甲亢初起多气滞、痰凝、血瘀为患，以实证为主，气郁为先。国医大师路志正亦认为，甲亢因七情致病者，其病机以肝郁为中心，与五脏失调相关键。

《素问·至真要大论》云："诸躁狂越，皆属于火。"吴瑭《温病条辨》曰："肝为刚脏，内寄相火。"肝主升主动，由此马骥指出肝郁化火，随经上炎，煎烁津液，聚而为痰，壅结颈前而为肿火炎上而侵肝之窍，则急躁易怒、眼突；肝移热于胃，胃热阴伤，则消谷善饥热扰心神故而烦。且《素问至真要大论》曰："诸风掉眩，皆属于肝。"因此亦见震颤、眩晕等症状。此外，《灵枢经脉》曰："胆足少阳之脉，起于……马刀侠瘿。"提到胆经受病可为侠瘿，而肝胆为表里，二者相济，因此马骥认为少阳胆火亦可引发甲亢。

马骥认为患者素体多阴虚，加之气郁化火，久则灼伤真阴，故肝肾阴亏、阴不制阳、虚热上扰为甲亢后期之核心病机。久病损及肝肾之阴，其精不能上注于目，则见两目干涩，而腰为肾之府，故腰失所养者腰膝酸软，且

《素问·痹论》曰"阴气者，静则神藏，躁则消亡"，故阴虚热扰则形神倦怠、五心烦热、心悸失眠等症状油然而生。此外，《素问·气厥论》曰"大肠移热于胃，善食而瘦人，谓之食亦"，吕仁和认为"食亦"包括甲状腺功能亢进。

【治疗方法】初期疏肝为主兼以化痰消瘿，伏其所主而先其所因。患病初期多因忧愁思虑或忿郁恼怒致肝疏泄失职、气滞不布、津停为痰、壅结颈前而成，临床以颈前肿块，质软不痛，胸胁胀痛或闷痛，心烦失眠，急躁易怒，时见咽中如有物阻、咳之不出、咽之不下，舌苔薄黄而燥或舌苔薄黄而腻，脉弦滑或滑数为主症。马骥针对此期病证特点，治以疏肝理气、化痰消瘿。

中期平肝为主，兼以养阴。患病中期肝气郁而化火，肝火亢盛，始伤阴津，临床以颈前瘿肿、急躁易怒、眼球突出、面部烘热、汗出口苦、四肢震颤、体形消瘦、舌红苔黄、脉弦数或滑数为主症，治以平肝息风、清肝泻火法，佐以和血养阴，以防伤阴动血之弊。

后期滋补肝肾，养营益阴。因其衰而彰之日久损及肝肾之阴，症见颈前瘿肿、眼球突出、体形消瘦、多汗善饥外，多伴有腰膝酸软，心悸不寐，两目干涩，头晕目眩，视物昏花，体形倦怠，神疲乏力、五心烦热、入夜尤甚，舌红苔薄或无苔，脉细数或虚数等症，治以滋补肝肾、安神养营。

【治疗绝技】前期自拟理气消瘿饮：柴胡15 g，黄芩10 g，贝母15 g，海藻25 g，昆布20 g，夏枯草20 g，麦芽20 g，陈皮15 g，枳壳10 g，郁金10 g，香附10 g。马骥强调若肿块质硬且有结节则为气滞血瘀所致，可加活血化瘀之品，如桃仁、红花、泽兰叶、当归尾、牡丹皮或甲珠等。因调畅气机是肝主疏泄的中心环节，诸药合用使气行则血行，气顺痰自消，气血调和，心情调畅，诸症可愈。即《灵枢·平人绝谷》所谓"血脉和利，精神乃居"之义。

马骥自拟泻木宁神饮：柴胡15 g，黄芩15 g，山栀子15 g，龙胆草10 g，夏枯草25 g，白头翁20 g，海藻20 g，连翘20 g，生牡蛎25 g，玄参20 g。马骥强调若兼见消谷善饥为肝移热于胃，可加黄连、生石膏等寒凉之品直泄中焦之热；若兼见腹胀、便秘等症则为腑气不通所致，可加厚朴、枳实或大黄、芒硝等以行气消胀、泄热通腹。正如吴鞠通《温病条辨》所云"此苦辛通降，咸以入阴法"。

后期自拟滋肾养营饮：生地黄25 g，五味子8 g，玉竹20 g，枸杞子

15 g，当归 15 g，山萸肉 15 g，巴戟天 15 g，怀牛膝 15 g，山药 20 g，制首乌 20 g，炙甘草 8 g。若见腰酸且耳鸣甚责之肾阴亏虚、相火妄动，加女贞子、桑椹、龟甲、桑寄生等以滋肾阴而降相火；若自汗、盗汗则加生黄芪、煅龙骨、煅牡蛎以固表敛汗；若见面红、手颤、肢麻等症乃肝阳暴张、阴液亏竭于下，急当平肝潜阳息风，当加珍珠母、钩藤、生牡蛎、石决明等。

【验案赏析】患者，女，37 岁，1972 年 6 月 22 日初诊。主诉：心烦易怒，颈部紧束感 2 年。患者 2 年前因颈部不适到当地医院检查，确诊为甲状腺功能亢进症，曾服用抗甲状腺药物，症状未见改善。刻下症：性急易怒，心烦少寐，口干自汗，五心烦热，颈部紧束感，自汗纳差，食之乏味，周身乏力，甲状腺弥漫性肿大，质地柔软，眼球轻度突出，二便尚可，舌红无苔，脉沉细滑数。实验室检查示基础代谢 70%。中医诊断：瘿病；辨证属阴虚气少，火郁痰结。立益气养阴、降火化痰之法。处方：生地黄 20 g，玄参 15 g，生白芍 15 g，黄芩 10 g，黄连 8 g，地骨皮 15 g，夏枯草 20 g，煅牡蛎 20 g，生黄芪 25 g。12 剂，水煎服，每日 1 剂，分 3 次温服。

1972 年 7 月 3 日二诊：心烦易怒，口干，自汗减轻，夜寐转佳，但仍胸闷、纳差，颈部肿块略有消退，上方加炒麦芽 20 g，陈皮 15 g，鸡内金 20 g，枳壳 10 g，以理气宽中、健胃行滞，15 剂，水煎服，每日 1 剂，分 3 次温服。

1972 年 7 月 18 日三诊：自觉症状基本消失。实验室检查示基础代谢 16%，延用上方之法拟方做丸药，并嘱其观察服用。2 个月后患者来信称症状消失，随诊 3 年未见复发。

按语：本案患者为中青年女性，女子以肝为先天，以血为用，且女性多忧思郁结，致肝失疏泄、气郁化火、炼液成痰。久则损及肝肾之阴，虚热内扰，以致急躁易怒，口燥咽干，夜不能寐，五心烦热，颈部紧束感，甲状腺弥漫性肿大，眼球突出；肝木乘土，则脾失健运，胃纳不佳，故少食乏味气血生化乏源，故卫外不固而自汗；脾主肌肉，脾病而不能为胃行其津液于四肢周身，故见周身乏力，故初诊以苦寒之黄芩、黄连清其热；用生地黄、玄参、生白芍、地骨皮、夏枯草、煅牡蛎以滋阴降火，且散其结；黄芪益气固表，与煅牡蛎相伍，增其止汗、敛汗之功。二诊患者心烦口干，自汗、不寐等症状均减轻，但仍胸闷、纳差，颈部仍觉窒塞，为肝气不舒所致，故加陈皮、枳壳以疏肝理气宽中；纳差考虑脾不健运所致，故加炒麦芽、鸡内金以健脾消胀，且麦芽蕴含生发之气，可助脾气生发清阳。三诊诸症基本消失，

制丸药以巩固疗效，服2个月痊愈，随诊未有复发。总之，马骥治疗甲亢多从气郁、肝火、阴虚三方面入手分期论治，但仍强调临证贵在谨守审证求因、燮理阴阳、辨证论治之原则，灵活加减方能中的。

【参考文献】

[1] 王佳柔，姜德友，王兵，等．马骥分期论治甲状腺功能亢进症经验［J］.中国中医基础医学杂志，2021，27（5）：850－852.

范冠杰以"动－定序贯范氏八法"辨治甲状腺功能亢进症经验

【名医简介】范冠杰，广东省中医院内分泌科主任医师，医学博士后，教授，博士研究生导师，内分泌科学术带头人。中华中医药学会糖尿病分会副主任委员，世界中医药学会联合会糖尿病分会副会长、糖尿病足学组副组长，中华中医药学会广东省分会糖尿病专业委员会副主任委员，中国中西医结合学会广东省分会糖尿病专业委员会副主任委员，广东省医师协会内分泌科医师分会副主任委员，国家中医药品牌保护委员会委员。

【学术思想】范教授长期从事内分泌及代谢系统疾病的中西医结合临床工作，积累了丰富的中西医诊治经验，擅长糖尿病及各种并发症、甲状腺功能亢进、甲状腺功能减退等内分泌疾病，并开创了"动－定序贯范氏八法"的中医特色治疗糖尿病及其并发症，疗效显著。

【诊断思路】"动－定序贯范氏八法"是范教授创立的用以指导现代中医临床实践的思维方法。其以整体观念和辨证论治为主导思想，动态掌握疾病核心病机，认识疾病发生发展中相对固定而又动态变化的病因病机，进而辨证论治，随证加减。

"动"指疾病病因病机和中药药性是不断变化的，应灵活动态看待；"定"指在辨证论治过程中，确定核心症状、核心病机、遣方用药的诊治步骤固定不变；"序"指次第、秩序；"贯"指辨病、辨证是一个连贯且需遵循一定秩序的过程。"动－定序贯范氏八法"思维要求运用发展、变化的眼光看待问题，准确掌握疾病发生发展过程中的变化特点，谨守病机的演变，辨证论治。正所谓"观其脉证，知犯何逆，随证治之"。

【治疗方法】"动－定序贯范氏八法"的哲学观充分借鉴了道家的动静

哲学观，并融合了儒家、南北宋理学家、船山学派等的动静观，古代朴素动静观认为运动是绝对的，静止是相对的。范教授基于此，认为病机是动态的，具有相对稳定性、客观性，有一定变化规律，组方应立足于核心病机。其选方组药以动态平衡哲学观为基础，以气为纽带，以阴阳模型、五行模型为说理工具，以"证素－核心病机－药串"一体化为辨证方法，使机体内部阴阳、脏腑、气血等条达舒畅，保持形与神、生理与心理的和谐统一。

病机是"证"的内在本质和根本原因。审查病机是辨证论治的核心，是决定疗效成败的根基。疾病和病机是动态演变的，但不管疾病和病机如何发生发展，总有一个核心病机主导疾病的变化发展。"动－定序贯范氏八法"思维是指在疾病发生发展过程中掌握核心病机，把握主症与其兼夹证的内在联系，始终以核心病机为轴进行辨证论治。

甲亢临床症状复杂多样，而辨证论治要求在繁多复杂的临床症状中快速审查病机，进而遣方用药。范教授提出从"核心症状"认识核心病机的思想，认为可从患者的四诊资料抓住核心症状，从而抓住核心病机。范教授在临证中将甲亢病机归纳为八大核心病机。①气滞：嗳气叹息，心烦易怒，失眠多梦，两胁胀痛，舌红、苔薄黄，脉弦细；②火旺：心烦失眠，消谷善饥，烦躁易怒，头晕目胀，口渴喜饮，舌红、苔黄，脉洪大数；③痰凝：纳差，不寐，胸脘痞闷、痰多，舌淡、苔白，脉滑数；④血瘀：面颊灰暗，口唇紫暗，月经淋漓不畅或夹血块，舌底脉络曲张，脉弦涩或结代；⑤气阴两虚：精神倦怠、乏力、少气懒言，口干，舌红、苔少，脉细数；⑥肝阴虚：多梦健忘，两肋隐痛，女性月经量少或闭经，爪甲色淡白，舌淡、苔薄白，脉细弱；⑦肾虚：腰膝酸软，怕冷，四肢冰凉，脉沉；⑧脾虚：面色无华，腹部胀满，食少便溏，舌淡，脉细弱。

以"动－定序贯范氏八法"思维把握核心病机变化：疾病总是不断动态发展变化，病机是疾病不同阶段形成的主要机理，疾病本身有其固有病机，不同发展阶段也有其相应的病机。因此，临床辨证需动态掌握疾病不同发展阶段的核心病机。"动－定序贯范氏八法"思维要求在甲亢不同发展阶段，根据临床证候的变化情况动态掌握其病机演变，结合患者个体情况灵活辨证，体现了中医整体观念和三因制宜的思想，更加符合临床实际。

范教授认为甲亢无论如何发展变化，其病机均有一定的规律可循，临证应以病机发展规律为主线，动态辨证；并提出甲亢与肝、脾、肾密切相关，尤以肝为甚；疾病发生、发展的不同阶段中，不同脏腑功能失调，导致八大核心病机演变。早期以气滞、火旺为主，中期以痰凝、血瘀为主，晚期以气阴两虚、肾虚、肝阴虚、脾虚为主。而肝之病贯穿疾病始终，肝主升发条达而恶抑郁和主疏泄，可调畅气机，推动气血运行。肝气郁滞，疏泄功能失常，气机阻滞，气郁化火，在胃则消谷善饥，在心则心烦失眠，在肝则烦躁易怒；肝主藏血，肝气郁滞，气不行血，血行瘀滞，瘀血内生，阻滞血脉；肝木乘脾，脾虚不运，清浊升降异常，痰浊内生，或气机阻滞，水液代谢异常，聚湿成痰，凝结于眼则目突；肝郁化火，炼火成毒，耗气伤阴，气阴两虚；肝火耗伤阴液，肝阴亏虚，损及肾阴，或病久及肾，则潮热盗汗、腰膝酸软、女子月经量少；水不涵木，虚阳浮越则指舌震颤。

【治疗绝技】范教授根据甲亢八大核心病机，创立了疏肝解郁、清热泻火、化痰利湿、活血化瘀、益气养阴、养肝阴、补肾固本、健运脾气八大治法的基本辨证论治方案。

在临床实际运用时，八法交叉融合，又不拘泥于此。如核心病机为气滞者，在疏肝解郁的同时，不忘兼顾柔肝、养肝、清肝，且需健脾，符合"见肝之病，知肝传脾，当先实脾"的思想。对以血瘀为核心病机者，在活血化瘀的同时，不忘兼顾疏肝解郁、理气行滞、气血同调、升降并用。对以痰凝为核心病机者，在祛痰化湿的同时，不忘兼顾健脾，脾气健旺，则脾主运化水湿功能恢复，杜绝生痰之源。对以气阴两虚为核心病机者，不忘兼顾补肾健脾。肾为先天之本，贮藏元阴元阳，脾为后天之本，气血生化之源，脾肾健固，则气阴生化有源。在临证辨证治疗过程中，一般以相对固定的八法为基础，此乃"定"之体现在具体遣方用药中，根据不同阶段、不同核心病机及兼夹病机，灵活组合使用，同时又不拘泥于此八法，此乃"动"之体现。

甲亢是一种累及多系统的代谢性疾病，可引起消化、神经、循环等交感神经兴奋表现，晚期甚至可能出现甲亢性心脏病等严重并发症。因此，必须用动态发展的眼光看问题，认识和把握疾病发生发展的变化规律。临床应围绕每个阶段的病机进行辨证论治，所谓法随证立。应将病程视为整体，准确把握病机前后转折、承接关系，根据病机变化规律连贯治疗。

范教授将甲亢分为早期、中期、晚期治疗，每个分期根据核心病机选用相应治法进行组合使用，同时也注重疏肝解郁、滋养肝阴、清肝泻火在疾病治疗中的重要作用。甲亢早期多以实证为主，常见气滞、肝郁化火等，基于"厥本相应，木郁达之"理论，强调疏肝解郁，抑者散之，清肝泻火中期多以痰凝、血瘀为主，多祛痰、活血化瘀，但需兼以疏肝解郁、理气行滞，使气行血行，恢复气机升降功能和水液代谢通道；晚期多以肝阴虚、脾虚、肾虚、气阴两虚为主，治以益气养阴、健脾补肾等，兼以滋阴清热、平肝降火。除此之外，范教授还认为在甲亢早期，主要合并病机为肝气郁滞，病情尚轻，此时应积极疏肝解郁，改善人体内环境，避免病机向痰凝血瘀、脾肾亏虚、气阴两虚等进一步发展，截断疾病发展之路。

范教授在治疗甲亢过程中多以相对固定的"药串"为单元，灵活化裁。在总结施今墨、吕仁和等名老中医学术思想的基础上，结合自身的临床经验，创造性地提出以相对固定而又动态变化的中药"药串"为基础进行灵活组方。

1. 气滞。多用柴胡、白芍、薄荷、牡丹皮为药串。其中柴胡味苦能泻，泻肝气，解肝郁；白芍味酸，养血柔肝，入肝补肝体之用。柴胡与白芍配伍，一刚一柔，疏肝解郁。薄荷性凉，疏肝气，安神解郁，与柴胡相须为用，疏肝解郁，透达肝经郁热；牡丹皮性凉，入肝胆血分，清热凉血，活血化瘀。四药合用，可疏肝解郁、清透郁热、凉血化瘀。

2. 火旺。多选石膏、知母、葛根、连翘、夏枯草、黄芩。其中石膏甘寒，寒能清热，甘能除烦止渴，其性走而不守，质重气浮，清泄肺胃实热；知母浮中有沉，上行清肺气，入中清胃火，下行泻相火，滋阴泻火，清热润燥；连翘轻清上浮，泻心火，破血结；葛根清热生津止渴，防寒凉伤胃；黄芩、夏枯草苦寒清泻肝胆实火。

3. 痰凝。常用桔梗、牡蛎、浙贝母。其中桔梗辛平，宣肺化痰；牡蛎甘咸，软坚散结，安神解郁；浙贝母苦寒，清热化痰，解毒散结。三药合用，共奏化痰散结、软坚消肿之功。

4. 血瘀。一般用丹参、三棱、莪术、泽兰、赤芍。其中三棱为血中之气药，长于破血中之气；莪术为气中之血药，长于破气中之血。三棱、莪术一气一血，相互为用，行气活血之力更雄；丹参活血化瘀，养心安神；泽兰活血化瘀；赤芍凉血活血，清泄郁热。

5. 气阴两虚。多用黄芪、生地黄、地骨皮。其中黄芪健脾补中，益气生津；生地黄养阴生津止渴。黄芪、生地黄配伍，黄芪得生地黄之制无温燥伤阴，生地黄得黄芪之助无滋腻之寒，刚柔并济；地骨皮滋阴清虚热。

6. 肝阴虚。多用枸杞子、大枣、墨旱莲、麦冬。其中枸杞子性平，补益肝肾，滋补肝阴；大枣甘温，补气养阴，清肝泄热，养血安神；麦冬甘寒，益气生津，清心除烦；墨旱莲滋补肝阴。

7. 肾虚。多选狗脊、川续断、女贞子、墨旱莲。其中女贞子、墨旱莲长于滋阴补肾；狗脊、续断偏于补肾阳。四药合用，一阴一阳，一寒一温，滋而不腻，补而不燥，补肾之力更雄。

8. 脾虚。多采用黄芪、白术、茯苓、甘草，取四君子之意。黄芪健脾养胃；白术健脾；茯苓健脾渗湿；甘草益气和中。

【验案赏析】患者，女，32 岁，2019 年 8 月 12 日初诊。主诉：心烦心悸伴颈部肿大 1 个月。刻下症：突眼，烦躁易怒、情绪激动，手颤，心慌心悸；目赤、咽干，自汗出，怕热；多食消瘦，眠差；舌红、少苔，脉细数。查体：心率 120 次/分，甲状腺 Ⅱ 度肿大。甲状腺功能：TT_3 2.38 ng/mL，TT_4 13.25 μg/dL，FT_3 10.26 pg/mL，FT_4 3.72 ng/dL，TSH 0.12 U/mL，TPOAb（＋），TRAb（＋）。甲状腺彩超示双侧甲状腺肿大，弥漫性病变。西医诊断：甲状腺功能亢进症。中医诊断：瘿病；辨证：肝郁气滞，气郁化火。治法：疏肝解郁，滋阴清热。方以丹栀逍遥散化裁。处方：柴胡 20 g，白芍 20 g，薄荷（后下）5 g，牡丹皮 15 g，石膏（先煎）30 g，知母 15 g，葛根 20 g，连翘 15 g，夏枯草 30 g，黄芩 15 g，赤芍 15 g，麦冬 15 g，浙贝母 15 g，牡蛎（先煎）30 g，桔梗 15 g，茯神 15 g，甘草 6 g。7 剂。每日 1 剂，水煎，早、晚分服。甲巯咪唑片 30 mg/d（15 mg/次，2 次/日），空腹服。嘱低碘饮食。

2019 年 8 月 20 日二诊：突眼，颈粗，心慌心悸，心烦易怒；怕热感减轻，手颤好转，仍目赤、咽干，无自汗出；舌红、少苔，脉弦数。原方柴胡减量至 10 g，7 剂。甲巯咪唑片剂量同前。

2019 年 8 月 28 日三诊：突眼，颈粗同前，无怕热感，心慌心悸，少许心烦易怒，无目赤、咽干，多食减轻，舌淡红、苔薄白，脉弦。复查甲状腺功能：TT_3、TT_4 正常，FT_3 4.83 pg/mL，FT_4 1.82 ng/dL，TSH 0.08 U/mL，TPOAb（＋），TRAb（＋）。血常规和肝功能正常。上方去黄芩、连翘，加决明子 15 g，7 剂。甲巯咪唑片 20 mg/d（10 mg/次，2 次/日）。

2019 年 9 月 5 日四诊：突眼，颈部变细，纳眠可；无心慌心悸、多食消瘦、心烦易怒、怕热感、汗出、目赤、咽干，少许手颤；舌淡红、苔薄白，脉弦。复查甲状腺功能：TT_3、TT_4 正常，FT_3 4.35 pg/mL，FT_4 1.81 ng/dL，TSH 0.19 U/mL，TPOAb（＋），TRAb（＋）。血常规和肝功能正常。上方中药不变，石膏用量减至 20 g。14 剂。甲巯咪唑片 20 mg/d

（10 mg/次，2 次/日）。

2019 年 9 月 20 日五诊：突眼减轻，颈部粗细同前，偶有心烦易怒、怕热感，偶手颤。复查甲状腺功能：TT_3、TT_4、FT_3、FT_4 正常，TPOAb（+），TRAb（+）。血常规和肝功能正常。上方去石膏，继续服用中药 1 个月。甲巯咪唑片 15 mg/d（15 mg/次，1 次/日）。

2019 年 10 月 26 日六诊：突眼继续减轻，颈部继续变细；无心烦易怒及怕热感，无手颤。复查甲状腺功能：TT_3、TT_4、FT_3、FT_4 正常，TPOAb（+），TRAb（+）。原方续服。甲巯咪唑片 10 mg/d（10 mg/次，1 次/日）。

2019 年 11 月 30 日七诊：突眼和甲状腺肿大基本消失。复查甲状腺功能：TT_3、TT_4、FT_3、FT_4 正常，TRAb（+）。血常规和肝功能正常。为巩固疗效，嘱咐患者续服甲巯咪唑和中药汤剂 2 个月，随访症状完全消失，予停服中药。甲巯咪唑片 5 mg/d（5 mg/次，1 次/日）。

随访：6 个月后，患者复查甲状腺功能：TT_3、TT_4、FT_3、FT_4 正常，TRAb（-）。血常规和肝功能正常。停服甲巯咪唑片。

按语：本案根据患者的症状、体征、甲状腺功能和彩超检查结果，可明确诊断为甲亢。患者为甲亢初发，疾病处于早期。患者肝气郁结、气机逆乱，故烦躁易怒、情绪激动；肝风内动，故手颤；气郁化火，上扰心神，故心慌心悸、眠差；气郁化火，故目赤咽干、自汗出、怕热；气郁化火，中犯脾胃，胃火内生，故多食消瘦；气滞不能运化水液，痰浊内生，聚于颈部，故颈部粗大，舌红、少苔、脉细数为肝郁气滞、气郁化火之征象。

治疗当遵循"肝欲散，急食辛以散之""肝苦急，急食甘以缓之，以酸泻之"之法，治以疏肝解郁、清肝泻火、化痰散结。初诊方中，柴胡、白芍、薄荷、牡丹皮疏肝解郁；夏枯草、黄芩清泻肝胆实火；石膏、知母、连翘泄肺胃火热；牡丹皮、赤芍清热凉血；葛根、麦冬滋阴生津，清虚热；桔梗、夏枯草、牡蛎、浙贝母软坚散结，化痰消瘿；茯神、牡蛎养心安神。诸药合用，共奏疏肝解郁、清热泻火、化痰散结之功。

二诊时患者肝气郁结较初诊明显减轻，故减轻柴胡用量，既符合随证加减原则，又可防止柴胡劫肝阴。三诊火热之象较前减轻，故去黄芩、连翘以防寒凉伤脾胃，加决明子增强疏肝散结功效。四诊和五诊时胃火已清，故去寒凉之石膏。六诊和七诊患者症状继续缓解，考虑治疗有效，予继续服用中药以疏肝解郁、化痰散结、活血消瘿。

目前，西医治疗甲亢主要采用抗甲状腺药物或 ^{131}I 以抑制甲状腺激素合

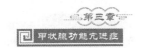

成和分泌为主，首选抗甲状腺药物。但抗甲状腺药物疗程一般为 12～18 个月，甚至更长，且存在一定的粒细胞缺乏、肝脏毒性等不良反应，在抗甲状腺药物治疗效果欠佳后可选择 ^{131}I 或手术治疗。而中医辨证论治可有效改善甲亢症状，缩短疗程，减少抗甲状腺药物的剂量和不良反应，可作为西医治疗方法的有益补充。

【参考文献】

[1] 吴丽燕，范冠杰，何嘉莉，等.范冠杰以"动－定序贯范氏八法"辨治甲状腺功能亢进症经验撷要 [J].上海中医药杂志，2022，56（5）：22－25.

丁治国基于"木郁达之"及"阴虚内热"病机治疗甲亢经验

【名医简介】 丁治国，医学博士，主任医师，教授，博士研究生导师。北京中医药薪火传承"3＋3"名医工作室负责人，北京市名中医团队负责人，甲状腺病专科带头人，北京市重点学科"中西医结合临床"后备学科带头人。世界中医联合会管理专业委员会理事，国家中医类别执业医师考试命审题专家，国家自然科学基金评审专家，北京中医药学会中医全科医学专业委员会副主任委员，北京中西医结合学会外科专业委员会青年委员，北京市自然科学基金评审专家。主要研究方向为甲状腺疾病的中西医结合诊疗。擅长运用中药内服、外敷相结合的方法治疗结节性甲状腺肿、甲亢、甲减、桥本甲状腺炎（甲状腺抗体升高）、亚急性甲状腺炎、甲状腺癌等。

【学术思想】 丁教授基于中医特色的"见微知著、整体观"，提出"虇本相应"瘿病诊疗核心思想，认为甲状腺疾病是机体整体失调的局部表现。针对甲状腺功能亢进，从"阴虚内热"的基本病机出发，以滋阴清热为法，中西医结合，临床疗效显著，促进甲状腺功能恢复，可避免现代医学治疗相应并发症的发生。

【诊断思路】 丁教授认为甲亢病初多实，以气郁为先，见有气滞、肝火、痰凝和血瘀，病久多虚，主要是阴虚、气虚、气阴两虚、阴虚火旺，病变多涉及肝、肾、心、脾等脏腑。由此可见，中医学对本病临床表现、病因病机的认识较为深刻。忧虑为主要病因，进而引起阴虚为本、火热为标的"本虚标实"之证，临床症状表现包括心悸、失眠、多汗、舌红少苔等。七情不遂，肝郁气滞，恼怒伤肝，疏泄无权，气郁化火，火随气窜，上攻于头，故急躁易怒、面赤目红、口苦咽干、头晕目眩；肝郁化火，肝火旺盛，灼伤胃阴，胃火炽盛，则消谷善饥；木旺乘土，脾失健运，则大便溏泄；脾为后天之本，主四肢、肌肉，脾气虚弱，运化无权，则肌肉无以充养，故消瘦、乏力；脾为阴阳升降之枢纽，脾气不举，致阴阳升降失司，扰动下焦相火而上浮"在位相火"转变"离位相火"，故见烦热心悸、易燥不寐、多食善饥等阴火上乘之证；肝藏血，与冲脉相连，冲脉主月经，肝郁气滞则月经不调、经少、闭经；气滞则不能运行津液，津液凝聚成痰，痰气交阻颈前，瘿肿乃成，凝聚于目，则眼球突出；肾阴不足，水不涵木，肝阴亏损，肝阳上亢，故手足震颤；肝肾同源，肝阴亏耗，肾阴不足，相火妄动，扰动精室，故男子遗精，甚至阳痿；忧虑伤心，心肾阴虚，神失内守，故心悸心慌，失眠多梦；阴虚火旺，迫阴津外出，或气阴不足，气虚不能固护津液，故自汗盗汗；阴虚内热，则怕热、低热、舌质红、脉细数。

【治疗方法】丁教授根据《黄帝内经》"谨守病机，各司其属"之旨，基于"阴虚内热"的基本病机，以滋阴清热疏肝方对本病进行加减论治，具体方药：黄芩 30 g，知母 20 g，石膏 30 g，芍药 10 g，柴胡 20 g，香附 10 g，黄芪 30 g，半夏 10 g，陈皮 10 g，酸枣仁 30 g，柏子仁 20 g，麦冬 20 g，天冬 10 g，玉竹 20 g，丹参 10 g，合欢花 15 g，首乌藤 20 g，蒲公英 20 g，夏枯草 30 g，浙贝母 30 g。黄芪、知母、石膏、麦冬、芍药取黄芪汤之意，旨在益气阴，去客热；柴胡、香附、芍药、陈皮取柴胡疏肝之意，旨在疏肝理气解郁；麦冬、天冬、黄芩、知母取二冬汤之意，旨在养阴生津；柏子仁、酸枣仁、麦冬取天王补心丹之意，旨在滋阴清热安神；半夏、陈皮取二陈汤之意，旨在燥湿理气化痰；蒲公英在《神农本草经疏》中有记载，"蒲公英味甘平，其性无毒，当是入肝入胃，解热凉血之要药"，《本草衍义补遗》中记载其"化热毒，消恶肿结核，解食毒，散滞气"，本方用之清热散结；《景岳全书》中记载夏枯草"善解肝气，养肝血"，本方用之理肝养血；浙贝母旨在化痰散结开郁；合欢花解郁安神；首乌藤配伍酸枣仁滋心阴、宁心神，配麦冬清虚火、养心阴。在治法上疏肝解郁、滋阴清热，佐以养心安神、化痰消肿。临证加减：若见月经失调、甲状腺肿、突眼、舌下络脉瘀紫等，可用赤芍、郁金、茜草、益母草等化瘀活血之品；若见喉中如物阻、下肢肿、甲状腺肿、舌苔白腻等，则以茯苓、泽泻、车前子等化痰利湿；若因痰热内阻见惊惕不安、眠差等精神症状，可予瓜蒌、胆南星等清热化痰；若偏于心经火旺，表现为心悸、心烦、失眠等症状，可予黄连清心火；若偏于肝经火旺，表现为烦躁易怒，头晕头胀、手颤多动为突出者，可予石决明、生龙骨、生牡蛎等平肝潜阳。

【验案赏析】患者，女，30岁，2019年10月15日来诊。主诉：发现颈部肿大1年余。刻下症：颈部粗大，目赤、目胀，双手震颤，情绪易激、易怒，口苦，渴而多饮，怕热，多汗，偶有心慌心悸，大便一日一行，质黏，伴排便不尽感，纳可，眠佳，舌质红，舌苔黄，舌边有齿痕，脉弦数。查体：心率90次/分，甲状腺呈Ⅱ度肿大，质地稍韧。双下肢凹陷性水肿。甲状腺功能：TT_3 2.28 ng/mL，TT_4 13.04 μg/dL，FT_3 8.99 pg/mL，FT_4 3.68 ng/dL，TSH升高，TPOAb（+）。甲状腺B超：①双侧甲状腺肿大，弥漫性病变；②双侧颈部淋巴结肿大。西医诊断：慢性淋巴细胞性甲状腺炎、甲状腺功能亢进症。中医诊断：瘿病；辨证：肝郁化火，脾虚证。治则：清肝泻火，益气健脾。处方：夏枯草30 g，蒲公英45 g，桔梗18 g，制香附12 g，柴胡20 g，射干18 g，泽泻20 g，赤芍18 g，白芍15 g，合欢花35 g，生牡蛎30 g（先煎），猫爪草20 g，黄芩28 g，生石膏100 g（先煎），珍珠母35 g（先煎），牡丹皮28 g，知母25 g。7剂，水煎冲服，每日1剂，早、晚分服。甲巯咪唑片30 mg/d，空腹服；嘱低碘饮食，半个月后复查甲状腺功能。

2019年10月23日二诊：颈部粗大改善，情绪可控，明显好转，燥热感较前明显减轻，下肢轻度水肿，双手震颤好转，无汗出，无心慌心悸，纳可，眠佳，大便改善，便质可，小便调，舌质红，苔薄黄，舌边有齿痕，脉弦数。上方部分药物更改剂量：柴胡15 g，合欢花25 g，射干15 g，桔梗15 g，猫爪草25 g。7剂，煎服法同前，甲巯咪唑片同前，低碘饮食。

2019年10月29日三诊：患者情绪可，无燥热感，颈部粗大无明显变化，下肢水肿减轻，心慌手抖不显，纳眠可，二便调，舌质淡红，苔薄白，脉弦。复查甲状腺功能：TT_3、TT_4正常，FT_3 4.72 pg/mL，FT_4 1.95 ng/dL，TPOAb（+）。上方部分药物更改剂量：夏枯草60 g，猫爪草20 g，加决明子15 g。14剂，煎服法同前，甲巯咪唑片减量，20 mg/d，低碘饮食。

2019年11月12日四诊：情绪可，颈部变细，下肢已无明显水肿，无心慌，无燥热感，纳眠可，二便调，舌质淡红，舌苔薄白，脉略弦。复查甲状腺功能有好转。上方更改剂量：泽泻15 g，生石膏80 g，加牛蒡子12 g。14剂，煎服法同前，甲巯咪唑片减量，10 mg/d，低碘饮食。

2019 年 12 月 3 日五诊：复查甲状腺功能各项指标明显好转，继续服用中药以疏肝健脾、化痰散结，并随证加减，半个月后诸症皆好转。1 个月后停服中药，嘱其平时避免过度劳累，注意调畅情志，清淡均衡、低碘饮食，定期复查。

按语：本案治疗上当遵循"肝欲散，急食辛以散之""肝苦急，急食甘以缓之，以酸泻之"之法，治以疏肝解郁、清肝泻火、化痰散结。柴胡、赤芍、白芍、制香附取柴胡疏肝散之意，旨在辛散酸甘以疏肝理气解郁；夏枯草、柴胡、泽泻、黄芩取龙胆泻肝汤之意，意在清泻肝胆实火。因素体脾胃虚弱或病久脾虚，不胜龙胆草大苦大寒之性者，丁教授常用夏枯草代之，因夏枯草清肝泻火、明目，并能散结消肿，且其久服不易伤脾胃。《景岳全书》中记载夏枯草"善解肝气，养肝血"，本方用之可理肝养血。《神农本草经疏》中记载："蒲公英味甘平，其性无毒，当是入肝入胃，解热凉血之要药。"《本草衍义补遗》中记载蒲公英"化热毒，消恶肿结核"。石膏、知母清胃泄热；牡丹皮、赤芍清热凉血；射干、猫爪草以清热解毒散结；桔梗化痰散结；珍珠母、生牡蛎平肝息风，软坚散结，镇静安神；合欢花性味甘平，入肝经，疏肝气，辅以安神和络；泽泻利水渗湿，升中有降。全方以清肝泻火为主，又重在理气化痰、活血消瘿，气血水同调，风火同治，配伍严谨。

【参考文献】

[1] 李心爱，祁烁，陈晓珩，等 . 丁治国教授基于"阴虚内热"病机治疗甲亢经验撷要 [J]. 现代中西医结合杂志，2020，29（5）：505 – 507.

[2] 葛亚雪，祁烁，陈晓珩，等 . 丁治国教授基于"木郁达之"理论论治甲状腺功能亢进症的经验总结 [J]. 中国医药导报，2020，17（32）：120 – 123.

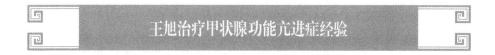

王旭治疗甲状腺功能亢进症经验

【名医简介】 王旭，江苏省中医院内分泌科主任医师，教授，博士研究生导师。从事教学、临床、科研工作 20 余年，先后跟随全国著名中医专家周仲瑛教授、许芝银教授及江苏省名中医陈金铎教授学习。擅长糖尿病、甲状腺疾病、痛风、黄褐斑、更年期综合征、慢性胃炎、胆结石、慢性肝炎、骨质疏松症、肿瘤等中医内科常见病、多发病的诊治。

【诊断思路】王教授认为甲状腺功能亢进症大多为情志失调、气机不畅所致。现代社会中，人们面临着工作、生活、社会等多重压力，易患情志不调、气机郁滞之疾。气郁则血行滞涩，久则成瘀，又因气郁易生热化火，久则炼液为痰，痰热、血瘀壅结于颈前而发为甲状腺功能亢进症，因而甲状腺功能亢进症始病于无形之气。肝脉上行循咽喉，连目系，上出额至巅顶，瘿病多为肝脉所主。女子以肝为先天，经、带、胎、产等生理特点皆与肝脉气血盈亏相关，故女性易见情志不调、肝气郁滞，因此，本病女性较男性多发。

本病气郁为先，病位在颈前，涉及肝、脾、肺、肾等脏。肝属木，主疏泄，性喜条达，其气直上。情志失和则肝气升降不利，疏泄失司，久则郁滞为患。土居中焦，主运化，为全身气机升降及水液代谢的枢纽。肝气郁结，横乘脾土，脾失健运，则津液气化不利，湿浊内生，聚而成痰。肺主气司呼吸，朝百脉，通调水道，助脾运化水气。肝气犯肺，肺失宣肃则气机升降不利，不能助脾行气化水，久则聚液成痰。肾主水，主纳气。久病及肾，肾虚不固，则水湿泛滥。甲状腺功能亢进症发病与情志不调、肝气郁滞密切相关，主要表现为颈前肿大或不适、情绪易激动、多食易饥、双目突出、怕热多汗等。因此，甲状腺功能亢进症病位在颈前，主脏在肝，涉及脾、肺、肾等脏。

【治疗方法】甲状腺功能亢进症由情志不调诱发，气郁生热、郁热伤阴为其主要病机，病理产物为气滞、痰凝、血瘀，三者相互胶结，又可作为致病因素，进一步耗气伤阴，加重甲状腺功能亢进症病情。

甲状腺功能亢进症病理因素为火、痰、瘀，可耗气伤阴加重病情。本病发病以阴虚为本，气滞、痰凝、血瘀为标。情志刺激，气机紊乱，肝郁气滞。气郁化热化火，郁火炽盛，灼伤营阴。"阴虚则无气"，阴伤日久气亦虚，久病则气阴两虚。"气行则血行"，气虚则行血无力，血滞脉中而成瘀；阳热炽盛，耗伤阴血，血行涩滞，亦能成瘀。郁热炽盛，耗灼阴液，炼液为痰；肝火旺盛，克犯脾土，脾失健运，湿浊内生，聚而成痰。气滞、痰凝、血瘀是甲状腺功能亢进症病程中产生的病理产物，又可相互壅结，进一步耗气伤阴。气阴两伤，阴不制阳，浮阳外越，阴阳离绝，可出现高热、大汗、烦躁、谵妄、恶心、呕吐等症状，导致甲状腺危象。

王教授认为甲状腺功能亢进症的核心病机为郁热伤阴。气郁化热，热盛又耗气伤阴，循环往复，终致痰热互结，阴虚火旺。热为阳邪，其性走上，痰热上扰，可蒙蔽清窍致头晕耳鸣；热邪久郁，炼液成痰，痰热互结，壅结颈前，则颈前肿胀，如有物哽；热盛伤津耗血，津亏则口干口渴，鼻腔干燥；肝火旺盛，灼伤目络，则双目胀涩畏光，迎风流泪；热踞于内，迫津外泄，则怕热汗出；心肝火旺，心血不足，则心慌失眠，烦躁易怒；胃阴亏损，胃热炽盛，则多食易饥；脾肾阴虚，气血生化乏源，则体形消瘦。甲状腺功能亢进症始病气郁，气郁化热致病程中期痰热邪实壅盛，标实为主，后期热盛阴伤，虚实并见。

汪教授认为甲亢根据临床表现可分为早期、中期、晚期。早期多由情志不遂、肝气郁滞、肝失疏泄导致，肝郁气滞为主要病机。主要表现为甲状腺微肿或不肿，情绪抑郁或烦躁易怒，胁痛目胀，口干口苦。治当疏肝解郁、行气消肿，方予柴胡疏肝散加减，药用柴胡、白芍、香附、当归、广郁金、陈皮、玫瑰花等。中期肝郁化火，虚火上炎，灼伤津液，炼液为痰，血滞成瘀，痰热、血瘀壅结颈前而为患，主要病机为肝火旺盛，痰凝瘀阻。临床表现为颈部肿大，烦躁易怒，怕热汗出，口干口苦，头目昏眩，肢体震颤等。治当清泻肝火、化痰散结，方予栀子清肝汤加减，药用夏枯草、连翘、栀子、黄芩、黄连、牡丹皮、浙贝母、白芥子等。晚期邪热久炽，"壮火食气"，火旺则耗气，热盛亦伤阴，热不去而气阴愈亏，终致气阴两伤之证。临床表现为甲状腺不肿或微肿，神疲乏力，气促多汗，口干咽燥，心悸失眠，五心烦热，大便频而稀溏等。治当益气养阴，佐以清热化痰，方予生脉散加减，药用太子参、麦冬、五味子、白芍、枸杞子、玄参、茯苓、法半夏、夏枯草等。

【治疗绝技】临床因病情变化，可伴有不同症状，需随症加减。头晕目眩者，可加天麻、钩藤等；心悸心慌者，可加红景天、丹参等；汗出较多者，可加浮小麦、五味子等；伴双目刺痛、畏光羞明、迎风流泪者，可加密蒙花、谷精草等；兼见腰膝酸软、耳鸣者，可加桑寄生、牛膝等；伴浮肿者，可加茯苓、猪苓、玉米须等；伴夜寐欠安者，可加合欢皮、夜交藤、酸枣仁等；手指颤抖者，可加石决明、钩藤等。

甲状腺功能亢进症由情志不调诱发，生活习惯可影响病情发展。王教授认为临床治疗甲状腺功能亢进症，不仅要关注患者临床症状及实验室指标的变化，更要关注患者的情绪变化，对患者进行心理疏导，指导患者自我调畅情志，气机条达则事半功倍。

【验案赏析】患者，女，32 岁，2014 年 12 月 16 日来诊。主诉：颈前肿大 1 年余。现病史：患者 1 年前无明显诱因下出现颈前肿大，至医院就诊，诊断为"甲状腺功能亢进症"，曾口服甲巯咪唑治疗。刻下症：颈前肿胀，心慌时作，情绪易激动，双手时有颤抖，晨起口苦，时有口干，月经量少，消谷善饥，夜寐安，二便尚调。舌暗红，苔薄黄腻，脉弦数。心率 96 次/分。手抖（＋）。辅助检查：T_3 3.04 ng/mL，T_4 203.8 ng/mL，TSH 0.02 μIU/mL，FT_3 10.3 pg/mL，FT_4 3.45 ng/dL，TGAb 2.37 IU/mL，TMAb 1.78 IU/mL；TRAb 3.12 IU/L；肝功能未见明显异常。辨证属肝火旺盛，治当清热泻火、解毒消肿，佐以活血化瘀。处方：夏枯草 10 g，连翘 10 g，枸杞子 10 g，白芍 20 g，浙贝母 15 g，白芥子 10 g，皂角刺 10 g，半枝莲 15 g，白蒺藜 10 g，桔梗 4 g，鸡血藤 20 g，泽兰 10 g，川芎 10 g，川牛膝 10 g，生甘草 3 g。28 剂，水煎服。

2015 年 1 月 23 日二诊：药后症缓，颈前肿胀较前好转，口苦不显，怕热汗出，心慌时作，口干明显，性情急躁，消谷善饥，夜寐安，二便尚调。舌红，苔薄，脉细。心率 86 次/分。手抖（＋）。辨证属肝火旺盛证，治当清热泻火，佐以养阴生津，予原方去鸡血藤、泽兰、川芎，加党参 10 g，麦冬 10 g，五味子 10 g，浮小麦 30 g。28 剂，水煎服。

2015 年 2 月 20 日三诊：药后症状减轻，颈部肿胀不显，心慌已平，汗出较多，口干时作，心烦易怒，稍觉神疲，纳谷尚可，夜寐安，二便调。舌红，少苔，脉细。心率 78 次/分。手抖（－）。辅助检查：T_3 1.38 ng/mL，T_4 132.8 ng/mL，TSH 0.20 μIU/mL，FT_3 3.9 pg/mL，FT_4 1.28 ng/dL，TGAb 2.3 IU/mL，TMAb 1.20 IU/mL；TRAb 1.68 IU/L；肝功能未见明显异常。辨证属气阴两虚证，治当益气养阴，佐以清热除烦。处方：太子参 10 g，麦冬 10 g，醋五味子 10 g，夏枯草 10 g，连翘 10 g，浙贝母 10 g，牡丹皮 10 g，枸杞子 10 g，炒白芍 15 g，石斛 10 g，浮小麦 30 g，桔梗 4 g，甘草 3 g。28 剂，水煎服。

服药 28 日后口干不显，复查甲状腺功能恢复正常，肝功能未见明显异常，其后继服中药 3 个月巩固疗效，随访至今，未见复发。

按语：患者为年轻女性，素有情志不遂，气机郁滞，久而化热，心肝火旺，则见心慌手抖，消谷善饥；热盛伤阴，则见口干苦；热入血室，煎血成瘀，瘀阻胞宫，则月经量少；热盛伤津，炼液为痰，痰热、血瘀壅结颈前，故见颈前肿胀。辨证当属肝火旺盛，治当清热泻火、解毒消肿、活血化瘀。方中夏枯草、连翘清热泻火，消肿散结；枸杞子、白芍养阴生津；皂角刺、半枝莲解毒消肿；鸡血藤、泽兰、川芎活血化瘀。二诊患者症状缓解，仍见心慌，怕热汗出，口干明显，舌质转红，苔薄，辨证属肝火旺盛证，兼见阴虚，故予原方去鸡血藤、泽兰、川芎，加党参、麦冬、五味子益气养阴，浮小麦收敛止汗。三诊患者甲状腺功能各项指标明显下降，颈前肿胀已愈，见汗出较多、口干明显、神疲乏力、心烦易怒等症，舌红少苔，是为病程日久，气阴两伤。辨证当属气阴两虚证，治当益气养阴，清热除烦，方予生脉散加味。

【参考文献】

[1] 赵银梅，王旭. 王旭治疗甲状腺功能亢进症经验［J］. 山东中医杂志，2018，37（1）：48－50.

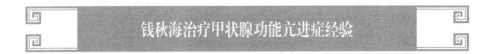

钱秋海治疗甲状腺功能亢进症经验

【名医简介】 钱秋海，知名专家，医学博士，教授，山东中医药大学附属医院内分泌科主任医师，博士研究生导师，山东省重点中医专科山东中医药大学附属医院内分泌科学术带头人，享受国务院政府特殊津贴。荣获山东省有突出贡献的中青年专家，山东省名中医药专家，首届齐鲁名医，首届中国百名杰出青年中医，第六批全国老中医药专家学术经验继承工作指导老师，山东省中医药五级师承教育项目传承导师，山东省卫生厅专业技术拔尖人才，首届山东省高层次优秀中医临床人才学科带头人。

【学术思想】 钱教授以广博的中医理论为指导，结合多年临床经验，认为甲亢多因饮食、情志、环境等多方面因素引起，且本病多存在体虚之证，其病机主要为阴虚燥热、痰气交阻，治疗当从疏肝、滋阴、泄热入手，兼以软坚散结，标本兼治。

【诊断思路】 钱教授认为由于情志不遂，肝失疏泄，日久肝郁化火，火旺则耗气伤阴而致阴虚火旺或气阴两虚之证，气滞、瘀血、痰浊郁结于颈前而成本病。本病初起多实，以气滞或肝火为主，久病虚实夹杂，多为阴虚火旺、气阴两虚。其病位在肝，旁及他脏，与心、肾、脾、胃关系密切；肝火上可上扰于心，下可灼烁肾阴，而成心肝火旺或肝肾阴虚证；肝火犯胃则胃火亢盛，肝乘脾土则脾失健运，终致胃强脾弱。

【治疗方法】钱教授总结多年临床经验认为，甲状腺功能亢进患者的病机重点在心，关键在肝，属于本虚标实之证，多表现为肝郁日久化火、上扰清窍和阴虚火旺、上扰心神。临床症状多表现为甲状腺呈弥漫性肿大，伴急躁易怒、乏力、汗出、心悸怔忡、体瘦、怕热等症状，其病机为肝郁化火，上扰心神，日久气阴两虚，阴虚火旺。经多年来的临床验证，更加肯定了益气养阴、消瘿散结、清心调肝兼顾五脏平衡在本病治疗中的重要地位。

以此理论为指导，钱教授以生脉散合百合知母汤为主方进行加减，自拟滋阴抗甲方，方中取黄芪、麦冬、五味子，有生脉散之意，配合百合、知母益气养阴，清热除烦，使津液得以自复；取夏枯草、炙鳖甲软坚散结，缓解局部闷胀不适症状，配合柴胡、黄芩、香附疏肝散结，行气解郁，调畅气机的升降；取酸枣仁、生地黄滋阴安神，舒缓紧张。诸药合用，共同起到益气养阴、疏肝散结的作用，大大缓解了甲状腺功能亢进患者的临床症状。生脉散，费伯雄在《医方论》中云："肺主气，心主血，生脉散养心肺之阴，使气血得以荣养一身。"黄芪，宋金时期张元素在《珍珠囊》言"黄芪，甘温纯阳，其用有五：补诸虚不足，一也；益元气，二也；壮脾胃，三也；长肌肉，四也；排脓止痛，活血生血，内托阴疽，为疮家圣药，五也。"百合知母汤，张仲景在《金匮要略》中云："百合病，发汗后者，百合知母汤主之。"《金匮玉函经二注》曰："百合安心定胆，益志养五脏，为能补阴也……而上焦阳也，阳宜体轻之药，故用知母佐以救之，知母泻火，生津液，润心肺。"诸药合用，共奏益气养阴、消瘿散结、清心调肝之效。

药理研究发现，黄芪具有双向免疫调节作用，黄芪提取成分具有增强免疫力、抗病毒、抗衰老等作用。酸枣仁能增强小鼠细胞免疫及促进抗体形成，增强小鼠迟发型超敏反应及拮抗环磷酰胺引起的小鼠迟发型超敏反应的抑制；实验表明，生地黄能明显纠正甲状腺功能亢进大鼠肾脏 β 受体结合位点数量的异常，说明生地黄能改善甲状腺功能亢进患者交感肾上腺素能神经兴奋症状；柴胡、黄芩不仅有抗病毒作用，还有解热、抗炎、镇痛及保肝、调节免疫作用。这都说明了滋阴清热、疏肝散结、清心安神药物在治疗甲状腺功能亢进中的地位。

【治疗绝技】钱教授认为甲亢的发病与痰浊、湿热、瘀血密切相关，多见虚实夹杂之证，治疗要注重加减化裁。甲状腺肿大甚者加清半夏、茯苓、瓜蒌、浙贝母、猫爪草等化痰散结；突眼甚者加决明子、青葙子、密蒙花、谷精草、木贼草等清肝明目；气滞甚者加青皮、陈皮、枳实、荔枝核、橘核、木香、槟榔等行气导滞；肝火亢盛、肝风内动者加龙胆草、栀子、夏枯草、白蒺藜、石决明、钩藤等清泻肝火、平肝息风；心火亢盛、心阴亏虚者加五味子、麦冬、丹参、夜交藤、酸枣仁、柏子仁、生龙骨、生牡蛎等养心安神；胃热炽盛、消谷善饥者加生石膏、知母等清泻胃火；脾胃虚弱、痰浊壅盛者加党参、白术、茯苓、山药、胆南星、半夏、白芥子、竹茹、车前子、泽泻等益气健脾化痰；瘀血重者加桃仁、红花、香附、穿山甲、水蛭、地龙、皂角刺、土鳖虫、白花蛇舌草、王不留行等活血化瘀、软坚散结；肝肾阴虚者加白芍、枸杞子、女贞子、墨旱莲、制何首乌、制鳖甲、熟地黄、山茱萸等滋补肝肾；若因外感热毒之邪而加重者加连翘、金银花、蒲公英等解毒散结。

【验案赏析】患者，女，21岁，2011年3月21日就诊。患者1个月前突发颈前闷胀不适，伴心慌、易怒、乏力、怕热汗多、消瘦明显、眠差等。甲状腺功能检查：血清 FT_3 21.99 pmol/L，FT_4 46.83 pmol/L，TSH 0.03 μIU/L。甲状腺B超：甲状腺切面形态正常，两侧叶呈弥漫性、对称性肿大，颈总动脉及颈内静脉被挤向外侧移位，表面光滑，包膜完整，内部回声普遍增密、增强，弥漫性紊乱，可见丰富的血流信号，小血管增多扩张，血流显著加速似"甲状腺火海样"改变。诊断：甲状腺功能亢进。患者因口服甲巯咪唑片后出现肝损伤，遂来本科就诊。检查发现双侧甲状腺肿大，质硬，痛苦面容，大便不畅，苔薄黄，脉弦数。钱教授认为，此为中医瘿病，应以益气养阴、消瘿散结、清心调肝为治则，以生脉散、百合知母汤为主方，并合用疏肝散结药物治疗。处方：黄芪30 g，麦冬20 g，五味子9 g，夏枯草20 g，炙鳖甲9 g，百合15 g，知母9 g，柴胡9 g，黄芩9 g，香附9 g，炒酸枣仁30 g，生地黄15 g，青蒿15 g，半枝莲15 g，羚羊角粉1 g（冲服）。7剂，水煎服，日1剂，分2次服。

治疗1周后心慌出汗缓解，颈前闷胀不适逐渐消除。随诊后以滋阴抗甲方为主方并随证加减，服药4个月后颈前闷胀不适、心慌乏力等症状明显改善，甲状腺功能检查指标恢复正常，甲状腺B超示甲状腺切面形态正常，两侧叶呈弥漫性损伤，表面光滑，包膜完整，内部回声普遍增强，弥漫性紊乱，可见丰富的血流信号。

【参考文献】

[1] 姜群群，钱秋海.钱秋海益气养阴法治疗甲状腺功能亢进经验［J］.山东中医杂志，

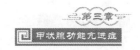

2012, 31 (8)：606 – 607.

[2] 张新颖，王营营，钱秋海．钱秋海治疗桥本甲状腺炎伴甲状腺功能亢进的经验
[J]．山东中医杂志，2013，32 (12)：925 – 926.

[3] 张芳，杨文军．钱秋海治疗甲状腺功能亢进症经验 [J]．实用中医药杂志，2015，
31 (2)：149.

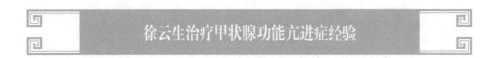

徐云生治疗甲状腺功能亢进症经验

【学术思想】徐教授治疗甲亢的常用药物有柴胡、白芍、赤芍、甘草、牡丹皮、菊花、山药、黄芪、麦冬、五味子、香附、山茱萸、连翘、栀子、川芎、玄参、益母草、党参等。治疗甲亢常用的药物药类为补虚药、清热药。甲亢所用药物的主要性味和归经分别为寒、平、温，辛，肝、肺、心、脾经。

【诊断思路】徐教授认为，甲亢应属"瘿病"范畴，可见于任何年龄，尤以中青年女性多见，其发病原因与自身免疫、遗传和环境因素相关。本病在疾病的不同阶段病机表现不同，应辨证论治。初期多属气滞痰凝，中期多属阴虚阳亢、虚实夹杂，后期以本虚为主。治疗上初期以疏肝解郁、理气化痰为主，中期以清肝泻火、理气活血与滋阴降火并重，后期应以补气养阴为主。

【治疗方法】在治疗手段上，应采用中西医结合的方法，以达到理想的疗效。在预防调护方面，徐教授强调了情志因素的重要性，在治疗时应注意对患者的心理进行调摄。临床用药方面，徐教授常选用牡丹皮、栀子清热泻火；柴胡、香附疏肝解郁，畅通气机；茯苓、白术、党参健脾益气祛湿；龙骨、牡蛎平肝潜阳、镇静安神、收敛固涩；麦冬、五味子收敛阴津；枸杞、菊花养肝清肝；浙贝母、连翘、夏枯草清热化痰、软坚散结，为治疗甲状腺肿大之要药。临床研究表明，浙贝母、连翘皆能不同程度地改善甲亢症状，夏枯草能改善血液流变学的部分指标，从而起到软坚散结的作用。

【治疗绝技】若患者症状复杂，存在兼症，还应根据患者病情灵活加减用药。常用陈皮、连翘、薏苡仁清热燥湿化痰兼以健脾；若睡眠差，善用生龙骨、牡蛎、茯神、酸枣仁等药以镇心安神、养心安神；若甲亢病程后期正

气不足、肝肾不足，常用枸杞、五味子滋补肝肾、收敛固涩、益气生津。

【验案赏析】患者，女，32 岁，2016 年 9 月 14 日初诊。主诉：心慌 2 个多月。现病史：患者于 2016 年 7 月初曾因心慌于某院就诊，诊断为"甲亢"，遵医嘱服用西药"甲巯咪唑片"进行治疗，50 mg/次，1 次/日。治疗后心慌未见明显好转。半个月前复查甲状腺功能和肝功能，均显示异常。刻下症：心慌，乏力，烦躁易怒，咽部有阻塞感，目胀，多汗，纳寐可，小便调，大便一日一行，质稀，舌红、苔干黄，脉弦数。查体：甲状腺 Ⅱ 度肿大，突眼征（＋），心率 150 次/分。甲状腺功能：$FT_3 > 50$ pmol/L、$FT_4 > 100$ pmol/L、TSH 0.01 mIU/L；肝功能：ALT 80.1 U/L、AST 50 U/L、A/G 1.5。西医诊断：甲状腺功能亢进症。中医诊断：瘿病；肝郁气滞、气郁化火证；属疾病发展中期。治法：疏肝清热，理气解郁，滋阴降火。予丹栀逍遥散加减。处方：牡丹皮 15 g，炒山栀 6 g，柴胡 9 g，香附 12 g，赤芍 18 g，白芍 18 g，茯苓 18 g，炒白术 20 g，党参 20 g，夏枯草 18 g，茵陈 18 g，连翘 15 g，浙贝母 9 g，煅龙骨 30 g，煅牡蛎 30 g，麦冬 20 g，五味子 9 g，炙甘草 12 g，川牛膝 20 g，益母草 20 g，玄参 9 g，枸杞 15 g，菊花 12 g。1 剂/日，水煎 2 次，混合取汁 400 mL，分早、晚两次服用，共 12 剂。西药予以丙基硫氧嘧啶，口服，早、晚各 50 mg。

2016 年 9 月 28 日二诊：服药后诸症减轻，现仍有心慌，心率较快，下颌处新发痤疮，舌红、苔薄黄，脉弦数。复查甲状腺功能：FT_3 13.39 pmol/L、FT_4 25.75 pmol/L、TSH < 0.005 mIU/L。肝功能：ALT 63 U/L、AST 39 U/L、A/G 1.8。处方调整：党参 15 g，连翘 18 g，玄参 12 g，枸杞 12 g，川牛膝 30 g，益母草 30 g，菊花 15 g，夏枯草 20 g，加泽泻 18 g。丙基硫氧嘧啶减为 50 mg/d。

2016 年 11 月 29 日三诊：服药后诸症好转，现有轻微咽干，晨起有少量白痰，偶有腰部酸痛。复查甲状腺功能：FT_3 4.86 pmol/L、FT_4 10.15 pmol/L、TSH 0.39 mIU/L。肝功能（－）。处方调整：玄参 15 g，浙贝母 12 g，香附 15 g，川牛膝 30 g，加陈皮 12 g。嘱患者坚持服药，定期复查。

2017 年 1 月 4 日四诊：无特殊不适。复查甲状腺功能：FT_3 5.41 pmol/L、FT_4 14.28 pmol/L、TSH 0.95 mIU/L。肝功能（－）。继守原方。丙基硫氧嘧啶减为 25 mg/d。患者反复于徐教授处就诊、复查，症状逐渐缓解。

2017 年 5 月 3 日五诊：患者诸症均已好转，甲状腺功能（－），肝功能（－）。

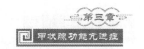

嘱患者续服中药，巩固疗效，定期复查甲状腺功能，平日注意养心安神，保持心情愉悦，切勿动怒。

按语：肝主疏泄，患者郁怒日久，情志不舒致肝气郁滞，气郁化火，火热灼伤津液，导致肝火上冲，出现烦躁易怒、目胀；热扰心神，则出现心慌；火蒸津液，则汗多外泄；阴虚火旺日久，耗气散气则致乏力。结合症状及舌脉，徐教授认为当以疏肝清热、理气解郁、滋阴降火为治则，并配伍清热化痰、健脾活血之品，使肝气条达，瘿瘤得退，脏腑功能恢复正常。方以丹栀逍遥散合生脉散加减，其中牡丹皮、炒山栀、菊花清肝泻火，柴胡、香附疏肝解郁，白芍、枸杞滋养肝阴，且枸杞与菊花合用可清肝明目；茯苓、炒白术健脾祛湿、以消痰凝，合生脉散之党参、麦冬、五味子，奏益气生津、敛阴止汗之功；并配伍连翘、夏枯草、浙贝母、玄参泻火散结，煅龙骨、煅牡蛎滋阴潜阳、宁心安神，川牛膝引肝火下行，赤芍通经活血，合益母草活血利水；茵陈疏肝清热，并有保肝之功，有利于使患者肝功能恢复正常；炙甘草调和诸药。

【参考文献】

［1］程蓓蓓．基于数据挖掘探讨徐云生教授治疗甲状腺功能亢进症的用药规律［D］．济南：山东中医药大学，2017.

［2］吕平阳，徐云生．徐云生辨治甲状腺功能亢进症经验［J］．湖南中医杂志，2019，35（5）：33-34.

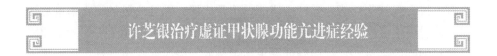

许芝银治疗虚证甲状腺功能亢进症经验

【名医简介】许芝银，主任医师，教授，博士研究生导师。第四、第五、第六批全国老中医药专家学术经验继承工作指导老师，享受国务院政府特殊津贴。

【诊断思路】虚证甲亢以阴虚为本，气虚、气滞为主要致病因素，气阴两虚，气滞不通，阴虚阳亢，虚阳上扰，全身阴阳气机紊乱，故发此病。

【治疗方法】许教授强调以滋阴衡阳为基本治法，多法并用。《素问·阴阳应象大论》云："黄帝曰：阴阳者，天地之道也，万物之纲纪，变化之父母，生杀之本始，神明之府也，治病必求于本"。根据上述病因病机特点，许教授在虚证甲亢的治疗上提出益气养阴、滋阴衡阳之法。选用性味平和、滋补肝肺肾阴、益气健脾的药物组合，同时注重敛汗生津、镇静安神、清热活血并用，以达到益气固表止汗、清热凉血不留瘀、镇静清心安神的功效。许教授临床常用基本组方：党参 15 g，天冬 10 g，麦冬 10 g，生地黄 10 g，五味子 5 g，牡丹皮 10 g，赤芍 10 g，白芍 10 g，茯苓 10 g，陈皮 5 g，茯神 20 g，灵磁石 20 g，甘草 6 g。方中党参、茯苓、陈皮益气健脾，固护脾胃；天冬、麦冬、生地黄、五味子补肺益肾，滋阴制阳，固表止汗；白芍滋补肝阴，调肝益肾；牡丹皮、赤芍清热凉血活血，以防气虚、气滞以致瘀血停留；茯神、灵磁石养心镇静安神；甘草调和诸药。诸药合用，共奏益气养阴、滋阴衡阳之功，以达到调和阴阳、阴平阳秘的临床功效。

【治疗绝技】临证加减：若头晕目眩，头部胀痛，全身乏力不适，可加白蒺藜、钩藤、天麻平肝息风，祛风止痛；若自汗严重，轻微恶风，可加用玉屏风散益气固表。

到了后期气阴亏虚更加明显，表现为体形消瘦，全身乏力，自汗盗汗更加明显，心悸不适，心率过速，烦躁，失眠多梦。此期可重用灵芝 10 ～ 12 g。灵芝性温，味淡，滋补强壮，固本扶正。《神农本草经》曰："山川云雨，四时五行，阴阳昼夜之精，以生五色神芝"，指出灵芝在古代已是上等药材，归为补益药，用处广泛，服用可延年益寿。病程后期对肝、脾、肺、肾均以滋补为主，灵芝为补益上等药材，滋补肾气，填充各脏，维持各脏的功能的正常运行，同时可以益气养血、清心镇静。现代研究表明，灵芝具有抵抗心肌氧化功能，维持心肌能量正常代谢，保证心脏的正常血液灌注量，同时灵芝多糖升高谷氨酸转运体如 GLAST、GLT-1、EAAC1 的表达而降低神经细胞的兴奋性，从而降低静止性震颤的间隔时间。灵芝还可以增强人体的免疫功能，抑制慢性氧化应激，延缓衰老。

【验案赏析】患者，女，45 岁，2018 年 9 月 10 日初诊。主诉：确诊甲亢 2 月余。现病史：2 个月前患者体检发现甲亢，遂服用甲巯咪唑片 10 mg，3 次/日，未服用中药调理，甲状腺功能指标下降不明显，全身不适症状逐渐加重。服用甲巯咪唑期间出现胸闷不适，现患者为求进一步治疗，至许教授门诊就诊。查甲状腺功能：FT_3 10.3 pg/mL，FT_4 2.94 ng/dL，TT_3 3.03 ng/mL，TT_4 175.6 ng/mL，TSH 0.03 μIU/mL，余检查未见异常。刻下症：患者头痛，时有头晕，全身乏力，自汗、盗汗，手抖，口干舌燥，视物模糊，眼睛干涩，眼球未突，消瘦，五心烦热，焦躁不安，心烦易急，饮食一般，二便调，夜寐差。舌尖红，少苔，脉细数。西医诊断：甲状腺功能亢进症。中医诊断：瘿病（气阴亏虚）。治法：益气养阴，调和阴阳。处方：党参 10 g，天冬 10 g，麦冬 10 g，生地黄 10 g，五味子 5 g，牡丹皮 10 g，赤芍 10 g，白芍 10 g，茯苓 10 g，陈皮 5 g，茯神 20 g，灵磁石（先煎）20 g，白蒺藜 20 g，钩藤 20 g，碧桃干 20 g，浮小麦 20 g，甘草 6 g。14 剂，水煎服，每日 1 剂。甲巯咪唑改为 10 mg，2 次/日。

2018 年 9 月 25 日二诊：服药后白天和晚上出汗较前缓解，但仍有汗出，头晕头痛不适症状消失，夜寐轻微改善，二便调。舌红少津，苔薄白，脉弦细。甲巯咪唑剂量减少后，无胸闷不适症状。中药原方去白蒺藜、钩藤、碧桃干，余方药不变。14 剂，水煎服，每日 1 剂。西药继续维持原剂量。

2018 年 10 月 8 日三诊：甲功指标：FT_3 5.3 pg/mL，FT_4 1.89 ng/dL，TT_3 2.02 ng/mL，TT_4 142.3 ng/mL，TSH 0.03 μIU/mL。症状表现为出汗明显缓解，烦躁易怒也较前明显改善，心情平静，夜寐症状好转不显。舌淡红，少苔，脉细数。二诊方去浮小麦，加合欢皮 15 g，夜交藤 15 g。14 剂，水煎服，每日 1 剂。西药继续维持原剂量。

2018 年 10 月 23 日四诊：夜寐明显好转，其余不适症状也逐渐减轻。三诊方减合欢皮、夜交藤、牡丹皮、赤芍，14 剂，水煎服，每日 1 剂。西药继续维持原剂量。

2018 年 11 月 8 日五诊：甲功指标：FT_3 4.2 pg/mL，FT_4 1.23 ng/dL，TT_3 1.82 ng/mL，TT_4 130.5 ng/mL，TSH 1.82 μIU/mL。服药后全身不适症状明显改善，患者继以前法门诊治疗病情稳定。

2019 年 2 月复诊，查其舌脉皆如常人，甲状腺功能恢复正常，嘱平时多进食新鲜水果，保持心情舒畅，停药观察。

按语：该患者患甲亢 2 月余，全身出现潮热、出汗，病程日久，肝肾亏虚，加之情志不舒，气血运行不畅，阴虚阳亢，故发此病。初诊时治法为益气养阴，调和阴阳，药用党参、茯苓、陈皮益气健脾和胃，天冬、麦冬、生地黄、五味子补肺益肾，滋阴制阳；浮小麦、碧桃干固表止汗；白芍滋补肝阴，调肝益肾；牡丹皮、赤芍清热凉血；茯神、灵磁石养心镇静安神；白蒺藜、钩藤息风止痛。二诊头痛不适症状消失，故去白蒺藜、钩藤，出汗好转，故去碧桃干。三诊出汗进一步好转，故将固表止汗药浮小麦也去掉，患者失眠症状改善不显，故加夜交藤、合欢皮配合原方中茯神养血清心安神。

四诊患者寐可，故去夜交藤、合欢皮，身热不适症状缓解，故去牡丹皮、赤芍清热凉血之药。病情稳定后嘱患者保持心情平和，切勿焦躁不安，以防引动内火，诱发旧疾，加重病情。告知患者饮食甘凉水果，滋润清热生津。后期需要进一步调整作息，增强自身免疫功能，才能避免久病复发。

【参考文献】

[1] 叶少玲，徐恒新，许芝银. 许芝银治疗甲状腺功能亢进症经验 [J]. 江西中医学院学报，2013，25（1）：20－21.

[2] 王聪，姚昶. 许芝银治疗虚证甲状腺功能亢进经验 [J]. 中华中医药杂志，2021，36（5）：2766－2768.

第四章　甲状腺功能减退症

【诊断思路】魏教授认为甲状腺功能减退症（甲减）属阳气虚衰证，病位在肾，涉及心、肝、脾，其病机特点为本虚标实，其本在阳气虚衰，标在痰浊、瘀血等实邪。

甲减发病过程中阳虚多兼气虚，而气虚也易致阳虚，郑钦安言"坎中一丝真阳乃人身立命之本。"因此甲减以阳气虚衰为本，其中肾阳虚衰最为重要，肾阳作为诸阳之本，"五脏之阳气，非此不能发"，若肾阳虚衰，则脏腑功能减退，机体的新陈代谢减缓，产热不足，精神不振，出现虚寒征象。肾阳虚衰，开阖失司，水液停聚为痰为饮，发为水肿；水饮凌心，可出现心悸气短；根据"阴阳互根"理论，阳虚日久必致阴虚，可出现皮肤粗糙干燥、便秘等阴精不足表现；火不暖土，脾失健运，水谷生化乏源，肢体肌肤失养，故而表现为倦怠乏力、面色不华、嗜睡懒言、食欲缺乏、腹胀等症状。"肾命不能蒸运，心阳鼓动无能"，可致经脉血络瘀阻不畅，表现为肌肤甲错、舌质紫暗、心动过缓，脉沉迟弱等。根据"乙癸同源"理论，肾阳虚衰必然波及肝阳，肝肾阳虚，阳不制阴，阴寒内盛，可出现下焦虚寒，少腹冷痛，宫寒不孕，阳痿精冷；肾阳虚衰，水液敷布失常，气机不畅，可出现手足肿胀、少汗等。因此甲减属阳气虚衰证，病位在肾，涉及心、肝、脾。

血瘀日久，影响气机，进而导致津液输布失常，蓄积于脉，形成痰饮反之，若水饮停积，亦可影响血液运行而致血瘀。痰饮、瘀血二者互相影响，既可因痰致瘀，亦可因瘀致痰。后世有医家提出颈咽为呼吸之门户，气机之要冲，因气郁所致痰瘀，随气交结于颈咽而发为瘿病。因此痰浊、瘀血既是致病因素，又是病理产物，在病机认识上不可偏废。

【治疗方法】 人体作为一个整体，气血阴阳相互依存，"补气即补阳"，二者相互为用，增强脏腑的生理功能，恢复机体阴阳平衡。"损者益之""形不足者温之以气"，益气以鼓动血行，促使血流通畅，致气血调和。"阳气者，精则养神，柔则养筋。"阳气在内可温煦五脏六腑，在外可温养肢体筋脉。人体一切生命活动都离不开阳气的温养功能。因此补阳法是甲减重要的治疗原则，甲减以肾阳虚为本，或伴脾阳不足，或兼心阳亏虚，故常用治则有补气温阳，重在温补肾阳，临证不忘兼顾脾土、心阳等。现代许多医家已认识到补气、温阳是甲减的重要治法，多运用补气温阳的治则选方或自拟方治疗甲减，减轻患者临床症状，效果显著。现代研究也证实补气中药复方通过整体调节增加甲状腺激素分泌，改善甲状腺功能。温补肾阳药物经研究发现具有明显升高甲减患者血清中的甲状腺激素浓度的作用，经治疗后患者 T_3 的血清浓度显著升高，推测作用机制可能与残存甲状腺组织功能恢复、激素分泌量增加等密切相关。

"伤寒中风，有柴胡证，但见一证便是，不必悉具"，张仲景提示后人柴胡汤证不必生搬硬套，抓住主症即可使用。推而广之，魏教授提倡"抓主症"简化辨证过程，果断遣方用药。根据甲减患者主诉的不同，以"畏寒、困倦、水肿、胸闷憋气、心动过缓、脉迟"作为甲减辨治的主症，选择《伤寒论辨少阴病脉证并治》方剂灵活化裁应用于甲减的治疗，常获直中靶的之效。

【治疗绝技】

1. "畏寒、困倦乏力"明显用附子汤：张仲景用附子汤治疗少阴阳虚、寒湿不化证。肾阳虚衰，温煦机能减退，故而出现畏寒、肢冷；脾为后天之本、气血生化之源，主四肢肌肉，脾阳赖于肾阳之温养，肾阳亏虚，火不暖土，脾运失健，可见倦怠乏力。故甲减表现为"畏寒、困倦"等一派阳气虚衰、产热不足之象者，辨为肾阳虚衰证，魏教授仿附子汤、当归四逆汤方义组为基础方：附片 12～15 g，党参 15～20 g，茯苓 15 g，白术 12 g，桂枝 15 g，当归 12～15 g。临证重视药物剂量的灵活加减，附子汤为"少阴固本御邪之剂，功在倍用生附，力肩少阴之重任"，故此处炮附子重用 12～15 g 为君。党参为臣，茯苓、白术健脾化湿，且白术配附子温补脾肾，兼顾先后天；桂枝辛温，通阳散寒，助附子温阳祛寒；当归以其味甘而重、气轻而辛之特性，兼顾补血行血，使其补中有动，行中有补。临证困倦乏力明显者，或体形肥胖者亦不少见，须顾其脾气虚衰较甚，可酌加补中益气汤、四君子汤增强健脾益气之力。

2. "水肿"明显用真武汤、肾气丸、春泽汤：本病的水肿是本虚标实之证。甲减发为水肿者，其本虚为脾、肾二脏虚损运化水液失常，肾中阳气可助脾阳运化水湿，且"水气通于肾"，其最重要的病机是肾失健旺，是本虚的关键。水肿的治疗，早在《素问·汤液醪醴论》即载有"微动四极，温衣"，可见古代医家已认识到温阳的重要作用，皆因阳气振奋，运化有权，才能消散水气。"水之所制者脾""水之所行者肾"，故魏教授治疗水肿以扶正为主，从脾肾入手，宗仲景"病痰饮者，以温药和之"，故肾气虚用济生肾气丸加减；脾气虚用春泽汤（五苓散加人参）加减；脾肾两虚用附子汤（真武汤加人参）加减，也可选参芪地黄汤合附子汤以利水。标实指水湿有形之邪以及痰浊、瘀血、气滞等。"开鬼门，洁净府""去菀陈莝"，总体上囊括了临床中祛邪利水的治疗方法。治标着眼于水湿，同时指出祛邪并不局限于水湿，气、血、痰阻碍气机均可引发水肿。若忽视气血调畅则事倍功半。因此魏教授治疗水肿兼气滞者用大橘皮汤（五苓散加陈皮、木香、槟榔、滑石、生姜、甘草）加减；兼血瘀者用当归芍药散加减。真武汤原为少阴阳虚、水湿泛溢而设。现代研究证实真武汤能促进肾阳虚大鼠肾上腺皮质醇分泌，明显增加了血清中的 T_3、T_4 含量。真武汤通过提高血浆醛固酮水平，降低抗利尿素的分泌，进而加快 Na^+、K^+ 的排泄，使肾阳虚大鼠保持水、电解质含量平衡，恰如其利水作用。

3. "胸闷憋气、心动过缓，脉迟者"明显选用麻黄附子细辛汤：麻黄附子细辛汤原为素体阳虚，外感风寒证而立，实为标本并治之剂。甲减患者表现为心动过缓等症状，归于现代医学中的缓慢型心律失常，在中医学理论中属"心悸""胸痹""晕厥""迟脉证"等范畴，"人之有生，心为之火，居上，肾为之水，居下，水能升而火能降，一升一降，无有穷已，故生意存焉"。心为阳脏而主血脉，心阳赖于肾阳鼓动，肾阳亏虚无以温煦心阳，运血无力可致胸闷憋气及心动过缓等。麻黄附子细辛汤属心肾同治，具有温通心肾、助阳解表之功效，治疗"少阴病，始得之，反发热，脉沉者"。麻黄可温振心阳，心阳充足则可使心火下济于肾，心肾相交，则内外阴寒凝结可破。邹润安于《本经疏证》中谓麻黄能"通心阳，散烦满"。故此方中麻黄不局限于发汗解表，而主要是振奋、提升阳气。细辛，阳药也，"升而不沉，虽下而温肾中之火"，可助麻黄发越阳气、温通散寒，与附子配伍，又有鼓舞肾中真阳之力，三药联合相得益彰，但是使用细辛须警惕其肾毒性，宜"剂量轻""时间短"，用量 3 g 即可。见痰浊痹阻症状者，补气温阳治其本，不忘化痰行气通痹，以四逆散合冠脉Ⅱ号（中国中医科学院西苑医院协定方）加减为基础方：柴胡 12 g，赤芍、白芍各 15 g，枳壳 12 g，丹参 15 g，红花 9 g，川芎 9 g，白芷 9 g，炙甘草 6 g。见瘀血痹阻症状者，补气温阳治其本，不忘化瘀宣阳通痹治其标，以瓜蒌半夏薤白汤合宽心丸（中国中医科学院西苑医院协定方）加减为基础方：瓜蒌皮 20 g，薤白 20 ~ 30 g，半夏 12 g，桂枝 15 g，良姜 9 g，细辛 3 g，郁金 12 g。

"瘿者，由忧恚气结所生""女子郁怒倍于男子"，肝气、肝阳常有余，甲减更常见于女性。伴有情志抑郁，咽部堵塞感者，加用柴胡、赤白芍、枳壳、生甘草、半夏、厚朴、苏梗、茯苓等药物，选取四逆散合半夏厚朴汤方义加强行气解郁、健脾化痰之力。另外，甲减常影响女性患者生殖系统功能，临证治疗中需考虑加入调经理血之药。

甲减若伴甲状腺肿大，可加强化痰散结之品，如浙贝母 10 g（或土贝母 15 g），生牡蛎 30 g，海藻 15 g，夏枯草 10 g，玄参 12 g 等。临证配伍需警惕十八反禁忌证，尤其注意半夏、浙贝母、瓜蒌均与乌头、附子相反，海藻与甘草相反。另外，魏教授认为甲减的治疗应慎用苦寒中药，因寒易伤阳，使阳虚更甚，苦易败胃，使水谷腐熟障碍，气血生化乏源，气虚加重。

甲减伴有骨痛者，加杜仲 12 g，补骨脂 12 g，威灵仙 15 g，杜仲、补骨脂取青娥丸方"壮筋骨、活血脉"之义，尤其适用于绝经后女性患有甲减者。朱丹溪在《丹溪心法》《格致余论》中将威灵仙作为治疗痛痹的要药，可搜行上下，以除风湿、止痹痛。

甲减若伴肌痛痉挛，加芍药 30 g，甘草 10 g，鸡血藤 20 ~ 30 g，芍药、甘草两味药物原为芍药甘草汤组成，亦源于《伤寒论》，此方药味精当，酸甘化阴，调和肝脾，可发挥养血柔筋、缓急止痛之功。现代药理研究发现该方兼具解痉、止痛、松弛平滑肌等功效。鸡血藤作为藤类药物不仅具有舒筋通络之功，还可发挥活血补血、调经止痛的作用。

【验案赏析】患者，女，40 岁，2016 年 9 月 13 日初诊。主诉：眼睑及下肢间断肿胀 1 年余。现病史：甲减病史 1 年 2 月余，口服左甲状腺素钠片 50 μg/d 控制病情，近期复查甲状腺功能正常。否认冠心病、糖尿病、高血压等慢性病病史。刻下症：心慌、气短明显，腿软乏力，情绪激动后手足发凉，右手发麻，偶有头晕，纳可，眠可，二便正常。舌淡红、边有齿痕，苔薄白，脉沉弦。西医诊断：甲状腺功能减退症。中医诊断：水肿，阳虚水泛证。治法：益气温阳利水，处方：生黄芪 30 g，陈皮 10 g，党参 12 g，茯苓、茯神各 15 g，生白术 15 g，桂枝 15 g，黑附子 12 g，白芍 15 g，南五加皮 15 g，生姜 10 g，炙甘草 6 g，石菖蒲 15 g，合欢皮 15 g，30 剂，日 1 剂，水煎服，早、晚各 1 次。左甲状腺素钠片维持原量。

2016 年 10 月 13 日二诊：患者诉眼睑及下肢肿胀减轻，乏力、气短、腿软均好转，偶有头晕恶心，生气后伴有背痛，喜太息。舌淡红、边有齿痕，苔薄白，脉细。上方去甘草、五加皮、白芍，加川芎 12 g，丹参 20 g，郁金 12 g，菟丝子 15 g。30 剂，日 1 剂，水煎服，早、晚各 1 次。左甲状腺素钠片维持原量。

2016 年 11 月 15 日三诊：患者诉眼睑及下肢肿胀，乏力、气短、腿软等已愈，情绪好转，偶有一过性头晕，正值经期后，月经量少，大便不畅，舌淡白、边有齿痕，苔薄白，脉稍弦细。辅助检查：心电图提示 T 波改变。上方去石菖蒲、郁金，加当归、白芍。30 剂，日 1 剂，水煎服，早、晚各 1 次。左甲状腺素钠片维持原量。

按语：该患者甲减诊断明确，以"眼睑及下肢水肿 1 年余"为主诉，属中医"水肿"范畴。"命门火衰，既不能自制阴寒，又不能温养脾土，则阴不从阳而精化为水，故水肿之证多属火衰也"，该患者水肿发病之本在于命门火衰、肾阳不足。水液运行障碍，蓄积体内，泛溢于躯体之间，上泛于颜面，见眼睑水肿，上泛清窍致头晕，蓄积于下肢，见下肢水肿。蓄积于胸导致胸闷、气短。肾阳虚衰失其温煦，故四肢发凉、乏力。结合舌淡红、边有齿痕，苔薄白，脉沉弦。辨为阳虚水泛证，以益气温阳利水为法，自拟方中生黄芪、陈皮两味药物，一动一静，补气与行气相辅相成，生黄芪虽是补虚圣药，但体虚之人行气无力，恐遏气机，故加用陈皮除壅中之弊。党参、茯苓、生白术、黑附子、白芍、生姜、南五加皮，仿附子汤及真武汤方义，一则温补元阳，二则化气利水。此处选用南五加皮，取其补肾壮骨、利水消肿之功。魏教授强调临床须区分南、北五加皮，不同于南五加皮，北五加皮具有强心利水作用，但因有毒，剂量宜小。茯神、石菖蒲、合欢皮均是魏教授常用安神之品，茯神甘淡，功长宁心渗湿健脾，与茯苓相配，兼顾宁心与利水。石菖蒲芳香走窜，善开窍醒神、祛痰化湿，与茯苓相配可用于水湿上蒙清窍导致的头晕。合欢皮甘平，《神农本草经》曰其"主安五脏，和心志，令人欢乐无忧"，除解郁宁心外，还兼具和血消肿之功，与五加皮相配，发挥利水消肿的作用。二诊时患者诉水肿、乏力等症状减轻，诉背痛、喜太息，白芍、甘草酸甘收敛，去之以免气机受阻。水肿减轻，故去五加皮，加菟丝子补肝肾壮阳气以缓解背痛。川芎、丹参、郁金三味药物相伍可活血化瘀、疏通经络，使血行气畅。三诊时患者情绪好转，故去石菖蒲、郁金，诉偶有一过性头晕、月经量少，该患者正值经后，血海空虚，故加入当归、白芍这一常用养血药对，当归甘温而润，补血养血调经。白芍性凉而滋，补血敛阴调经。二药辛开与酸收相伍，动静相宜，共奏养血补血之功。患者疗效明显，体现了魏教授善用经方、"抓主症"辨治的临证特点。

【参考文献】

［1］王丽丹，张广德．魏子孝活用经方辨治甲状腺功能减退症经验［J］．世界中西医结合杂志，2021，16（3）：446－449，453．

［2］李月圆，陈凤，张广德．魏子孝基于"抓主症"思想辨治甲状腺疾病经验［J］．中医药导报，2022，28（9）：168－172．

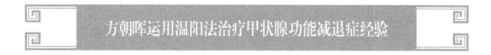

方朝晖运用温阳法治疗甲状腺功能减退症经验

【学术思想】 方朝晖教授认为甲状腺与肾通过经络相连，甲状腺激素与中医的肾精密切相关，其功效与肾精中之阳精相似，发挥温煦、运动、振奋等作用。

【诊断思路】 方朝晖教授认为该病可归纳入"瘿劳""水肿""虚劳""五迟"等病之范畴，病位在心、脾、肾，以脾、肾为重，"精气夺则虚"，甲状腺功能减退症可能因肾阳虚所致甲状腺先天发育不良，或引起甲状腺后天生理功能的衰退而发病。因病可见气滞、血瘀、水饮等病理产物，病机以阳气亏虚为要，治疗多采用益气温阳、填精益髓之法。

【治疗方法】 方朝晖教授据其多年临床经验总结，认为本病病程之关键在于阳气亏虚。临证当以益气温阳为基本治疗原则。方朝晖教授将本病分为脾肾阳虚证、心肾阳虚证、阳气衰竭证三型。

1. 脾肾阳虚证：见疲乏无力，记忆力低下，食少便溏，头目眩晕，腰膝酸软，怕冷，皮肤无光泽，毛发易折易脱落，诸身水肿，舌苔白腻，舌体淡胖或见齿痕，脉滑，尺沉，男性性功能障碍，女性痛经。治疗可以补气温阳、健脾益肾为主。处方以四君子汤合右归丸随证加减。

2. 心肾阳虚证：见心悸，心胸憋闷，形寒，四肢皮温下降，头晕耳鸣，腰膝酸冷，男性阳事不举，女性月经不调，舌淡嫩，苔白滑。治法当以补肾助阳、宁心安神。处方以金匮肾气丸合并桂枝甘草汤随证加减。

3. 阳气衰竭证：见神志昏迷，肢体不温，甚至厥冷，声音低下，气息欲绝，肌软无力，脉象难查，该证型主要见于某些甲状腺功能减退患者合并出现黏液性水肿之时。治法当以救阳挽命，醒神固脱。处方以四逆汤随证加减。

【治疗绝技】方朝晖教授认为治疗甲减温补肾阳治其本，选方金匮肾气丸加味《素问·三部九候论》曰："虚者补之。"《素问·至真要大论》曰："劳者温之。"《素问·阴阳应象大论》对于虚劳性疾病选方用药上提出了治"形不足者，温之以气；精不足者，补之以则味。"可见，对于虚劳性疾病治当温补。《医门法律》曰："虚劳之证，《金匮》叙于血痹之下"，可见劳则必劳其精血也。又《张氏医通》曰："人之虚，非气即血，五脏六腑莫能外焉。而血之源头在乎肾"，基于甲状腺功能减退症的中医病机、病位，结合经络所过，主治所及，甲状腺疾病可从肾论治，甲状腺功能减退症的治疗原则为温补肾阳。金匮肾气丸主要功效为补肾助阳，主治肾阳不足证，有"益火之源，以消阴翳"之效，并能促进膀胱气化以利水，可用于治疗肾阳不足、气不化水所致甲状腺功能减退症。

甲状腺功能减退症临床表现繁杂，尚需随证加减。畏寒肢冷明显者加防风、桑枝、桂枝、杜仲、菟丝子等；气虚明显者加黄芪、太子参、白术、黄精、石斛等；情绪低落明显者加合欢花、合欢皮、郁金、白蒺藜、白芍等；记忆力减退者加远志、酸枣仁、石菖蒲、益智仁、茯神等；关节疼痛不适者加威灵仙、木瓜、延胡索、细辛、羌活、独活等；大便秘结者加大黄、瓜蒌、柏子仁、厚朴等；月经量少或闭经者加桃仁、红花、泽兰、鸡血藤、当归、茜草等；颈前有压迫感者加三棱、莪术、半夏、山慈菇、桔梗、升麻、夏枯草等；夜尿次数增多、小便清长者加覆盆子、芡实等；不思饮食、胃胀、腹胀者加枳壳、藿香、陈皮、佛手、神曲、山药等；水肿明显者加防己、玉米须、车前草、赤芍、猪苓等；心悸胸闷者加炙甘草、丹参等；面色苍白者加党参、川芎等；腰酸不适者加杜仲、桑寄生、牛膝、淫羊藿等；反应迟钝者加生地黄、黄精、石菖蒲、枸杞、赤芍等；皮肤干燥者加地骨皮、丝瓜络、枸杞、仙鹤草、生地黄等；毛发稀疏者加桑椹、女贞子、肉苁蓉、何首乌、黄精、川芎等。

【验案赏析】患者，女，44 岁，2014 年 11 月 5 日初诊。主诉：乏力、畏寒、面色少华 1 年余，加重 1 个月。现病史：1 年前无明显诱因下自觉全身倦怠乏力，畏寒，少汗，1 个月前上述症状加重明显，且纳差腹胀。刻下症：乏力、畏寒、头晕、纳差、腰膝酸软、夜尿频多、夜寐差。月经周期延迟，量少，色淡，无痛经。甲状腺Ⅰ度肿大，质软，触痛阴性。心率 65 次/分，律齐，未闻及杂音，双肺正常，肝脾不大，双眼睑轻度水肿，晨起明显。舌质淡白，舌体胖大，边有齿痕，舌苔薄，脉沉细。查甲状腺功能：FT$_3$ 0.18 pmol/L、FT$_4$ 5.73 pmol/L、TSH 35.48 μIU/L。查甲状腺彩超见甲状腺弥漫性病变。心电图示窦性心律。中医诊断：虚劳（肾阳亏虚）。西医诊断：甲状腺功能减退症。治疗给予左甲状腺素钠 50 μg/次，1 次/日；中医予以温补肾阳方药。处方：山药 20 g，山茱萸 10 g，茯苓 15 g，牡丹皮 15 g，桂枝 8 g，熟地黄 15 g，白术 10 g，附子 9 g，莲子心 12 g，当归 10 g，黄芪 20 g，砂仁 6 g，天麻 9 g，杜仲 15 g，炙甘草 8 g。21 剂，日 1 剂，水煎 300 mL，150 mL/次，2 次/日。

2014 年 12 月 3 日二诊：患者服用上方 3 周后，乏力、畏寒症状明显减轻，眼睑浮肿好转，诉仍有腰膝酸软，夜寐欠佳。舌淡苔薄白，脉沉细。上方去牡丹皮，加茯神 15 g，仙茅 10 g。14 剂，日 1 剂，水煎 300 mL，150 mL/次，2 次/日。

2015 年 2 月 1 日三诊：患者乏力、畏寒等症状基本缓解。血压 14.7/10.7 kPa，心率 65 次/分，律齐，舌质淡白，苔薄，脉沉细。查甲状腺功能：FT$_3$ 3.88 pmol/L、FT$_4$ 10.53 pmol/L、TSH 4.45 μIU/L。守方微调，半年后上述症状基本缓解。随访，临床初愈。

按语：肾为先天之本，内藏元阳真火，五脏六腑之阳气，非此不能发。近代以郑钦安为主要代表的火神派认为"万病皆损于阳气"。肾阳虚则机体失去温煦而表现一派寒象，是甲状腺功能减退症之病本。治疗遵循《黄帝内经》中"寒者热之"的治疗原则，选用金匮肾气丸温补肾阳为其证治之法。方中附子为温阳诸药之首，桂枝辛甘、温，为温通阳气之要药，且附子、桂枝用量轻，微微生火，鼓舞肾阳，体现少火生气之旨。两药配伍缓解患者畏寒、纳差、夜尿频多、腰膝酸软、舌体胖大、边有齿痕等症状。善补阳者，必于阴中求阳，且肾阳虚可能会累及肾阴，乃用滋阴之熟地黄、山茱萸、山药，则阳得阴助，生化无穷，肾阴足则月经如期而至。山药、茯苓合用补肾健脾，先天、后天互得给养，有利于机体脏腑功能趋于平衡，可使疲乏无力的感觉得到缓解。再以茯苓、泽泻渗湿，可减轻晨起双眼睑轻度水肿。甲状腺的肿大多由痰瘀互结而成，牡丹皮入血调血，与茯苓、山药相伍，活血祛痰、散结消肿。又牡丹皮之活血，促进血行则水去，进一步缓解水肿。牡丹皮的应用对于缓解痛经也可起到一定的作用。同时，针对兼症化裁，症见月经延期、量少，加当归补血、活血而调经；头晕加天麻平肝息风；乏力加补气之黄芪，兼利水消肿；纳差加白术健脾，砂仁醒脾；腰膝酸软加杜仲以温肾阳、补肝肾、强腰脊；夜寐差加莲子心清心安神，交通心肾。

二诊时患者述畏寒症状明显减轻、眼睑浮肿减轻，牡丹皮性微寒，为避免其寒性加重病证而去之。同时，患者腰膝酸软改善不明显，故加辛热之品仙茅，加强补肾阳之力。又夜寐欠佳，加茯神宁心安神，且对记忆力的减退也有一定的防治作用。三诊时症状得到进一步的改善。然本病病情顽固，不易痊愈且容易复发，治疗须持之以恒，故守方服药半年，以防加重或复发。

【参考文献】

[1] 毕正，林逸轩，方朝晖．方朝晖从阳论治甲状腺功能减退症［J］．中医药临床杂志，2022，34（8）：1438－1440．

[2] 赵进东，胡秀，吴吉萍，等．方朝晖从温补肾阳论治甲状腺功能减退症的临床经验［J］．成都中医药大学学报，2021，44（2）：91－94．

[3] 赵进东，余婵娟，程若东，等．基于数据挖掘分析方朝晖教授治疗原发性甲状腺功能减退症的用药规律［J］．广东药科大学学报，2021，37（6）：150－153．

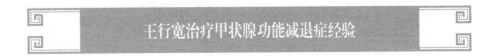

王行宽治疗甲状腺功能减退症经验

【名医简介】 王行宽，主任医师，教授，博士研究生导师，第二、第三、第四、第五批全国老中医药专家学术经验继承工作指导老师，国家级名老中医，享受国务院政府特殊津贴，全国名老中医学术经验传承工作室专家，湖南省首批名中医。全国中医内科学会委员及急诊学会委员，中华中医药学会科技奖评审专家，全国新药评审委员，《中国中医急症》等多家杂志编委，湖南省中医药高级职称评委，湖南省中医药学会内科专业委员会副主任委员。对内科疑难杂症及急危重症最为擅长，对心脑血管疾病及胃肠疾病研验尤精，对糖尿病的治疗另辟蹊径，治法独特。

【学术思想】 王行宽教授倡导内科杂病宜综合治理，多脏调燮，习用隔一脏、隔二脏乃至隔三脏疗法，尤倡"杂病治肝"，重视"身心并治"。

【诊断思路】 王行宽教授认为，单纯脾肾阳虚不足以概括甲减病机，故提出其病变首先在肝，继而影响脾、肾，后期累及心。病机演变多经由肝气郁、脾阳虚、肾阳虚、心阳虚等不同阶段而逐渐加重，后期痰瘀胶结，虚实夹杂。本病初期盖因情志不遂、郁怒伤肝，或精神压力大，思虑过度，劳倦所伤，致肝失条达，气机郁滞，可见情志抑郁、善太息，或见瘿瘤；土得木则达，肝病及脾，脾土运化失职，气血生化乏源，津液失布则痰湿内蕴，可见面色萎黄、眼睑浮肿；脾阳久虚，损及肾阳，机体失于温煦，则见全身代谢减退的虚寒征象；同时，肾主水，肾阳衰微，则气不化水，水泛肌肤，则见颜面、肢体浮肿，上凌于心则心动悸；日久心阳渐虚，无力推动血脉，加之气郁寒凝，致气血津液运行障碍而生痰瘀。痰瘀互结，则肝气壅塞更甚，致气滞血瘀、血滞气郁的恶性循环。总之，病机关键以肝郁气滞、脏腑失调为本，以痰湿、瘀血为标。

【治疗方法】 王行宽教授临证治疗甲减一直遵循"多脏调燮、标本兼顾"思想：首从肝入手，疏肝开郁，注意精神调护；健脾益气，顾护脾胃中土；温补肾阳，不忘水饮凌心。此外，提倡"痰瘀同治"，使痰消瘀散，气血得行。

1. 疏肝开郁，注意精神调护：肝为刚脏，"肝藏血，血舍魂"（《灵枢·本神》），其性喜条达而恶抑郁。正如王孟英所谓"外感由肺而入，内伤从肝而起"，可见情志失常总与肝相关。随着现代社会生活节奏加快及精神压力增大，人的性情变得急躁易怒或抑郁不遂，久之则伤肝，肝失条达，气机不畅，又甲减属终身治疗性疾病范畴，疗程漫长，更使患者肝气郁结不解，病情反复，《丹溪心法·六郁》所谓"气血冲和，万病不生，一有怫郁，诸病生焉，故人身诸病，多生于郁"。总之，郁怒伤肝，肝失条达，气机壅滞，结于缨脉而发为此病，肝郁气滞贯穿本病始终。据此，王行宽教授强调瘿劳之治首疏肝气，又叶天士《临证指南医案·肝风》谓之"肝为风木之脏，因有相火内寄，体阴用阳，其性刚、主动主升，全赖肾水以涵之，血液以濡之，肺金清肃下降之令以平之，中宫敦阜之土气以培之，则刚劲之质，得为柔和之体，遂其条达畅茂之性，何病之有"。王行宽教授常以四逆散为基础方加减疏肝开郁，调畅气机。方中柴胡功擅疏肝解郁、和解少阳，为疏肝之要药；肝以血为本，肝体得阴血之柔养，方能疏泄气机而用阳，故以白芍补血敛阴、柔肝泄肝，使"养其肝血，则其用自平"，两药散收相伍，体用兼顾，气血兼调；枳实行气降逆，与白芍相配，于理气药中配伍血药，即"理其气者，必调其血"之意；又"肝苦急，急食甘以缓之"（《素问·藏气法时论》），甘草和中缓急，伍白芍酸甘化阴，调和阴阳。四药合用，取"木郁达之"之意，使肝脾调和，气机调畅。兼胸胁胀满疼痛者，可加川楝子、木香、厚朴；有瘿瘤者，可加海藻、夏枯草、牡蛎等。

2. 健脾益气，顾护脾胃中土：人禀天地之气而生，受承水谷精微以养身。肾为先天之本，于人生之初即已定；脾为后天之本、生化之源，对机体正常生命活动尤为重要。王行宽教授认为，现代社会精神压力重，人们思虑过多，或饮食失节，过食辛辣油腻刺激之品，或劳倦过度，均可致脾胃损伤，运化失职。《素问·玉机真脏论》所谓"脾脉者，土也，孤藏以灌四旁也"，若脾虚失运，则气血化生乏源，机体失于濡养致正常功能减退而为病，即李东垣所谓"百病皆由脾胃衰而生之"。又《脾胃论》云："脾胃不足之源，乃阳气不足，阴气有余。"王行宽教授认为，脾之阳气尤为重要，脾之清阳不足，无力升腾，清窍失养，可见嗜睡、健忘；中阳不足，脾失健运，湿浊阴邪积聚致饮；且湿性趋下，迫使脾胃中气下陷阴分，病情更虚实夹杂，缠绵难愈。可见，脾气亏虚、中阳不足为本病重要病机之一。

尤在泾《金匮要略心典》载："欲求阴阳之和者，必归于中气，求中气之立者，必以建中也。"据此，王行宽教授主张固护中土脾阳，方选补中益气汤加减。方中人参、黄芪、炙甘草合用以大补元气；佐白术健脾益气；加升麻、柴胡以引胃中清气上行，柯韵伯所谓"补中之剂，得发表之品而中自安"，取其辛散之性升发脾胃之清阳。诸药合用，共奏补脾胃、升阳气之功。又脾胃为气机升降之枢纽，脾居中焦，沟通上下。

3. 温肾助阳，不忘水饮凌心：肾内寄元阴元阳，《景岳全书·传忠录》有"五脏阳气，非此不能发"的记载，即五脏诸阳皆赖肾中元阳温煦推动生发。本病临床表现为全身代谢减退的虚寒征象，说明机体阳气不足。王行宽教授强调应主要责之肾。瘿劳病久伤及肾中元阳，则气血运化失司，脏腑失养，机体失于温煦，故治当温肾助阳，方以金匮肾气丸加减。遵"善补阳者，必于阴中求阳，则阳得阴助而生化无穷；善补阴者，必于阳中求阴，则阴得阳升而泉源不竭"（《景岳全书》），王行宽教授临证常加女贞子、墨旱莲滋补肝肾之阴，杜仲、山萸肉、枸杞子滋阴补肾，以阴中求阳，且防温燥伤阴之弊。再者，本病患者多见眼睑、颜面、四肢等水肿。《景岳全书·肿胀》："凡水肿等证，乃肺、脾、肾三脏相干之病。盖水为至阴，故其本在肾；水化于气，故其标在肺；水惟畏土，故其制在脾。"据此，王行宽教授指出本病水肿病机以脾肾阳虚为关键，肾阳虚不能化气行水，脾阳虚不能运化水湿，泛溢肌肤则为水肿。故可酌加健脾温阳利水之品，如茯苓、猪苓、薏苡仁、泽泻等。诸药合用，双补脾肾，使肾之气化有权、脾之运化有道，则水道通调，水饮自除。

4. 痰瘀同治，首辨痰瘀有无：《济生方》云："大抵人之气血，循环一身，常欲无滞留之患，调摄失宜，气凝血滞，为瘿为瘤。"王行宽教授指出肝、脾、肾功能失调致气血津液运行障碍是痰瘀生成关键。瘿劳之病迁延不愈，肝郁不疏，气机久塞，血行不畅，经脉络道壅闭化瘀，脾虚失运，加之肾阳亏虚，津液停滞，饮水积聚不散为痰，久则痰瘀互结，气血凝滞。医家多从血瘀、痰凝两方面分而论治。然痰瘀既是病理产物，又是致病因素，常相互化生，相互夹杂。病久脏腑气化功能失调，水液代谢失常，积而成痰，痰凝气血，运行不畅，久而成瘀。"血不利则为水"，瘀血阻滞，脉络不通，影响津液停积而成痰饮。鉴于痰停体内，久必化瘀，瘀血内阻，久必生痰，故应首审痰瘀之有无，治疗多痰瘀同治。药用法半夏、橘红、茯苓等燥湿化痰，合川芎、牛膝、当归、乳香、没药等活血化瘀。王行宽教授治痰首选法半夏，无论有形或无形之痰，抑或在何脏何腑、何经何络，用之多有奇效。痰化则气机调畅，有利于瘀祛，瘀祛则脉道通畅而有助于痰清。此即所谓"痰化瘀消，瘀去痰散"之意。

【治疗绝技】此外，王行宽教授疏肝不忘治肺，多用百合润肺养阴，配紫苏叶养肺胃之气，以达佐金制木之效。同时，还应注重患者精神情志的调适，开导患者以放松心情，帮助其排解苦闷。

王行宽教授结合多年临证经验，认为此证虽以健脾益气为要，但未尝能离心、肝、肺而独行。若脾之功能失司，则心气失于敛降，肺气失于宣肃，肝气失于条达，肾气失于封藏，皆有可能导致瘿劳加重。故治心者，宁心神以安子病，药用茯神、远志之类；治肝者，调肝气以助疏泄，药用柴胡、蒺藜、白芍之类；治肺者，开肺气以助敷布，药用桔梗、枳壳之类；治肾者，温肾阳以助脾阳，药用杜仲、菟丝子、肉桂之类。

《秘传证治要诀及类方·虚损门》有"治劳之法，当以调心补肾为先"的记载，心肾水火既济，肾阳虚衰，日久心阳必失于温煦，致阴寒内盛，水气凌心，故临床常见甲减性心脏病发生。心阳虚与肾阳虚二者往往密切相关，易形成恶性循环，加重病情。故王行宽教授临证在温肾助阳的同时，若兼见水饮凌心之证，多用上方合苓桂术甘汤加减以温通心阳。

《丹溪心法》有"善治痰者，不治痰而治气，气顺则一身之津液随气而顺矣"。王行宽教授认为，痰瘀多与情志不遂等密切相关，内伤七情，肝失条达，气郁则痰凝血瘀。故临证常加柴胡、香附、郁金等轻清升散之品理气解郁、疏散肝气，使气行则血行，痰瘀得消。

【验案赏析】患者，女，46 岁，2018 年 9 月 7 日初诊。主诉：颜面、四肢浮肿 1 月余。刻下症：自觉眼睑、颜面及四肢肿胀，伴神疲乏力，欲眠，纳一般，口不渴，肌肤干燥，周身关节疼痛，小便可，大便日行三四次、质稀不成形，平素性情抑郁，舌淡红，苔薄黄，脉细弦。甲状腺功能：FT_3 0.001 pg/mL，FT_4 0.070 pg/dL，TSH 55.90 μIU/mL。病系瘿劳，平素情志不舒，肝失疏泄，殃及脾土，水湿潴留，条达失司，筋膜失养，血道失利。治拟疏肝健脾、通阳利水。处方：红参 10 g，黄芪 15 g，白术 10 g，茯苓 15 g，柴胡 10 g，白芍 10 g，当归 10 g，泽泻 10 g，桂枝 6 g，炙甘草 5 g，升麻 10 g，陈皮 10 g，猪苓 10 g，威灵仙 10 g，杜仲 10 g。每日 1 剂，水煎，早晚温服。

服药 10 剂后，患者水肿已退，神疲乏力改善，周身关节疼痛亦减缓，唯大便仍多，舌淡红，苔薄黄，脉细弦。查甲状腺功能基本正常。守方酌加健脾之品。处方：红参 10 g，炙黄芪 30 g，白术 10 g，茯苓 15 g，薏苡仁 20 g，山药 15 g，柴胡 10 g，白芍 10 g，当归 10 g，桂枝 6 g，炙甘草 5 g，升麻 5 g，威灵仙 10 g，杜仲 10 g。继服 10 剂后，水肿、身痛等消失。

按语：本案乃肝失疏泄，殃及脾土，运化失常。面浮、肢肿、神疲乏力皆可从肝解释：一则土乏木疏，水湿潴留；二则肝为水窦，水饮输注中枢力怯，加重水液停顿而成。柯琴《伤寒论注》所谓"血道由肝"，肝失条达，筋膜失养，血道失利，"调血者，当求之于肝也"，昔贤陈世铎《石室秘录》倡导"诸痛治肝"，诚经验之说，皆可师从。方以四逆散合补中益气汤加减，取补中益气汤健运脾土，四逆散疏肝解郁，土得木疏而运化有序，肝脾两调，酌加淡渗利湿、通阳利水之品。

【参考文献】

[1] 余桂枝，喻远霞，范建民，等. 王行宽辨证治疗甲状腺功能减退症经验［J］. 中国中医药信息杂志，2021，28（3）：117-119.

陈如泉治疗甲状腺功能减退症经验

【诊断思路】 陈教授指出，甲状腺属于奇恒之腑，有促进人体生长发育、代谢的作用。中医并无甲减的相应病名，基于元气亏虚、气血不足、脏腑受损等为主要表现的甲减症状，陈教授认为该病属于中医"虚劳"范畴。肾者，主藏精，为全身阴阳之根本，是人体生命活动的根本。肾虚者，则元气匮乏，气血不足，表现为疲劳乏力、畏寒肢冷等虚寒之象，可导致水液代谢障碍，表现为水肿等。人体的生命活动与激素的调节有关，有研究显示甲状腺激素分泌不足可表现出甲减所表现的虚寒征象。脾主运化，为气血生化之源。脾气健运，则机体能充分吸收与利用饮食物中的营养物质，维持正常的生理功能；脾失健运，则易出现食欲不振、腹胀、便溏、倦怠等病理改变。脾运化水液的功能失常，则易产生水湿、痰饮等病理产物，如《素问·至真要大论》曰："诸湿肿满，皆属于脾。"水谷精微的吸收和输布离不开脾气升清功能，若脾气不升，水谷不能运化，气血生化无源，则出现神疲乏力、腹胀、泄泻等病证。陈教授认为，该病的基本病机为脾肾阳虚，病因多为先天禀赋不足，胞胎失养，肾阳亏虚；或瘿病日久不愈，损及气血，脾肾失养，阳气不足；或甲状腺手术后，伤及正气，气血不足，脾肾亏损；或 ^{131}I 治疗后，伤于气血，脾肾亏虚；或药物（如抗甲状腺药物、胺碘酮、碳酸锂等）损伤脏腑，脾肾亏虚等。

【治疗方法】 陈教授指出该病以脾肾阳虚为主要矛盾，并大致分为以下证型。

1. 脾肾阳虚证：因肾阳虚衰，久则阳损及阴而致。症见形寒肢冷，消瘦神疲，腰膝酸冷，小便频数，舌淡胖，边有齿痕，脉沉迟而弱。治宜温肾健脾，补益气血。方选理中汤合肾气丸加减，常用药物为人参、干姜、附子、白术、肉桂、菟丝子、杜仲等。

2. 心肾阳虚证：因肾阳不足无法温煦心阳。症见心悸怔忡，形寒肢冷，尿少身肿，舌暗淡或紫，苔滑，脉沉微。治宜温补心肾，利水消肿。方用真武汤合保元汤加减，常用药物为附子、干姜、薤白、桂枝、黄芪等。湿盛者，配伍茯苓、猪苓、泽泻、薏苡仁等健脾利湿之品；不能运化水湿致水饮凌心者，出现咳嗽气喘、动则加重之症，酌加白术、紫苏子、椒目、陈皮等。

3. 气血两虚证：因阳虚无法推动气机运动，气虚血亦虚。症见神疲乏力，少气懒言，反应迟钝，纳呆，舌淡，苔薄，脉细弱。治宜益气养血。方选十全大补汤加减，常用药物为补骨脂、党参、白术、茯苓、炙甘草、川芎、当归、熟地黄等。

陈教授虽将该病分为以上3种证型，但临床诊疗未局限于此，其在治疗上以补肾为主，兼顾脾胃，临床多以平补肾阳为主，常用菟丝子、补骨脂、淫羊藿、仙茅根温补肾气。阳虚阴寒者，酌加肉桂、附子、干姜等温补肾阳之品，其中附子既可温脾阳，又可补肾阳。《黄帝内经》曰："善补阳者，必于阴中求阳"，亦加用枸杞子、女贞子等滋阴益肾、养肝补脾之品，以达"阴中求阳"的目的，旨在阴阳互济，使阳得阴助而生化无穷。《景岳全书》提出"气不足便是寒"，故陈教授在使用温阳药物时常配伍黄芪、白术、党参等益气之品，可取得良好的临床疗效。

【治疗绝技】陈教授认为针对不同原因导致的甲减，常需要采取不同的治疗方法。

陈教授认为亚临床甲减以气虚、阳虚为本，以郁、痰、瘀、热为标。气虚者病位在脾兼及心，常以归脾丸加减治疗；阳虚者病位在肾，常以温肾方加减治疗。针对兼症随症治之，如可酌加柴胡、郁金、佛手等疏肝解郁，加瓜蒌皮、浙贝母等化痰散结，加桃仁、莪术等活血化瘀，加黄柏等清热解毒。

亚急性甲状腺炎后期所致甲减：陈教授认为在亚急性甲状腺炎后期，少数病例久治不愈可损及气血、伤阳，导致脏腑机能减退而形成甲减，症见畏寒肢冷、面色少华、小便清长、大便溏薄；阳虚失于温煦，气化失常，聚水成痰；阴寒内盛，寒凝血瘀，痰血结于颈前，则见甲状腺肿大或形成甲状腺结节；舌淡苔白，脉沉紧为阳虚痰凝之象。治当温阳益气、化痰散结、活血消肿，故以阳和汤加用活血化痰药物治疗。

陈教授认为桥本甲减以脾肾阳虚为主，但肝阳虚亦不少见。因此在温肾健脾的基础之上，常加入温肝调补之品。肝为刚脏，体阴而用阳，故在补阳的同时注意顾护阴血。常选用的药物有吴茱萸，其性辛热，主入肝、胃二经，既能暖肝散寒又能疏肝下气，还能温脾燥湿，黄芪温补肝阳，当归补（肝）血活血，白芍养血敛阴、柔肝止痛，熟地黄补血养阴、填精益髓；淫羊藿、巴戟天等温补肾阳以温补肝阳；在温补肝阳药物中，常佐行气活血之品，如乌药既能行气又可温肾散寒。

陈教授认为中西医结合治疗毒性弥漫性甲状腺肿较单纯西药效果显著，能有效稳定病情，减少药物性甲减的发生。为了减少 ATD 治疗过程中药物性甲减的发生，应注意对于初诊患者应行[131]I 摄入率及 ECT 等检查，排除桥本甲亢、无痛性甲状腺炎等疾病引起的甲亢，避免误诊误治造成的药物性甲减；在使用 ATD 时应严格规范药物剂量，定期监测甲状腺功能，避免药物使用过量或时间过长，综合考虑每位患者的个体差异。在第一次服药后的 1 周内，行血常规、肝功能等安全性指标的监测；在服药 3 周后再次复查甲状腺功能，以观察患者对药物的敏感程度，同时据甲状腺功能检查结果及时调整后续药物剂量，防止药物性甲减的发生。

陈教授认为，对于甲状腺癌术后甲减中医药联合 L-T4 治疗不仅可以减少 L-T4 的用量，还可减轻毒副作用。并认为术后甲减当属肾阴肾阳失衡，采用养阴温肾之法平衡阴阳，临床可收到良好效果。

陈教授认为甲减属于中医"虚劳"范畴，虚则补之，尤宜膏方调理。膏方调治甲减患者，以脾肾阳虚者最为适宜。甲减膏方调配当遵循如下原则：注重整体，因时制宜；补肾为主，兼顾脾胃病证结合，精选方药，以平为期，以缓图效，衷中参西，欲求优效，区别轻重，加减用药。对于甲减患者需长期服药，或为巩固疗效、防止复发者，陈教授常选用丸药来治疗。运用丸药时常将扶正与祛邪药并用，使邪去正不伤。在服用丸药期间强调定期复查，根据病情变化调整用药，强调病证结合，因人制宜。陈教授还选用化痰软坚和活血化痰之药物，配制成外用消瘿膏内外合治，增强治疗效果。

【验案赏析】患者，女，37 岁，2009 年 12 月 5 日初诊。主诉：畏寒、乏力 3 年。现病史：患者 10 年前无明显诱因发现甲状腺肿块，予以中药方内服，治疗后自觉肿块消失，现患者感觉畏寒、乏力，面部水肿，纳食欠佳，厌油腻，大便秘结，每 2～3 日一行。既往史：曾有结核病史及高血压病史。体格检查：血压 130/80 mmHg，神志、言语清楚，面色少华，无咳嗽、咳痰、呕吐等，心率 72 次/分，心律齐，甲状腺无肿大，压痛（-），舌淡，苔薄黄，脉细。实验室检查：FT_3、FT_4 降低，TSH 升高，TGAb 和 TPOAb 阳性。西医诊断：甲状腺功能减退症。中医诊断：虚劳，辨为脾肾阳虚证。治法：温补脾肾，益气养血。处方：附片 6 g（先煎），肉桂 3 g，菟丝子 30 g，淫羊藿 10 g，当归 15 g，肉苁蓉片 15 g，黄芪 30 g，酸枣仁

12 g，柏子仁 12 g，党参片 12 g，麸炒白术 10 g，炙甘草 6 g，泽泻 20 g。10 剂，每日 1 剂，水煎，分两次服用。

2009 年 12 月 16 日二诊：患者诉仍感乏力，面部水肿，畏寒较前减轻，大便较前通畅，纳食一般，面色少华，舌淡，苔薄白，脉细缓。处方：上方去淫羊藿、肉苁蓉片、酸枣仁、柏子仁、泽泻，加干姜 5 g，补骨脂 15 g，何首乌 24 g，枸杞子 15 g，炙甘草加至 10 g。10 剂，每日 1 剂，水煎，分两次服用。

2009 年 12 月 27 日三诊：患者诉手冷、乏力、面部水肿有所好转，大便秘结，苔黄滑腻，脉沉细。处方：附片 6 g（先煎），干姜 5 g，菟丝子 24 g，淫羊藿 24 g，熟地黄 15 g，何首乌 24 g，白术 10 g，藿香 10 g，当归 15 g，苍术 10 g，茯苓 15 g，枸杞子 12 g。10 剂，每日 1 剂，水煎，分两次服用。10 日后复查，再续服 30 剂以巩固治疗。随访时患者诉已无手冷、乏力、面部水肿等症状。

按语：肾为先天之本，肾阳虚衰，阳气不运，气化失司，则易发为肿满。脾为后天之本，气血生化之源，脾胃之气受损，不能化气生血，气血亏虚，则病邪内侵，又因脾虚不能运化水湿，水湿内停，泛滥于皮肤，发为水肿。肾有赖脾胃的濡养，脾有赖肾的温煦。陈教授辨证该患者为脾肾阳虚、肠道失调，治疗时从脾肾阳虚入手，多选用附子、菟丝子、淫羊藿等温肾助阳，以及干姜、麸炒白术、枸杞子等健中补虚，辨证论治，合理用药，临床取得良好的疗效。

【参考文献】

［1］潘立文，张明，杨先振，等．陈如泉治疗亚临床甲状腺功能减退症经验探析［J］.中华中医药杂志，2019，34（6）：2518 - 2521.

［2］曾明星，陈继东，向楠，等．陈如泉辨治甲状腺功能减退症特色探析［J］.中国中医基础医学杂志，2020，26（8）：1070 - 1072，1079.

［3］张李，陈继东，向楠，等．陈如泉治疗甲状腺功能减退症经验［J］.中国民间疗法，2021，29（13）：45 - 47.

丁治国治疗甲状腺功能减退症经验

【诊断思路】丁教授认为甲减的发生多因肝郁脾虚所致，病位主要在肝脾。肝主升主动，喜条达而恶抑郁；脾气主升，主运化。《血证论》指出"木之性主于疏泄，食气入胃，全赖肝木之气以疏泄之"，表明在疾病的发生发展过程中，肝脾密切相关，脾之运化功能如常，有赖于肝气的条达。长期情志抑郁或精神紧张，致肝之疏泄功能失常，则肝气郁结，肝木乘脾，脾失健运，痰湿内生，津液输布失司，则出现体重增加、大便秘结、黏液性水肿、出汗减少等；湿邪内生，阻遏脾肾之阳温煦机体，则出现不耐寒、疲乏、嗜睡等脾胃运化不畅，水谷精微无法充养机体，而出现智力减退、精神萎靡、动作缓慢等。此外，肝气郁滞，气滞无力推动血行，亦有血瘀之征。本病初起以气滞、郁火、痰凝、血瘀为主；中期虚实夹杂，多以肝郁脾虚，或夹气郁为主；病久则气阴两虚，甚则渐损及阳，而成脾肾阳虚或阴阳两虚之候。

【治疗方法】丁教授以自拟健脾温阳疏肝方治疗甲减，药物组成：党参20 g，白术10 g，黄芪20 g，桂枝12 g，防风20 g，干姜10 g，茯苓20 g，泽泻10 g，柴胡20 g，香附12 g，白芍10 g，陈皮10 g，半夏10 g，浙贝母20 g，夏枯草30 g，合欢花15 g。党参、白术、茯苓取四君子汤之意，旨在益气健脾；黄芪、桂枝、白芍取黄芪建中汤之意，增强补气健脾之功；桂枝、干姜同用补肾助阳；柴胡、香附、白芍、陈皮取柴胡疏肝散之意，旨在疏肝理气解郁；桂枝、防风、白芍同用取桂枝防风汤之意，意在调和营卫；陈皮、半夏同用，取二陈汤之意，旨在燥湿理气化痰；夏枯草《景岳全书》中有记载"善解肝气，养肝血"，本方用之以理肝养血；浙贝母旨在化痰散结开郁；合欢花解郁安神；泽泻利水渗湿，使补中有泻，升中有降。全方以疏肝健脾为主，温阳利湿为辅，配以软坚散结，解郁安神，配伍严谨。

丁教授认为，临床上对于甲减的治疗，单纯补充左甲状腺素仅为治标，如果肝郁脾虚的病因持续存在，患者的甲状腺功能就难以完全恢复，从而也就无法停止药物替代治疗。基于此，丁教授主张甲减治疗时应坚持标本兼治，在补充左甲状腺素的同时，通过中药疏肝健脾，温阳利湿，改善脏腑功能，祛除病因，促使甲状腺功能尽快恢复，最终实现停用替代药物，达到临床痊愈的目的。

【治疗绝技】《内经》提出"观其脉证，知犯何逆，随证治之"的论述，全面指导中医药学的理论原则和学术思想。丁教授临证过程中，谨守病机，基于治病必求于本的治疗原则，一方面围绕疏肝健脾温阳，佐以化痰消肿的治疗大法；另一方面又不拘于某种证型和治法，因人制宜，辨证论治，临证之时通过详细的望闻问切，分清病证的表里寒热、虚实阴阳，随证加减，往往取得较好疗效。常用药物有党参、黄芪、白术、白芍、熟地黄、山萸肉、柴胡、香附。党参补气之力较为平和，专于补益脾肺之气，兼能补血。黄芪甘温，健脾补中，固表敛汗，用于临证见于脾气虚弱，症见心慌气急、气短乏力、多汗之证。白术甘温益气，苦温除湿，主入脾胃，有固表止汗、止泻、利水、消痰之功，与党参、黄芪配伍，用于临证见中气不足出现的四肢倦怠、脾气虚弱而引起的气短胸闷等证。白芍有养肝阴、调肝气、平肝阳、缓急止痛之效。熟地黄为补血要药，用于桥本甲状腺炎合并甲减，症见血虚萎黄、眩晕、心悸失眠、月经不调、崩漏等。山萸肉酸温质润，其性温而不燥，补而不腻，既能补肾益精，又能补肾助阳。全方共起疏肝健脾温阳之效。现代药理研究表明党参破壁粉粒能显著提高免疫抑制小鼠免疫器官的脏器指数，还可显著提高胸腺指数；党参破壁粉粒和党参饮片具有增强免疫的作用。也有研究表明党参能调节胃肠运动、抗溃疡、增强免疫功能。黄芪具有增强免疫功能、利尿、抗衰老、保肝、降压作用。黄芪多糖具有提高小鼠应激能力、增强免疫功能、调节血糖含量、保护心血管系统、加速遭受放射线损伤机体的修复等作用。白术有强壮身体的作用，能促进小鼠体重增加，能明显促进小肠蛋白质的合成，能促进细胞免疫作用，有一定的提升白细胞作用。白芍醇提物对大鼠蛋清性、甲醛性急性炎症及棉球肉芽肿等几种炎症模型均有显著抑制作用。白芍煎剂对某些细菌和致病真菌有抑制作用。研究表明，熟地黄具有较强的提高免疫作用。相关研究表明，山萸肉增加血红蛋白的作用极其明显，同时具有增强小鼠体力和抗疲劳、耐缺氧和增强记忆力的作用。由此可知，上述药物作用机制与现代医学认为甲减发病机制相符合。

【验案赏析】患者，女，30岁，2018年12月17日初诊。主诉：颈部肿胀不适1年余。刻下症：自觉咽中有痰，咳之不出，咽之不下，畏寒肢冷，腰膝酸软，胸闷心悸，神疲乏力，月经量少，经期延长，双下肢凹陷型水肿，舌质紫暗，苔白，脉沉，纳可，眠差，二便调。行甲功九项检查：TT_3 2.04 ng/mL，TT_4 10.24 μg/dL，FT_3 3.15 pg/mL，FT_4 0.51 ng/dL，TSH 23.22 pIU/mL，TPOAb > 600 IU/mL，TGAb 842.3 IU/mL，TRAb < 0.300 IU/L。行甲状腺超声：甲状腺弥漫性病变，请结合甲功。西医诊断：①慢性淋巴细胞性甲状腺炎；②甲状腺功能减退症。中医诊断：瘿病；辨证：肝气郁结、脾肾阳虚证。治则：疏肝健脾温阳。处方：黄芪20 g，党参12 g，柴胡20 g，合欢花35 g，香附12 g，女贞子18 g，白术20 g，生牡蛎30 g，生龙骨45 g，夏枯草30 g，茯苓18 g，桂枝6 g。14 剂，水煎服，每日1剂，早、晚分服。左甲状腺素钠片25 μg，每天1次，2 周后复诊。

2019 年1月2日二诊：自述服药2周后神疲乏力减轻，双下肢水肿明显改善，仍觉颈部肿胀不适，睡眠欠佳，舌苔白稍干，脉沉。上方加酸枣仁20 g，首乌藤20 g，麦冬20 g，14 剂，服法同前，西药用量暂不变。

2019 年1月16日三诊：乏力、畏寒症状明显缓解，睡眠改善，现症见手足不温，月经量少、色暗，舌质暗红，苔白，脉沉。守前方加鸡血藤活血补血，益母草活血调经，14 剂，服法同前调整左甲状腺素钠片量至12.5 μg，1 次/日，2 周后复诊。

2019 年2月1日四诊：诉2日前不慎受凉感冒，咳嗽咳痰，咽痒，咽部不适，情绪较之前明显改善，偶尔着急时仍觉咽部肿胀，咽干，晨起口干口苦，乏力改善，肢冷改善，双下肢仍稍微水肿，舌尖红，苔薄白，脉浮数。复查甲功九项：TT_3 2.26 ng/mL，TPOAb >600 IU/mL，TGAb 990.9 IU/mL，余值均于正常范围。复查甲状腺超声：甲状腺弥漫性病变，请结合甲功。上方去党参，加苏子10 g，桔梗18 g，前胡10 g，14 剂，服法同前，调整左甲状腺素钠片剂量12.5 μg，隔日服，2 周后复诊。

2019 年2月15日五诊：诉感冒症状消失，情绪平稳，运动后稍乏力，偶有乳房胀痛，舌质暗红，苔白，脉沉有力。上方加赤芍、郁金之属，注意病情变化，服法同前。左甲状腺素钠片调整为每周2次，每次12.5 μg。2 周后复诊。

2019 年3月2日六诊：患者自述乏力畏寒、腰膝酸软、胸闷、胸胁胀满之感觉消失，月经量色正常，情绪平稳，双下肢无水肿，舌红苔薄白，脉沉有力。复查甲功：TPOAb、TGAb 值高出正常范围，前方加浙贝母、猫爪草、陈皮之属善后，继续服用6个月，未诉明显不适。

按语：临证辨证与辨病结合分析，患者为桥本甲状腺炎合并甲减，临床表现一派肾阳虚之象。肾阳亏虚，阳虚则生内寒，则表现畏寒肢冷；内寒凝结气血，则气血运行不畅，瘀血内生，月经量少、舌暗；寒凝则心阳不振，故见胸闷；内寒困脾，脾阳不振，脾失健运，气血生化乏源则见乏力、倦怠，舌质暗，苔白。柴胡、香附、合欢花疏肝解郁，以达治病求本之效；党参、黄芪补气健脾，使气血生化有源；桂枝一药，以温通十二经脉，使体内被水湿郁闭之阳气得以正常敷布；黄芪、白术、茯苓益气行水；温补肾阳时不忘滋补肾阴，善用养阴药，如方中女贞子，意在使阳得阴助而生化无穷；随证加减用药，使患者甲功恢复，甲状腺抗体滴度持续降低，减轻了甲状腺的自身免疫反应，提高患者自身免疫力，全方以温补脾肾和疏肝解郁为主，辅以利水消肿、理气活血化痰，所谓标本兼治。

【参考文献】

[1] 李会龙，陈晓珩，王鑫，等. 丁治国治疗甲状腺功能减退症经验初探［J］.北京中医药，2018，37（2）：146-148.

[2] 李心爱，祁烁，陈晓珩，等. 基于"癗本相应"探讨桥本氏甲状腺炎合并甲状腺功能减退治法［J］.现代中西医结合杂志，2021，30（13）：1417-1419，1453.

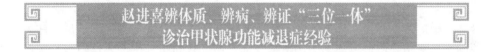

赵进喜辨体质、辨病、辨证"三位一体"诊治甲状腺功能减退症经验

【诊断思路】 赵进喜教授发现，甲状腺功能减退症多发于少阳及少阴体质者，其中尤以少阴阳虚及少阳气郁体质最为多见。在具体的体质辨识上，赵进喜教授认为，少阴体质可进一步分为少阴阳虚、少阴阴虚和阴阳俱虚体质。若患者平素畏寒体弱，四肢冷凉，性功能相对弱，有嗜睡倾向，口不渴，大便稀，舌淡苔白，脉沉弱，多属于少阴阳虚体质。若患者身体偏于消瘦，思维敏捷，喜熬夜，有失眠倾向，易腰酸，常大便干，多属少阴阴虚体质，发病易表现为心烦不得眠、口干咽燥、舌红苔黄、脉细数。而阴阳俱虚体质者多先天禀赋不足，多见于老年人，平素不耐寒热，体质较差，易疲劳，发病多表现为腰酸腰痛、神疲畏寒、小便不利。

少阳体质可进一步细分为少阳气虚、少阳气郁和少阳郁热体质。若患者体形瘦弱，体力较差，易生闷气，食欲较差且易受情绪影响，大便多不成形，多属少阳气虚体质。此类体质之人发病多表现为胸胁满闷，善太息，嗳气腹满，大便稀溏，舌质淡或有齿痕，舌边多浊沫，脉细弦或沉弦。若患者性格内向，体格一般，爱生闷气，有失眠倾向，睡觉梦多，多属少阳气郁体质。此类体质之人发病常表现为寒热往来，口苦，咽干，心烦喜呕，胸胁苦满，默默不欲饮食，舌质略红，苔薄白或薄黄腻，脉弦细或弦滑。

本病的发生与体质因素、情志失调、饮食习惯、水土失宜及外感邪气等关系密切。相当于中医学"瘿病"继发的"虚劳""虚损"，习惯称之为"瘿劳"。就病机而言，少阴体质之人，肾为先天之本，内藏元阳，借肾之气化而温煦周身。若肾阳不足，命门火衰，则阳气不能充达四肢，可见身冷畏寒。阳主动，阴主静，阳衰则阴寒用事，故可见倦怠嗜卧，正如《伤寒论》所言"少阴之为病，脉微细，但欲寐"是也。《素问·金匮真言论》载："北方黑色，入通于肾，于窍于二阴"，肾司二便，肾阳不足，可见二便失司，在前则尿有余沥，在后则大便秘结不畅。而肾主水，能藏真阳，脾为土。火不生土，土不制水，反为所侮，造成脾阳受损，出现脾肾阳气俱不足。脾主运化，主升清，居中焦而斡旋气机，脾阳不足，则水湿无阳气之运化，郁久则聚而生痰成饮，进一步可导致水湿、痰浊、瘀血等阴邪留滞，若泛溢四肢，则可见面色晦暗、肢体浮肿、神志不清等症。肾阳虚衰，不能温煦心阳，则会形成心肾阳虚，阴寒内盛，血被寒滞则易凝而成瘀，阻痹心脉，则可以见心悸、怔忡等症。阴阳互根互用，对立统一，肾阳不足，日久则阳损及阴，也可表现为阴阳俱虚之证。而肝肾同居下焦，乙癸同源，故常见肝肾同病，而肝主疏泄，调达气机，初病甲状腺功能减退，多肝气不畅，久则生热，再则化火。因此赵进喜教授认为本病的病机特点为肾元亏虚、命火不足，本虚标实，虚实夹杂，本虚包括肾阳虚、肾阴阳两虚，标实包括肝气、肝火、痰湿、痰瘀等。

【治疗方法】 在治疗上，赵进喜教授提出以肾为中心，兼调肝脾，重视补肾助阳，强调阴中求阳、阳中求阴。

少阴体质者常见以下方证：若肢体畏寒，面色㿠白，腰膝酸冷，小便清长或遗尿，肢体浮肿，腰以下为甚，男子阳痿滑精，女子带下清冷，宫寒不孕，舌淡苔白，尺脉沉细或沉迟，证属肾阳不足，治当温肾助阳。其中小便不利、肢体浮肿为主者可选济生肾气丸加减，若性功能减退为主则可选五子衍宗丸或用阴中求阳之法，以右归饮加减；若患者正值壮年，表现为遗精滑精，可用不补而补之法，选用桂枝甘草龙骨牡蛎汤加味；若肾阳不足，运化无力而造成便秘，可选用济川煎加味。若在肾阳不足的基础上见大便稀溏、纳差神疲、舌质淡胖、边有齿痕、脉沉迟而弱、证属脾肾阳虚，其中大便稀溏及肾精不足为主者可选理中汤合右归丸加减，气短乏力、五更泄泻为主者，可选补中益气汤合四神丸加味。若形寒肢冷、心悸胸闷、身肿、舌质淡暗、苔白滑、脉缓，证属心肾阳虚，可用麻黄附子细辛汤加淫羊藿、黄芪、丹参；若肢体浮肿较甚，舌苔白腻水滑，可用附子理中汤和五苓散加减；若兼有瘀血，见舌暗脉涩，胸中刺痛，可合用丹参饮或血府逐瘀汤；若心气不足，大气下陷，出现气短不足以息，两寸脉沉弱，可选用升陷汤加味。

少阳体质者常见以下方证：若肢体畏寒，面色㿠白，口苦咽干，头晕目眩，耳鸣，心烦喜呕，腰膝酸冷，小便清长或遗尿，或肢体浮肿、腰以下为甚，男子阳痿滑精，女子带下清冷，宫寒不孕，舌淡或淡红，苔白或薄黄，脉沉弦细或沉弦而迟，证属少阳郁热、肾阳不足，治疗可选用四逆散合右归丸或五子衍宗丸加减。若在上述症状基础上兼见口干欲饮、皮肤干燥、脉沉细弦、尺脉弱等肾阴虚见症，属少阳郁热、肾阴阳俱虚，治当疏肝解郁、平补肾阴肾阳。若患者口苦咽干及心烦不明显，而乏力及性功能减退为主，可以小柴胡汤合右归丸加减；若患者烘热汗出、口苦咽干、心烦、腰膝冷凉、性功能减退等症状明显，则可选四逆散合二仙汤加减。若胸胁满闷，善太息，嗳气腹满，大便稀溏、一日数行，舌质淡或有齿痕，舌边多浊沫，脉细弦或沉弦，证属少阳气郁、脾胃气虚，治当疏肝健脾，可选逍遥散加减。若少阳气郁，郁久化热，兼见脾胃虚寒，大便稀溏，可选用柴胡桂枝干姜汤加味；若肝郁日久，克伐脾土，造成痰湿内阻，亦可选用温胆汤加味；若痰湿郁结进一步造成痰瘀互阻，可用四逆散加浙贝母、山慈菇、鳖甲、连翘、丹参、鬼箭羽、穿山甲粉等，以加强活血化瘀散结之力。

【治疗绝技】赵进喜教授也尤为重视患者的饮食调护。对于少阴体质者，赵进喜教授不建议患者做剧烈运动，应选择运动量小且可长时间持续的运动。在日常的饮食调护中，少阴阳虚体质可适当食用韭菜、羊肉等益肾助阳的食物，烹饪时可适当加用肉桂。每天搓揉涌泉穴 100～300 次，练习缩谷道等方法以补益、固护阳气。少阴阴虚体质之人可适当食用百合、桑椹、海参等滋补肾阴之品。少阳体质之人不建议做精神高度集中的运动，日常保健可以按压太溪、涌泉、三阴交等穴位。建议患者饮用薄荷茶、玫瑰花茶、月季花茶等，疏肝理气解郁。同时可采用扩胸法、叩膻中法及摩腹法、"疏肝理气一声嘘"等，辅助调畅气机，疏肝解郁。

【验案赏析】患者，女，56 岁，2002 年 3 月 7 日初诊。主诉：胸闷、心悸、疲乏 1 月余。现病史：患者有先天性疾病，身材矮小，驼背畸形。既往有冠心病病史，现心悸症状未见明显缓解，进而寻求中医诊治。刻下症：胸闷，心悸，气短不足以息，疲乏少力，食欲欠佳，有时背痛，精神萎靡，腰膝酸冷，大便两日一行。查体：颜面浮肿，心率 56 次/分，舌质暗，舌尖红，苔薄白，脉象沉细而缓。甲状腺功能提示异常。西医诊断：甲状腺功能减退症。中医辨体质为少阴阴阳俱虚体质，辨病为"瘿劳"，辨证为心肾阴阳两虚，气虚血瘀。治以益气活血，养心保元，补肾温阳。处方：黄芪 18 g，知母 12 g，升麻 5 g，柴胡 5 g，桔梗 5 g，太子参 12 g，沙参 12 g，丹参 15 g，淫羊藿 15 g，陈皮 6 g，香橼 6 g，佛手 6 g，苏梗 6 g，枳壳 6 g。14 剂，日 1 剂，水煎分 2 次服。配合甲状腺片 20 mg，日 1 次，口服。

2002 年 3 月 21 日二诊：服药 14 剂，患者胸闷、心悸、疲乏诸症均减，心率 65 次/分，前法即效，效不更方，仍予原方 14 剂，煎服同前。

2002 年 4 月 6 日三诊：患者精神状态良好，心率 70 次/分。化验甲状腺功能示 T_3、T_4 为正常低值，嘱其继续守方治疗。随访年余，病情稳定。

按语：本案患者为少阴阴阳俱虚体质之人。辨证为心肾阴阳俱虚、气虚血瘀，方用升陷汤加益气温阳、理气活血药物。用淫羊藿，一是取其温阳补肾、固护肾元之意；二是取其通阳复脉、提振心气之意。方用太子参、沙参、丹参，是取其补气养阴、活血通脉之意，而用苏梗、陈皮、香橼、佛手，是气为血之帅之意，通过应用疏肝、和胃、理气等药物，以行气活血、气血两调，治其心悸。综合来看，本方有心肾同治、心胃同治之意，结合患者体质，辨病、辨证准确，选方用药精当，故能应手而效。

【参考文献】

[1] 张耀夫，赵进喜，蒋里，等. 赵进喜辨体质、辨病、辨证"三位一体"诊治甲状腺功能减退症经验 [J]. 中华中医药杂志，2020，35（4）：1875 – 1877.

贾英杰治疗甲状腺癌术后合并甲状腺功能减退症经验

【名医简介】 贾英杰，主任医师，教授，博士研究生导师。现任天津中医药大学第一附属医院肿瘤科主任。第六批全国老中医药专家学术经验继承工作指导老师，享受国务院政府特殊津贴。

【学术思想】贾教授通过对医学文献的挖掘学习，结合多年临床经验，首次提出了针对恶性肿瘤"动态辨治"，抓"辨治节点"的治疗思路，强调以人为本，"病—人—治"一体联动，找准定位，在辨证中治疗，在治疗中辨证，病、证、症结合，从根本矛盾上识病，抓主要矛盾辨证。并在此基础上，提出"正气内虚、毒瘀并存"为恶性肿瘤基本病机，以"解毒祛瘀、扶正抗癌"为治疗大法，采用多途径、多手段、多方法的"立体治疗"模式，即根据不同的疾病、不同的病理类型、不同的病程阶段及患者的不同临床表现，从多层次辨证、多途径施治，内外结合、针药并用，进行中医、中西医结合的有机配合，形成了较为严谨的多学科综合医疗的全方位治疗体系。

【诊断思路】贾教授认为肿瘤的基本病机为正气内虚，毒瘀并存，虚、毒、瘀贯穿肿瘤疾病的始末，在从整体出发治疗肿瘤疾病的基础上，要时刻顾及这3个因素。

1. 正虚：在正气内虚的基础上，由于情志内伤、饮食失调、感受外邪、形劳外伤等因素，造成体内阴阳不调，机能紊乱，产生一系列病理产物，其中毒和瘀便是肿瘤病最重要的病理产物。

2. 毒邪内生：阳毒即热毒、火毒、风毒。癌毒是一种内生之毒邪，毒根深藏，具有峻烈性、顽固性、相兼性等毒邪共有特点，此外易致瘀滞、易耗正气、易于扩散、癌毒淫溢、变证蜂起等属于癌毒特殊的特性。癌毒是一种特殊的毒邪，关于癌毒之说，早已在历代医家论述中有类似记载，如宋代杨士瀛在《仁斋直指附遗方论》中提到："癌者，上高下深，岩穴之状，颗颗累垂……毒根深藏，穿孔透里"，指出毒根深藏是癌隐匿、胶着的主要原因。

3. 瘀血久留：正气内虚，气机失调，必然导致血瘀；或邪热入于血分，耗伤气阴，或痰湿内阻，导致气血瘀滞，孔窍不通，积久则发为癌瘤。癌瘤形成后加重阻滞，导致血瘀更加严重。年老、久病，气虚毒结亦可加重血瘀；肿瘤患者接受手术、放疗或化疗后，也会出现血瘀证或使血瘀加重。因此以甲状腺癌为首的大多肿瘤病术后多有血瘀证。

【治疗方法】《灵枢·刺节真邪论》曰："邪气居其间而不反，发为筋瘤"，倡导用祛邪法治疗肿瘤；张元素、李东垣等医家提出"养正积自消"，张介宾曰："凡积聚之治，不过四法，曰攻，曰消，曰散，曰补。治积之要，在知攻补之宜，而攻补之宜，当于孰缓孰急中辨之。"至清朝，受肿瘤多瘀的特点影响，提出活血化瘀的祛瘀大法。贾教授在继承前人经验的同时根据多年总结的肿瘤理论，认为肿瘤的基本病机为正气内虚，毒瘀并存，并总结扶正解毒祛瘀法为肿瘤的主要治法。甲状腺癌术后合并甲状腺功能减退症的治疗方法虽有所创新，但亦不越于此。甲状腺癌及其术后甲状腺功能减退症与肝气关系最为密切，又因肝乃一身气机之主，故调治过程中首重气机。张介宾《景岳全书》中明确提出："所以病之生也，不离乎气，而医之治病，也亦不离乎气"，故本病当在扶正解毒祛瘀的基础上调理气机。贾教授提出"补气培本、调气助补、调气导邪、调气运中"四法，结合吴又可"疫邪首尾以通行为治"的观点，常用柴胡疏肝散、逍遥散，药用柴胡、香附、佛手、枳壳等，使肝气调畅，佐以养血调肝，如芍药、川芎、当归等，使肝血得养，脾土得疏，令中焦气机升降相宜，则枢纽畅通，三焦既而通调，以致坏血不生、癌毒不留，为祛瘀解毒提供了良好的内环境。甲状腺癌及其术后合并甲状腺功能减退症病情复杂，并且术后气血耗伤，瘀血阻滞，复加癌毒未清，因此贾教授除了注重气机外，时刻不忘瘀血、癌毒两大致病因素，常配合抗肿瘤中药，如半边莲、夏枯草、莪术、三棱等，以及活血祛瘀方如血府逐瘀汤等。

【治疗绝技】甲状腺位于颈部，周围有胃经、胆经、大肠经等经脉循行，又受肝的疏泄调节，因此在虚、毒、瘀三因素的基础上，又与脏腑相关。甲状腺癌术后耗伤气血，使机体正气更加虚弱，多表现为虚证，因此常见有体形消瘦、神疲乏力、倦怠懒言等症状。气血耗伤，则肝脏疏泄紊乱，甲状腺激素分泌功能障碍，常见有分泌功能下降，出现甲状腺功能减退症。

贾教授基于本病的基本病机"正气内虚，毒瘀并存"，并以扶正、解毒、祛瘀为治法，将中医与西医结合，根据多年临床经验自拟消岩汤。消岩汤基本方：黄芪30 g，太子参15 g，郁金10 g，姜黄10 g，夏枯草15 g，牡蛎30 g，白花蛇舌草15 g，蜂房15 g。消岩汤中以黄芪、太子参作为主药，共奏益气滋阴、扶正祛邪之功，其中黄芪一味，唯贾教授甚是善用之。《本草求真》指出："黄芪为补气诸药之长，是以有'耆'之称"，《医学衷中参西录》言"黄芪，能补气，兼能升气，善治胸中大气下陷"，可见黄芪善于补气。贾教授认为恶性肿瘤的基本病机为"正气内虚，毒瘀并存"，所谓"正虚之处，便是留邪之所"，正气亏虚是其根本。患者常见一派气虚羸弱之象，尤其是甲状腺癌术后，接受放化疗及促甲状腺激素内分泌抑制治疗的甲状腺功能减退症患者，其临床多表现为气短、神疲乏力、四肢水肿、食欲减退等一派气虚之象，此时在本方的基础上可重用黄芪，加大其用量至60～90 g，最多可至120 g。又因手术损耗其气血，故用黄芪可谓是军中之帅，不可缺之。唐宗海《血证论》言气、水本一家，"盖人身之气，生于脐下丹田气海之中，脐下者，肾与膀胱，水所归宿之地……蒸其水，使化为气，如《易》之坎卦，一阳生于水中，而为生气之根"，故补水可生气。贾教授重在滋阴化源，求其"善补阳者，必于阴中求阳，则阳得阴助而生化无穷"之意，故贾教授在临床上常伍生脉散、生地黄、石斛等养阴之属，使生气之源泉不绝，羸弱之躯可日渐复原。药对配伍属于精良配伍，可以起到减毒增效的作用，对于甲状腺癌术后合并甲状腺功能减退症的患者仍需常规补充外源性甲状腺素，才能保证机体正常生理活动的需求。郁金、姜黄同用，可减轻因内分泌抑制治疗产生的毒副作用，因此该药对被称为方剂中的精髓部分。贾教授在潜心研究的基础上，结合前人经验，在临床治疗上积累了诸多中药对药治疗经验，效果显著。本方中的姜黄、郁金属于常见对药。郁金，其性寒、味辛苦，归肝、胆、心经，可以入肝经血分而能凉血降气；而姜黄，辛散温通苦泄，归肝、脾经，能活血行气、通经止痛。两者一寒一温，有解郁行气、活血化瘀之用。夏枯草、白花蛇舌草、牡蛎清热解毒、软坚散结，并且三药有较强的抗癌作用，以消减癌毒。作为甲状腺癌治疗中首选药物，研究表明，夏枯草具有抗菌消炎、诱导细胞凋亡、抗肿瘤、上调肿瘤基因表达、直接杀伤肿瘤细胞等作用。

此外，针对该病的特殊性，临床有医家提出"命门内分泌系统"，认为中医内分泌失衡引起的疾病多与"肾"有关。贾教授认为激素失衡是引起机体内环境紊乱的重要原因之一，激素属于中医"阴精"之范畴，如张景岳曰："命门之水，谓之元精"，命门为肾所系，故调节内分泌可从"肾"入手。根据临床，内分泌失衡分为激素过剩与激素不足两种。甲状腺癌术后合并甲状腺功能减退症的患者属于因内分泌抑制治疗后，产生的激素不足，则可与肾虚证相对应，可见该病在主要病机"气虚毒瘀"的基础上兼有肾阳不足。临床上，贾教授常从肾入手，调节肾中之元阳，刺激机体自身内分泌达到平衡，来实现肿瘤"临床治愈"。故在消岩汤的基础上，常加用一些温补肾阳的药物，如杜仲、续断、桑寄生、女贞子、墨旱莲、山萸肉、熟地黄、狗脊等。贾教授将消岩汤化裁加减后用于甲状腺癌术后合并甲状腺功能减退症中，取得了良好的临床效果。

【验案赏析】患者，男，63岁，2017年12月6日初诊。主诉：甲状腺癌术后乏力1年。现病史：患者于1年前行右侧甲状腺癌手术。术后自觉神疲乏力，偶有气短，遂来诊。刻下症：神清，精神淡漠，周身乏力，胸闷气短，记忆力减弱，口干欲饮，纳差，寐差，小便可，大便干结，二三日一行，舌暗红，苔薄黄，脉弦细。影像学检查见甲状腺癌术后改变，余未见明显异常。甲状腺功能检测提示甲状腺功能减退。贾教授诊为气虚毒瘀证，予消岩汤加减以益气扶正、解毒散结。处方：黄芪30g，太子参15g，川芎10g，玄参15g，夏枯草15g，牡蛎30g，海藻15g，昆布15g，煅蛤壳15g，重楼10g，郁金10g，姜黄10g，大黄10g，鸡内金15g，焦麦芽10g，连翘15g，桔梗6g。7剂，水煎服，日1剂，早、晚分服。

2017年12月13日二诊：神疲乏力改善，仍口干欲饮，纳食增加，寐欠安，大便如常，小便可，舌脉如前。前方去太子参、焦麦芽；加西洋参10g，麦冬15g，生地黄15g，炒莱菔子15g。7剂，水煎服，日1剂，早、晚分服。

2017年12月20日三诊：神疲乏力明显减轻，口干减轻，纳可，寐渐安，二便可，舌红，苔薄黄，脉弦细。前方去黄芪、大黄、炒莱菔子。14剂，水煎服，日1剂，早、晚分服。再诊，患者症状皆退，全无所苦。

按语：本案患者为甲状腺癌术后合并甲状腺功能减退症。患者年事已高，素体正气不足，又复加癌毒久蕴，术后耗伤气阴，且瘀血内阻，其神疲乏力、胸闷气短、舌暗红、苔薄黄、脉弦细皆为气虚血瘀之象。贾教授认为患者虽气阴亏虚，但仍可耐受攻伐，因此扶正祛邪、攻补兼施，以黄芪、太子参扶助正气，夏枯草、牡蛎、海藻、昆布、煅蛤壳散结聚，玄参、重楼、连翘清热解毒，大黄、鸡内金、焦麦芽交通中焦且消食导滞，川芎、姜黄、郁金理气兼活血，佐少量桔梗为载诸药上行。二诊时患者神疲乏力改善，仍口干欲饮，大便如常。阴虚症状明显，因此在滋补气阴中将重点偏向于滋阴，且纳食增多，排便如常，故通腑以导滞为主，因此去太子参、焦麦芽，加西洋参、麦冬、生地黄、炒莱菔子。三诊时患者症状大有缓解，气虚症状已解，因此去黄芪，大便通畅，故可去大黄、炒莱菔子。患者继续服用半个月后，已无所苦。贾教授认为其虽年过花甲，又行甲状腺癌手术，正气亏虚，然气血尚足耐攻邪，故以攻邪为主、补虚为辅，全方化裁自消岩汤，以通为主，即使补药也以补而不滞、行走之药为上。贾教授认为该病虽为甲状腺癌术后甲状腺功能减退症，然仍可归为"瘿病""虚劳"等范畴，每兼肝郁，肝郁则扰神，故可少佐养阴柔肝之品。从古至今，各医家在治疗癌症中

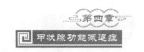

理法方药各式各样，但对于后天脾胃的顾护却是最为基础，有言道："治脾胃，即所以安五脏""有胃气则生，无胃气则死"。贾教授认为调理脾胃在肿瘤治疗中具有重要的作用，指出"善治病者，尤在调理脾胃"的理念，为防攻伐太过，不可忘助运护胃，故多以鸡内金助运。

【参考文献】

[1] 马薇，张蕴超，贾英杰．贾英杰治疗甲状腺癌术后合并甲状腺功能减退症经验[J]．中医药导报，2019，25（12）：32-34.

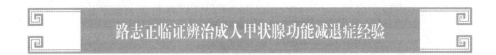

路志正临证辨治成人甲状腺功能减退症经验

【名医简介】路志正，中国中医科学院广安门医院主任医师，全国老中医药专家学术经验继承工作指导老师，"首都国医名师"。擅长中医内科、针灸，对妇科、儿科等的诊疗亦有很深造诣。曾任中华医学会中西医学术交流委员会委员，中华中医药学会内科分会副主任委员、内科心病专业委员会副主任委员，第六、第七、第八届全国政协委员，卫生部药品评审委员会委员、卫生部国际交流中心理事，北京中医学会理事、副理事长、顾问。

【学术思想】路教授重视脾胃和温病学说；临床重视湿邪，他认为湿邪不独南方多见，北方亦多湿邪。湿邪的来源，有天、地、人之分。天地之湿伤人，诚为外湿，而饮食所伤，多为内湿。湿邪伤人极易困遏脾阳，而见湿困脾土。他治湿注意宣通三焦气机、湿邪的转化及甘淡渗湿、清热利湿等，即所谓的"通化渗三法"。路教授强调用药轻灵活泼，提倡疑难病综合治疗。

【诊断思路】既往医家经验和文献记载中，常根据患者一派阳虚内寒之象和舌淡、脉沉等特点，认为甲减的病机关键是肾阳亏虚。但路教授临证，最重从细微处慎审辨析，既不随波逐流、轻易苟同，也绝无凭空妄谈、偏图标新立异之说。尤当来诊患者已合并西药和他处治疗之后，病机演变最是无常，阳虚虽所见多，但阴虚、血亏和痰凝、气滞、热郁者也并非少见。路教授认为，肾为一身之本，肾阳是人体诸阳之本，五脏之阳皆取诸于肾，甲减的病机关键为阳虚，且以肾为本。虽大多邪伤直损少阴阳气，但因肾藏精、寓元阳亦寓元阴，生理上阴阳互济、精气相生，病理上更是易阴病及阳、阳病及阴，故时时法遵《黄帝内经》"阳病治阴，阴病治阳""从阴引阳"，更崇王冰"壮水之主以制阳光、益火之源以消阴翳"之精妙，主张本病的实质应存在阴阳两虚、精气俱损及虚实夹杂的复杂情况，绝不可片面认为纯虚无实或阳气伤而阴精无损，否则临证辨治必有不当，而反贻害性命。

【治疗方法】必辨虚实夹杂与寒热真假，分清"标本缓急"，如夹实为重、标盛为急者，必以"治标为急"，而后缓图本虚。尤其瘿病初起大多不离情志失调为患，肝郁气滞可贯穿全程，加之肝肾同源，肾虚则肝虚，疏泄不及，更易致气滞郁结，加之心脾气虚，行血无力，津液失布，可致痰凝瘀结水停，因虚致实者实不足为奇，如阴精不足，脉络枯涩，郁热内生，虚实夹杂、寒热难辨亦不少见。

重视以肾为本，但与心、肝、脾等五脏相关的整体观念。路教授认为，因肾为一身之本，肾阳是人体诸阳之本，生命活动的源泉，五脏之阳皆取于肾以正常发挥各自功能，因此本病关键脏腑当以肾为本，但肝郁不疏常是起因和源头，情志失调亦加重病患；而后天之本脾胃的功能最赖肾阳温煦和鼓动，脾虚水湿最易相兼；心为君主之官，属火，心肾相交，水火相济则心君方宁，如肾虚下元不足，则心神难定。故路教授常取柴胡疏肝散、逍遥丸、四逆散之义；补脾和胃多用四君子汤、平胃散、黄芪建中汤之神；养心宁神处以归脾汤、温胆汤、生脉饮之精妙。

【治疗绝技】路教授强调首当详辨机体阴阳虚损之轻重。如患者虽一派畏寒怕冷、倦怠乏力、肢肿纳少、舌胖、脉沉等阳虚内寒之象，但同时又见肌肤干燥、汗少、发脱、大便秘结、经水稀少和舌苔少且脉细等阴精匮乏症状，则必当谨记张景岳"阴阳互济说"之要旨——"善补阳者必于阴中求阳，则阳得阴助而生化无穷；善补阴者必于阳中求阴，则阴得阳升而泉源不竭"，恰当地贯彻到本病阴阳精气水火不足证的立法组方中，使之与临证实践密切联系，甚至是"阳失阴而离者……水失火而败者"之重症，详辨阴阳更可效如桴鼓。处方用药亦不离左归丸（饮）、右归丸（饮）之形意。诚如张景岳之"非补阴何以收散亡之气……非补火何以苏随寂之阴？此又阴阳相济之妙用也"及"其有气因精而虚者，自当补精以化气；精因气而虚者，自当补气以生精"和"善治精者能使精中生气，善治气者能使气中生精"所言。

路教授认为用药轻灵巧变，不倡大方过剂。一般来说本病属慢性疾病，起病隐匿，进展缓慢，虽可急性加重，但大体上治疗用药不可操之过急，尤其是老年人和有心脏病的患者，最宜稳中取效，缓缓图之，否则病情变化可迅速反向发展，所谓欲速不达，变证险生，甚则心阳暴脱。路教授用药不仅轻灵，而且主张本病治宜"平、和、温、柔"之品，即药性平、药力和、药味温、药势柔，绝不主张大辛大热、温补峻剂的长期过量使用，否则最常见劫阴损阳、蕴毒伤正之流弊，而终致后患无穷矣！

【验案赏析】患者，女，46 岁，2004 年 10 月 17 日初诊。主诉：心悸、怕冷近 2 年，全身浮肿 4 月余。现病史：患者平素性情急躁易怒，2002 年 11 月以来工作较前紧张，休息不足。于一次外感后开始出现阵发心悸，伴血压升高，最高达 180/90 mmHg，经"120"急救，服硝苯地平后稍降，后经全面检查未见异常，然此后每因受凉或噪音过大则易发，多于夜间 3—4 时发作，伴血压升高，周身不温，手足冰冷，战栗。近 5～6 年心率逐渐减慢，安静时约 47 次/分。今年 6 月出现周身浮肿，下肢沉重。查心脏 B 超，左房轻度增大，轻度肺动脉高压，少量心包积液。外院检查甲功：T_3 0.88 μg/mL；T_4 3.01 μg/mL；FT_3 1.66 pg/mL；FT_4 4.4 pg/mL；TSH > 150 μIU/mL。于外院诊断为甲减，并给予甲状腺片治疗，每次 1 片（40 mg），每天 1 次。刻下症：患病后，怕冷头晕，乏力纳呆，腹胀便结，大便 2 日 1 行，初硬后软，胆怯怕惊，面色浮红，夜间口干，寐多易醒，入睡困难。小便尚调。月经 2～3 个月来潮 1 次，量中等，色暗，有血块。舌体胖，质淡，苔薄白，脉沉弦，右寸大，尺部弱。既往史：子宫肌瘤 10 余年，现子宫萎缩。1999 年开始血压偏高，可达 130/80 mmHg，未予系统治疗。中医诊断：虚劳，水肿；证属肝脾肾虚，虚热扰心。治以疏肝和胃，温胆宁心为先。处方：西洋参 10 g（先煎），柴胡 12 g，姜半夏 10 g，素馨花 12 g，郁金 10 g，黄精 12 g，茯苓 18 g，炒柏子仁 12 g，竹茹 10 g，炒三仙各 12 g，莲子肉 15 g，炒枳实 15 g，胆南星 6 g，天竺黄 6 g，生龙骨、生牡蛎各 30 g（先煎），紫石英 15 g（先煎），共 7 剂。

2004 年 10 月 24 日二诊：药后乏力、睡眠均见好转，下肢浮肿基本消退，仍头晕，偶有夜间惊醒，但发作程度减轻，唯畏寒未见缓解，现纳谷渐增，仍作嗳气，大便调，日 1 行。舌淡微胖，边有齿痕，苔白，脉沉缓，右寸大，尺弱。既见效机，原法不更，前方进退：方中胆南星、天竺黄改为 8 g，去紫石英，加炒白术 10 g。继服 14 剂。

2004 年 11 月 8 日三诊：患者服上药后，自觉畏寒怕冷稍减轻，睡眠好转，纳增，嗳气减，二便调。舌淡微胖，边有齿痕，苔白，脉沉缓，尺弱。

治疗原法不更，健脾养心和胃，守方进退。处方：西洋参 10 g（先煎），柴胡 12 g，姜半夏 10 g，素馨花 12 g，郁金 10 g，黄精 12 g，茯苓 18 g，炒柏子仁 12 g，竹茹 10 g，炒三仙各 12 g，莲子肉 15 g，炒枳实 15 g，天竺黄 6 g，生龙骨、生牡蛎各 30 g（先煎），当归 5 g，炒白术 15 g。继服 14 剂。

后经继续调补阴阳、平补肝脾肾等治疗 3 月余，逐渐停服甲状腺片，半年后复查，甲功各项指标恢复正常，甲状腺 B 超示组织回声正常。随访至今仍无异常。

按语：本案病机复杂，患者平素肝旺气郁，多思神伤，年值七七临近而病起，经水稀至而伴燥扰不宁、畏寒肢肿，实系肝郁渐起在先，脾虚后天失养，心气日渐不足，时有胆热相扰，痰气凝滞于中，而更值此时肾水渐亏，天癸渐竭，以致心肾不交，水火不济，上实下虚，阴阳失调。路教授认为其病本于肝脾肾虚，阴血亏耗，心失所养，而虚热夹痰上扰、水气凝聚下焦为标，故见虚阳浮越于上，真阳不能内守以荣四末、散水气，则诸象渐现，如心悸烦躁、失眠多梦、纳差便结、畏寒肢肿、经水稀至、舌淡胖苔白、脉沉弱寸口大等。病位主要责之肝、脾、心、肾，病性属本虚标实，以阴阳两虚、郁热扰心为病机关键。故路教授详审病候、慎酌病机，巧取中州、通达上下，方以"温胆汤"加味，取其理气解郁、清胆宁心之功，增补西洋参补益心脾、兼固气阴，黄精不温不燥，同安五脏、并补三焦以扶助正气；以炒三仙代陈皮，和茯苓共奏健胃运脾、补益后天气血之功；加柴胡、郁金、胆南星和天竺黄以助姜半夏、炒枳实、竹茹清胆解郁、除烦热之力；更入素馨花、炒柏子仁清润心君，和莲子肉、紫石英、生龙骨、生牡蛎固涩肾精，填补肾气，收敛浮散之真阳，全方合用，共奏"交水火、媾心肾、益气精、共济先后天"之功，是路教授"持中央以运四旁"诊疗特色的体现。本案用药似平实无华，却执简就繁，进退灵活，收效不凡，可见其中的妙思奇功，不可不谓巧工良剂也。

【参考文献】

[1] 魏华，路洁，殷翠儿. 国医大师路志正教授临证辨治成人甲状腺功能减退症经验浅析 [J]. 中华中医药杂志，2012，27（12）：3132 - 3134.

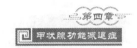

金实治疗甲状腺功能减退症所致水肿经验

【名医简介】金实，江苏省中医院主任医师，博士研究生导师，全国老中医药专家学术经验继承工作指导老师，国家级名老中医工作室专家，享受国务院政府特殊津贴。中医内科学首席学科带头人。

【学术思想】金实教授以温阳利水法为主，运用苓桂浮萍饮、五皮散和防己黄芪汤等方剂化裁、分阶段治疗甲状腺功能减退症所致水肿取得良效，该法调节阴阳平衡以求恢复身体正常功能，是中医药整体治疗观发挥作用的体现。

【诊断思路】金实教授认为，甲减为本虚标实，其所致水肿之本多在阳虚，标在痰浊或瘀血，表象在黏液性水肿。阳虚不运，气化不利，以致水湿、痰浊和瘀血等为阴邪滞留。临床最常见的证型为脾阳虚或肾阳虚，或脾肾阳虚证型，症见面色苍白或萎黄、形寒肢冷、神疲乏力、舌淡胖或边有齿痕、舌苔白滑、脉沉细无力等。病因与先天不足，肾气虚衰，后天失养，脾失健运有关。肾气不足，则体形失温，神疲乏力短气；脾失健运，则水湿内停，乃至久病及肾，正虚邪留。

【治疗方法】金实教授在治疗方面，根据病情变化，多从肺、脾、肾着手，灵活论治。如浮肿以头面部为剧，肺失通调，则用苓桂浮萍汤为主，宣肺利水；如腹胀如鼓，下肢肿胀，脾阳虚为主，多以五皮散加减，肺脾兼顾；如为水肿消退之缓解期，气虚不固，则用防己黄芪汤化裁，益气固表；如该病已发展到后期，出现腰膝酸冷等肾阳亏虚之证，则加用附子理中丸、四逆汤之类温补阳气，脾肾两治。

甲减所致水肿之证型，多不离阳虚的根本病机，故金老师常用温阳之法为主，药物常用温阳淡渗利水的茯苓、浮萍、生姜皮等。除了顾及本虚，用黄芪、人参等温阳益气，还当考虑到久病入络，本虚标实。部分患者因素体虚弱，运化失职，久而聚湿为痰为瘀，见体形肥胖，舌苔白腻、有紫点或瘀点，脉细涩，用陈皮、桃仁等祛痰除瘀。

【治疗绝技】甲减所致水肿虽属中医的"水肿"范畴，但又有自身特点，多属脾肾阳气虚衰、泛溢肌肤所致，需采用温阳利水大法。切勿见水只治水，久用淡渗利湿之剂，易伤阴津，水邪未尽而精气耗损。故在水肿消退渐缓时，应益气固本，用黄芪、人参、白术等，防水肿反复不愈。

【验案赏析】患者，女，41岁，2013年6月20日初诊。主诉：水肿从颜面、双侧眼睑起，继则双手和下肢皮肤浮肿3个月。刻下症：腹部胀大，尿少，纳可，乏力，苔薄白，舌淡，脉细。按诊后视其并非凹陷性水肿，推测其可能与甲功异常有关，故并未开方，建议其检查甲状腺等指标。

2013年6月27日二诊：6月21日实验室检查：白细胞 5.25×10^9/L，红细胞 3.59×10^{12}/L，血红蛋白99.5 g/L，血小板 152×10^9/L，谷丙转氨酶63 U/L，谷草转氨酶69 U/L；血清：TT_3 1.05 nmol/L，FT_3 2.54 pmol/mL，TT_4 19.45 nmol/L，TSH 95.2 mIU/L。初步诊断为原发性甲状腺功能减退。腹部彩超示腹水，胆囊壁略毛糙。四诊合参，中医辨证为脾肾阳虚为主，拟用"苓桂浮萍汤"为主，宣肺利水，健脾消肿。处方：茯苓12 g，浮萍10 g，桂枝6 g，泽泻30 g，麻黄10 g，苍术20 g，白术20 g，厚朴10 g，陈皮10 g，车前草30 g，小通草8 g，大枣15 g，垂盆草45 g，女贞子15 g。14剂，水煎服，日1剂，分2次服。

2013年7月11日三诊：经治患者面部、眼睑、手及下肢皮肤浮肿和腹部胀大均已有所缓解，尿量增，仍有乏力，纳欠香，苔薄腻，脉细。拟以五皮散化湿行水，并辅以化湿开胃的砂仁等。处方：陈皮10 g，茯苓皮10 g，生姜皮5 g，桑白皮15 g，五加皮12 g，桂枝10 g，泽泻30 g，猪苓30 g，白术10 g，垂盆草45 g，连翘15 g，砂仁5 g（后下），炒谷芽15 g，炒麦芽15 g，大枣15 g，女贞子15 g。14剂，煎服法同上。

2014年7月25日四诊：TT_3、TT_4、FT_3、FT_4均已正常，TSH由95.2 mIU/L下降为42.73 mIU/L，面部略肿，足不肿，乏力，纳可，脱发，苔薄腻微黄，舌有溃疡，有紫点，脉细。用防己黄芪汤益气固表，利水消肿。处方：7月11日方去桑白皮、炒谷芽、炒麦芽、五加皮，加汉防己12 g，小通草8 g。21剂，煎服法同上。

2014年9月1日五诊：甲减经治改善，肝功已复常，浮肿消失，苔薄黄腻，脉细，白带稍多。防己黄芪汤加减续服巩固。处方：汉防己12 g，生黄芪15 g，白术10 g，泽泻30 g，小通草8 g，车前草30 g，黄柏10 g，陈皮10 g，茯苓12 g，垂盆草30 g，连翘15 g，砂仁5 g（后下），大枣15 g，炙鸡内金12 g。煎服法同上。40日后复查甲状腺指标 TT_3、TT_4、FT_3、FT_4均已转为正常，TSH 11.1 mIU/L，无明显不适。2014年9月1日方去黄柏

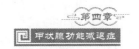

继服，2日1剂巩固疗效。

按语：患者主诉颜面浮肿，但非凹陷性水肿，经检查确诊水肿的根源为甲减。且发现转氨酶增高，如使用有伤肝不良反应的药物需谨慎，故选用纯中药治疗。遣方用药方面，金实教授法清代黄元御《四圣心源》苓桂浮萍汤治疗"水胀"之义利水消肿，又加垂盆草以降酶。方中茯苓甘淡平，利水渗湿，健脾补中，药理学证明其有缓慢持久的利尿作用，能促进钠、氯等电解质的排出；桂枝发汗解表，温经通阳，《本经疏证》云其和营、通阳、利水、下气、行瘀、补中；浮萍辛寒，入肺、膀胱经，有发汗祛风、利水消肿之效，《神农本草经》谓其"下水气"。泽泻性味甘淡寒，有利水渗湿之效。五皮散出自《华氏中藏经》，用于水停气滞之皮水证，乃行气化湿、利水消肿之名方，多用于全身水肿、胸腹胀满、小便不利等。该方"以皮行皮也"，属于利三焦、理气滞、利水肿、善行皮肤肌腠间水湿的渗利之剂。然过服易伤阴，故后又转用防己黄芪汤善后调理。

防己黄芪汤出自《金匮要略·痉湿暍病》："风湿，脉浮身重，汗出恶风者，防己黄芪汤主之。"《金匮要略·水气病》："风水，脉浮身重，汗出恶风者，防己黄芪汤主之。"该方主要治疗多种水湿之邪合并卫表气虚导致的疾病，是健脾利水方。药理研究显示该方有调节免疫、扩张血管、利尿降压作用。汉防己、祛风制水攻邪，白术、大枣益气健脾扶正。本方虽为标本兼顾之剂，却以扶正固本为要，乃治疗表虚水肿的代表方。熊继柏教授在诊疗水肿病时也曾提及类似的应用。

总之，在治疗思路方面，围绕甲减所致水肿的基本病机多为阳虚水停展开，三方均非攻下逐水的峻烈方，而是利水同时注意用温阳、顾护阳气的方药。水肿从面部起，用苓桂浮萍饮，当水肿漫溢全身，以五皮散健脾利水消肿；待至肿势已被基本控制的缓解期，遣防己黄芪汤利水消肿，固卫表气虚。

【参考文献】

[1] 袁晓琳. 金实治疗甲状腺功能减退所致水肿之经验探析 [J]. 中华中医药杂志，2015，30（12）：4350 – 4352.

第五章 甲状腺结节

方朝晖治疗甲状腺结节临床经验

【诊断思路】 方朝晖教授认为甲状腺结节大多为良性病变，且大多数患者没有临床症状，部分有颈部肿块、颈部胀满、吞咽梗阻感等不适。需要长期随访，患者往往比较焦虑，尤其是中老年女性，担心会恶变，又不愿进行手术、消融等有创治疗。而传统中医中药在治疗甲状腺结节方面具有一定的优势。方朝晖教授认为，本病多发病于肝，基本病位在肝脾。因此从肝脾论治甲状腺结节，在临床辨治中具有非常重要的意义，也是中医治本理念的体现，脾胃在甲状腺结节的形成过程中具有非常重要的地位，故在临床辨治中应重视调护脾胃。调理肝脾是治疗甲状腺结节的最根本的方法，治疗时应根据症状、体征辨证采用疏肝、健脾、活血的方法，辨证准确是疗效的关键。

【治疗方法】 治疗甲状腺结节的中药有炙甘草、茯苓、当归、白芍、远志、合欢皮。方中茯苓味甘、淡，性平，归心、肺、脾、肾经，具有健脾和胃、渗湿利水、宁心安神的功效，脾健则不生湿，湿祛则痰不凝，痰化则不碍血，不致形成痰瘀互结。中医外科名家唐汉钧教授在治疗多发性甲状腺结节中善用茯苓、白术等健脾化痰而改善脾虚运化失司的病证，用于甲状腺结节的治疗疗效显著。

治疗甲状腺结节的处方体现了健脾、疏肝、养肝、清肝、活血、安神等功效。《济生方·瘿瘤论治》有曰"夫瘿瘤者，多由喜怒不节，忧思过度，而成斯疾焉"，指出对于甲状腺结节要调肝。合欢皮味甘，性平，归心、肝经，具有解郁、安神、活血的功效，可以起到疏肝的作用。正如《诸病源候论·瘿候》指出"瘿者，由忧恚气结所生……动气增患"，通过疏肝使肝气条达，避免气机郁滞，针对病因进行干预从而减轻病证。临证中未使用辛

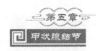

燥之品疏肝，避免耗伤津液。肝郁过极，或持续过久，超过自身的调节能力或药物干预效果不明显，可导致心神不宁或失养。远志、柏子仁均有宁心安神的功效，远志与柏子仁、合欢皮配伍较高，联合应用可理气开郁，养心安神。

核心处方中当归味甘、辛，性温，归肝、心、脾经，具有补养肝血并活血的功效，使肝血有所藏，则肝之疏泄功能条达，气机畅达，血行无阻，不会导致气滞血瘀。此外，现代药理研究结果提示当归中的免疫活性多糖、内酯等成分可以提高机体免疫能力，从而改善因细胞免疫异常所引起的甲状腺结节。味酸、性微寒的白芍，具有养血平肝之效，与当归应用，进一步加强了养肝之功。李晋宏的研究发现治疗甲状腺结节的有效中药复方中活血祛瘀药应用较广，其中当归具有典型的代表性。通过体检发现结节质地较硬或B超提示为实性结节者，可增加有活血化瘀功效的药物如桃仁、红花、赤芍、川牛膝等。

【治疗绝技】方朝晖教授认为甲状腺结节的发生与肝、脾、肾密切相关，但以肝脾受损为主，故治疗特别重视"调理肝脾为先"，以经方小柴胡汤合六君子汤加减治疗桥本甲状腺炎伴甲状腺结节，不仅可以缩小结节、减少结节数量，而且能改善患者临床症状及提升患者的生活质量。以"栀子清肝汤合六君子汤"加减治疗亚急性甲状腺炎伴甲状腺结节，使肿大的甲状腺缩小，结节完全消失，并使临床症状消失。另方朝晖教授以自制方夏慈消结软膏外敷甲状腺处，使甲状腺结节缩小，部分甲状腺结节消失，安全简单方便，疗效显著。考虑到情志因素对甲状腺结节形成的影响，所以在治疗的同时，要注意生活调节（适碘饮食、戒烟）及心理护理，保持心情舒畅，精神愉悦，不仅利于疾病的康复，还可以预防甲状腺结节的发生。甲状腺结节的治疗应辨证论治，病证结合，注重中医个体化治疗的优势，并注重饮食调摄和情志调护。

【验案赏析】患者，女，36岁，2020年11月1日初诊。主诉：咽部不适1天。现病史：患者昨日体检时发现甲状腺结节后自觉咽部不适，无吞咽困难，平时未感觉特殊不适，无情绪急躁，无多食易饥，无体重下降，饮食睡眠可，月经正常，二便调。查体：甲状腺无肿大，无压痛，质地中等，心、肺、腹无异常，舌红苔薄白，脉沉细。实验室检查：甲功及红细胞沉降率正常，余（-），心电图正常。甲状腺超声：甲状腺右侧叶 40 mm × 15 mm × 12 mm、左侧叶大小 42 mm × 16 mm × 13 mm、峡部厚 3 mm。左侧叶见数个低回声团块，最大约为 10 mm×7 mm，边界尚清，形态规则，左侧叶内未见明显血流信号；右侧叶内未探及明显异常回声信息。超声诊断：甲状腺结节，TI-RADS 3 类。西医诊断：甲状腺结节。中医诊断：瘿瘤，气郁痰瘀证。治法：疏肝健脾、化瘀散结。中药予以夏慈消结软膏外敷，处方：夏枯草 180 g，山慈菇 120 g，穿心莲 100 g，酒白芍 200 g，荔枝核 100 g，白芥子 100 g，莪术 100 g，水蛭 10 g，冰片 0.3 g，樟脑 0.15 g。熬制成膏剂，用药棉或纱布敷于患处，一日 2 次，每次敷 2 ~ 6 小时。

2020 年 12 月 1 日二诊：患者无特殊不适主诉，饮食一般，睡眠可，大小便、月经均正常。查体：甲状腺正常，质地中等，无压痛，舌红苔薄白，脉细。血常规、肝肾功能正常，夏慈消结软膏继续外敷，方法同前。

2021 年 1 月 2 日三诊：患者无特殊不适，饮食一般，睡眠较好，二便调，月经正常。查体：甲状腺正常，质地中等，无压痛，舌红苔薄，脉细。实验室检查：夏慈消结软膏继续外敷，方法同前。

2021 年 2 月 1 日四诊：患者未诉不适。饮食一般，睡眠较好，二便正常，月经正常。查体：甲状腺正常，舌红苔薄，脉细，实验室检查：血常规、肝肾功能及甲状腺功能均正常。甲状腺超声：右侧叶 38 mm×12 mm×10 mm，左侧叶大小 40 mm×13 mm×11 mm，峡部厚 2 mm，双侧叶质地欠均匀，未见明显异常回声。超声诊断：甲状腺质地欠均匀。停用夏慈消结软膏外敷，嘱咐禁食海产品，定期复查甲状腺彩超和甲状腺功能。

按语：单纯性甲状腺结节是一种临床常见的甲状腺疾病，主要见于 35 ~ 55 岁的青壮年，尤其是中青年女性较常见，多数为良性结节。中医认为其病机为肝郁气滞、痰瘀互结，治法为疏肝健脾、化瘀散结。本病为慢性疾病，宜缓攻缓消，方朝晖教授以长期临床经验为基础，以辨证论治为依据，化裁古方太乙紫金锭，制成夏慈消结软膏。药用夏枯草、山慈菇、穿心莲、酒白芍、荔枝核、白芥子、莪术、水蛭、冰片、樟脑，熬制成膏，用纱布或药棉敷于患处，一日 2 次，具有疏肝健脾、化瘀散结之效，同时有解毒消肿止痛的功效。且仅为外用，不良反应较小，安全性高，使用方便，对各年龄段及各类良性甲状腺肿均有疗效，尤其对病程短、甲状腺肿程度较小患者收效尤甚。治疗 3 个月后，甲状腺结节可完全消失。

【参考文献】

[1] 李家丽，方朝晖. 方朝晖治疗甲状腺结节经验 [J]. 中医药临床杂志，2016，28
（7）：932 – 934.

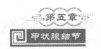

［2］ 吴吉萍，方朝晖，赵进东．方朝晖从肝脾论治甲状腺结节临床经验［J］．中医药临床杂志，2021，33（12）：2299-2303.

［3］ 方舟，熊国慧，吴迪，等．方朝晖治疗甲状腺结节用药规律特色探析［J］．中医药临床杂志，2022，34（8）：1472-1476.

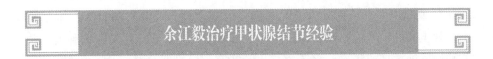

余江毅治疗甲状腺结节经验

【名医简介】余江毅，主任医师，教授，博士研究生导师。江苏省首届优秀青年中医药工作者，中华中西医结合学会内分泌专业委员会副主任委员，中华中医药学会糖尿病分会常委，国家自然科学基金委员会评审专家，国家中医药管理局中医药科技咨询与评审专家，国家基本药物目录评审专家。

【诊断思路】余教授在长期临证中发现，随着现代社会的发展，加上持续的生活压力及工作学习的透支，使情志因素对甲状腺结节患者形成的影响越来越大。余教授认为，肝郁气滞常为本病始发因素，但气滞有别于气郁，气滞乃气机阻滞之意，饮食不节、素体虚弱等均可导致，而气郁多因"忧、思、怒"等情志异常，如喜怒不节、忧思过度等不良情绪导致肝失疏泄。郁在先，滞在后，气郁日久则气机失调而气滞，气滞则津液不布，又木郁克土，使脾失健运，水湿不运，聚湿生痰，随气升降，气滞痰凝，血行不畅，停而为瘀，结于颈前，发为瘿病。故瘿病者常以郁为始，郁而后滞，继而痰凝血瘀。

【治疗方法】余教授认为甲状腺结节的诊治需辨证与辨病相结合，虽然"气、痰、瘀"贯穿本病发展的各个阶段，但每个环节偏重不同，故依此制定相应的治法，选定治疗方药。

1. 瘿病初期，从气郁论治。初期多因精神紧张、烦躁易怒、忧思过度等因素导致情志不遂，肝失疏泄，气机郁结，气郁日久则气滞，气滞则津液运行无力，凝聚成痰，壅于颈前。本期临床表现主要为颈前肿胀，有憋胀感，颈肿时大时小、质地柔软，自觉咽中异物感，伴精神抑郁，胸闷不舒，纳差，舌质淡红，苔白或微黄，脉弦滑。证属肝郁气滞，痰气交阻，治以理气解郁，兼以化痰。自拟行气散结方：厚朴、枳壳、制香附、虎杖、郁金、延胡索、煅牡蛎。方中厚朴、枳壳均可行气化痰；制香附归肝、脾经，为"气中之血药"，疏肝解郁，理气调中。若气郁日久化火，加川楝子清肝火，泄郁热，行气止痛；若失眠、多梦、易醒较甚，酌加茯神、合欢皮、灵芝养心安神。临床研究证明，疏肝理气中药对甲状腺结节有明显疗效，减小甲状腺结节的最大径，缩小结节体积，同时还可降低结节恶变的高危因素评分。

2. 瘿病中期，从痰凝论治。本病发展到中期，肝郁气滞日久，木郁克土，脾土失健，水液布化失司，阻于颈部而为痰凝。临床症见颈部肿大，颈前肿块质地柔韧或稍硬、多不疼痛，活动良好，伴见疲倦乏力，食欲不振，舌淡红或暗红，苔薄白，脉濡或脉沉细等。证属脾虚痰阻，治以化痰散结为主，兼以健脾。自拟化痰散结方：法半夏、浙贝母、青皮、陈皮、白术、茯苓、瓜蒌皮、夏枯草、半枝莲、煅牡蛎。方中法半夏、浙贝母二者相须为用，共起化痰软坚、消瘿散结之效；白术、茯苓健脾祛湿，使运化有权。若痰凝较甚，可加白僵蚕、穿山甲化痰散结；若纳差，加焦砂仁、焦神曲健脾开胃。

3. 瘿病后期，从血瘀论治。本病发展到后期，气郁痰凝日久，津液不运，血液运行受阻，血脉瘀滞，而致痰瘀互结，聚于颈前。临床症见颈前肿大，肿块坚硬而韧、活动度差，咽中异物感，伴面色晦暗，或胸胁刺痛，纳差，舌质紫暗或有瘀斑，苔白腻，脉弦或涩。证属痰瘀互结，治以活血化瘀消痰为主。自拟破瘀散结方：莪术、桃仁、皂角刺、石见穿、徐长卿、牡丹皮、鬼箭羽、猫爪草。方中莪术、石见穿均可破血行气，软坚散结；徐长卿为活血解毒，行气止痛之品。若结块坚硬不可移，可酌加山慈菇、重楼散结消肿；若病久耗气伤阳，加用肉桂、炮姜、吴茱萸振奋阳气。

【治疗绝技】含碘中药在治疗甲状腺结节中一直占有一定地位，《肘后备急方》首次提出使用海藻、昆布治疗瘿病，《外科正宗·瘿瘤论》所载的海藻玉壶汤及《疡科大全》载四海舒郁丸等经典方剂均以含碘量高的中药为主组成。余教授认为碘摄入过量易诱发或加重自身免疫性甲状腺疾病、甲状腺功能亢进症、甲状腺功能减退症、甲状腺结节等疾病。一项研究表明，碘摄入过多与中国孕妇甲状腺结节的形成有关。有关高碘致甲状腺结节的作用机制仍不清楚，已有的观点认为碘摄入过量可抑制甲状腺激素的合成和分泌，诱发甲状腺功能减退症，从而反馈性引起促甲状腺激素升高，进而刺激甲状腺滤泡过度增生，形成甲状腺结节。故余教授在临证中慎用海藻、昆布等富碘中药，常用含碘较低的中药，如夏枯草、玄参、浙贝母等。

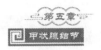

徐教授治疗甲状腺结节常用药对如下。

1. 虎杖与郁金：虎杖、郁金均性寒，味苦，归肝、胆经，虎杖具有清热解毒、活血化瘀之功，郁金具有活血止痛、行气解郁、清心凉血之功，《本草汇言》云"郁金，清气化痰，散瘀血之药也"。两者合用疏肝理气，活血消肿，余教授在患者气郁明显时多用之。现代药理研究表明，虎杖、郁金均具有调节免疫、肝保护等作用。

2. 夏枯草与半枝莲：夏枯草性寒，味辛、苦，主入肝经，寒以清肝火，辛以散郁结，是治疗甲状腺结节的首选药物，《神农本草经》云其"主寒热、瘰疬、鼠瘘、头疮，破癥，散瘿结气，脚肿湿痹"；半枝莲性寒，味辛、苦，有很好的清热解毒、活血消肿之功，被广泛用于痈肿疮疡、跌仆伤痛等证，两者合用对痰凝型甲状腺结节疗效颇佳。研究表明，夏枯草、半枝莲均具有抑制肿瘤细胞生长和抑制血管生成等药理作用。

3. 鬼箭羽与猫爪草：鬼箭羽，性寒，味微苦涩，主入肝经，有破血通瘀、解毒消肿之功；猫爪草，性温，味甘、辛，归肝、肺经，具有清热解毒、软坚化痰、散结消肿、截疟的功能，主要用于治疗瘰疬痰咳、疔疮肿毒等症。二者合用，皆入肝经，既能活血化痰，又能解毒消肿，多用于血瘀明显者。现代药理研究表明，二者均具有清除氧自由基、抗氧化应激、抗肿瘤等作用。

【验案赏析】患者，女，36岁，2019年5月8日初诊。主诉：颈前肿胀2月余。现病史：患者2个月前自觉颈前不舒，有憋胀感，咽部时感有痰，咳出不易，乏力，食欲不振，偶有大便秘结，小便调，寐欠安。查体：甲状腺Ⅱ度肿大，质韧，无压痛，活动良好，舌淡红，苔薄白，脉沉细。实验室检查：甲状腺功能五项均在正常值范围内。甲状腺弹性B超：甲状腺双侧叶内见数个不均回声区，其中左叶1个大小约1.4 cm×0.6 cm，右叶1个大小约0.7 cm×0.3 cm，边界尚清。双侧颈部未见明显肿大淋巴结。诊断：甲状腺双侧叶结节样病灶，弹性评分2分，TI-RADS 3类。西医诊断：甲状腺结节。中医诊断：瘿病（脾虚痰阻证）。治法：健脾化痰。以化痰散结方加减，处方：法半夏10 g，浙贝母10 g，青皮10 g，陈皮10 g，白术10 g，茯苓10 g，瓜蒌皮15 g，夏枯草10 g，半枝莲30 g，煅牡蛎20 g，茯神10 g。14剂，每日1剂，水煎服2次。

2019年6月3日二诊：咽部不适感改善，食欲好转，近期情绪波动，易烦躁，口苦，甲状腺Ⅰ～Ⅱ度肿大，舌苔转为薄黄，脉细稍弦。上方加香附 10 g，川楝子 9 g。28 剂，服法同上。同时嘱患者畅情志，规律生活，注意休息。

2019 年 7 月 1 日三诊：颈前不适明显减轻，情绪较前稳定，偶有抑郁、心烦，甲状腺Ⅰ度肿大，舌质淡红，苔白，脉细缓。处方：厚朴 10 g，枳壳 10 g，制香附 10 g，虎杖 15 g，郁金 10 g，陈皮 15 g，煅牡蛎 20 g，白术 10 g。28 剂，服法同上。药尽复诊，患者自诉无明显不适，复查甲状腺弹性 B 超：甲状腺双侧叶内见数个不均回声区，其中左叶 1 个大小约 0.8 cm×0.5 cm，右叶 1 个大小约 0.4 cm×0.2 cm，弹性评分为 2 分，TI-RADS 3 类。上方再服用 1 个月，巩固疗效，嘱定期复查随访。

按语：余教授根据该患者前期的临床表现、辅助检查，结合患者的舌苔、脉象，辨证为脾虚痰阻证，治以化痰散结为主，兼以健脾，方中均为化痰散结，辅以行气健脾之品，使气血有源，而断生痰之源；二诊时患者性情急躁易怒，舌苔转为薄黄，脉细稍弦，伴有肝火郁结的表现，治疗辅以清肝泻火，加香附、川楝子疏肝解郁；三诊时患者甲状腺肿胀明显缓解，心境平和，但偶有抑郁、心烦，辨证肝气郁结的表现，治疗加大行气疏肝之药，气行则郁可解、痰可化、血可散。行气、化痰、散结一般需要 3 个月至半年甚至更长时间，方可奏效。

【参考文献】

[1] 贲梅杰，余江毅. 余江毅教授治疗甲状腺结节经验总结 [J]. 中医临床研究，2020，12（28）：61 – 63.

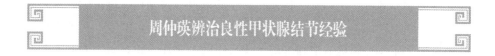

周仲瑛辨治良性甲状腺结节经验

【名医简介】周仲瑛，南京中医药大学教授，主任医师，博士研究生导师，国医大师。世代中医，幼承庭训，随父周筱斋教授学习中医。中国中医科学院学术委员，江苏省中医学会终身名誉会长，南京中医药大学终身教授，世界非物质文化遗产中医特色诊疗技术传承人。

【学术思想】周老始终坚持以提高疗效为首要目标，临床辨证注重病机分析，强调以脏腑病机为临床辨证的核心，独创审证求机、知常达变、辨证五性、复合施治诸论，首创"第二病因""瘀热论""癌毒论""伏毒论"

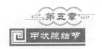

"复合病机"等多种学说，擅长从"风痰瘀热毒虚"入手，采用"复法大方"治疗急难重症，特别是在急难病症方面的学术观点和辨治经验，得到国内外中医界的认同和广泛应用。

【诊断思路】周老认为瘿病多与情志不调、饮食水土、体质因素有关，其病理因素以郁为核心，与痰、瘀等合而为患，病位主要在肝、肾，与心、脾密切相关。

【治疗方法】周老强调病证结合，掌握核心病机。一般来说，辨病强调疾病病理变化纵向发展的普遍规律，辨证侧重于对疾病进程某一阶段病情的认识，即抓住当下的特征。谨守病机，就是要四诊合参，掌握患者的一般体质特点、疾病的普遍规律和患者的当下特征，同时掌握好当下病机和未来发展趋势。周老尝谓"抓住了病机，就抓住了病变实质，治疗也有了更强的针对性"，而病机有其层次性和复杂性，这就要求我们把握核心病机，实现共性与个性、一般与特殊的统一，知常达变。疾病病机是疾病发生、发展的机理，可以揭示疾病的一般规律。甲状腺结节可见于多种甲状腺疾病中，中医认为瘿病形成不外乎气滞、痰凝、血瘀壅结颈前，治疗时可遵循"异病同治"的原则，治疗以理气活血化痰、恢复脏腑功能为主。证候病机是疾病发展至当下机体的状态，是一般规律中的个性，临证需要落实到证候病机才能更精确地遣方用药。根据瘿肿性质和伴随症状不同，四诊合参辨别证候病机，如瘿肿触之柔软，自觉发胀，胸胁窜痛，与情志有关者，多属气郁痰阻；按之较硬或有结节，舌质紫暗，脉涩者，多属痰结血瘀；颈部肿大而烦躁易怒、多汗、突眼、手抖，舌红苔薄黄，脉弦数者，多属肝火旺盛；质软，心悸不宁、手颤、眼干目眩，舌红少苔，脉弦细数者，多属心肝阴虚。无论处于疾病的哪个证候阶段，同时兼夹何种疾病，都要做到"抓主症"，都应当在贯穿核心病机治法的基础上各有侧重。此外，随着现代医学检查条件的进步及广大人民健康意识的增强，很多患者并无症状，常在体检中发现患有甲状腺结节，而其中很少能通过视诊、触诊发现，现代医学常要求定期随访，尤其是在面临无证可辨的局面时，牢牢掌握核心病机就为治疗的大方向奠定了基础。

注意邪正兼顾，祛邪先于扶正。百病之生，皆有虚实。疾病在长期发展过程中，虚实关系也在动态地消长变化，通常情况下，新病多实，逐渐虚实错杂，日久失治可致阴阳两虚。其中以虚实错杂最为常见，以虚为主者，虚中常夹实，以实为主者，实中常夹虚。瘿病之实可见痰结气滞血瘀，甚至内热、癌毒，瘿病之虚可见脾失健运、阴虚或阴阳两虚，而虚与实往往互为因果，形成恶性循环，周而复始。因此，周老强调，治疗中注意把握虚实关系，邪正兼顾，且祛邪先于扶正。首先，病理因素作为脏腑功能失调的代谢产物，是疾病进展过程中的主要推动因素和关键因子，从去除病理因素为切入点，可以更好地保证治疗效果，瘿病作为一种实质性病变，病理因素以痰凝、气滞、血瘀为主，治疗上必以祛邪为先；其次，若邪气未除，而先予养血滋阴则易滋腻碍胃，反助生痰湿，或先予益气温阳则有"气有余便是火"之虞，恐火上浇油，反伤阴分，犯"虚虚实实"之诫；最后，祛邪使人身郁滞开通，气血津液代谢恢复正常，五脏安和，不补之中亦有真补存焉。

临证随机拟方，善用含碘药物。周老在临证时首先根据病机确立基本治法，治以滋肾疏肝、理气化痰、活血散结消瘿。临床治疗基本方：醋柴胡、制香附、夏枯草、玄参、赤芍、制南星、制僵蚕、山慈菇、海藻、南北沙参、天冬、麦冬、二至丸、枸杞子、桑寄生等。此外，常以大贝母、泽漆化有形痰邪积滞，对病程长、瘿肿顽固者，以鳖甲配牡蛎软坚散结，海藻、昆布、肿节风、八月札化痰散结。对伴随其他症状者，周老常在基础方上进行化裁，肝郁化火出现咽喉不利、肿痛、口腔溃疡疼痛者，加白残花、挂金灯；肝郁伤神夜寐不安者，加百合、合欢皮、酸枣仁；阴虚内热出现潮热、汗出较多者，予功劳叶、地骨皮、白薇、煅龙牡；气虚疲劳乏力者常加四君子汤、仙鹤草、太子参；血脉瘀阻见心悸胸闷者，加丹参、桃仁等；肝阳上亢见耳鸣、血压偏高者，常用天麻、钩藤、豨莶草、罗布麻等。前人在《肘后备急方》中首次提出了使用海藻、昆布治疗瘿病，在《备急千金要方》及《外台秘要》中亦记载了诸多治疗瘿病的含碘药物，如海藻、昆布、羊靥、鹿靥等。如今由于加碘食盐的普及使缺碘的情况大大减少，现代医学也意识到碘过量可能成为甲状腺癌的危险因素，对于是否使用含碘药物治疗瘿病，学术界有不同的看法。周老认为，含碘中药治疗瘿病并不是仅依靠其所含碘，而是全方整体配伍所得效果，在临证时常用海藻玉壶汤、消瘰丸加减，大胆使用含碘中药，以其咸寒之性配伍全方达到消痰软坚、清热之效。

【治疗绝技】病理因素以郁为核心，与痰、瘀等合而为患，《灵枢·决气》谓"余闻人有精、气、津、液、血、脉，余意为一气耳"，周老认为气、血、津液之间处于质和量的动态流转状态，环环相扣。周老在辨证时，尤其重视病理因素的审查。瘿病之郁、痰、瘀即是气、津液、血液运行失常的产物，而其中以郁为核心。瘿病多发于情志失调，气机郁滞者，气机运行失常是本病发生的第一环节。因气能行津，气机郁滞则津停，失于输布，则从无形之气形成有形之痰；痰邪顺于气则安，逆于气则重，与气郁相结，形成痰气交阻之势，其中有形者留于颈部，形成瘿肿。朱丹溪谓"凡人身上、中、下有块者，多是痰"，周老认为，甲状腺、乳腺、肺部、皮下等处的结节，均应责之于痰，且属于"有形之痰"的范畴。痰气交阻于脉络，血行不畅，形成痰瘀互结之势。诸邪内停日久，郁而化热，内热渐生。这些病理产物可相互复合为患，成为致病因素，进一步影响气血津液的生成和运行，形成虚实并见、局部属实、整体见虚的状态，日久可滋生癌毒，或成气阴两伤、阴阳两虚之势。

病位主要在肝、肾，与心、脾密切相关。周老认为，瘿病的病位主要在肝与肾，特点为肾虚肝旺。肝体阴而用阳，肝气、肝阳常为有余，肝阴、肝血常为不足，而肾精随年龄增长不断衰减，且一旦耗泻不易培补，肝易旺而肾易虚。肝木为肾水之子，又存在着精血同源、藏泄互用的关系，往往互相影响。周老所提出的肾虚肝旺病机，是对肝肾同病临床特征的高度概括。瘿病之始，以情志内伤为先，肝气郁结，郁而化热，耗血伤阴，久则伤肾；肾虚不能涵养肝木，肾阴虚导致肝阴虚，而肝阳偏亢，形成肾虚肝旺之机。张景岳言"痰之本无不在肾"，肾水卦象为坎，二阴中有一真阳存内，真阴亏虚则虚火灼津，水沸为痰；真阳不足则水液不化，水湿泛滥，水泛为痰，素体情志抑郁者，肝失疏泄，气机运行失常，郁火内生，燔灼津液、水湿煎熬成痰。同时，体质因素也是瘿病的重要病因，临床发现，肾虚肝旺之体质更易于罹患本病。周老认为，人身之气本于一气，五脏是一分为五的一个整体。脏腑之气彼此相通，互相迁移流动，存在着"我生""生我""我克"和"克我"的关系，在生理和病理上相互联系。《知医必辨》言："人之五脏，惟肝易动难静，其他脏有病，不过自病……惟肝一病，即延及他脏。"情志失调，肝气郁结不舒，疏泄失常，横逆犯脾致脾失健运，子病及母致肝郁肾虚，母病及子致心肝火旺，脏腑功能失调。饮食水土失宜、劳逸失度等导致脾气虚弱，或气虚及阳，所主运化功能减弱，痰湿内生，困于脾影响脾之健运，贮于肺影响肺之布津，更与气、瘀相结，无形之痰得以赋形，留滞颈部，形成瘿病。瘿病日久，损伤肝肾之阴的同时，也会损伤心阴，出现心悸、烦躁、脉数等症。因此周老强调，在疏肝、柔肝、清肝、泻肝、补肝等的同时，仍需采用健脾、滋肾、清心、调肺等方法五脏同调。

【验案赏析】患者，女，67岁，2004年10月13日初诊。患者查B超有甲状腺瘤，自觉胸闷不适，背部有压迫感，尿频，易汗，口干不重，寐差，胃脘有阻塞感，苔黄腻、质暗，脉弦滑。中医诊断：瘿病。西医诊断：甲状腺瘤。病机总属肝郁不达，痰气瘀结。处方：醋柴胡5 g，制香附10 g，夏枯草10 g，海藻10 g，牡蛎20 g，玄参10 g，大贝母10 g，天冬、麦冬各10 g，丹参12 g，法半夏10 g，合欢皮15 g，山慈菇12 g，泽漆12 g。共14剂，每日1剂。常法煎服。

2004年10月27日二诊：药后咽喉梗阻感减轻，咳嗽少痰，口不干。苔黄薄腻、质暗，脉小弦滑。心脏彩超：主动脉根部及冠状动脉主干硬化，左室下后壁无动力，二尖瓣轻度反流，左室舒张功能减退。冠脉造影：心脏左前束支传导阻滞。10月13日原方加桃仁10 g，海浮石10 g，炙僵蚕10 g。共14剂，每日1剂。常法煎服。

2004年11月12日三诊：目前无明显阻塞感，胸闷憋气减轻，夜寐尚可，矢气时多。苔薄黄腻、质暗红，脉小弦滑。复查甲状腺B超：双侧甲状腺多个低回声区，右侧1.9 cm×1.5 cm，左侧1.3 cm×0.6 cm，较前有缩小。甲状腺功能正常。处方：醋柴胡5 g，炙鳖甲12 g，牡蛎25 g，夏枯草12 g，制香附10 g，天冬、麦冬各12 g，玄参12 g，天花粉10 g，知母10 g，海藻10 g，炙僵蚕10 g，合欢皮15 g，山慈菇12 g，大贝母10 g，枸橘李10 g。共14剂，每日1剂。常法煎服。后随访患者病情平稳。

按语：本案患者为老年女性，肝肾阴虚为本，肝郁不达，痰气瘀结为标，病位涉及肝、肾、心、肺等。虽属肾虚肝旺之体，但根据舌脉提示，该患者仍以邪实为主，病理因素可见痰、热、瘀，而诸邪以气郁为先。初诊先以醋柴胡、制香附、夏枯草疏肝理气，海藻、大贝母、牡蛎软坚散结、化痰、活血、清热、滋阴并用，以咸寒清热软坚，甘寒养阴生津，而重在祛邪，复法治之。二诊患者病机兼有肺虚阴伤、心营不畅，加桃仁活血化瘀而降，海浮石、制僵蚕化痰散结而升，升降并用，气血津液共调。三诊守法继进，加知母、天花粉加强清热养阴生津之力。本案患者年近七旬，基本体质特点为肝肾阴虚，瘿病的疾病特点为痰气瘀结，当前又有肺虚阴伤、心营不畅的病机，三者合一是为此患者此时的病机特点，缺一不可，治当兼顾。

【参考文献】

[1] 王盼盼，叶放. 国医大师周仲瑛教授辨治良性甲状腺结节经验［J］. 四川中医，2021，39（5）：12－14.

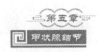
张震治疗甲状腺结节经验

【名医简介】张震，云南省中医中药研究院资深研究员，主任医师，硕士研究生导师，云南中医药大学名誉教授。其临床诊疗经验丰富，理论研究成果丰硕，治学严谨，关注现代中医药研究信息，善于继承古今前辈诸家学说并有所创新，重视辨证论治，是我国研究证候学的先驱和著名学者。

【学术思想】张老对常见病的治疗有独到之处，善治疑难杂症，潜心研究疑难病症的中医药治疗规律。他创建了云岭中医疏调学派，倡导疏调气机为中医药内治大法之一，强调"欲求临床疗效的提高，无忘对患者气机之疏调"的宗旨，在维护肝的正常疏泄功能的同时辅以健脾补肾，以保持人体气机的条畅运行，协调气血阴阳的协调与平衡，促使病体恢复生理常态，而非单纯疏肝解郁。

【诊断思路】本病是在正气亏虚、脏腑功能失调的基础上，加之肝郁气滞，脾失健运，痰湿内生，气血瘀滞，痰湿凝结颈前，日久引起血脉瘀阻，以痰、气、瘀三者合而为患。其主要病理产物和致病因素是痰凝、气滞、血瘀，其病理特点是本虚标实，虚实夹杂。其发生主要与情志内伤、饮食及水土失宜有关。肝郁不舒、脾失健运是其核心病机，气虚、阴虚是其发病之本。根据其主要临床表现，如颈部胀闷感、颈部肿块、咽有阻塞感，或伴有声音嘶哑等，中医学归属于"瘿瘤"的范畴。战国时期《吕氏春秋》有云"轻水所，多秃与瘿人"，说明当时已观察到瘿的发病与地理环境有关，并主要由水土失宜、情志内伤和饮食失调及体质因素所致。且与肝经气血密切相关，遇有情志、饮食等病因，易引起气郁痰结、气滞血瘀、肝郁化火等病理变化。

【治疗方法】针对本病的主要病机和病理产物，张老在治疗中惯以疏肝理气、理脾助运为大法，同时注重调扶正气，结合预防与调护，并根据病证的不同，在疏肝健脾化痰基础上适当配合活血化瘀、滋阴降火等。①痰凝：中医认为瘿病大多痰作祟，因此张老认为化痰软坚、消瘿散结类药物是治疗瘿病必不可缺的，在治疗中常用夏枯草、浙贝母、牡蛎等。现代药理研究表明夏枯草具有抗增殖、诱导细胞凋亡的作用，历代医家善用其散结消肿作用治疗瘿病；浙贝母能抑制细胞增殖和诱导分化成熟细胞，有抗肿瘤和抗癌转移的作用；牡蛎提取成分（牡蛎天然活性肽）有显著诱导细胞凋亡的作用；②气滞：肝为将军之官，主升，喜条达，主藏血，协调气血运行，肝失疏泄则气机郁结，气滞血瘀，气滞痰凝壅结颈前而成瘿。因此，张老在治疗中注重疏肝理气与消瘿散结相结合。如方中常用陈皮、青皮、佛手、香附、郁金等多味疏肝理气类药物。③血瘀：痰凝气滞日久，血液运行受阻而血脉瘀滞，则瘿肿较硬或有结节，肿块经久不消。因此，张老常在治疗中佐与莪术、丹参、赤芍、三棱等活血化瘀，与佛手、香附、郁金、陈皮、浙贝母等理气、化痰药合用共同起到理气化痰、活血消瘿的作用。④肝火旺盛：痰气壅结，忧患郁怒，气滞血瘀，郁久极易化火。因此，张老在治疗中擅用黄芩、夏枯草、栀子等以泻其火。⑤阴虚火旺：瘿病痰气郁结易日久化热，伤阴津而导致阴虚火旺。因此，张老在治疗中佐与玄参、沙参、白芍等以养阴敛阴。⑥气阴两虚：本病后多出现由实转虚，如阴伤，故治疗中张老主张养阴生津，常用药有生地黄、寸冬、沙参、石斛等；如气虚，宜益气健脾，药用：党参、黄芪、茯苓、白术、山药、黄精等。

重视疏调气机的运用。肝主疏泄，可以调畅气机，气机条达则脏腑功能协调，气血津液输布正常。若长期情志不畅，忿郁恼怒，则肝失条达，气机郁滞，津液不能正常循行输布，凝结为痰。痰气壅于颈前，结而成块，则为瘿病。而其消长变化也与情志有密切的关系，如痰气凝滞日久，可致血行不畅而产生瘀血，瘿肿会较硬或有结节。正如《济生方·瘿瘤论治》中说："夫瘿瘤者，多由喜怒不节，忧思过度，而成斯疾焉。"本病究其因，主要为气机不利、情志郁而不舒所致。喜怒不节，七情所伤，使人体情志郁滞，气机失调，其始常见气滞，进而出现血瘀痰结，故治疗上首先须疏通气机。由于肝"通于春"，性升发，主疏泄，而人体的情志条达，气血的流畅，饮食物的消化与排泄，水谷精微的输布与转化，人体的精、气、神、津液、血在各脏腑的功能发挥，都必须借助肝的疏泄功能。同时，张老也认为人体为七情所伤，气机失调，唯肝为之，在治疗时疏肝理气为先。张老结合其临床诊疗与科研工作 60 余年的经验，自创"疏调气机汤"（组成：柴胡 10 g，香附 10 g，郁金 12 g，丹参 12 g，枳壳 10 g，白芍 12 g，茯苓 15 g，薄荷 6 g，甘草 6 g）为基础方，审证求因，辨证加减，临床使用得当，往往效果较佳。

【治疗绝技】"正气存内，邪不可干"，张老强调扶正与体质相结合。疾

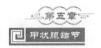

病的发生与人体正气有着密切关系。正气不足，病邪乘虚而入。瘿瘤之证，观之不外乎人体正气虚弱，病邪乘虚而入，结聚于脏腑经络，导致一系列病理变化，酿成瘿瘤之病。大部分情况下，甲状腺结节的临床证型并不是孤立的，多与体质有关。因此，在治疗过程中，张老主张注意正气的盛衰，衡量正邪之间的关系，重视扶正之法，攻伐同时顾及正气，扶助正气，激发正气。同时因人而异，注重体质差异的分析判断，充分发挥中医的个体化治疗优势。结合患者的不同体质指导临床处方用药，在对症的同时对其体质进行改善，使其降低病情发展或是有利病情转归。

张老还强调应将预防与调护相结合。甲状腺结节患者应注意生活调摄及精神护理。保持心情舒畅，精神愉悦，使心境平和，保持乐观的情绪，有利于疾病恢复。不忧、不怒是预防和调养本病不可忽视的方法。本病也多由饮食水土失宜导致，所以饮食护理也很重要。饮食宜清淡，进食新鲜蔬菜及富有营养的食物，忌食肥甘厚味、香燥辛辣食物，同时应避免烟酒、咖啡等。

【验案赏析】患者，男，36 岁，2015 年 5 月 18 日初诊。主诉：体检发现左侧甲状腺结节 1 周。现病史：患者 1 周前于单位体检甲状腺超声发现左侧甲状腺一低回声结节，大小约 2.0 cm×2.5 cm，类圆形，边界清，质地中等，与周围组织分界清楚，实质回声欠均匀。CDFI 示实质未见明显异常血量信号。双侧颈部扫描未见明显异常肿大淋巴结回声，左侧甲状腺结节 TI-RADS 3 类。无疼痛及吞咽困难，无发热、畏寒，无声嘶、多食，易饥、多汗，双手无震颤，无情绪异常，无多饮、多食、体重减轻。查出至今未予任何治疗及处理。近日患者自觉偶感吞咽费力，现经人介绍前来诊治。查体：一般情况可，既往身体良好，未患过严重的急慢性疾病。近期以来无头晕、心悸，无胸闷、胸痛，无腹痛、腹胀、腹泻，精神、胃纳、睡眠可，大小便如常，体重无明显改变。望闻问切：患者神志清楚，检查合作，皮肤黏膜无黄染瘀斑。颈部左侧可轻微触及一类圆形肿块，质地柔软，表面光滑、边界清楚，无触痛，可随吞咽上下移动。甲功及其余实验室检查无异常。无痒痛、声音嘶哑、憋气、吞咽困难等症状。患者自诉平素喜食辛辣，因工作原因情绪波动大，二便正常，舌红苔白腻，脉弦数。中医诊断：瘿瘤（肝郁气滞，痰瘀互结证）。西医诊断：甲状腺结节。治法：疏肝健脾，化瘀祛痰，软坚散结。张老在自创"疏调气机汤"的基础根据患者症状酌情加减治疗。处方：柴胡 10 g，赤芍 12 g，香附 10 g，郁金 15 g，丹参 10 g，白芍 12 g，茯苓 15 g，佛手 10 g，白术 10 g，煅牡蛎 20 g，薏苡仁 30 g，三棱

10 g，莪术 10 g，夏枯草 10 g，浙贝母 12 g，淮山药 20 g，生甘草 6 g。3剂，水煎服，每日 3 次，两日 1 剂。调护：调节情绪，合理起居，饮食清淡，忌食肥甘厚味之品。

2015 年 5 月 25 日二诊：服上方 3 剂后，心情较前舒畅，舌淡红，苔薄白，脉和缓有力。患者偶觉口干，上方加南沙参 15 g，薏苡仁由首方 30 g 调整为 20 g，余同前，继续服药 3 剂。

2015 年 6 月 8 日三诊：口干有所好转，情绪有所改善，但偶感乏力倦怠，舌淡，苔薄白，脉细。饮食睡眠可，二便正常。上方加黄芪 15 g，余不变，嘱患者继续服药 6 剂后行彩超复查。

2015 年 7 月 13 日四诊：彩超示双侧甲状腺未见异常。患者未感觉任何不适，舌淡，苔薄白，纳可，二便正常。嘱患者定期复查，调节情绪，合理起居，饮食清淡，忌食肥甘厚味之品。首方去三棱、莪术、夏枯草，薏苡仁调整为 20 g，香附调整为 15 g，加党参 15 g，3 剂以巩固疗效。

按语：肝主疏泄，主调畅气机，气机条达则脏腑功能协调，气血津液输布正常。若长期情志不畅，气机郁滞，则肝失条达，气血瘀滞，津液不能正常循行输布，痰湿凝结，痰气壅于颈前，痰瘀互结日久结而成块，则为瘿病。

【参考文献】

[1] 普文静，张震. 国医大师张震治疗甲状腺结节经验 [J]. 云南中医中药杂志，2018，39（12）：1-4.

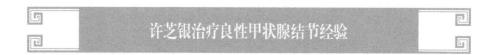

许芝银治疗良性甲状腺结节经验

【诊断思路】 许教授将中医基础理论与长期临床经验相结合，总结出本病的病机主要为气机郁滞，痰瘀互结。本病病理性质以实证居多，病位主要在肝脾两脏，与心肾有密切关系。患者情志不畅，并受饮食、环境等因素影响，以致肝郁气机阻滞，疏泄不利，横乘脾土，脾气虚弱则水液失于温运，肾气虚弱则水液气化无力。气化失司，津液凝聚则为痰；气为血之帅，血为气之母，痰气交阻则血行不畅，停而为瘀，痰瘀互结。足厥阴肝经沿喉咙之后循行，向上进入鼻咽部，连接目系，上行出于额部，最后与督脉交会于巅顶。故肝经气滞可导致痰瘀壅结于颈前发为本病。瘿病日久也易导致心阴受

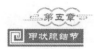

损，出现心悸、烦躁等症。

【治疗方法】许教授从事甲状腺疾病研究 50 余年，师古用今，灵活运用现代药理学研究成果。理气化痰活血等法具有抗组织增生、改善微循环的作用，而良性甲状腺结节与甲状腺滤泡细胞良性增生密切相关，故治疗有效。化痰药配合理气药使用，调畅气机，气顺则痰易消，正如古人所云"善治痰者，不治痰而治气，气顺则一身之津液亦随气而顺矣。"活血化瘀药大多有耗气之弊，故常与理气补气药同用以畅通气血，疏通经络，使瘀血得散，则甲状腺结节消除有望。故许教授确立了治疗本病的基本大法为理气化痰破瘀。拟基本方为：郁金 10 g，茯苓 10 g，白术 10 g，法半夏 10 g，牡丹皮 10 g，桃仁 10 g，赤芍 10 g，青皮 5 g，陈皮 5 g，姜黄 10 g，生牡蛎 20 g，山慈菇 10 g，海藻 10 g，甘草 5 g。

【治疗绝技】本方中许教授以郁金、姜黄、牡丹皮、桃仁、赤芍等药共用以达行气活血破瘀散结之效，现代药理研究发现由郁金、姜黄中提取的姜黄素毒性低，不良反应小，且具有抗炎、抗氧化、抗肿瘤等一系列功效，对抑制良性甲状腺结节的生长具有积极的作用。以海藻、生牡蛎化痰软坚散结，牡蛎功效正如《本草纲目》所描述："化痰软坚，清热除湿，止心脾气痛，痢下，赤白浊，消疝瘕积块，瘿疾结核。"而海藻更是祖国医学治疗瘿瘤的常用药，最早可追溯至晋代葛洪的《肘后备急方》。以山慈菇清热解毒、化痰散结，根据现代医学对山慈菇的抗肿瘤机制的研究，发现山慈菇还具有抑制肿瘤细胞增殖和侵袭转移、诱导肿瘤细胞凋亡、提高机体免疫力等一系列作用，通过长期临床探索，许教授发现山慈菇用量以 10 g 内为佳，无明显不良反应。以青陈皮行气破气；以茯苓、白术健脾化痰；以法半夏燥湿化痰；最后予甘草调和诸药。诸药合用，共奏理气化痰破瘀之功，使气滞得通，痰凝得化，血瘀得散。拟方时亦需考虑患者症状、体征及气候等因素随证加减。瘿瘤肿硬者可加用夏枯草、制南星、皂角刺、海浮石等药；纳差者可加用焦山楂、六神曲、鸡内金、谷麦芽等药；夜寐差者可加用酸枣仁、灵磁石、夜交藤等药；皮肤瘙痒者可加用荆芥、防风、蝉蜕、浮萍等药；咳嗽痰多者可加用橘叶、橘核、桔梗等药；女性月经失调者可加用杜仲、当归、补骨脂等药。

《神农本草经》曰："夏枯草，味苦、辛，寒，主寒热，瘰疬，鼠瘘，头创，破癥，散瘿，结气，脚肿，湿痹，轻身。"可见夏枯草具有清热、散结、消肿等功效。现代化学和药理研究已发现夏枯草含有大量生物活性的化合物，如黄酮类、三萜类化合物、多糖和酚酸等，具有抗炎、免疫调节和抗肿瘤等药理作用，对甲状腺疾病有明显的疗效。夏枯草散结消瘿效果虽佳，但性寒，脾胃虚弱者需慎用，许教授用药向来严谨，遣方用药时认定病情需要者方才加用夏枯草，故未拟入基本方中。皂角刺古时多用于痈疽尤其是乳痈的治疗，《医学入门》介绍："皂刺，凡痈疽未破者，能开窍；已破者能引药达疮所，乃诸恶疮癣及疬风要药也。"现代药理研究表明皂角刺提取物低剂量组对免疫系统有促进作用，并且有促进生长的作用，在肉仔鸡上实验后发现 T、B 淋巴细胞转化率有明显的提高，但是高剂量组的作用却完全相反。许教授不拘泥于古方，尤重皂角刺消肿之功，临床多年运用皂角刺治疗良性甲状腺结节，效果斐然。

【验案赏析】患者，女，52 岁，2018 年 1 月 8 日初诊。主诉：左侧颈部甲状腺不适 3 月余。刻下症：双侧甲状腺未见明显肿胀，平素情志不畅，忧思抑郁，纳寐尚可，二便正常，已绝经，舌质暗，苔薄腻，脉涩。查体：左侧甲状腺可扪及约 1.0 cm×1.0 cm 大小结节，右侧甲状腺未扪及结节，无触痛。甲状腺彩超：甲状腺左叶上下径 5.6 cm，左右径 1.6 cm，前后径 1.6 cm；右叶上下径 5.4 cm，左右径 1.5 cm，前后径 1.7 cm；甲状腺双侧叶内见多个不均回声区，其中左叶 1 个大小约 1.1 cm×0.8 cm，右叶 1 个大小约 0.6 cm×0.4 cm，边界尚清，弹性评分 2 分，TI-RADS 3 类。甲功 T_3、T_4、TSH、FT_3、FT_4 均在正常范围内。中医诊断：瘿瘤（痰瘀互结证）。西医诊断：良性甲状腺结节。治法：理气化痰破瘀。处方：郁金 10 g，茯苓 10 g，白术 10 g，法半夏 10 g，牡丹皮 10 g，桃仁 10 g，赤芍 10 g，青皮 5 g，陈皮 5 g，姜黄 10 g，生牡蛎 20 g，海浮石 20 g，皂角刺 20 g，山慈菇 10 g，海藻 10 g，甘草 5 g。共 28 剂，日 1 剂，水煎服，早、晚分服。

2018 年 2 月 5 日二诊：患者诉颈部无明显不适，情志较前好转，偶有抑郁，近来夜寐欠佳，舌质暗，苔薄白，脉弦涩。查体：左侧甲状腺可扪及约 1.0 cm×1.0 cm 大小结节，右侧甲状腺未扪及结节，无触痛。治法仍用理气化痰破瘀，辅以安神。原方加用灵磁石 20 g，酸枣仁 20 g，夜交藤 20 g。日 1 剂，水煎服，早、晚分服。嘱患者 2 个月后复查甲状腺彩超。

2018 年 4 月 9 日三诊：患者诉颈部无明显不适，情志畅，纳寐可，二便调，舌质红，苔薄白，脉弦涩。查体：左侧甲状腺可扪及约 1.0 cm×1.0 cm 大小结节，右侧甲状腺未扪及结节，无触痛。甲状腺彩超：甲状腺左叶上下径 5.6 cm，左右径 1.5 cm，前后径 1.6 cm；右叶上下径 5.4 cm，

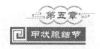

左右径 1.5 cm，前后径 1.7 cm；甲状腺双侧叶内见多个不均回声区，其中左叶 1 个大小约 0.9 cm×0.6 cm，右叶 1 个大小约 0.5 cm×0.4 cm，边界尚清，弹性评分 2 分，TI-RADS 3 类。患者甲状腺 B 超结果较前好转，夜寐可，嘱其继服 2018 年 2 月 5 日方，3 个月后复查甲状腺 B 超。

2018 年 7 月 16 日四诊：患者诉颈部无明显不适，情志畅，纳寐可，二便调，舌质红，苔薄白，脉弦。查体：双侧甲状腺未扪及结节，无触痛。甲状腺彩超：甲状腺左叶上下径 5.5 cm，左右径 1.5 cm，前后径 1.5 cm；右叶上下径 5.4 cm，左右径 1.5 cm，前后径 1.6 cm；甲状腺双侧叶内见多个不均回声区，其中左叶 1 个大小约 0.6 cm×0.4 cm，右叶 1 个大小约 0.3 cm×0.2 cm，边界尚清，弹性评分 2 分，TI-RADS 3 类。患者经治后甲状腺结节较前明显缩小，嘱其继服 2018 年 2 月 5 日方巩固疗效，定期复查。适当锻炼，舒畅情志。

按语：许教授认为甲状腺结节以痰凝与血瘀为患，痼疾胶着，沉疴难起，治疗上有如抽丝剥茧，须坚持理气化痰破瘀之法，切勿操之过急，本病的治疗见效较慢，一般以 3 个月为 1 个疗程，2～3 个疗程可见疗效，但之后仍需继续巩固治疗以防疾病复发。本病的治疗既需要通过药物来抑制致病因素，改善患者的局部症状，又提倡舒畅患者情志以提高患者自身免疫机能。《丹溪心法》曰："气血冲和，万病不生，一有怫郁，诸病生焉。"患者需树立信心，舒畅情志，长期坚持治疗，医患双方同心协力，方能取得满意的疗效。

【参考文献】

[1] 黄家辉，马朝群. 许芝银治疗良性甲状腺结节经验 [J]. 中医药临床杂志，2019，31（7）：1264－1266.

[2] 李芮. 名老中医许芝银教授治疗痰瘀互结型结节性甲状腺肿的临床经验总结及疗效观察 [D]. 南京：南京中医药大学，2018.

林兰运用"三结理论"治疗甲状腺结节经验

【学术思想】林兰教授在治疗甲状腺结节方面首次提出了"三结"治疗。平结治以疏肝理气、活血化痰、软坚散结，方药用散结方；阳结阴虚证治以滋阴清热、理气化痰、逐瘀散结，方用滋阴散结方，实热证治以清热解毒、理气化痰、逐瘀散结，方用清热散结方；阴结者治以温补脾肾、理气活血、化痰散结，方用温阳散结方。

【诊断思路】《诸病源候论》以为瘿者由忧恚气郁所生。林兰教授认为甲状腺功能之一是助肝疏泄，且甲状腺为肝、肾、心、脾、胃之经与任、督二脉所过之处，是气血津液循行之枢纽，疏泄功能失调则不能正常促进血液与津液的运行输布，津聚为痰，气郁痰凝，则结节生；气为血帅，气行血行，气结则血瘀，故结节成。痰瘀互阻，阻滞气机，枢纽不转，气阻痰凝血瘀而结节不散。《外科正宗》曰：瘿瘤"非阴阳正气结肿，乃五脏瘀血、浊气、痰滞而成"。林兰教授根据多年的临床总结，将甲状腺结节分为三结：平结、阳结、阴结。平结：甲状腺结节，局部不适或无不适，无阳热之象，亦无寒凉之征，阴阳不显。阳结：患者在甲状腺结节的同时伴有一派阳热之证或虚热之证；阴结：在甲状腺结节基础上，伴有一派虚寒之象。

【治疗方法】林兰教授提出了三结辨证论治，介绍如下。

1. 平结。甲状腺结节，可触及或不能触及，或颈部作胀不适，或有颈部两侧瘰疬丛生。或咽喉部有憋气感，或吞咽阻碍感，性情急躁易怒，胸闷不舒，胁满腹胀，或口唇紫暗；女子闭经或痛经，经行有块。舌质暗红，有瘀点或瘀斑，苔薄白或微腻，脉弦滑。治以疏肝理气、活血化痰、软坚散结，方用散结方（柴胡10 g，枳实10 g，白芍10 g，甘草6 g，土贝母10 g，夏枯草10 g，海藻10 g，昆布10 g，半夏9 g，乌药10 g，生牡蛎30 g，桃仁10 g）。其中四逆散（柴胡、枳实、白芍、甘草）疏肝理气，土贝母、夏枯草、海藻、昆布、生牡蛎软坚散结，半夏、乌药、桃仁行气活血化痰。气郁明显者可加陈皮、香附，血瘀明显者加水蛭、当归、川芎，痰凝明显者加贝母、陈皮、胆南星，湿著者加茯苓、藿香。

2. 阳结。在平结的基础上可见消谷善饥，面红目赤，畏热多汗，口苦口干，胸闷太息，双手震颤，或见咽干口燥，口渴欲饮，五心烦热，腰膝酸软，盗汗，心悸失眠，善忘，体形消瘦。舌质红，少苔，或苔黄腻，脉弦数。实热证治以清热解毒、理气化痰、逐瘀散结，方用清热散结方：连翘12 g，山慈菇15 g，玄参12 g，半枝莲15 g，柴胡10 g，枳实10 g，白芍10 g，甘草6 g，土贝母10 g，海藻10 g，昆布10 g，半夏9 g，生牡蛎30 g，丹参10 g，牡丹皮10 g。肝火炽盛者加栀子、龙胆草，胃火炽盛者加石膏、知母。阴虚证治以滋阴清热、理气化痰、逐瘀散结，方用滋阴散结方：生地

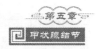
黄 10 g，麦冬 10 g，连翘 12 g，山慈菇 15 g，玄参 12 g，柴胡 10 g，枳实 10 g，白芍 10 g，甘草 6 g，土贝母 10 g，海藻 10 g，昆布 10 g，半夏 9 g，生牡蛎 30 g，牡丹皮 10 g。阴虚风动者加钩藤、白僵蚕；阴精亏虚者可加龟板、鳖甲。

3. 阴结。在平结的基础上伴有畏寒肢冷，腰膝酸软，乏力；舌淡紫、体胖或有瘀斑、边有齿痕，苔白润，脉沉迟。治以温补脾肾、理气活血、化痰散结，方用温阳散结方：淫羊藿 10 g，仙茅 10 g，白附子 10 g，白芥子 10 g，柴胡 10 g，枳实 10 g，白芍 10 g，夏枯草 10 g，海藻 10 g，昆布 10 g，半夏 9 g，乌药 10 g，水蛭、党参、白术、茯苓各 6 g。脾虚明显者加四君子汤（黄芪、当归）；血虚者加当归补血汤，更甚者加炮附子、肉桂。

【治疗绝技】疏肝健脾：适用于肝气郁滞、脾气虚弱证患者。临床常采用疏肝理气药物使气机条达，气血调和，益气健脾药物使脾胃健运，制生痰之源。方选自拟化浊疏肝散加减治以疏肝理气、健脾化浊，药用川楝子、枳壳、芍药、柴胡、陈皮、香附、郁金、白芥子、葶苈子等。

清肝理脾：适用于肝郁化火证患者。临床常采用疏利、清热泻火药物使营卫通达，郁火泻越。方选丹栀逍遥散加减，药用牡丹皮、栀子、夏枯草、柴胡、黄芩、半枝莲、浙贝母、橘核、天花粉、莪术等。

柔肝调脾：适用于阴虚火旺证患者。临床常采用益肾养阴药物滋水涵木。方选自拟甲亢宁为基础方加减。药用生龙骨、煅牡蛎、生地黄、熟地黄、麦冬、枸杞子、龟板。

补肝温脾：适用于素体脾肾阳虚或久病耗气伤阳患者。临床常采用温阳补气之品，肝脾肾同补。方选自拟瘿瘤消散方加减，药用半夏、山慈菇、半枝莲、鳖甲、山茱萸、仙茅、淫羊藿、菟丝子、肉桂、附子、紫河车等。另外，根据"无阴则阳无以生""善补阳者，必于阴中求阳，则阳得阴助而生化无穷"的原理，在温阳为主的组方中酌配滋补肾阴之品，如女贞子、墨旱莲、知母，防温燥伤阴之弊。

其他常用药物组合：生龙骨、煅磁石、钩藤以息风潜阳；山慈菇、牛蒡子、浙贝母、连翘、半夏、夏枯草以化痰散结；柴胡、白芍以疏肝理气；半夏、枳实、郁金、延胡索以理气化痰；苍术、厚朴以健脾燥湿；生龙骨、生牡蛎、煅磁石、珍珠母、酸枣仁、柏子仁以安神；茯苓、泽泻以健脾化湿；覆盆子、益智仁、杜仲以滋补肝肾；枸杞子、决明子以养肝明目；青葙子、密蒙花以祛风明目。

【验案赏析】患者，女，38 岁，2018 年 4 月 9 日初诊。主诉：喉颈部不适 1 个月。现病史：患者 2015 年发现甲状腺结构异常，诊断为甲状腺炎，口服药物不详。刻下症：自觉喉颈部不舒畅，伴有阻物感，情绪低落抑郁，怕冷，体倦乏力，脘胁胀闷，食少纳呆，眠差不实、多梦，月经量少，大便溏薄。舌胖大伴边有齿痕，舌质紫暗，苔白带秽，脉弦滑略数。甲状腺彩超：甲状腺弥漫性病变，右叶实性小结节，0.4 cm×0.3 cm。甲状腺功能检查结果：ATPO > 1300 mIU/L，余正常。西医诊断：甲状腺结节。中医诊断：瘿瘤；证属肝郁脾虚、痰瘀互结。治以疏肝健脾，养心清热，活血化瘀，化痰散结。处方：柴胡、白芍、枳实、牛蒡子、元胡、郁金、益母草、香附、五味子、麦冬各 10 g，夏枯草、生地黄、熟地黄各 15 g，太子参、柏子仁、酸枣仁、当归各 12 g，山慈菇 6 g。14 剂，每日 1 剂，水煎，早、晚分服。嘱其清淡饮食，适当调节情志。

2018 年 4 月 23 日二诊：喉颈部阻滞感减轻，脘胁闷胀缓解，睡眠略安，食欲好转，大便量少成形，舌质暗红、秽腻苔减，脉弦略数。口服左甲状腺素钠 12.5 μg，每日 1 次。患者睡眠好转，加之补血多有碍气，故去生地黄、熟地黄、当归，加清半夏 9 g 以加强理气化痰之效。14 剂。随访至 2019 年 3 月，患者病情尚稳定，症状未见反复。

按语：该患者初诊时系肝郁气结，肝疏泄功能紊乱，全身气机不畅，故见情绪低落、抑郁、焦虑等情志不畅表现。肝气郁滞，影响阳气生发，则见怕冷。据五行生克制化理论，肝木病变，克伐脾土；子盗母气，则伤肾水；母病及子，木亢极则伐心火。木旺乘土致脾虚不运，生化乏源，脾气亏虚，气虚血竭，则见乏力、食少纳呆、月经量少。肝藏血主魂，肺主气藏魄，木气有余反侮金，即木火伐金。肝郁日久，化热伤阴，肝阴不足不能滋养于心，营血耗伤，神不守舍、魂魄始离则见眠差不实、多梦。肝郁化火伤津耗血成瘀，脾运失健，津液聚而生痰，气郁痰结血瘀，循足厥阴肝经、足太阴脾经上犯咽喉颈部，气郁浊痰瘀血内停，故见喉颈部不舒畅，伴有阻物感，舌体胖大、边有齿痕，舌质紫暗，苔白带秽，脉弦滑数均属于肝郁脾虚、化热伤阴、痰瘀互结证候。故治疗以疏肝健脾、养心清热、活血化瘀、化痰散结为主。方中柴胡、白芍疏肝理气，太子参健脾益气，共为君药，奏抑木扶土之效；臣以夏枯草、牛蒡子清热化痰散结，山慈菇、枳实、郁金、延胡索理气化痰；佐以生地黄、熟地黄、麦冬滋阴清热、养血安神，酸枣仁、柏子仁、五味子养心安神，当归、益母草活血化瘀。二诊时患者诸症减轻明显，

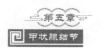

睡眠略安，为防补血多碍气，去生地黄、熟地黄、当归，加清半夏以加强理气化痰之力，继服巩固治疗。

【参考文献】

［1］韩向莉，娄志杰，蔡井阳，等．林兰运用抑木扶土法治疗甲状腺结节经验举隅［J］.山西中医，2020，36（2）：4－5，8.

［2］任志雄，李光善，倪青．林兰教授诊治甲状腺结节的学术思想［J］.四川中医，2012，30（8）：8－10.

第六章　甲状腺炎

【名医简介】冯建华，教授，博士研究生导师，第三批全国老中医药专家学术经验继承工作指导老师，山东省名中医。从事中医教学、医疗及管理工作30余年，其专业方向为中医、中西医结合防治内分泌——代谢性疾病的临床研究。中医药学会联合会糖尿病专业副会长，中华中医药学会糖尿病分会副主任委员，中华中医药学会甲状腺病专业委员会副主任委员，中华中医药学会老年病分会常务委员，山东中西医结合学会副会长。

【学术思想】冯建华教授对于内分泌疾病的中医药治疗有着丰富的临床实践经验。程钟龄在《医学心悟》中提出"汗、吐、下、和、温、清、消、补"八法。冯建华教授结合多年治疗桥本甲状腺炎的临床实践经验，将"医门八法"灵活应用于本病辨治。

【诊断思路】冯建华教授认为本病整体病机为虚实夹杂。《景岳全书》言："故以人之禀赋言，则先天强厚者多寿，先天薄弱者多夭"，强调了禀赋不足者，元气亏虚，体质多弱，易受外邪而病。桥本甲状腺炎甲状腺功能改变，主要为功能减退，常见畏寒肢冷、肌肉乏力、黏液性水肿、厌食、便秘等典型症状。元气亏虚导致气化功能减弱，气失温煦则畏寒肢冷；先天禀赋不足，肾气衰，肾的蒸腾气化功能失常，水液失于布散，故症见水肿；先天不足，无以滋养后天，故脾肾两虚，则症见肌肉乏力、厌食、便秘。桥本甲状腺炎除了有甲状腺功能改变外，还有甲状腺组织结构改变，正如《外科正宗·瘿瘤论》所述"夫人生瘿瘤之症，非阴阳正气结肿，乃五脏瘀血、浊气、痰滞而成。"元气不足则脏腑运化无力，日久津停成痰，血滞成瘀，后天加之内伤七情、地域环境、饮食习惯的影响，则气郁、痰凝、血滞，或三者相互搏结，结于颈而出现甲状腺肿大、结节及质地改变。因此本病根本病机为本虚标实，因虚致实，实邪为本虚的病理产物，或病久实可致虚，虚与实相互胶结，导致疾病迁延难愈，病势加重。

【治疗方法】

1. 补消为主。补法通过补益脏腑、气血、阴阳偏亏的一方，使气血调和、阴阳相平，以此来治疗各种虚证。《素问·刺法论》云"正气存内，邪不可干"，强调了素体本虚或久病体虚者，宜补其正气，以敌外邪。消法通过消导、攻散之法，使气滞血瘀、痰浊水饮、食积虫积等实邪缓消，以此来治疗内蓄有形之邪。《外科启玄》云"消者灭也，灭其形症也"，明确了消法的临床意义。

因桥本甲状腺炎根本病因多为先天禀赋不足，元气亏虚，脏腑运化无力，日久衍生出气滞、血瘀、痰浊之实邪，结于颈，病机总体为因虚致实，虚实夹杂，故补法与消法是治疗桥本甲状腺炎的根本大法，贯穿桥本甲状腺炎治疗始终。桥本甲状腺炎甲亢期，临床常见急躁易怒、颈部肿大胀痛、便次增多、怕热、易汗出、口苦等表现，因先天之精亏虚，肾水无以涵木，肝火偏旺或因虚导致的有形实邪，相互搏结，久而化热，以气阴两虚、肝火痰结为主，以补气健脾、滋肾清肝为主要治法。随着桥本甲状腺炎疾病进展，患者临床症状以甲状腺功能减退为主，患者常见乏力气短、倦怠懒言、畏寒怕冷、记忆力下降、表情淡漠、夜不能寐、头晕头痛等症。患者元气不足，日久脾肾阳气受损，故以扶助正气、温补脾肾阳气为主要治法。

冯建华教授汇总诸多临床实例，总结出经验方扶正消散方（黄芪、白术、党参、茯苓、淫羊藿、玄参、夏枯草、浙贝母、半夏、鳖甲），并以此为基础方，治疗桥本甲状腺炎患者，临床疗效显著。扶正消散方由四君子汤加味化裁而成，此方取其益气健脾之效。脾胃运化正常，则气血得以化源，津液方可布散，痰湿不得停滞。补法尤其注意脾肾同补，方中黄芪补气固表，养血行滞，淫羊藿补虚益肾，合扶正之意；玄参、夏枯草清热解毒，化痰散结，专消凝滞痰邪；鳖甲化瘀、软坚，补而不滞。根据不同阶段及证候在本方基础上随证加减，治疗桥本甲状腺炎有良好疗效。

2. 消瘿法汗法。汗法通过应用宣散的药物或针刺、火灸等外治法，使邪气随汗而出，邪去则病愈。"微汗"法为汗法中发汗程度较缓的一种，在发汗祛邪的同时，可顾护气血营卫及津液，以达祛邪而不伤正、护正而不留邪之功。对于本虚的患者，微汗法即可祛邪外出，且顾其正虚的体质。

在病程早期部分桥本甲状腺炎患者有一过性甲亢，此阶段临床表现为怕热易汗出、皮肤潮湿，而在病程晚期则出现甲状腺功能减退，临床症状为怕冷畏寒、皮肤干燥，均为营卫不和导致。《灵枢·邪客》言："营气者，泌其津液，注之于脉，化以为血，以荣四末，内注五脏六腑，以应刻数焉。"《灵枢·本脏》言："卫气者，所以温分肉，充皮肤，肥腠理，司开阖者也。"肌表、脏腑需要营气的濡养，以及卫气的温煦。营卫不和，致机体失去温煦及润养，可出现发热、汗出，或怕冷恶风，皮肤干燥脱屑。故冯建华教授应用微汗法治疗桥本甲状腺炎中的此类症状时，使用桂枝汤加减，顾护正虚，微汗出，调和营卫。此法也可用于治疗桥本甲状腺炎黏液性水肿。黏液性水肿属于中医"溢饮"范畴，早在《金匮要略》中就有运用汗法治疗水气病的记载。《金匮要略·水气病脉证并治第十四》云："皮水，其脉亦浮，外证肘肿，按之没指，不恶风，其腹如鼓，不渴，当发其汗。"汗法可治疗黏液性水肿，可选方麻黄甘草汤。兼有气虚较甚者，应注重扶正气，方选桂枝加黄芪汤。冯建华教授认为用汗法治疗桥本甲状腺炎需注意，应用汗法的主要目的是调和营卫，务必顾及患者本虚的根本。

3. 消瘿法和法。和法为和解、调和之法，是使脏腑阴阳失衡归于调和，使其平复的治法。广义和法不仅仅限于"和解少阳"，还是调和与祛邪全面兼顾的一种治法。因此应用和法须辨别表里虚实、寒热上下。

多数桥本甲状腺炎的患者有情志异常、食欲减退等症状，多为肝脾失于调和。因此冯建华教授在桥本甲状腺炎的治疗中灵活运用和法。如桥本甲状腺炎后期甲减的患者，多有不欲饮食、大便难解、情绪低落等症状；偏肝郁脾虚者，应用和法，疏肝调脾，方选逍遥散；食欲减退、痞满胃虚偏重者，方选甘草泻心汤；肝火偏亢、心烦易怒者，方选越鞠丸。中老年患者中常出现胸胁胀闷、心中燥热、手足不温的症状，此为肝郁厥逆之证，应用和法，以调和肝脾、透邪解郁，方选四逆散；见上热下寒错杂者，治以缓肝调中、清上温下，方选乌梅丸。

4. 消瘿法下法。狭义下法用于病位在下焦，宜导下邪去，正如《素问·阴阳应象大论》中所记载："其下者，引而竭之；中满者，泻之于内。"而广义下法非仅为通大便而设。在《温疫论》就有"注意逐邪勿拘结粪"的论述，不必受阳明腑实证的限制，但通利二便仍是祛邪外出重要通路。下法非独专治胃肠，更加注重祛邪对脏腑、气血津液的影响。

冯建华教授将下法运用于桥本甲状腺炎的治疗中，主要治法在于泄热导滞、温里通便、攻下逐瘀。冯建华教授在临证时，如患者在桥本甲状腺炎早期出现一过性甲亢，表现为大便干结兼有易怒目赤、心烦身热，辨证为胃肠火旺、郁怒伤肝，方选更衣丸；如患者在桥本甲状腺炎末期即甲减期，出现大便艰涩、手足不温，辨证为阴寒滞肠，方选大黄附子汤，若兼倦怠食少，方选温脾汤；如患者出现大便色黑、少腹急结，辨证为瘀热互结，方选桃核承气汤。冯建华教授结合多年的临床经验提出：久病者，必瘀；病程迁延难愈者，必瘀。因此对病程长的患者，运用下法辅助逐瘀之效，在临床治疗中颇见成效。同时，冯建华教授提出，应用下法应注意中病即止，以防损伤正气。

5. 消瘿法吐法。吐法是通过涌吐的方式，使停聚于上焦的实邪从口吐出的治疗方法。《黄帝内经素问吴注》言："'高'，胸之上也。'越之'，吐之也。"吐法的本质是调节气运，因此吐法不仅是使病邪随势而出，病随势减，并且理其气、运其血，正如《儒门事亲》所述，"使上下无碍，气血宣通"。应用吐法应注意的是，吐法易损伤胃气，故吐后宜养，顾护脾胃之气。

冯建华教授在桥本甲状腺炎早期应用吐法治疗脘满食少、心悸烦乱、焦躁易怒、不寐梦多等症状，辨证为气郁火旺、痰饮停滞者，正如《伤寒论》"心下满而烦，欲食不能食者，知病在胸中，当吐之"所示，应用吐法调畅气机、涌吐醒神、吐以达之，方选三物白散。病随势减后，再予四君子汤，以顾护胃气。但是冯建华教授考虑患者对于吐法的接受度较低，临床实践中较少应用。

6. 消瘿法清法。清法是运用寒凉的药物或方剂，通过清热泻火、凉血解毒等作用，以清除虚、实之里热邪的治疗方法，"治温以清，治热以寒"及"热者寒之，温者清之"均是清法使用依据。又因里热证所处病位、病势的不同，清法又分为透热转气、凉血清营、清脏腑热等。《医学心悟·医门八法》对应用清法的注意事项进行了阐述，如"然有当清不清误人者……不量其证以误人者，是不可不察也"。

冯建华教授治疗桥本甲状腺炎早期或进展期多使用清法，因在此阶段，辨证多以心肝火旺为主，患者常伴有心烦失眠、烦热多汗等症状，方选栀子清肝汤；若兼有狂躁易怒、口舌生疮，辨证为热毒炽盛证，方选黄连解毒汤；若兼有易饥口臭，辨证为相火犯胃证，方选黄连温胆汤；若兼有双目干涩、手指颤动，辨证为肝火伤阴证，方选一贯煎。冯建华教授认为桥本甲状腺炎病程早期，火热之象虽明显，但本质是正气虚损，此阶段为阴虚火旺，归属于火热证之变证，应注重清、补兼施，故仍以黄芪为君药，在使用大苦、大寒之品时，应酌加补气、滋阴之品，或选用蒲公英、夏枯草散结消肿、清热泻火。

7. 消瘿法温法。温法是通过温里祛寒治疗里寒证的治法。里寒证根据病因的不同，分为阳虚致寒、寒邪直中。根据寒证病位、病势的不同，温法又分为温中、温经、散寒、回阳等。阳气虚，运化无力，易生痰饮、瘀血，《素问·阴阳应象大论》中"阳化气，阴成形"是其理论依据。故治疗阴邪，须温化以振阳，使阳复则邪消。

【治疗绝技】因桥本甲状腺炎为自身免疫性慢性疾病，疾病过程中抗体作用于甲状腺组织使其遭到破坏、萎缩，故桥本甲状腺炎后期常出现甲状腺功能减退。本病此阶段多归属于中医"虚劳""水肿"等范畴。冯建华教授认为此阶段以阳虚为主，脾肾为甚，故选用温法。若临床表现为周身恶寒、乏力倦怠、面色无华、腰膝酸软兼有性功能低下，此因先天不足，加之久病耗伤，应当温补脾肾，方选附子理中丸合右归丸，常用附子、巴戟天、肉苁蓉等药物；若兼有眼睑或下肢浮肿，此为阳气不足，水液失运，治宜温阳利水，方选济生肾气丸、真武汤加减，常用附子、菟丝子、淫羊藿等药物。

【验案赏析】患者，女，56 岁，2019 年 11 月 26 日初诊。主诉：颈部肿大伴食欲不振、乏力 1 月余。现病史：患者 1 个月前发现颈部肿大，无疼痛，伴有食欲不振，稍食寒凉食物或受寒后出现腹胀。时感疲软乏力，怕冷，偶有晨起时眼睑水肿，其间未到医院诊疗。近期上述症状加重，伴有便秘。刻下症：神志清，精神可，面色偏黄，眼睑稍有水肿，疲乏无力，手脚发凉，无水肿，睡眠佳，小便调，大便秘结，二三日一行。舌淡红，苔白厚，脉沉细。既往史：糖尿病病史 5 年余，口服二甲双胍降糖治疗；否认其他慢性病、传染病病史。月经婚育史：经量少，经色淡，孕 1 产 1。过敏史：否认食物及药物过敏史。血压 107/63 mmHg，神志清，面色少华，眼睑水肿，双侧甲状腺 II 度肿大，质韧，无触痛，未闻及血管杂音。甲状腺彩超：①甲状腺回声增粗并气管周围多发淋巴结肿大，考虑桥本甲状腺炎；②甲状腺多发结节（TI-RADS 3 类）。甲状腺功能五项：FT_3 2.34 pmol/L，FT_4 10.23 pmol/L，TSH 6.71 μIU/mL，TGAb 23.22 IU/mL，TPOAb > 1000 IU/mL。西医诊断：桥本甲状腺炎，甲状腺功能减退症。中医诊断：瘿病；辨证：阳虚痰结证。治法：补气温阳，化痰散结。处方：黄芪 30 g，炮附子

10 g（先煎），肉苁蓉 10 g，党参 20 g，茯苓 15 g，白术 15 g，夏枯草 30 g，玄参 15 g，生牡蛎 30 g，山慈菇 15 g，陈皮 9 g，焦麦芽 15 g，焦山楂 15 g，焦神曲 15 g，炒白芍 30 g，柴胡 9 g，炙甘草 9 g，苍术 15 g，火麻仁 15 g。14 剂，日 1 剂，水煎服，早、晚分两次服用。

2019 年 12 月 10 日二诊：患者诉疲乏无力、食欲不振较前明显改善，无腹痛、腹胀，便秘较前减轻，但仍有大便难解，余症同前。前方去焦麦芽、焦山楂、焦神曲，继服 14 剂，日 1 剂，水煎服，早、晚分两次服用。

2019 年 12 月 25 日三诊：患者神志清，精神可，颈前结节较就诊前明显减小，结节质地变软，面色荣润，无水肿，二便调，食欲佳，舌淡红，苔薄白，脉弦。TSH 5.4 μIU/mL，TPOAb 715 IU/mL，TGAb 20.5 IU/mL。

按语：本例患者诊断为桥本甲状腺炎，中医辨证为阳气亏虚、气滞痰结，故补、消、温三法合用为本。冯建华教授认为患者食欲不振，疲乏无力，怕冷，偶有晨起时，颈部结节，舌淡红，苔白厚，脉沉细，为阳气亏虚、痰结湿重。素体本弱，先天之精不能滋养后天之脾，故脾肾两虚，运化失司，水液内停，眼睑水肿，聚而成痰，结于颈部，故见颈部瘿瘤；脾虚无以润养，则疲乏无力；津液不运，则大便秘结；生化无源，则月经稀发。治以补气温阳，化痰散结。处方中黄芪归肺、脾经，补气健脾，养血生津，利水消肿，故为君药。肉苁蓉、炮附子为臣药，补肾助阳，补益精血，君得臣助，补气温阳。党参、白术健脾益气，扶助正气，补益时应补中有行，以防过盛助邪，故配伍茯苓运脾化湿。夏枯草、玄参、生牡蛎、山慈菇化痰软坚散结。陈皮理气和胃，燥湿醒脾，与苍术相伍，行气除湿，使滞气得行，气行则痰邪可散，共为佐药。黄芪益气固表，炮附子助黄芪温阳利水，肉苁蓉温肾助阳，与火麻仁润肠通便。党参、茯苓、白术健脾行气，助脾胃运化，配伍焦三仙健脾消食，食入可化，胀满可消。对于月经稀发、不能生育的患者，应注意肝肾藏泄互用、阴阳相滋的关系。柴胡、炒白芍疏肝理气，养血敛阴，引药入肝经，以防气滞、痰邪互结。全方补、消、温三法共用，行补益温阳、健脾疏肝、消瘿散结之效。

【参考文献】

[1] 曾少婕，徐灿坤，滕涛，等．冯建华应用消瘿八法治疗桥本甲状腺炎经验 [J]．中医药导报，2022，28（5）：160-163．

许芝银治疗桥本甲状腺炎经验

【诊断思路】许教授认为本病病因包括情志内伤、饮食和水土失宜及体质等因素，忿郁忧怒及思虑过度，使得肝气失于条达，肝郁火旺，或气机不畅，津液不输，聚而成痰，气滞痰凝壅阻于颈前，则可形成瘿病；饮食失调，脾胃运化功能失常，脾失健运，水湿不化，聚而成痰；气血运行失常，导致气滞血瘀，痰瘀互结于颈前而发为瘿病。许教授在长期的临床实践中根据疾病的发展过程分为早、中、晚三期。他认为，早期主要病机为肝郁火旺，瘀热伤阴；中期病机为气滞血瘀，痰瘀互结；晚期病机为脾肾阳虚，寒痰凝聚，痰瘀互结。

【治疗方法】早期临床表现：颈前可无症状，或有轻度肿胀，胸闷烦躁，心慌易怒，焦虑，怕热多汗，失眠，多梦，善饥，多饮，舌红、苔薄黄，脉细弦或细数。此期临床多表现为甲状腺功能亢进症状。甲状腺正常或弥漫性肿大，质中或韧。实验室检查可见 FT_3、FT_4 或有升高，TSH 低于正常，TGAb 或 TMAb 滴度升高。此期多数医家认为病程较短，多为一过性。本病早期难以发现，待甲状腺弥漫性肿大时，发病至少 2~4 年，部分患者被误诊为甲亢，大剂量服用抗甲状腺药物后可引起难复性甲减。辨证属情志内伤，肝郁火旺，瘀热伤阴。治拟清热养阴，理气和血。方选许教授自拟名方清肝泻心汤加减。处方：黄芩 10 g，夏枯草 20 g，赤芍 15 g，生地黄 10 g，牡丹皮 10 g，茯苓 10 g，白芍 10 g，麦冬 10 g，五味子 10 g，玉竹 10 g，灵芝 15 g，夜交藤 20 g，甘草 5 g。

中期临床表现：颈前肿块，可伴有疼痛，胸闷不适，纳呆，喜太息，易劳累，舌有紫气或瘀斑，苔薄白或白腻，脉弦或滑。甲状腺肿大如马蹄，质地坚韧，有触痛。实验室检查可见 FT_3、FT_4、TSH 正常范围，TGAb 或 TMAb 滴度升高。此期临床多表现为实证。辨证属气滞血瘀，痰瘀互结。治拟行气活血，化痰散结。方选桃红四物汤合二陈汤加减。处方：桃仁 10 g，红花 10 g，当归 10 g，赤芍 10 g，川芎 10 g，法半夏 15 g，茯苓 10 g，陈皮 6 g，山慈菇 15 g，麻黄 10 g，夏枯草 20 g，汉防己 10 g，三棱 10 g，莪术 10 g，甘草 5 g。

后期在临床最多见。临床表现：颈前肿胀不适，病程较长，日久难愈，乏力，易疲劳，精神不振，畏寒肢冷，或有腰膝酸痛，小便清长，甚至部分患者伴有浮肿，下肢呈非指凹性浮肿，舌体淡胖或有齿痕、苔薄白，脉沉细。多表现为甲状腺功能降低的临床表现。甲状腺弥漫性或结节性肿大，质地坚韧或硬，可有触痛。实验室检查 TGAb、TMAb 滴度升高，TSH 高于正常值，FT_3 或 FT_4 降低，甲状腺扫描呈不规则浓聚与稀疏。辨证乃因病程日久，阳气耗损，致脾肾阳虚，痰瘀互结。治拟温肾健脾，化痰祛瘀。方选许教授自拟名方扶正消瘿方。处方：炙麻黄 10 g，鹿角片 10 g，熟地黄 15 g，干姜 10 g，制附子 10 g，汉防己 10 g，桃仁 10 g，雷公藤 10 g，法半夏 10 g，夏枯草 10 g，白芥子 10 g，茯苓 10 g，陈皮 6 g，丹参 15 g，党参 10 g，甘草 5 g。

【治疗绝技】许教授结合多年临证经验，确立了以阳和汤为基本方化裁的瘿痛经验方，处方：熟地黄 15 g，鹿角片 15 g，肉桂 3 g，炙麻黄 5 g，郁金 10 g，丹参 15 g，茯苓 10 g，红花 5 g，生甘草 5 g。素体阳虚、畏寒肢冷者，酌加黄芪 15 g，党参 15 g，制附片 10 g；情绪欠佳、嗳气不舒者，辅用陈皮 5 g，青皮 5 g；瘿肿明显、胀闷不适者，则加徐长卿 15 g，皂角刺 20 g，夏枯草 10 g，法半夏 10 g；偶见面目浮肿者，少佐猪苓 10 g，车前子 10 g；伴皮肤瘙痒者，加防风 10 g，浮萍 10 g，蝉蜕 10 g。本方中熟地黄为君药，尤重其填精益髓、滋阴补血之功；鹿角片乃血肉有情之品，温补营血，暖肾助阳。两药合用，以达阴阳双补之效，尚能匡扶正气，改善本虚。瘿痛后期对于脾虚痰瘀之证，尤重应用甘温之药培补元气，常辅以黄芪、党参益胃气、补营气。如恐其壅滞，则佐以青皮、陈皮之类辛散；恐其助气，则辅以皂角刺、夏枯草之品消导。肉桂功专"内托痈疽痘疮，能引血化汗化脓"，麻黄可"除寒热，破坚积聚"，两药相合效能温阳散寒；配伍郁金、丹参、红花活血祛瘀，理气化痰，又可防诸药温补太过而生滋腻；佐以茯苓淡渗甘补；使以生甘草调和诸药。全方上下相合，交通脾肾，开机体之腠理；化痰破瘀，温肾健脾，利一身之枢机。许教授强调"药多禁忌，用需对证"，认为本方消瘀而不伤正气，健脾而不腻中焦，亦可宁心安神，充分体现了其辨证论治的治疗原则，也反映了其丰富的临证治疗经验。

桥本甲状腺炎病因尚不清楚，有家族聚集现象，近年来发病率迅速增加，病情发展缓慢，往往被患者忽视而耽误治疗，出现智力下降、表情淡漠、精神萎靡、动作迟缓、容易疲劳、面色少华、皮肤粗糙、毛发稀疏、腹部胀满、黏液性水肿等症状表现，甚至出现恶性贫血，给患者带来极大的痛苦。目前西医治疗主要针对甲减或亚临床甲减的左旋甲状腺素片替代治疗，或有甲状腺肿压迫症状时给予糖皮质激素治疗及手术治疗，这些方法取得一定的效果，但疗效局限且有不良反应，难以让患者满意。

中医药对此病的治疗具有较大的优势，许教授结合历代医家经验与自己多年临床经验，加上不断参阅各类相关文献，吸收新知识，推崇薛立斋、张景岳等学说，重视温阳，善用附子、干姜等辛热药物，善用麻黄、雷公藤、汉防己治疗本病。药理证明，麻黄、雷公藤有免疫调节及免疫抑制作用，汉防己有激素样作用。动物实验证明扶正消瘿方对桥本甲状腺炎的自身免疫紊乱有明显调节作用。他叮嘱学生不可固守陈规，应吸收现代医学的优点长处，结合中医学的优良特点，在疾病治疗上要不断寻求最适合的方案。

许教授通过多年研究，认为采用中医中药既能阻断疾病向后期发展，又能够治愈后期患者，使甲状腺肿硬得消，甲状腺功能恢复正常，并能使 TGAb、TMAb、T_3、T_4、TSH 趋于正常。但因本病治疗时间较长，必须树立信心，长期坚持治疗，避免精神刺激，保持心境平和，增加营养，调整饮食结构，才能取得满意的治疗效果。同时还应注意劳逸结合，防止病情反复。

【验案赏析】 患者，女，45 岁，2019 年 4 月 22 日初诊。患者颈部肿胀伴隐痛半年余。其间予糖皮质激素口服后，症状明显缓解，一旦停药则肿痛复发。刻下症：颈部触痛，隐隐发作，肿胀明显，面色㿠白，少气懒言，精神不振。平素畏寒肢冷，受凉则易便溏，月经周期紊乱，食纳一般，夜寐欠佳。专科检查：甲状腺漫肿，质地偏硬，界限欠清，未触及明显结节，轻度压痛，表面皮肤不红，肤温不高。舌淡胖，边有齿痕，苔薄腻，脉细滑。实验室检查：血常规：白细胞 12.5×10^9/L；红细胞沉降率 32 mm/h。甲状腺 B 超：甲状腺左叶 5.5 cm×2.3 cm×2.5 cm；甲状腺右叶 5.0 cm×2.1 cm×1.5 cm，回声不均，血流增强。西医诊断：亚急性甲状腺炎。中医诊断：瘿痛（脾虚痰瘀互结证）。治宜健脾温阳化痰破瘀。处方：黄芪 15 g，党参 15 g，熟地黄 15 g，鹿角片 15 g，肉桂 3 g，郁金 10 g，牡丹皮 15 g，丹参 15 g，炒白芍 10 g，当归 10 g，川芎 10 g，生甘草 5 g。14 剂，每日 1 剂，煎汤，早、晚分服。外用如意金黄散冷湿敷患处，每日 1 剂，每次 30 分钟，每日 2 次。

2019 年 5 月 6 日二诊：患者诉服药后自觉精神转振，颈部疼痛好转，夜寐不安、大便溏薄等症状均有改善，但颈部肿胀缓解不显，心情抑郁。舌脉同前。上方丹参、牡丹皮减至10 g，加玫瑰花5 g，夏枯草10 g，皂角刺10 g。28剂，服法同前。续予金黄散湿敷1个月，用法同前。

2019年6月15日三诊：患者诉颈前肿痛已消失，自觉诸证明显好转。专科检查：甲状腺较前变软，界限清，未触及明显结节，表面皮肤不红，肤温正常。实验室检查：血常规：白细胞4.3×10^9/L；红细胞沉降率13 mm/h；血常规、肝肾功能、甲功七项等已在正常范围。复查甲状腺B超：甲状腺左叶4.0 cm×2.2 cm×2.2 cm；甲状腺右叶4.5 cm×2.5 cm×1.8 cm，回声不均，血流增强。舌淡红，苔薄白微腻，脉细数。二诊方继服28剂。2个月后电话随访，颈部疼痛肿胀情况基本消失。

按语：此病例属于典型的脾虚痰瘀互结型亚急性甲状腺炎。患者初诊时，颈部肿胀不适，隐隐作痛，加之久病体虚，精神不振，容易致"虚、痰、瘀"互结。正如《素问·阴阳应象大论》所言："阴不胜其阳，则脉流薄疾"，阴络被扰，血行不畅，故精神不振、情绪欠佳；炼津为痰，气滞血瘀，凝滞于颈，则见颈部漫肿；久病脾虚，痰瘀互结，则易化为有形之邪，故见疼痛隐隐发作，迁延难愈。初诊处方为经验方去炙麻黄、茯苓、红花，加党参、黄芪、牡丹皮、炒白芍、当归、川芎。本方中黄芪、党参补中健脾，温肾益气；熟地黄、鹿角片、肉桂滋补营血，暖肾助阳；郁金、丹参、牡丹皮化痰破瘀，兼能行气止痛；炒白芍、当归、川芎之品理气调经，化瘀行滞；少佐生甘草调和全方。诸药合用，行中有补，补中有行，合行补兼施之义。在中药口服的基础上，适当配合如意金黄散冷湿敷，"外治之理即内治之理，外治之药亦即内治之药"。全方健脾与化痰并举，气顺则痰消；温阳与破瘀并重，瘀血去而不伤正，痰浊得去，气血则顺，病则安。二诊见疼痛稍减，但颈部肿胀仍见，故稍减丹参、牡丹皮活血止痛之效，予夏枯草、皂角刺、玫瑰花消肿散结，行气破瘀。三诊瘿部肿胀明显缓解，诸症亦有显著好转。故去外敷药，单以中药原方口服固本培元，巩固疗效。本案用内服方合外用散，合外治先缓其标再治其本；内服着重"治外必本于内"的原则，溯本求源，以期减少复发之可能，许教授对于治法和剂型的使用也灵机活巧，可谓得心应手。

【参考文献】

［1］王高元，费忠东. 许芝银治疗桥本氏甲状腺炎的经验［J］. 江苏中医药，2015，47（10）：16-17.

［2］丁育忠. 许芝银教授治疗桥本病经验［J］. 河北中医，2011，33（4）：491-492.

[3] 孟达理, 许芝银. 许芝银教授治疗自身免疫性甲状腺炎经验 [J]. 江苏中医药, 2007 (5): 18-19.

[4] 陆瑶瑶, 陈德轩, 钱玥, 等. 许芝银运用健脾温阳化痰破瘀法辨治亚急性甲状腺炎经验拾萃 [J]. 中华中医药杂志, 2021, 36 (4): 2127-2129.

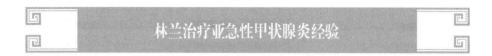

林兰治疗亚急性甲状腺炎经验

【诊断思路】 林兰教授认为, 风热毒邪外袭、少阳枢机不利为亚急性甲状腺炎的基本病机, 故临证以清热解毒、疏风散邪、和解少阳为本病的基本治法。

【治疗方法】 亚急性甲状腺炎早期由于甲状腺滤泡结构被破坏, 甲状腺激素一时大量释放入血, 患者多见甲状腺功能亢进。此期外邪新犯, 邪气正盛, 病性以邪实为主, 宜祛邪以治标。当以银翘散合小柴胡汤加减清热解毒、疏风散邪、和解少阳。若兼有肝火旺盛, 表现为烦躁易怒、多汗、双目干涩, 可加夏枯草、栀子、菊花等清泻肝火; 若兼有心神不宁, 表现为心悸、失眠、多梦, 可加生龙骨、生牡蛎、珍珠母、磁石等重镇安神。

中期当甲状腺滤泡破坏后所释放的甲状腺激素逐渐耗竭, 而甲状腺实质细胞尚未修复之前, 血清甲状腺激素浓度可短期过渡至正常。此期随着病情的进展实邪滞留, 逐渐伤正, 从而因实致虚, 出现虚证或虚实夹杂证。热毒耗伤津液, 煎灼血脉, 津凝为痰, 血留为瘀, 痰瘀搏结, 壅滞颈前, 形成有形实邪, 此时 B 超等影像学检查可见甲状腺肿或有结节, 当以化痰活血、消肿散结为主要治法, 常用药如山慈菇、牛蒡子、半夏、浙贝母、郁金、延胡索、丹参、三七等。若甲状腺功能进一步下降, 临床上可出现甲状腺功能减退的表现, 如肢体倦怠、怕冷、纳差、腹胀等, 此时当以温补肾阳为主要治法, 林兰教授多以六味地黄汤为基础, 加用益智仁、覆盆子、仙茅、仙灵脾、菟丝子、巴戟天、肉桂等, 以"阴中求阳"。

后期患者甲状腺功能逐步恢复至正常。由于病久耗伤机体正气, 后期多见气阴两虚, 患者临床可见乏力、多汗、失眠、舌红苔少、脉细数等表现。此时治疗则以益气养阴为主, 常用益气养阴药如生地黄、熟地黄、生黄芪、太子参、五味子、麦冬等。此期外邪虽除, 但内生痰瘀之邪仍可兼见存在,故当扶正兼以祛邪，益气养阴的同时佐以化痰散结、活血化瘀之法。此外，极少数患者会出现永久性甲状腺功能减退，可随证治之。

林兰教授强调，亚急性甲状腺炎的分期治疗虽结合了甲状腺功能的变化，但临证时处方用药仍需以证型为依据，不可拘泥。此外，林兰教授认为，甲状腺与肝息息相关，具有"助肝疏泄"的生理作用。肝喜条达，调畅情志，甲状腺发生病变，将伴随肝气郁滞表现，因此疏肝理气贯穿治疗的始终，常用四逆散或柴胡疏肝散为基础进行加减以顺其条达之性，开郁遏之气，常用药如柴胡、白芍、枳实、香附、郁金、延胡索等。

【治疗绝技】林兰教授常以银翘散合小柴胡汤加减为基础方，常用药如金银花、连翘、荆芥、防风、薄荷、桔梗、柴胡、黄芩、半夏、牛蒡子等。并针对外邪的偏盛，治疗时各有侧重。林兰教授指出，热毒祛除之法，当以疏散清解为上，慎用苦寒直折，以金银花、连翘性凉以清热解毒，味辛可散邪解表；荆芥、防风、薄荷等轻清透散，疏风散邪；柴胡苦平，为少阳经专药，既能透泄少阳半表之邪外散，又可疏解少阳气机之郁滞；黄芩味苦性寒，清泄少阳半里之热；半夏可降中焦不和所致上逆，又能化痰散结。甲状腺解剖位置与咽喉临近，且部分亚急性甲状腺炎患者可兼有咽部肿痛等表现，桔梗、牛蒡子合用可解毒利咽、散结消肿，并引诸药直达病所。

林兰教授认为，亚急性甲状腺炎并非单纯的外感病或内伤病，本病由外感而起，渐及内伤，病势有急有缓，大部分表现为先急后缓。而中西药在控制症状、减轻不良反应等方面各有优势，临床治疗中要客观认识其利弊，权衡应用。

亚急性甲状腺炎发病早期起病急骤，患者可见颈前部肿胀疼痛剧烈、发热较甚，当"急则治其标"，此时在口服中药汤药的同时适量应用非甾体抗炎药或糖皮质激素口服对症治疗，以减轻炎症反应、抑制免疫等，从而缓解急性症状，及时阻抑病势进展，截断病情恶化，而中药的应用又能在一定程度上减少糖皮质激素使用过程中出现的撤药困难等弊端。同时，亚急性甲状腺炎发病早期可存在一过性甲状腺功能亢进，出现机体代谢旺盛和交感神经兴奋等甲状腺毒症表现，如心慌、手抖、怕热、多汗、体重下降等，此时可配合口服小剂量抗甲状腺药物，如甲巯咪唑片等，以期联合控制病情，在及时缓解症状的同时又尽可能减少西药的用量。疾病的中后期病势相对趋缓，病情平稳，此时以中药治疗为主缓缓图之，改善预后。

林兰教授认为，外邪侵袭是诱发亚急性甲状腺炎的主因，但体质偏颇或正气不足实为发病的内在因素。亚急性甲状腺炎的调治涉及多个方面，在药物治疗的同时，合理的生活调摄也是重要环节，其中饮食与情志在亚急性甲状腺炎的调治和预后中占有重要地位。亚急性甲状腺炎患者发病之时一派火热之象，故需严格禁食辛辣刺激、腥发动风之物，以防助火生热，加重病情；同时，脾胃居于中焦，为气机升降之枢纽，若嗜食生冷或肥甘油腻易损伤脾胃，脾胃运化失健则生痰生湿，阻滞气机，亦有留邪之弊，故宜避免生冷及肥甘食物摄入。总体上，在发病和治疗期间患者的饮食当以清淡为主。

情志不畅是甲状腺疾病发病的重要因素，负面情绪不仅是瘿病的致病因素，同时也是其加重因素。亚急性甲状腺炎患者尤其在发病之初出现甲状腺功能亢进，患者往往表现为心烦、急躁易怒、情绪紧张、入睡困难等，对患者及时进行心理疏导或安抚有利于疾病向愈。

【验案赏析】患者，男，38岁，2019年3月29日初诊。主诉：颈前部肿胀疼痛1月余。现病史：患者1个月前无明显诱因出现颈前部肿胀疼痛，伴发热，于外院，行甲状腺功能、红细胞沉降率、甲状腺超声等检查后，诊断为"亚急性甲状腺炎"。刻下症：颈前部肿胀疼痛，低热，体温在37.5~38.0 ℃波动，乏力，心慌，体重下降，纳可，眠差，入睡困难，眠浅梦多，二便调。舌红，苔黄腻，脉弦数。辅助检查：红细胞沉降率54 mm/h；FT_3 10.09 pg/mL，FT_4 4.96 μg/mL，TSH 0.007 μIU/mL，aTG 253.0 U/mL。西医诊断：亚急性甲状腺炎。中医诊断：瘿病；辨证：风热毒蕴，邪郁少阳。治法：清热解毒，疏风散邪，和解少阳。处方：金银花10 g，连翘10 g，荆芥9 g，薄荷6 g（后下），柴胡10 g，黄芩9 g，白芍10 g，半夏9 g，枳实10 g，夏枯草15 g，牛蒡子10 g，山慈菇6 g，桔梗10 g，藿香10 g（后下），厚朴10 g，苍术10 g，甘草6 g。14剂，水煎，日1剂，早、晚分服。西药予醋酸泼尼松片5 mg，3次/日，口服；甲巯咪唑片5 mg，3次/日，口服。并嘱患者治疗期间清淡饮食，规律作息，保持心情舒畅，避免过分紧张和焦虑。

2019年4月19日二诊：患者颈前部肿胀缓解，无明显疼痛，体温已恢复正常，心慌减轻，稍有乏力。舌红，苔黄腻，脉弦滑。辅助检查：FT_3 6.78 pg/mL，FT_4 3.29 μg/mL，TSH 0.008 μIU/mL，aTG 82.92 U/mL。辨证：热毒蕴结，气郁痰凝证。治法：清热解毒，理气化痰散结。处方：金银花12 g，连翘10 g，龙葵10 g，黄芩10 g，薄荷6 g，荆芥10 g，柴胡10 g，白芍10 g，枳实10 g，夏枯草15 g，山慈菇6 g，牛蒡子10 g，益智仁12 g，覆盆子12 g，丹参20 g。14剂，煎服法同前。西药予醋酸泼尼松片5 mg，2

次/日，口服；甲巯咪唑片 5 mg，3 次/日，口服。

2019 年 5 月 7 日三诊：患者偶有颈前部肿胀感，稍有乏力，纳可，眠差，入睡困难，早醒，二便调。舌淡红，苔薄黄腻，脉弦细。辅助检查：FT_3 2.95 pg/mL，FT_4 21.92 μg/mL，TSH 0.008 μIU/mL，aTG 51.45 U/mL。辨证：气阴两虚，痰瘀互结。治法：益气养阴，理气化痰活血。处方：太子参 12 g，五味子 10 g，麦冬 10 g，柏子仁 12 g，生黄芪 20 g，柴胡 10 g，白芍 10 g，枳实 10 g，夏枯草 15 g，山慈菇 6 g，牛蒡子 10 g，郁金 10 g，延胡索 10 g，丹参 20 g，益智仁 12 g，覆盆子 12 g。14 剂，煎服法同前。西药予醋酸泼尼松片 5 mg，1 次/日，口服；甲巯咪唑片 5 mg，1 次/日，口服。

2019 年 5 月 21 日四诊：患者颈前部肿胀感消失，偶有乏力、怕冷，睡眠改善，早醒，纳可，二便调。舌淡红，苔白厚，脉沉弦。辅助检查：FT_3 2.36 pg/mL，FT_4 1.54 μg/mL，TSH 0.29 μIU/mL，aTG 31.5 U/mL。辨证：气阴亏虚，肾阳不足。治法：益气养阴，温补肾阳。处方：生地黄 15 g，熟地黄 15 g，山茱萸 12 g，茯苓 15 g，泽泻 10 g，牡丹皮 10 g，益智仁 12 g，覆盆子 12 g，太子参 12 g，五味子 10 g，麦冬 10 g，柏子仁 12 g，炒枣仁 12 g，柴胡 10 g，山慈菇 6 g，牛蒡子 12 g。14 剂，煎服法同前。西药予醋酸泼尼松片 2.5 mg，1 次/日，口服；甲巯咪唑片 5 mg/次，1 次/日，口服。

【参考文献】

[1] 王泽，包银兰，倪青，等. 林兰治疗亚急性甲状腺炎经验撷要 [J]. 北京中医药，2021，40（11）：1194-1196.

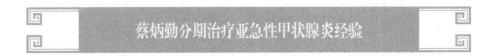

蔡炳勤分期治疗亚急性甲状腺炎经验

【名医简介】蔡炳勤，广东省中医院外科主任医师、教授，广东省名中医，全国老中医药专家学术经验继承工作指导老师，中国中医药学会外科专业委员会委员。

【学术思想】蔡教授认为，中医的"开刀"与西医有所不同，中医手术依据的也是中医的原则，用中医的思想指导手术，比如开刀主要是"祛邪"的手段，"祛邪"的同时，不能伤正，更注重局部和整体的关系，手术之后，中医还注重调整，进一步扶持正气，这些都是中医手术的独到之处。

【诊断思路】本病患者多为中年女性，平素常有情志不畅、思虑过多、焦虑抑郁，致肝气郁结，肝旺乘脾，脾虚痰浊内生，痰浊凝于颈部，易成有形之邪，所以部分患者在患亚急性甲状腺炎前已有甲状腺结节。本病患者起病初期感受外邪，或为寒邪，或为风温、风热，或为热毒；外邪入侵，阻滞气机，气血运行不畅，寒邪、风温入里，郁而化热，热毒愈盛，灼烧津液，局部壅塞不通，痰浊与之搏结，两邪相合，气血痰火滞于颈前，出现甲状腺局部肿大、疼痛。总缘素体肝郁气滞、脾虚痰浊内生，外邪入侵，入里化热，痰浊与热毒壅塞之故。

蔡教授根据亚急性甲状腺炎临床表现的不同，将其分成早期、中期、恢复期三期，分期辨证论治。

【治疗方法】

《灵枢经脉》中论十二经络循行，未有直言何经脉经过甲状腺者，可结合现代解剖学，从甲状腺所处的位置及近邻可探知与甲状腺相关经脉。甲状腺位于颈部，颈部为三阳经经脉循行之所。《灵枢·经脉》言"手太阳经起于小指之端……入缺盆，络心，循咽，下膈，抵胃，属小肠"；足少阳经"起于目锐眦，上抵头角，下耳后，循颈，行手少阳之前"；足阳明经"其支者，从大迎前下人迎，循喉咙，入缺盆，下膈，属胃，络脾"；手阳明经"其支者，从缺盆上颈，贯颊，入下齿中"。手太阳经循咽，足少阳经循颈，足阳明经分支循喉咙，手阳明经分支过颈部，可见三阳经与甲状腺关系密切。

1. 以三阳合病论治亚急性甲状腺炎早期：六经病，外邪入侵，太阳首先受邪，若患者素体偏虚而邪气盛，或失治，则易发传变或合病，如少阳阳明合病，或三阳合病。《伤寒论》言"太阳之为病，头痛项强而恶寒""阳明之为病，胃家实是也""少阳之为病，口苦，咽干，目眩也"。亚急性甲状腺炎早期，甲状腺局部表现为颈前肿物，随吞咽上下移动，局部压痛、质硬，咽痛，常兼有发热恶寒、头连项痛、恶心纳差、口干、心烦、眠差、大便少等表现。蔡教授认为，此为三阳合病之证。其中发热恶寒、头连项痛为太阳病证，恶心纳差、大便少为阳明病证，口干、心烦、眠差为少阳病证。因手少阳经、足少阳经均循颈前过耳后，故可见疼痛放射至患侧耳颞部。治宜解肌退热，以柴葛解肌汤为主方。柴葛解肌汤出自《伤寒六书》，由柴胡、葛根、甘草、黄芩、石膏、白芍、羌活、白芷、桔梗组成。方中羌活散太阳之邪，白芷、葛根散阳明之邪，柴胡散少阳之邪，黄芩、石膏清三经之热，桔梗宣发、泄热，又载药达三阳之所，佐白芍收敛，防诸药过汗，甘草调和诸药，且白芍、甘草酸甘化阴，和营泄热。吴谦于《医宗金鉴》评价该方为"治三阳合病，表里邪轻者，无不效也"。若非三阳合病，则应辨明以何经受邪为主，调整用药。如无项背酸痛，则去散太阳邪之羌活；若无阳明病症证，则去白芷、石膏；若以少阳病为主，则可用小柴胡汤加减。

2. 以三阳合病论治亚急性甲状腺炎中期：亚急性甲状腺炎中期可出现甲状腺功能改变。因甲状腺滤泡破坏，储存的甲状腺素释放入血，出现甲状腺功能亢进。常表现为心悸、多汗、口干、怕热、激动、睡眠障碍、舌红质干、少苔、脉细数等症状或体征，辨证属肝肾阴虚火旺证。因血液中甲状腺激素增多，机体代谢加快，而出现心悸、激动、怕热、汗出等表现，汗出多而阴液伤，故见舌质干，属中医之热象。蔡教授认为此类患者之热象兼有实火及虚火，实火为痰邪化火所致，虚火为肝肾阴虚、阴虚阳亢所致。治疗常用二至丸、增液汤合左归丸加减，以补益肝肾、滋阴抑火。二至丸出自《医便》，由墨旱莲、女贞子组成，是"清上补下第一方"。《医方集解》云："此为足少阴药也。女贞子甘平，少阴之精，隆冬不调，其色青黑，益肝补肾；旱莲甘寒，汁黑入肾补精，故能益下而荣上，强阴而黑发也。"现代药理学研究认为，二至丸对衰老肾细胞具有保护作用，对内分泌免疫系统具有调节作用。蔡教授认为，甲状腺功能亢进者多属肾阴虚火旺证，甲状腺功能减退者多属肾阳虚证，常将二至丸用于甲状腺功能改变患者的治疗过程中。增液汤由玄参、生地黄、麦冬组成，有增液清虚火之功。左归丸为补肾阴常用方，方中熟地黄、枸杞子、菟丝子补肾益精，山茱萸涩精敛汗，山药滋益脾肾；因恐方中龟板胶、鹿角胶两胶滋腻碍脾而常不用，牛膝以强筋骨为主，亦少用。

3. 恢复期：患者症状体征明显改善，无发热、怕冷、心悸汗出等，常表现为颈前肿物无明显疼痛，晨起喉中有痰，舌尖偏红，苔白，或有齿印，脉弦滑或沉细。蔡教授强调，恢复期患者甲状腺结节仍未消散，应坚持中医药治疗，巩固疗效以防复发。因患者素体肝郁气滞、脾虚湿困，表邪去则应治其本，治宜疏肝健脾、软坚散结，可用柴胡疏肝散、平胃散合消瘰丸加减。柴胡疏肝散方中用柴胡、枳壳、香附理气，白芍、川芎和血，甘草调和诸药。平胃散中苍术、厚朴燥湿，陈皮理气行痰，生姜、大枣和胃，甘草调和。消瘰丸由牡蛎、玄参、浙贝母、夏枯草组成，有清润化痰、软坚散结之功效，蔡教授常将其用于治疗甲状腺结节患者。

【治疗绝技】早期用药加减：局部肿痛明显者，加赤芍活血化瘀，合白芍、甘草以缓急止痛；无发热者去石膏；热毒较甚者，加金银花、连翘清热解毒；咳嗽有痰者，加苦杏仁祛痰止咳；口干明显者，加芦根、天花粉清热生津；局部疼痛明显可外涂双氯芬酸二乙胺止痛。

中期用药加减：眠差、心悸者加茯神、酸枣仁、珍珠母养心安神；心烦、易激动者，加连翘、栀子清心火；汗多者加白芍柔肝敛汗、牡蛎收敛止汗；痰多者加浙贝母、连翘清热化痰，加桔梗、橘红理气化痰。此期因腺体组织被破坏，甲亢后易出现一过性的甲状腺功能减退。临床可表现为神疲乏力、怕冷、纳差、便溏、舌淡、苔白或有齿印、脉沉细。蔡教授认为此类患者属肾阳虚之证，治宜温阳散寒为主，常用右归丸加减。方中肉桂、附子温补肾阳；熟地黄、山茱萸、菟丝子、枸杞、杜仲、山药滋阴益肾，养肝补脾；当归补血养肝。诸药配伍，共具温阳益肾、填精补血之功。阳虚不重者，去附子，纳差便溏者加枳术汤（白术、枳实）健脾胃以实大便，加六神曲健脾开胃，夜尿多加补骨脂、桑螵蛸补肾助阳缩尿。

综上所述，蔡教授治疗亚急性甲状腺炎，早期以三阳合病论治，治疗以柴葛解肌汤为主方。中期甲状腺功能改变，多属肝肾阴虚火旺证或肾阳虚证，肾阴虚火旺者治以补益肝肾、滋阴抑火，常用二至丸、增液汤合左归丸加减；肾阳虚者以补肾阳为法，用右归丸加减。恢复期以疏肝健脾、软坚散结为主，常用柴胡疏肝散、平胃散合消瘰丸加减。因恢复期患者症状减轻，多有未能坚持治疗者，易致复发，故治疗过程中应与患者充分沟通病情。另外，蔡教授认为，甲状腺肿物存在于整个病程中，故消瘰丸可应用于疾病治疗的任一时期，又因浙贝母、夏枯草性寒，阳虚者不宜用，需辨证用药。

【验案赏析】患者，女，85岁，2018年11月10日初诊。主诉：发现颈前肿物1周。现病史：患者发现颈前肿物1周，疼痛，随吞咽上下移动，吞咽时疼痛加重，颈部牵拉感，无咳嗽咳痰，舌淡苔白，脉浮数。既往有高血压3级病史，甲状腺结节手术史。体格检查：颈前肿物，随吞咽上下移动，质硬，压痛明显，无声音嘶哑，无心慌肢颤。中医诊断：瘿病。西医诊断：①亚急性甲状腺炎；②高血压病3级；③甲状腺结节手术史。治以解肌退热、化痰散结，方用柴葛解肌汤合消瘰丸加减。处方：柴胡10 g，葛根15 g，羌活10 g，桔梗10 g，甘草5 g，蒲公英15 g，菊花10 g，防风10 g，天花粉10 g，浙贝母10 g，玄参10 g，牡蛎30 g（先煎），夏枯草15 g。水煎服，每日1剂，共7剂。

2018年11月17日二诊：颈前肿物疼痛明显改善，颈部牵拉感减轻，舌淡苔白厚，脉细数，守方7剂。

2018年11月24日三诊：颈前肿物无明显疼痛，稍咳嗽，有痰，吞咽不痛，无压痛，颈部少许牵拉感，口淡，纳差，便秘，夜尿3次，眠可，多梦，舌暗，苔中间厚，质干，脉弦滑。甲状腺彩超：甲状腺结节术后，甲状腺多发结节，甲状腺超声影像和数据报告系统（TI-RADS）分类属4a类。无咽痛，去蒲公英、菊花，口淡、纳差为脾虚，应健脾化痰，加法半夏10 g，茯苓15 g，陈皮10 g健脾化湿，再加猫爪草10 g以解毒化痰散结，共14剂。

按语：患者为老年女性，既往有甲状腺结节病史，素体脾虚湿盛，外感热邪，与痰湿壅塞颈部而为病，局部疼痛为不通则痛之征，舌淡苔白为脾虚湿困之象，脉浮数为外感热邪之征。初诊治疗以祛外邪、散硬结为法，以柴葛解肌汤合消瘰丸加减。因无阳明病证故柴葛解肌汤不用白芷、石膏，加蒲公英、菊花解毒清热，天花粉生津，防风益气固表。该患者病程中未出现甲状腺功能改变相应症状，外邪去后以脾虚证为主，故加健脾化湿药以培土固本。蔡教授认为，虽理论上亚急性甲状腺炎病程中会出现甲状腺功能改变，但常为一过性，或程度不严重，并非每一患者均按典型病程发展，中期临床症状不明显者，治疗不应拘泥于三期辨证论治，应根据临床表现，辨证用药。

【参考文献】

[1] 黄亚兰，王建春，刘明，等. 蔡炳勤教授治疗亚急性甲状腺炎经验［J］. 天津中医药，2019，36（8）：747–749.

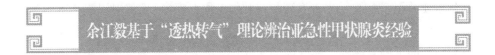

余江毅基于"透热转气"理论辨治亚急性甲状腺炎经验

【诊断思路】中医认为本病归属于中医学"瘿瘤""瘿痈""瘿肿"的范畴，其病因与外感六淫邪毒相关，《医宗金鉴·外科瘿瘤》指出："瘿者，如瘿络之状……多外因六邪，营卫气血凝郁；内因七情，忧恚怒气，湿痰瘀滞，山岚水气而成，皆不痛痒"，提出六淫邪气中风热、火邪是其病因。余教授认为，本病早期多为风邪热毒邪侵袭人体，肺卫受邪，若热邪未解，热灼津液，炼液为痰，耗伤营阴，使气血津液运行不畅；或患者为易郁易怒体质，肝气郁滞，气郁化火，损伤营血津液；或若患者素虚，外邪不解；或在初期阶段使用激素或过用寒凉药物等，使邪无路外出，与素体痰湿、水饮、血瘀等有形之邪相合，气机不畅，可使余邪不得外解而内舍于营血，致气血壅结于颈部发为本病。故在透邪清热解毒的同时，若因于气郁者应宣畅气机，血瘀者应化瘀行滞，痰湿者应化其痰湿，开辟通路，透邪外出，如此则热邪透，气机畅，三焦利，营卫调。

【治疗方法】

1. 清热解毒谓之透：余教授认为"透热转气"的本质是开达郁热，宣畅气机，透邪外出。达邪，不仅适用于温病营分证的治疗，对温病卫、气、血等各阶段甚至内科杂病的治疗有重要指导意义。在治疗亚急性甲状腺炎初期常用金银花、连翘、桑叶等辛凉透表之药，认为金银花、连翘、桑叶有发散走窜之力，使热邪外达出气分而解，即谓"透热转气"。余教授结合自己多年的临床用药经验在中医辨证论治的同时更注重能体现"病证结合"的中药量效关系，常重用金银花、夏枯草等，金银花性虽寒但不败胃，常用剂量为 30～45 g，研究显示金银花具有抗病毒、抗炎镇痛、保肝、清热解毒等药理作用。余教授认为，治疗本病选择清热解毒之药时，应取清热解毒之品中兼有可调畅气机之性者，这样既可通畅透邪之路，亦可防止病邪进一步深入。故常用夏枯草、蒲公英等清热解毒之药，可调肝清肝，肝气舒，则气机畅；若热邪入营，损伤营血，常加用半枝莲、大青叶等清热解毒之药，二者清热解毒，凉血散瘀消肿。夏枯草及半枝莲在药理作用上有明显解热镇痛、调节免疫的功效。

2. 宣畅气机谓之透：余教授认为，善治病者重视调气，宣畅气机为治病的重要治则。《难经》曰"气者，人之根本也"，可见气对于人体的重要性。人体的生理活动，包括脏腑之间的生克制化、精微物质的输布代谢、正气对病邪的抵御驱逐等，都依赖于气机升降出入。"透热转气"更离不开气机的宣畅，只有气机畅，才可打开邪气外出的通路，且亦可辅以化瘀血、利痰湿。此外余教授认为本病不仅与外邪热毒相关，亦与患者易郁易怒体质相关，临床上常表现为急躁易怒、胸闷不舒、颈部堵塞感等症状。因此用药常用香附、柴胡、川楝子、延胡索等疏肝行气解郁之药，条达肝气而疏郁结，气机畅则邪气有路可出。柴胡最善调畅肝胆之气，推动气机出入，肝胆为人体气机出入的枢纽，可促进脏腑功能的正常运行。

3. 活血化瘀谓之透：若患者热邪不得及时外解，耗伤营血，或素体有瘀，气机不畅，气血壅遏而聚积成瘀，临床上常出现触诊颈部质硬，女子月经量少，痛经，舌紫暗等症状，常用丹参、赤芍等凉血散瘀之药，但同时应顾护津液营阴，常用玄参、麦冬等滋阴清热之药，使营阴得以及时补充和布散，壮水以制邪热，亦可防止热与血结。只有祛除壅塞或预防其形成，方可使邪有路外出。此与赵绍琴教授理论不谋而合，即祛除气营之间的障碍，开辟邪气透散通道才是"透热转气"之根本。

4. 化痰利湿谓之透：若热邪不解，热灼津液，炼液为痰，抑或平素饮食不节，伤及脾胃，成痰湿体质，表现为颈部异物感，咽部有痰、不易咳出，大便溏，舌胖大、边有齿痕、苔腻等症状，常用浙贝母、茵陈、茯苓、法半夏、陈皮、白术等化痰利湿之药，同时注重顾护脾胃，痰湿易困脾胃，陈皮入脾、肺经，既理气运脾调中，又燥湿化痰浊；白术益气健脾除湿，配茯苓利湿健脾之效尤佳。余教授认为，临床上中医治疗任何疾病都离不开中医整体观和辨证论治，应做到抓住病机关键，灵活运用方药，随证加减。

【治疗绝技】"透热转气"最初见于《吴医汇讲》，是叶天士提出的治疗温病营分证的重要治法。其意即是将营分热邪透出气分而解，通过清泄气分热邪，使气分热势降低，气机条畅，营热外达。这样一可防止热邪损伤营分的津液；二可防止苦寒清热之品，在营分祛邪时，苦燥伤阴，寒凉遏邪，吴鞠通深解叶氏之意，创立代表方剂清营汤，治疗热入营阴证，方中金银花、连翘、淡竹叶具有透热转气作用，后世应用广泛。赵绍琴教授认为"透热转气"是通过祛除气营之间的障碍，如痰浊、湿热、瘀血、食滞等，使气机宣畅，邪气从营分转出卫气分而解，其应用并非仅局限于营分证，开辟邪气透散通道才是"透热转气"的核心。透热转气理论被认为适用于温病卫、气、营、血各阶段的治疗，戴天章在《重订广温热论》说"卫气营血各阶段，其热大抵皆因邪盛气郁而做，故灵其气机，清其血热为治温病第一要义"，是对这一观点最好的诠释。

【验案赏析】患者，女，31 岁，2021 年 10 月 6 日初诊。主诉：发热伴颈前区疼痛不适 1 个月。现病史：2021 年 9 月初患者因受凉感冒后自觉发热，心慌，颈前区明显触痛，体温最高达 38 ℃，于当地医院就诊予甲巯咪唑片 10 mg，2 次/日；普萘洛尔 10 mg，1 次/日，口服，未服用激素及非甾体类药物。初诊复查甲状腺功能：TSH < 0.01 μIU/mL，TT$_3$ 2.55 ng/mL，TT$_4$ 259.2 ng/mL，FT$_3$ 9.1 pg/mL，FT$_4$ 2.99 ng/dL，TGAb 3.59 IU/mL，

TPOAb 2.57 IU/mL，TRAb 1.52 IU/L，ESR 85 mm/h。C 反应蛋白 42.52 mg/L，单核细胞百分比 10.8%，肝功能正常。甲状腺弹性 B 超：甲状腺弥漫性改变伴肿大；甲状腺双侧叶低回声区，弹性评分 2 分，TI-RADS 3 类（左叶 0.9 cm×0.8 cm；右叶 2.2 cm×1.8 cm），结合病史考虑亚急性甲状腺炎可能，双侧颈部淋巴结肿大。刻下症：甲状腺 Ⅱ～Ⅲ度肿大，甲状腺触痛明显，未服用激素或止痛药，自觉颈部堵塞感，心慌明显，脉率 95 次/分，怕热多汗，急躁易怒，咽痛，夜寐一般，二便调，舌红，苔薄，脉数。证属外感风热，热毒郁阻。治以辛凉透表，清热解毒。处方：金银花 45 g，连翘 10 g，玄参 16 g，桑叶 16 g，夏枯草 20 g，半枝莲 30 g，桔梗 15 g，蒲公英 30 g，丹参 20 g，川楝子 10 g，酸枣仁 15 g，浮小麦 15 g，郁金 10 g，甘草 10 g。14 剂，温服，2 次/日。建议停用甲巯咪唑片、普萘洛尔片，另予依托考昔片 60 mg，2 次/日，服用 10 日；富马酸比索洛尔片 5 mg，1 次/日；夏枯草片 2.04 g，2 次/日。并嘱患者"少生气，别发火"，调节情志。

2021 年 10 月 27 日二诊：患者颈前区轻度疼痛，较前明显缓解，服药期间无发热，心慌、怕热多汗、咽痛等均较前明显缓解，夜寐可，二便调。复查甲功：TSH < 0.01 μIU/mL，TT$_3$ 1.07 ng/mL，TT$_4$ 106.7 ng/mL，FT$_3$ 3.3 pg/mL，FT$_4$ 0.79 ng/dL，TGAb 3.19 IU/mL，TPOAb 2.72 IU/mL，TRAb 1.09 IU/L，ESR 44 mm/h，血常规及 C 反应蛋白未见明显异常，肝功能正常。甲状腺弹性 B 超：甲状腺弥漫性改变伴右叶肿大，弹性评分 3 分，TI-RADS 1 类，双侧颈部淋巴结肿大，考虑反应性增生可能。嘱患者继续服用原方，14 剂，2 次/日，富马酸比索洛尔片、夏枯草片继续服用 10 天后停用。

2021 年 11 月 15 日三诊：患者颈前区无疼痛，自觉情绪较前缓和，情志佳，纳寐可，舌淡红，苔薄白，脉细。复查甲状腺功能、血常规、红细胞沉降率、肝功能均正常。

按语：患者初诊前于当地医院就诊服用甲巯咪唑片治疗，余教授认为亚急性甲状腺炎甲亢期不建议使用甲巯咪唑片等抗甲状腺药物，因亚急性甲状腺炎甲亢期多因甲状腺滤泡细胞遭到破坏后释放甲状腺激素而出现的一过性甲亢，其促甲状腺激素受体抗体在正常范围。余教授认为该患者亚急性甲状腺炎处于早期，既有情志不舒、热灼营阴的颈部堵塞感、怕热多汗、急躁易怒、心烦躁扰及舌红等症，又有风热外袭的发热、咽痛、脉数等卫分表证，在行气疏肝、清营泄热的基础上，加以辛凉解表、疏散风热的金银花、连翘，以开营热外达之路；郁金、川楝子疏肝解郁泄热，郁金其性清扬，平肝解郁，活血散瘀，能降气，气降则火降，川楝子入肝经，苦寒降泄，能清肝火、泄郁热，行气止痛，二药配伍，平肝疏肝止痛力增强，可使其情志调、气机畅、邪气透，亦可减轻甲状腺疼痛；热邪可灼伤营阴，肝郁化火亦可灼伤营阴，玄参、丹参清热散瘀、凉营养阴；酸枣仁宁心安神，益气敛汗，浮小麦亦可养心除热止汗；桔梗既可利咽消肿，亦可载药上行，桔梗配甘草，有缓中上行之功；该患者甲状腺可见双侧叶低回声区，故重用夏枯草清肝泻火、散结消肿。二诊时患者症状减轻，甲状腺功能、红细胞沉降率指标好转，甲状腺双侧叶低回声区消失，嘱患者继续服用原方。三诊时患者整体情况均明显好转。

【参考文献】

[1] 孟雪，余江毅 . 余江毅基于"透热转气"理论辨治亚急性甲状腺炎经验 [J]. 中医药临床杂志，2022，34（9）：1639 – 1643.

第七章　肥胖症

【名医简介】 艾炳蔚，江苏省中医院主任中医师，南京中医药大学博士研究生导师，第四批全国老中医药专家学术经验继承工作指导老师。中国针灸学会减肥与美容专业委员会副主任委员兼秘书长，中国针灸学会耳穴诊治专业委员会委员，中国针灸学会针灸器械专业委员会委员，江苏省针灸学会理事兼耳针专业委员会副主任委员，江苏省中西医结合学会外治法专业委员会副主任委员。擅长亚健康调理以及治疗单纯性肥胖等内分泌代谢性疾病、颈肩腰腿痛、其他神经痛、面瘫、带状疱疹、耳鸣耳聋等。

【学术思想】 艾教授认为目前对肥胖辨证论治存在不足，对某单一症状进行辨证易造成对整体治疗的误导，而辨体质则从整体出发，有相对的优势性。现实中有些体质易胖，且可相互转化，从辨体质出发，实则泻之，虚则补之，有虚有实则虚实并治，整体调节，把控主要体质并对相兼体质行穴位加减。

【诊断思路】 艾教授从 2001 年开始从事单纯性肥胖的针灸治疗，有较为丰富的临床经验。其从临床常见病例观察得出，易出现肥胖的体质有平和质、痰湿质、湿热质、气虚质，说明有些体质容易出现肥胖，而有些体质则不易出现肥胖。虽说阳虚质、血瘀质、气郁质、阴虚质等体质不容易导致肥胖，但是肥胖患者日久可并发阳虚、血瘀、气郁等症状。同时，体质是可转化的，湿热质或痰湿质经清热、祛湿、化痰等治疗，可渐趋平和体质。结合人的体质治疗疾病，可达到整体调理的效果，不但治疗了肥胖，同时预防或治疗其衍生的疾病。通过对其体质的调理，将患者由"肥胖状态"转变为正常状态，而不是单纯的减重、减脂，是从整体出发使减肥疗效更持久稳定，不易反弹。

【治疗方法】胃与大肠、小肠相连，所以选穴常用足阳明胃经、足太阴脾经，穴位有中脘、天枢、水道、带脉、足三里、上巨虚、三阴交。取天枢能理气、润肠通便；足三里抑制食欲，清胃肠腑热促进机体对沉积脂质的吸收；上巨虚能清胃泻火。现代研究表明天枢、足三里、上巨虚等以调理脾胃为主的腧穴，可引起主要以双歧杆菌和乳酸杆菌等肠道菌群的有益菌增加，配合三阴交以调经血、温下元、利水，胃之募穴中脘以健运中焦、疏理气机、升清降浊。上述诸穴联用，可促进肠道蠕动，加速能量代谢，同时抑制食欲，起到双向调节的作用，腹部任脉穴位和三阴交可调整内分泌。主穴如上，对于配穴，艾教授对不同体质加减穴位，口诀为"平和质基础方，痰湿丰隆阴陵泉，湿热庭（内庭）池（曲池）阴陵泉，气虚脾俞灸气海，阳虚命门灸肾（肾俞）元（关元），气郁血瘀冲（太冲）膈（膈俞）血（血海）"。结合临床实际，暂未遇到阴虚质及特禀质单纯性肥胖患者，此处不作考虑。

治疗上以补虚泻实为基本原则。虚则补之，多用益气健脾；病及于肾，则当益气补肾。实则泻之，常用清胃、降浊或祛湿、化痰，结合消导、行气、利水、化瘀等，以达消除痰浊、水液、膏脂、瘀血及郁热的目的。既有虚又有实，当虚实并治。

【治疗绝技】

1. 痰湿丰隆阴陵泉。"肥人多痰湿"，肥胖病患者多因脾失健运、水谷不输、痰湿留于体内而成，故治疗肥胖病应从痰湿着手，治当燥湿、化痰。丰隆既可化有形之痰，又可消无形之痰，还可调理脾胃促运化，豁其痰浊以杜绝生痰之源，增强和胃降痰浊之效；阴陵泉为足太阴脾经之合穴，五行属水，可调经血、温下元、利水，主治各种水湿泛溢之证，如水肿、腹胀、泄泻等。痰湿质患者加上述两种穴位后还可加温针灸以达祛寒化湿。如果患者表现出湿热症状则无须温针灸，但可用针刺捻转泻法，临床上具体问题应具体分析。

2. 湿热庭池阴陵泉。湿热质者治以清热化湿为主。曲池可泄热。支沟属手少阳三焦经，属火，为经穴，能降逆通便、理气清热，可治疗湿热质患者的头胀、眩晕、便秘等热象；阴陵泉属足太阴脾经，属脾之合穴，合治六腑，可健脾利水、通利三焦，治患者肢体困重、头目眩晕等湿热症状。针法多以捻转泻法为主。

3. 气虚脾俞灸气海。气海属任脉，为肓之原穴，有培元、固肾等功效。《铜人腧穴针灸图经》曰："气海者，是男子生气之海也。"气海和关元温针灸可温肾健脾。患者脾肾之气健，脾胃运化功能则健，则可化水湿，助消化，摄入之能量自然也就和输出平衡。

4. 阳虚命门灸肾元。关元属任脉，关元是足三阴经与任脉的交汇处，具有调补阴阳之效。命门为督脉与大肠交会之所；关元属任脉穴位，有温补之效，同时足三阴经与任脉相交于此，可补脾阳。壮火食气、胃火过旺，可致脾肾之阳伤而致阴阳失调，故选气海、关元等补益脾肾，鼓舞人体之阳气。这些穴位对阳虚质肥胖病患者有温补作用。对于关元一般选用温针灸可助温补之功。此类患者应理气、活血。

5. 太冲可调控肝经气血。合谷配太冲，称四关穴，有平肝息风、镇静安神的作用，主治癫狂、头痛、眩晕、高血压等；血海归属足太阴脾经，为十二经之海，有活血化瘀之功，有引血归经之效。血海与膈俞同用，对血瘀之证达事半功倍。

【验案赏析】患者，女，23岁，未婚，2021年9月8日初诊。主诉：近1年体重增加20 kg。现病史：自述1年前因长期暴饮暴食后导致体重增加20 kg左右。刻下症：腹部肥满，身体困重，偶有胸闷，喜食甜腻之品，寐差，多梦，易醒，月经尚调，大便稀，1日2～3次，舌淡胖大，有齿痕，苔白腻，脉细滑。有家族肥胖史。患者身高155 cm，体重88.3 kg，BMI 36.8 kg/m^2，体脂率39.8%，内脂18，基础代谢能1651 kcal。针刺主穴：中脘、下脘、天枢（双侧）、水道（双侧）、大横（双侧）、腹结（双侧）、带脉（双侧）、合谷（单侧）、足三里（双侧）、三阴交（双侧）、丰隆（双侧）、阴陵泉（双侧）。电针接天枢、水道、带脉、足三里4组穴。配合耳穴压豆治疗，1周3次，1个月为1个疗程。同时叮嘱患者，①饮食：三餐定时，进食七八分饱，清淡饮食，不喝荤汤，水果控量，忌零食及夜宵；②运动：晚餐30分钟后快走或慢跑40～50分钟，微微出汗；③作息：晚上11点前入睡。

治疗1个疗程后：2021年10月12日，患者体重下降4 kg，身体困重症状好转，寐尚安，大便尚成形，无胸闷，舌淡胖，苔白腻，脉滑。相关数据：身高155 cm，体重84.2 kg，BMI 35.0 kg/m^2，体脂率38.0%，内脂15，基础代谢能1604 kcal。

治疗3个疗程后：2021年12月6日，患者体重减轻近10 kg，精神状态佳，寐安，大便调。相关数据：身高 155 cm，体重 75.4 kg，BMI 31.4 kg/m²，体脂率 35.5%，内脂 11，基础代谢能 1485 kcal。此后患者断续针灸 2 个月，体重逐渐降低，且未见反弹。

按语：根据患者的症状及其舌苔脉象，辨体质为痰湿质，治以健脾利湿、运化湿浊。中脘、下脘调理中下焦气机、升清降浊；天枢、合谷通利肠腑、降浊消脂，水道通调三焦，大横能运转脾经水湿，腹结健脾养胃、促进水谷的运化，带脉塑形减重、调节水液代谢；足三里抑制食欲、清胃肠腑热，三阴交能温下元、利水；痰湿质加丰隆、阴陵泉化痰消脂，健脾利湿。诸穴合用，湿浊得化。治疗 3 个疗程后，患者症状改善明显，体脂率、内脏脂肪指数、BMI 及基础代谢能均下降，说明针灸减肥疗效显著，减少脂肪的同时还可以调理全身。

【参考文献】

[1] 高扬，张瑞，余丽，等. 艾炳蔚教授结合中医体质治疗单纯性肥胖经验 [J]. 浙江中医药大学学报，2019，43（1）：76－78.

[2] 陈天真，何俊达，游丰锋，等. 艾炳蔚结合人体成分分析针灸治疗单纯性肥胖症经验 [J]. 贵州中医药大学学报，2022，44（5）：40－43.

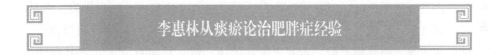

李惠林从痰瘀论治肥胖症经验

【名医简介】李惠林，深圳市中医院教授、主任医师。中华中医药学会糖尿病专业委员会委员，广东省中医药学会糖尿病专业委员会副主任委员，深圳中医药学会副秘书长。主要从事中医内科临床及科研工作。

【学术思想】李惠林教授在肥胖症的治疗方面形成了独特的学术观点，首创"肥为百病之长"理论，认为"痰湿"与"瘀血"是肥胖的核心病因病机，主张从"痰""瘀"论治，以"化痰降浊，理气活血"为治疗大法。

【诊断思路】李惠林教授总结前人及自身临证经验，提出了"肥为百病之长"理论，他认为肥胖可以导致多种疾病的发生，其病位在中焦脾胃，与肾、心、肺有关，殃及全身脏腑，或因先天脾肾之虚，或因时代变迁，生活富足，食不节、动不足、思不开、气不达等致脾胃损伤，形成"脾肾亏虚，痰瘀互结"之体，最终导致肥胖。其中"痰浊"与"瘀血"贯穿肥胖的始终。早在《黄帝内经》即有"肥人多瘀"认识。《灵枢·百病始生》曰:"凝血蕴里而不散,津液涩渗,着而不去,而积皆成矣",是对痰瘀相关的雏形认识。《灵枢·逆顺肥瘦》亦云:"此肥人也,广肩腋项,肉薄,厚皮而黑色,唇临临然,其血黑以浊,其气涩以迟。"肥胖之人,肤黑皮厚,血黑稠浊,气行迟涩,是肥人多瘀的最早记载。由于津血同源,痰和瘀虽不属同一物质,但均为津血输布障碍形成的病理产物,痰乃津液之变,瘀乃血液凝滞,痰、瘀能独立存在,也可相互渗透转化,相互搏结,互为因果。

【治疗方法】 李惠林教授认为岭南地区肥胖之人,证属痰热瘀结为多,治以清热燥湿化痰、理气活血化瘀为法,收效甚佳。以验方"黄连温胆汤合抵当汤"为例,此方由黄连、半夏、茯苓、陈皮、枳实、竹茹、水蛭、虻虫、桃仁、酒大黄等药物组成。方中黄连善清脏腑之火,泄脏腑之湿,为清泄湿热之要药。《珍珠囊补遗药性赋》云:"可去中焦湿热。"《本草正义》亦云:"能泄降一切有余之湿火,而心、脾、肝、胃之热,胆、胃、大小肠之火,无不治之。"而医者多恐其苦寒败胃,畏而不用,或用而量小,以致药不胜疾,难收良效。李惠林教授认为只要药证相符,可以使用大剂量治疗。痰热瘀结型肥胖,伴有胃火亢盛,表现为舌红、苔黄、食欲旺盛等症时,黄连可用至20 g,以其清热燥湿,泻亢盛有余之胃火,则胃火降,食欲减,肥自消,后期可配伍温中益气之黄芪、党参顾护中焦。半夏燥湿化痰,胃喜润恶燥,脾喜燥恶湿,苦寒之黄连配伍辛散之法半夏,寓"辛开苦降"之意,可分消上下湿热之邪,温而不耗胃阴,寒而不伤脾阳,调畅中焦气机,使胃清脾燥,以杜绝生痰之源;陈皮健脾理气,化痰燥湿,且可温通行气,调畅中焦而使之升降有序;枳实破气除痞,消积化痰,祛滞消胀;陈皮、枳实相伍,温凉相应,理气化痰之效倍增;茯苓健脾利水,渗湿除痰饮;竹茹有清透胆热、化痰除湿、宁心除烦之功。《本草汇言》云:"竹茹,清热化痰之药也。"又云:"此药甘寒而降,善除阳明一切火热痰气为疾。"竹茹配伍半夏,使痰除胃和,烦消呕止。

【治疗绝技】 李惠林教授临证时,在使用清热化痰药物的基础上,注重理气活血,常配伍水蛭、虻虫、大黄、桃仁,合抵当汤意,临证凡见舌、脉、证中有瘀血征象者即用之,今之临床鲜用者,大抵误认为抵当汤活血逐瘀之力强悍,恐伤正气。根据李惠林教授多年的临床经验,证明抵当汤化瘀活血功效甚好,绝非其他活血化瘀之方所能及,且无伤人正气之弊,正所谓

"有故无殒，亦无殒也"。他认为肥人痰瘀之体，乃久积而成，非一般草木之物能祛其邪，须以灵动嗜血之虫为向导，如叶天士认为："久则邪正混处其间，草木不能见效，当以虫蚁疏络逐邪。"虫类药性善走窜，长于行血破血、散结化痰、剔络搜经，对祛除深幽隐伏之邪，具有独特优势。方中水蛭、虻虫相协，专攻久新之蓄血，除瘀热互结之坚积，如《注解伤寒论》云："苦走血，咸胜血，虻虫、水蛭之咸苦以除蓄血。"桃仁善破诸经瘀血。大黄为草木善行君令之将军，既能下瘀血使离经之瘀血从下排出，又能清瘀热，因瘀而有热者尤为适宜，且大黄取酒大黄，借酒的辛辣走窜之性，则使其入血分逐瘀，且酒制后泻下作用趋弱，能缓和寒下，以防攻下太过。诸药合用。温凉搭配，配伍精妙，不寒不燥，既能杜生痰之源，又可清热化痰，使血脉通利，腑气和降，周身气机调畅。若为痰热瘀结轻证，可选三仁汤合桃红四物汤加减；若痰瘀互结、热象不显，可选半夏白术天麻汤合抵当汤加减；若阳虚痰瘀，可选济生肾气丸合桂枝茯苓丸；若气虚痰瘀，可选用补中益气汤合桃红四物汤等。

李惠林教授治疗肥胖时，注重健脾理气，调畅中焦气机。脾胃为后天之本、生痰之源，治痰首先重视脾胃，以脾为先，中土健运，水津才能畅达。临证时，李惠林教授根据患者情况随证选用黄芪、党参、白术、茯苓、芡实、五指毛桃、牛大力等益气健脾祛湿之品。人体气血的循行，津液的输布、代谢都赖于气的激发与推动，李惠林教授辨治肥胖时亦重视肝主疏泄功能对调畅中焦气机的作用。痰湿、瘀血易困阻脾胃，阻碍气机。脾胃为气机升降的枢纽，若中焦受阻则全身气机运行不畅，且气为血之帅，气能行血、行津，气与津血运行密切相关。李惠林教授认为在化痰活血时巧用理气之品，如柴胡、青皮、香附、佛手、枳实、木香等，寓"气行则血行""气畅则湿化"之意，可达到四两拨千斤之效。肥胖的治疗还要注重精神的摄养，临床上很多肥胖患者因长期加班，作息不规律，心理压力较大，或工作生活常有不顺，以食物为慰藉而致胖，又或减肥日久，尝尽多法仍不得效，灰心沮丧。李惠林教授认为此类患者要进行适当的心理疏导，开导患者情绪，减轻思想顾虑，有助病愈。

【验案赏析】案一：患者，男，22 岁，2021 年 4 月 20 日初诊。主诉：体重异常增加 3 年。患者 3 年前参加工作后开始发胖，最重达 145 kg，后自行运动加饮食调理，效果不明显。平素熬夜，喜食夜宵。查体：身高 180 cm，体重 145 kg，BMI 44.7 kg/m²，血压 156/92 mmHg。实验室检查：

尿酸 518.34 μmol/L，总胆固醇 6.02 mmol/L，空腹血糖、糖化血红蛋白、肝功能、肾功能等未见明显异常。刻下症：精神可，体形肥胖，肌肉松软，口干多饮，平素感压力大，易焦虑，纳眠可，小便正常，大便黏腻，一日一二行；舌体胖大，质暗红，有齿痕，苔黄腻，脉滑。西医诊断：肥胖症。中医诊断：肥胖病；辨证：湿热瘀结证。治以清热燥湿、理气活血。方选四妙散合抵当汤加减，处方：黄柏 20 g，苍术 20 g，薏苡仁 20 g，牛膝 20 g，麸炒白术 15 g，法半夏 15 g，陈皮 10 g，茯苓 30 g，佛手 10 g，厚朴 15 g，砂仁 10 g（后下），紫苏梗 10 g，水蛭 5 g，虻虫 5 g，炙甘草 10 g。14 剂，日 1 剂，水煎服，早晚温服。嘱患者禁食夜宵，每天规律运动 1～2 小时，控制饮食，规律作息，保证充足睡眠。

2021 年 4 月 30 日二诊：体重 143 kg，较前下降 2 kg，血压 130/80 mmHg。诸症减轻，口周少许散在粉刺，多食易饥，纳眠可，小便正常，大便质软成形，一日二行。舌红，苔黄腻，脉滑。守前方，加黄连 20 g。14 剂，煎服法同前。患者每个月定期复诊，方药随证化裁，2021 年 5 月 28 日复诊体重 138 kg（较前下降 5 kg）。

2021 年 6 月 23 日复诊，体重 133.4 kg（较前下降 4.6 kg），随诊至 2021 年 7 月 26 日，体重 127.9 kg（较前下降 5.5 kg），BMI 39.5 kg/m^2，血压 132/87 mmHg。患者 3 个月余体重下降 17.1 kg，其他不适症状基本消失，身体状态较初诊时明显好转。后多次电话随访患者体重保持在 126～127 kg，未见反弹。

按语：本案患者体重基数较大，考虑既往有高尿酸血症、高脂血症、高血压病史，李惠林教授根据辨证及结合生化检查，制定最佳治疗方案。予清热燥湿、理气活血，进行辨证施治。该患者为青年男性，体质壮盛，平时喜食肥厚油腻之品，生活无规律，工作压力大，失于运动，脾脏受损，布散精微物质功能下降，痰、湿渐生，痰脂膏浊质地粘连，聚集不易消散，气血运行不畅，日久发为肥胖。脾胃失司日久，肌肉失于滋养，痰脂膏浊堵塞于皮肉玄府之间，故见体形肥胖、肌肉松软；痰湿蕴脾，久则化热，湿热阻滞气机，影响血行，瘀血内生，气郁生热，痰湿、瘀血久郁亦生热，是为瘀热陈腐之气，更碍清阳敷布，阴津化生，故口干多饮；体内痰湿瘀热蕴结，影响肝气疏泄，故平素感压力大，易焦虑；湿性重浊黏腻，湿性趋下，湿热壅滞胃肠，致胃肠化物功能降低，水谷停留胃肠，湿热熏蒸，故大便黏腻。舌胖，苔黄腻，脉滑均为湿热瘀结之象。治疗以清热燥湿、理气活血为法，在四妙散合抵当汤基础上随证加减。方中黄柏清热燥湿，为君药。苍术、薏苡仁、麸炒白术、茯苓健脾祛湿；陈皮与法半夏合为二陈汤，燥湿化痰，理气健脾；厚朴既可燥湿消痰，又可下气宽中；厚朴、陈皮、苍术又可合为平胃散，燥湿运脾，行气和胃，以上均为臣药。水蛭、虻虫、牛膝活血祛瘀；砂仁化湿行气；紫苏梗理气宽中，亦可加强肺脏宣发肃降以助脾胃散精；佛手疏肝理气，化痰和中，以上均为佐药。炙甘草为使调和诸药。纵观全方，燥湿与清热药并用，则能祛中焦湿热之邪，使湿与热邪俱去，稍加性温行气药，既可调理气机，恢复脾胃升降，又可防止寒凉伤胃。而除湿热之外，本病日久还存在瘀血、气郁之证，舌质暗红则为内有瘀血之象，行气药与活血药物同用则气行血畅，气血和顺，脏腑安和、三焦通达无阻，有助于精微四布之功。二诊时患者诉口周少许散在粉刺，是湿热互结上蒸颜面所致；多食易饥，是由于胃热消灼，水谷腐熟过人常人。因而加黄连清热燥湿，泻亢盛有余之胃火，则胃火降，食欲减，肥自消。后随访时患者诸症减轻，然病机未变，故守方继进。整个病程中，李惠林教授围绕主证治以清热燥湿，理气活血，肝脾同调，气血同治，取得了较好的疗效。

案二：患者，女，34 岁，2021 年 5 月 22 日初诊。主诉：1 年前患者无明显诱因体重进行性增加。查体：身高 163 cm，体重 75 kg，BMI 28.23 kg/m²。实验室检查如下。①葡萄糖耐量试验：血糖（0、0.5、1、2、3）h 分别为（7.98、12.36、19.16、18.57、15.17）mmol/L；②胰岛素分时试验：胰岛素（0、0.5、1、2、3）h 分别为（152.6、562.5、767.1、877.9、491.5）pmol/L。刻下症：倦怠乏力，体形肥胖，头面多汗，晨起口苦，无口干，食欲旺盛，食后腹胀，眠一般，多梦，大便不畅，黏滞不爽，一日二行，舌质暗红，苔黄腻，脉滑。西医诊断：肥胖症。中医诊断：肥胖病；辨证：痰热瘀结。治以化痰降浊，理气活血。方选黄连温胆汤合抵当汤加减，处方：黄连 20 g，法半夏 15 g，陈皮 15 g，竹茹 15 g，枳实 10 g，茯苓 20 g，知母 10 g，黄芪 30 g，水蛭 5 g，虻虫 5 g，酒大黄 5 g（后下），桃仁 10 g，益母草 30 g，甘草 10 g。14 剂，日 1 剂，水煎服，早、晚温服。嘱患者调畅情志，适当运动，饮食均衡，规律作息。

2021 年 6 月 8 日二诊：诉倦怠乏力较前减轻，无口干、口苦，汗多、腹胀好转。舌质暗红，苔薄腻微黄，脉滑。体重 72 kg，较前下降 3 kg。守前方，去知母、益母草、竹茹，加桂枝 10 g。14 剂，煎服法同前。

2021 年 6 月 25 日三诊：诉诸症减轻，偶有腹胀。舌质暗红，苔薄腻微黄，脉滑。体重 70.1 kg，较前下降 1.9 kg。予二诊方去虻虫，加佛手 15 g，川芎 15 g。14 剂，煎服法同前。

患者每个月定期复诊，方药随证化裁，随诊至 2021 年 9 月 28 日，体重 65.2 kg，BMI 24.54 kg/m²，其他不适症状基本消失，身体状态较初诊时明显好转。后电话随访患者诸症自平，体重未见反弹。

按语：本案患者为青年女性，素来嗜食肥甘厚味、饮食无节，运动过少，致脾运失健，痰湿膏脂积聚，发为肥胖。湿性重浊黏腻，困遏脾阳，四肢肌肉被湿邪黏滞，则见倦怠乏力；痰湿蕴而化热，痰热扰心，故见多梦；中焦湿热，影响肝胆气机升降，湿热上攻于口，故见口苦；湿热熏蒸，循经上越，迫津外泄，故见头面汗多；胃有实火故见食欲旺盛；痰湿阻于中焦，脾脏运化水谷功能障碍，清阳不升，浊阴不降，故见食后腹胀；湿热之邪下注肠道，大肠传导失司，则大便不畅，黏滞不爽；痰湿阻滞气机，影响气血运行，瘀血内生，痰湿、瘀热交结，故见舌质暗红，苔黄腻，脉滑。治疗当从化痰降浊、理气活血着手，辅以补脾益气，恢复脾胃升清降浊功能，使机体达到阴平阳秘状态。方中黄连燥湿清热，法半夏燥湿化痰，黄连、法半夏苦辛合用，升清降浊，调理阴阳，为君药；枳实消痰行气，竹茹化痰清热，陈皮理气、燥湿、化痰，茯苓健脾、渗湿、消痰，黄芪益气健脾，以绝生痰之源，水蛭、虻虫活血祛瘀，以上均为臣药；佐以桃仁既可祛瘀，又可辅助通便，配以酒大黄泻下瘀热，使湿热瘀滞之邪从大便而去，酌加益母草活血利水，知母清热又顾护阴津，恐利水太过而致阴液干涸；使以甘草调和诸药。诸药配伍，共奏化痰降浊、理气活血之功。二诊时患者诸症减轻，提示体内湿热之邪较前减少。李惠林教授根据患者病情变化，清热利湿药物减量，加用性温之桂枝，既顾护正气，又能助阳化气。三诊时患者诸症较前缓解，去虻虫，恐久服伤正。偶有腹胀，考虑痰浊瘀热阻碍中焦气机，适当加入理气之佛手、川芎。气行则水道通调，且湿性黏滞，易阻气机，在方中运用理气药可使气行而湿化，气畅则湿行，湿除则热清，如《血证论》中载："气与水本属一家，治气即治水。"诸药合用，与该患者病机相符，且根据疾病的主要矛盾，随证化裁，故疗效较好。

【参考文献】

[1] 钟淑贞，李惠林，熊倪，等. 李惠林从痰瘀论治肥胖症经验 [J]. 中医药导报，2022，28（9）：154 - 157，160.

邓铁涛基于"五脏相关"学说辨治肥胖症经验

【名医简介】邓铁涛，首届国医大师。广州中医药大学终身教授，博士研究生导师。中华人民共和国卫生部第一届药品评审委员会委员，中华医史学会委员，广东省第四、第五届政协委员，中国中医药学会理事会顾问，中华全国中医学会中医理论整理研究委员会副主任委员，中华医学会广东分会医史学会主任委员，广州中医药大学学位评定委员会委员，国家中医药管理局中医药工作专家咨询委员会委员，家庭医生在线专家顾问。

【学术思想】邓老既重视理论又着力于临床，对中医理论有较高造诣，先后对五脏相关学说、脾胃学说、痰瘀相关学说、伤寒与温病之关系、中医诊法与辨证、中医教育思想、中药新药开发、医史文献研究、岭南地域医学研究等，提出了很多有价值的学术论点，对现代中医理论的发展产生积极的影响。他提出的五脏相关学说，凝聚了对中医理论继承与发展的高度认识。他认为，中医五行学说在历史上起过积极作用，五行学说的核心是五脏相关，但是中医脏腑学说的发展，又在许多方面超越了五行学说，因此他提出，现代应以五脏相关学说取代五行学说，实现中医基础理论的质变。邓老亦一直以五脏相关学说指导其临床，取得了显著成效。

【诊断思路】邓老认为，岭南为土卑地薄、气候潮湿之地，加之情志失调、饮食不节、劳逸不当等因素，易致脾土虚，脾失健运，水湿内生，日久生痰，而痰瘀同源，痰为瘀的初级阶段，瘀为痰的进一步发展，痰湿日久必化瘀，故岭南地区肥胖之人病位在脾，病性为本虚标实，本虚以脾气虚为主，标实以痰湿血瘀为主。《素问·异法方宜论》有"其民华食而脂肥"，《素问·奇病论》曰"此人必数食甘美而多肥也，肥者令人内热，甘者令人中满"，《素问·通评虚实论》曰"凡治消瘅仆击，偏枯痿厥……甘肥贵人，则膏粱之疾也"，阐述肥胖多因过食肥美膏脂，致脾虚失运，痰湿内生。《灵枢·逆顺肥瘦》曰"肥人也……厚皮而黑色，唇临临然，其血黑以浊，其气涩以迟"，指出肥人多瘀的特点。《金匮要略·痰饮咳嗽病脉证并治》曰"其人素盛今瘦，水走肠间，沥沥有声"，阐述肥胖与痰饮密切相关；《丹溪心法》曰"肥白人必多痰"，提出肥人多痰湿；《景岳全书》曰"何以肥人反多气虚……肥人者，柔盛于刚，阴盛于阳者也……故肥人多有气虚之证"，指出肥人多气虚；《杂病源流犀烛》曰"人之肥者，血则实，而气必虚"，提出气虚是肥胖的根本；《张氏医通》曰"肥人多湿痰流注"及"肥人素多痰饮湿热结聚"，强调痰湿、湿热是肥胖标实之象；《读医随笔》曰"肥盛多痰之人，终日劳动，不知困倦，及静息，反困倦身痛者，是劳动之时气鼓痰行，静息即痰凝阻其气血也"，提出肥人痰瘀互结的病机。

【治疗方法】邓老认为，治疗本病当以补虚为主，祛邪为辅，以"邓氏益气化痰方"配合活血祛瘀药（如丹参、桃仁、红花、鸡血藤）为基础，随证加减。"邓氏益气化痰方"由《三因极一病证方论》温胆汤化裁而成，由党参、茯苓、甘草、陈皮、大枣、五指毛桃、竹茹、法半夏、枳壳、生姜组成。温胆汤原方主治"心胆虚怯，触事易惊，或梦寐不详，或异象惑，遂致心惊胆慑，气郁生涎，涎与气搏，变生诸证，或短气悸乏，或复自汗，四肢浮肿，饮食无味，心虚烦闷，坐卧不安""大病后，虚烦不得眠，此胆寒故也，又治惊悸"，为祛痰经典名方，现已被广泛用于治疗以痰为主要表现的诸多病证。"邓氏益气化痰方"在温胆汤基础上加党参、五指毛桃以健脾益气、行气利湿；枳壳易枳实，意在宽中，且防破气伤正。《局方发挥》云"治痰要活血，血活则痰化；治瘀要化痰，痰化则瘀消"，指出痰瘀密切相关，需痰瘀同治，故邓老在"邓氏益气化痰方"基础上加活血祛瘀药如丹参、桃仁。诸药合用，共奏健脾益气、除湿化痰、活血祛瘀之效。随证加减，脾肾阳虚加温补脾肾之品，如干姜、熟附子、肉苁蓉；肝郁气滞加疏肝理气之品，如柴胡、香附；心血不足加养心安神之品，如酸枣仁、首乌藤；肺气亏虚加补益肺气之品，如黄芪、人参；水湿泛溢加利水祛湿之品，如猪苓、薏苡仁、苍术。

【治疗绝技】邓老认为脾主运化，为后天之本、气血生化之源。脾与肝、心、肺、肾四脏联系密切，所谓"脾为孤脏，中央土以灌四傍"（《素问·玉机真藏论》），"脾为谏议之官，知周出焉"（《素问·刺法论》），"脾者土也，治中央，常以四时长四脏"（《素问·太阴阳明论》）。

肝藏血，主疏泄，乃"体阴用阳"（《临证指南医案·肝风》）之脏。肝与脾的联系主要体现于疏泄与运化、藏血与统血及情志的相互影响。肝的疏泄功能正常，有利于脾运化水谷及水湿，"脾主中央湿土，其体淳泽……其性镇静，是土之正气也。静则易郁，必借木气以疏之，土为万物所归，四气具备，而求助于水与木者尤亟……故脾之用主于动，是木气也"（《读医随笔》），即"土得木而达"（《素问·宝命全形论》）。肝木太过或不及，均会导致脾运化不及，痰湿内生，流布全身，日久则瘀血内生，发为肥胖。"风气大来，木之胜也，土湿受邪，脾病生焉"（《素问·至真要大论》），"人多谓肝木过盛可以克伤脾土……不知肝木过弱，不能疏通脾土"（《医学衷中参西录》），皆强调肝病及脾。

心藏神，主血脉，为五脏六腑之大主，与脾为母子之脏。脾运化饮食水谷，有赖心血濡养、心阳温煦及心神调节。《医碥》云"脾之所以能运化饮食者，气也。气寒则凝滞而不行，得心火以温之，乃健运而不息，是为心火生脾土"，表明脾的运化功能需心阳温煦。心血及心阳不足，则脾无所主，无动力源泉，运化失司，津液输布障碍，酿生痰湿，日久化瘀，发为本病。

肺主气司呼吸，主宣发肃降、通调水道，与脾为子母之脏。肺与脾的关系主要体现在气和水两方面。清气通过肺的呼吸进入人体，与脾运化所生水谷精微之气，由肺宣肃输布全身，所谓"肺为主气之枢，脾为生气之源"（《古今医统大全》）。"饮入于胃，游溢精气，上输于脾。脾气散精，上归于肺，通调水道，下输膀胱。水精四布，五经并行，合于四时五藏阴阳，揆度以为常也"（《素问·经脉别论》），阐明肺在水液代谢中发挥重要作用。肺通调水道功能正常，水液无以停聚，则脾不为水湿所困。肺气亏虚，宣发肃降、通调水道失司，水液及精气不布，日久必见脾虚及痰湿，致瘀血内生，发为肥胖。

肾主水，为先天之本，脾为后天之本，两者生理上相辅相成，后天滋养先天，先天培育后天。脾的运化需肾的温煦、推动，所谓"肾之合骨也，其荣发也，其主脾也"（《素问·五藏生成》）。肾主水主要体现于三方面：通过促进和调和脾、肺等脏腑而参与水液代谢；对水液的蒸腾气化；借助司膀胱开合，将肺肃降至膀胱的水液通过尿液排出体外。若先天不足，致脾土之亏，则水液代谢失常，痰湿内生，布散于脏腑、血脉、腠理而成本病。《景岳全书》云"五脏之病，虽俱能生痰，然无不由乎脾肾。盖脾主湿，湿动则为痰，肾主水，水泛亦为痰"，阐明脾肾于水液代谢中起着关键作用。

【验案赏析】患者，女，47岁，2011年7月7日就诊。现病史：久居广州，平素饮食不规律、劳逸不当，有肥胖病史5年余，经饮食及运动调节后体重未见明显下降。刻下症：体形肥胖，身高1.70 m，体重90 kg，BMI 31.14 kg/m^2，疲劳，嗜睡，动则汗出，少气懒言，头晕，少许胸闷，腹满，肢体困重，脚踝浮肿，纳眠差，大便难、不成形，小便调，月经后期、量少、色暗，舌淡嫩，苔白腻，脉沉滑。证属脾虚痰瘀，水湿内泛。治以健脾化痰、除湿利水、活血化瘀。用"邓氏益气化痰方"配合活血祛瘀药加减：党参15 g，五指毛桃30 g，茯苓20 g，法半夏10 g，麸炒枳壳10 g，橘红10 g，炙甘草5 g，生姜5 g，大枣10 g，竹茹10 g，桃仁10 g，红花10 g，白术30 g，苍术30 g，麸炒薏苡仁30 g，苦杏仁10 g，泽泻30 g，厚朴10 g，猪苓15 g，天花粉15 g，牛膝10 g，车前子30 g。14 剂，每日1 剂，水煎温服。

2011 年7 月21 日二诊：精神好转，汗出减少，头晕、腹满等缓解，大便通畅。守方续服2 月余后，诸症明显好转，体重82 kg，BMI 28.37 kg/m^2。

按语：本案患者为中年女性，病程长，久居岭南之地，加之饮食不节、劳逸不当，致脾气亏虚，脾失健运，日久痰湿瘀血内停，故见嗜睡、疲劳、肢体困重、少气懒言、纳眠差等症，治当健脾化痰、除湿利水、活血化瘀。方中用橘红而非陈皮，意在加强开胸之力；重用五指毛桃、茯苓、党参、白术等益气扶正；法半夏、竹茹化痰；伍以苦杏仁、厚朴、苍术、麸炒薏苡仁、泽泻、猪苓、车前子等，体现治湿四法"宣湿、化湿、燥湿、渗湿"；桃仁、红花、牛膝活血化瘀；麸炒枳壳理气宽胸，助橘红开胸，并同厚朴运脾，使补而不滞；天花粉生津，防除湿利水药伤阴；生姜、大枣调和脾胃；甘草调和诸药。

【参考文献】

[1] 陈汉旭，刘家祺，杨水浩，等. 国医大师邓铁涛基于"五脏相关"学说辨治肥胖症经验［J］. 中国中医药信息杂志，2022，29（12）：133 – 135.

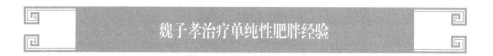

魏子孝治疗单纯性肥胖经验

【诊断思路】 魏教授认为，单纯性肥胖是本虚而致标实，虚实夹杂的病理过程，主要病位在于脾、肾二脏，脾、肾不足乃是病机根本。明代医家虞抟指出："津液稠黏，为痰为饮，积久渗入脉中，血为之浊（瘀）。"单纯的痰浊瘀血临床已较少见，但其既可作为病理产物也可作为致病因素，仍然具有很重要的影响力。痰湿壅阻，影响气机，气机郁结，血行迟缓，瘀血内生。脾喜燥恶湿，浊脂瘀血相互影响，阻碍脾气健运，痰湿更盛，从而形成恶性循环，肥者更肥。总之，本病以脾、肾两虚为本，病理产物以痰湿为主，夹杂有瘀血、气滞等。

【治疗方法】

1. 因时制宜，以祛邪为主，辅以扶正。尽管在病机认识上认为单纯性肥胖属本虚标实，脾肾亏虚为本、痰瘀阻滞为标。但魏教授认为单纯性肥胖症的治疗应因时制宜，当今社会人们的营养状况及体质均已不同于往昔，临床中前来就诊的肥胖患者确以实证、热证居多，尤其不少患者同时合并有糖脂代谢的异常。目前中医汲取西医的化验指标即微观辨证的优势，医者认识到了高血脂、高血糖等代谢异常的危害，所以在治疗上比较重视祛邪。不少学者提出的"以通为补"的观点也值得借鉴。临床中治疗时着眼于化痰浊、祛瘀血，目的是祛邪以扶正，使气血畅通，脏腑功能恢复健旺。

2. 扶正以健脾补肾为主，尤其重视补益命门之火。当然治疗单纯性肥胖也并非一味地祛邪，根据患者实际情况予以扶正也是必不可少的重要措施。魏教授认为关于肥胖治疗的源头可追溯至明末清初傅山之遗著《石室秘录》（陈士铎整理）。《石室秘录·肥治法》云："气虚痰多之证，痰多本是湿也，而治痰之法，又不可徒去其湿，必须以补气为先，而佐消痰之品。""肥人多痰，乃气虚也，虚则气不能营运，故痰生之，则治痰焉可独治痰哉？必须补其气，而后带消其痰耳。然而气之补法，又不可纯补脾胃之土，而当兼补其命门之火，盖火能生土，而土自生气；气足而痰自消，不治痰正所以治痰也。"傅山强调"肥胖"治法当补脾气，兼补命门之火，目的在于治痰。《石室秘录》"肥治法"记载两方：火土两培丹（人参三两，白术五两，茯苓二两，薏仁五两，芡实五两，熟地黄八两，山茱萸四两，北五味一两，杜仲三两，肉桂二两，砂仁五钱，益智仁一两，白芥子三两，橘红一两，各为末，蜜为丸）；补气消痰饮（人参三钱，白术五钱，茯苓三钱，熟地黄一两，山茱萸四钱，肉桂一钱，砂仁一钱，益智仁一钱，半夏一钱，陈皮五分，神曲一钱，水煎服）。以上"火土两培丹"和"补气消痰饮"两方不仅说明了肥胖的病机，也总结出治疗肥胖的关键点为健脾补肾。上述二方中均重用熟地黄，因为熟地黄是命门之根基，取其阴中求阳之意。另外方中精髓还体现在肉桂之妙，妙在补命门、心包之火。心包之火足则能开胃祛痰；命门之火足，则能健脾除湿。肉桂在一堆补脾益肾的补药之中，行其天地之泰，水自归经，痰从何积。肉桂为纯阳之品，补火生土，以脾健运，有引火归元，又有温阳抑阴之功，其用量也不用太大，往往 3 g 足矣，取其四两拨千斤之妙意。

3. 随证化裁，圆机活法。脾虚是肥胖的重要病机之一，但是造成脾虚的原因不一。火不生土只是其中的一个方面。肝木横侮脾土、胃强脾弱也是导致脾虚重要的原因。所以针对其不同的病因采用不同的健脾之法恢复脾运。如肝郁气滞者，在健脾、益肾、化痰的基础上合并柴胡、枳壳、郁金等疏肝解郁。肝火旺者，清泻肝火，加草决明、夏枯草等。胃热的患者当清胃泻火，加生石膏、知母、黄连等。

【治疗绝技】 魏教授分型辨治、选方用药经验如下。

1. 以体肥为主症，辨证属脾虚者：基本方选四君子汤去甘草加健脾化湿之苍术及疏肝理气之木香而成（党参12 g，苍白术各15 g，茯苓12 g，木香12 g）。肾虚时加用肉桂，肉桂补命门心包之火。因心包之火足，自能开胃以祛痰；命门之火足，始能健脾以祛湿，水自归经，痰浊不生。

2. 以体肥为主症，辨证属湿重者：即加味枳术丸为基本方（枳实10 g，苍术12 g，生山楂10 g，昆布15 g，泽泻12 g），以健脾化痰、消积除痞。

3. 以体肥为主症，辨证属湿热者：基本方用泻黄散去甘草加化痰湿药半夏、泽泻、昆布组成（生石膏30 g，炒栀子12 g，防风10 g，藿香12 g，法半夏12 g，泽泻10 g，昆布15 g），以清热化痰利湿。

4. 以体肥为主症，辨证属瘀血内阻者：基本方以活络效灵丹加姜黄、莪术、生山楂、生蒲黄而成（丹参20 g，当归12 g，制乳香10 g，制没药10 g，姜黄10 g，莪术12 g，生山楂15 g，生蒲黄10 g），以活血化瘀、行气消积。

5. 以体肥为主症，辨证属痰瘀阻络者：基本方为蒲决散（生蒲黄10 g，决明子10 g，莪术10 g，水蛭3 g，昆布15 g），以化痰利湿、通络消积。

辨证加减：乏力明显，加生黄芪、陈皮；胁胀脘闷者加柴胡、枳壳疏肝健脾；头胀易怒者加草决明、夏枯草清肝泻火；消谷善饥者加生石膏、知母、黄连清胃泻火；腰酸畏寒者加附片、肉桂温肾健脾；便秘者加槟榔、火麻仁、大黄。

魏教授认为治疗肥胖症应兼顾相关合并症。例如，兼见多囊卵巢综合征引起的闭经，临床中部分单纯性肥胖的患者是青年女性，往往伴有月经紊乱，合并面部痤疮伴全身毛发厚重者也不占少数。通过进一步的内分泌激素和妇科 B 超检查，发现部分患者合并有多囊卵巢综合征。单纯性肥胖症兼见多囊卵巢综合征引起的闭经，病因多以痰阻胞宫多见。魏教授从痰郁着手治疗本病，来源于丹溪治郁之法。如《丹溪心法》记载："躯脂满，经闭者，以导痰汤加黄连、川芎，不可服地黄，泥膈故也，如用，以姜汁炒，肥胖饮食过度之人，而经水不调者，乃是湿痰，宜苍术、半夏、滑石、茯苓、白术、香附、川芎、当归。"魏教授临证体会出痰阻胞宫当肥胖与调经同治，应以消（化痰、散瘀、行气）为主，兼顾脾运。临床常选苍附导痰汤或启宫丸加减。

部分患者因肥胖伴有情志抑郁，问答反应淡漠而不耐烦。这类患者往往是青春期的女孩。对此要进行心理疏导，对家长与患者都要做好沟通，给他（她）们一个宽松的环境，慢慢纠正他们的生活方式，在此基础上配合中药治疗。对于单纯性肥胖兼见抑郁症魏教授的辨治如下：凡舌苔腻者，区别寒热以温胆汤加减；以恐惧为苦的患者，腻苔已退或本无腻苔，大多继之逍遥散加减，尤其是伴有月经病的患者（包括更年期患者），而且以月经情况的变化作为预测疗效的参考；对常悲伤欲哭、情绪不能自制的患者，应调补心、肝，四逆散合甘麦大枣汤加减，白芍仍重用（甘麦大枣汤中淮小麦自然重用），再加百合、菖蒲、远志、生龙齿；汗多者用浮小麦代替淮小麦。对于以上两种合并症的情况，需要医者对他（她）们进行耐心的解释。急于求功和无功则退是医师和患者治疗失败的重要原因。

【验案赏析】患者，男，40岁，2014年6月13日初诊。体重100 kg，身高1.75 m。BMI 32.68 kg/m^2，甘油三酯4.6 mmol/L，总胆固醇7.8 mmol/L，肝肾功能正常，腹部超声示脂肪肝。平素喜食肥甘，有酗酒史。身体重度肥胖，行动轻度受限，纳食可，二便调，眠差，舌淡胖、质嫩，苔薄黄腻，脉滑。西医诊断为单纯性肥胖症，中医辨证属于痰浊内阻，郁而化热夹有瘀血、气虚；治法采用健脾燥湿化痰、升清降浊佐以安神；方药采用启宫汤合升降散加减（启宫汤即二陈汤合越鞠丸加减）。处方：法半夏12 g，陈皮10 g，茯苓15 g，苍白术各12 g，生甘草6 g，川芎10 g，香附10 g，炒栀子10 g，炒建曲10 g，姜黄10 g，蝉蜕10 g，僵蚕10 g，丹参20 g，肉桂3 g，酸枣仁30 g，远志6 g，珍珠母30 g。28剂，水煎服，日1剂。同时嘱咐患者适当饮食控制、加强运动。

2014年7月14日复诊：患者体重下降5 kg，眠可、乏力。舌淡胖，苔薄白微腻，脉稍滑。上方去酸枣仁、远志、珍珠母，加太子参20 g益气。继用28剂后，电话追访患者体重下降2 kg。继续适当饮食控制、加强运动。

按语：启宫丸系妇科用治体肥不孕的专方，化裁于清代萧赓六所著《妇科经纶》，主要治疗妇人不孕属脂膜闭塞子宫，"宜先服二陈汤，四物去生地黄加香附"，升降散载于清代医家杨栗山的《伤寒瘟疫条辨》一书，是杨氏治疗外感温病的基本方，具有升清降浊、宣郁散热、宣畅气机的功效。本案选用启宫丸合升降散为主化裁，属中医"异病同治"之举。患者体形肥胖，体重严重超标，初诊时结合舌脉考虑为痰浊内阻兼夹少许热象，故用启宫丸合升降散加减祛痰化浊、升清降浊。二诊时候舌苔较初诊时明显变薄，且睡眠明显好转，故去酸枣仁、远志、珍珠母，患者乏力明显，故在上方基础上予以太子参益气养阴。太子参为清补之品，其特点性柔而兼补阴，无助热之弊病。该患者二诊时仍有部分痰浊实邪，故用之尤为适合。

【参考文献】

[1] 成莹莹，张广德，魏子孝. 魏子孝教授治疗单纯性肥胖的经验 [J]. 世界中西医结合杂志，2016，11（5）：626-629.

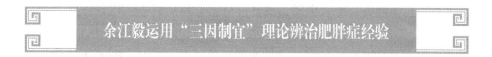

余江毅运用"三因制宜"理论辨治肥胖症经验

【诊断思路】 余教授认为，肥胖的发生与饮食不节、缺乏运动、情志不畅、体质因素等有关，其发病机制与中焦失调密切相关，中焦失调为基本病机，胃火亢盛、脾虚生痰、肝气郁结为该病的重要病机，而且虚实夹杂始终贯穿发病过程。现代人生活水平提高，饮食不节，加之缺乏运动，喜卧好坐，脾气虚弱，中焦运化不及，水谷精微堆积，成为膏脂，壅塞脾胃，致湿浊内生，痰湿内聚发为肥胖；现代人精神压力大，肝郁化火，加之先天禀赋异常，胃热偏盛者，中焦郁热，以致食欲亢进，暴饮暴食，而脾胃运化不及，精微不布，膏脂堆积，而致肥胖。此外，余教授强调肥胖的病机是一个动态演化的过程，蕴含着虚实转化的思想，如先天禀赋异常，胃热偏盛者，长期饮食不节，可损及脾胃，甚至脾病及肾，以致脾肾两虚，或肥胖日久，脾虚为甚，运化失常，湿浊内生，或土壅木郁，肝失疏泄，气滞血瘀，或脾病及肾，肾阳虚衰，不能化气行水，以致水湿内停，泛溢肌肤，导致肥胖加重，终致虚实夹杂。

【治疗方法】 余教授认为，肥胖的主要病位在脾胃，发病与心、肝等脏相关，其病机复杂，常有湿、热、痰、浊等多种病理产物及虚实夹杂的病机特征，因此，常采用辨病位、辨病理因素、辨体质等多种方法相合，运用多种治法治疗，同时根据病机各有侧重。余教授认为，肥胖的病机为中焦失调，体现在胃火亢盛、脾气虚弱、肝气失于疏泄及虚实夹杂4个方面，临床治疗时常以清胃泄热、疏肝解郁、行气健脾、化痰利湿、祛瘀泄浊等为基本治法。

1. 清胃泄热，疏肝解郁。余教授认为，情志不遂，郁而化热，横逆犯胃，或先天脾胃亢盛，或平素偏食辛辣炙煿之品，是患者胃火亢盛发为肥胖的重要原因。正如《脾胃论》谓："脾胃俱旺，则能食而肥"，腐熟功能亢进，热能消谷，故患者消食易饥，膏脂囤积，发为肥胖。故应考虑其体质与所受社会生活的影响，主张因人制宜，常用自拟清胃方加减，药物组成有黄连、柴胡、炒川楝子、知母、麦冬、生地黄、甘草。方中黄连泄胃热，柴胡、炒川楝子疏肝行气兼清中焦郁热，知母、麦冬、生地黄清胃热并养胃阴，甘草调和诸药，全方取清胃热、养胃阴、疏肝、清中焦郁热之效。余教授强调治肝郁胃热而能食者，只知清泄胃热，犹如扬汤止沸，渴而穿井，其主张釜底抽薪，批郤导窾，临床常加入夏枯草、赤芍、菊花、决明子等疏肝凉肝，使气行则热消，气行则痰消，中焦气机条畅，脾胃守常。

2. 行气健脾，化痰利湿清热：余教授认为，中焦脾病气虚常与痰湿困阻密切相关。脾主运化水湿，脾虚则水湿不运而困于脾，又反而影响脾之运化。脾为湿困，则更进一步阻碍了脾之转输运化功能，如湿邪日增而脾气益虚，最终的病机特征是虚实夹杂。脾虚日久，水饮停聚则化为痰，如《丹溪心法》言："肥人多虚，肥人多痰多湿。"临证时，余教授主张应根据湿、痰与脾之间的相互关系，分清脾虚与痰湿的轻重、主次，才能正确辨证选方。当脾虚较轻、痰湿热较盛时，余教授常用自拟消脂方加减，药物组成有法半夏、陈皮、茯苓、泽兰、藿香、生薏苡仁、玉米须、荷叶、黄连。方中法半夏、陈皮取燥湿化痰之效，同用泽兰、藿香芳香醒脾，兼以黄连清中焦之热，重用茯苓、生薏苡仁、玉米须、荷叶引湿热下行，全方共起化痰清热、健脾利湿之功效。此外，余教授认为，当脾虚为重、痰湿较轻时，常加入炒白术、山药、炙甘草等药物加强化湿健脾之效。余教授认为，若脾虚为本，在化痰清热需固护中焦气机升降，正如《冯氏锦囊秘录·杂证大小合参》云："善治痰者，不治痰而治气，气顺则一身之津液亦随气而顺；更不治痰而补脾，脾得健运，而痰自化矣"，其主张在健运脾胃的同时，配合厚朴、枳实、旋覆花以获通降胃气、通腑化痰之功。

3. 补虚泻实，益火补土。余教授认为，肥胖日久，耗气伤阳，中焦脾阳久虚，损及肾阳，肾火不炎上，终致脾肾阳虚。正如《景岳全书》言："五脏之病虽俱能生痰，然无不由乎脾肾。盖脾主湿，湿动则为痰，肾主水，水泛亦为痰，固痰之化，无不在脾，而痰之本，无不在肾。"脾肾两虚愈久，痰湿愈聚，则肥胖难治。同时，痰湿无脾肾所制，《杂病源流犀烛·痰饮源流》云："上至巅顶，下至涌泉，随气升降，周身内外皆到，五脏六腑俱有。"此外，痰湿随气血升降，易乱气机，血行郁滞，导致诸多变证，余教授认为，此时肥胖患者脾肾两虚，浊邪为患，容易导致临床诸多变证，方用自拟温肾方加减，药物组成：盐杜仲、淫羊藿、白术、山药、猫爪草、陈皮、牛膝、槲寄生。方中盐杜仲、淫羊藿温肾助阳，加用山药、白术亦能温阳健脾；猫爪草、陈皮化痰浊；牛膝、槲寄生补肾兼能祛浊，全方取温补中焦之脾阳、下焦之肾阳，兼以化痰祛瘀，以取补虚泻实之效。

【治疗绝技】三因制宜是中医整体观念的重要体现，余教授临证时常注重因人、因时、因地施治。其认为肥胖与个人体质密切相关，正如《灵枢·天年》所提及的"人之始生，以母为基，以父为楯"，精血遗传，父母肥胖造成子代肥胖的概率会普遍提高。《黄帝内经》认为肥胖之人分为3种类型，分别为膏人、脂人、肉人。因此，余教授认为，肥人各有特点，治疗时侧重不同。"膏者多气，多气者，热"，膏人气偏盛，膏人痰湿则易从热而化，故治疗上余教授常用黄连、竹茹之品以化痰清热。脂人的耐力较差，以虚胖为主，多以虚实错杂为表现，余教授常用牛膝、猫爪草药对以取补虚去实之效。肉人血有余，肌肉壮实，筋骨坚盛，平时活动量大，常见于运动员、体力劳动者，选方用药时，余教授注重用药平和，常用淡渗利湿、清利痰浊之品，如猪苓、薏苡仁、芡实等。

有研究表明，中国成年人肥胖发病具有明显的地域性。具体而言，在我国北部省份地区肥胖发病率最高，而南部省份发病率较低。中医学认为，我国西部地区与北方地区"其民陵居而多风，水土刚强""其地高陵居，风寒冰冽"，导致人们普遍华食而脂肥。因此，余教授认为，应根据地域的不同，兼顾其体质，嘱患者依据地区饮食不同，注重膳食合理搭配。

余教授认为，辨治肥胖时，应注重因时制宜，顺应天时，针对肥胖的病机特点，动态调整用药，可提高临床疗效。如针对情志不遂的肥胖患者，在春三月万物生发时，当养其肝，治疗当应天顺人，畅其情志，调和肝脾，以调中焦气机升降，推动气血运行，以助痰消浊散。处方时可加入归肝经的药物，如决明子、青皮、郁金、香附、佛手之品。余教授认为，肥胖患者体质、地域及发病时节均有差异，应综合论治，力求取得最佳治疗效果。

余教授认为，治疗肥胖时应注意中西结合，各取所长，中医药治疗肥胖具有独特优势，采用中医药适宜技术，如针灸、埋线、推拿、中药熏蒸、拔罐、耳穴压豆等治疗措施。同时，其强调将现代药理学研究成果融入选方用药中，将有明确降血脂、降血糖、减轻体重及改善胰岛素抵抗等药理作用的中药、中成药加入肥胖综合治疗方案当中，如加入泽泻、神曲、山楂以降血脂，予五味子、当飞利肝片治疗代谢性脂肪性肝病，加土茯苓、草醇以降尿酸。此外，余教授认为，应当注重现代医学的研究成果，对于肥胖患者有明显益处的药物，不应视若无睹，墨守成规，应做到以患者为中心，发挥中西医结合的优势。例如，奥利司他、胰高血糖素样肽－1受体激动剂等药物在减轻体重、改善胰岛素抵抗、改善心血管危险因素等方面具有明显优势，但不能完全改善患者症状，此时结合中医药可明显提高临床疗效。

【验案赏析】患者，男，35岁，2021年5月17日初诊。主诉：肥胖10余年。现病史：患者诉10年前参加工作后无明显诱因出现体重进行性增加，未行诊治。刻诊症：身重不爽，倦怠乏力，夜寐多梦，嘈杂吞酸，平素嗜食肥甘厚味，小便黄，大便溏，每日一行。查体：体形肥胖，身高182 cm，体重122 kg，BMI 36.8 kg/m²。舌红、舌体胖大、舌边有齿痕、苔黄厚腻，脉滑。实验室检查：肝功能：谷草转氨酶25 U/L，谷丙转氨酶50 U/L，碱性磷酸酶93 U/L，γ－谷氨酰转移酶91 U/L，血尿酸587 μmol/L，血糖、血压正常及肌酐无异常。中医诊断：肥胖病（痰湿中阻夹热证）。西医诊断：①肥胖症；②脂肪性肝病；③高尿酸血症。治法：化痰利湿，健脾涤浊。处方：法半夏10 g，陈皮10 g，茯苓20 g，泽兰10 g，藿香15 g，生薏苡仁20 g，玉米须20 g，土茯苓15 g，草薢15 g，荷叶20 g，黄连6 g，甘草6 g。14剂，每日1剂，早晚两次水煎后温服。嘱患者节制饮食，适量运动，调畅情志。

2021年6月11日二诊：患者体重下降7 kg，身重不爽、倦怠乏力较前缓解，夜间梦多，小便黄，大便溏，舌红、舌体胖大、边有齿痕、苔黄腻，脉滑。继服上方，并加用酸枣仁15 g，合欢皮15 g，改善睡眠，14剂。嘱患者继续当前治疗。

2021年7月12日三诊：患者体重下降6 kg余，自觉夜寐安和，时有腹胀，矢气较多，小便调，大便不成形，日行 1 次，舌质淡红、舌体胖大、齿痕稍减、苔薄黄腻，脉滑。前方中加入常用药对麸炒枳实、瓜蒌皮各 10 g以行气化痰，14 剂，每日 1 剂，并鼓励患者加强锻炼。

2021 年 9 月 13 日四诊：患者体重下降 4.7 kg，自觉乏力不显，偶有口干口苦，夜寐安，二便调，舌质淡红，苔薄腻，脉滑。复查肝功能：谷草转氨酶 14 U/L，谷丙转氨酶 24 U/L，碱性磷酸酶 88 U/L，γ-谷氨酰基转移酶 44 U/L，血尿酸 396 μmol/L。前方加入芦根 10 g 以生津止渴并引热下行，14 剂，每日 1 剂。继予上述治疗，嘱患者坚持门诊随诊。

按语：本例患者为常见的肥胖，以体重进行性增加为主要临床表现。该患者因工作压力大，加之平素嗜食肥甘，胃强脾弱，以致中焦痰湿困阻，脾为湿困，脾失健运，精微输布失常，郁而为痰，发为体形肥胖。又痰湿困阻阳气，则身重不爽，倦态乏力，舌红、舌体胖大、舌边有齿痕、苔白厚腻，脉弦滑。治疗方面，以化痰祛湿，健脾涤浊。余教授用自拟消脂方加减治疗，以法半夏、陈皮燥湿化痰，泽兰、藿香醒脾升清并能化痰，黄连祛将成之热，茯苓、生薏苡仁、玉米须淡渗利湿，通利下焦，甘草调和药性，荷叶、土茯苓、萆薢加强升清阳、降浊阴的作用，诸药共起行气健脾、化痰利湿、通利三焦之效。二诊，患者症状减轻，证药得当，但仍倦怠乏力，夜寐梦多，为脾虚痰热盛也，余教授加入常用药对酸枣仁、合欢皮各 15 g，取其安神助眠之功效。三诊时，患者诉时有腹胀，矢气较多，余症见轻，余教授遂加常用药对麸炒枳实、瓜蒌皮各 10 g 以行气化痰，改善腹胀症状，并观后效。四诊患者诉偶有口干口苦，余教授结合三诊症状，指出此时热势较盛，遂加入芦根清热生津。余教授认为，该患者工作繁重，精神压力大，应注意调畅情志，注重饮食均衡，嘱患者加强锻炼，调整生活作息，以收良效。

【参考文献】

[1] 黄剑，余江毅. 余江毅辨治肥胖经验［J］. 河南中医，2022，42（7）：1021-1025.

仝小林从"土壅"论治肥胖症经验

【学术思想】仝小林院士根据多年的临证经验提出"态靶因果"的临床辨治方略。提倡借鉴现代医学对疾病的诊断，按照中医思维，重新审视疾病全过程，厘清疾病发展各阶段，归纳核心病机，以确定理法方药量；并大力寻找治病的靶方靶药；关注疾病之前的"因态"和疾病预后的"果态"，实现对疾病的全方位关照。主张"以病为纬，以态为经"，是指以西医的疾病诊断为参考，按照中医的思维，重新审视疾病的全过程，对疾病进行分期，抓住每个阶段"态"的核心病机。并且在疾病纵向认识上层层剥离地分析，疾病每个阶段的核心病机下可细分为若干个具体的证型。

【诊断思路】仝小林院士认为肥胖的病位在中焦脾胃，肥胖患者之"偏态"主要表现为"壅态"，即寒湿、痰浊、湿热等病理产物堆积中焦脾胃而形成的壅滞状态。受先天禀赋、形寒饮冷、饮食不节等诸多因素影响，膏浊是其直接致病因素，膏浊堆积、气机失调、土气壅滞，多呈现出"壅"态，膏浊堆积日久，由绝对过剩到相对过剩，经历由实致虚的病理演变。治疗应立足于中焦，以调脾胃为核心，消膏降浊为根本，临床常用调"土壅"七法，以开郁通腑、导滞运脾、恢复脾胃功能。

【治疗方法】仝小林院士认为调制中焦以衡为顺，以升降辨治为总纲。治病求本，肥胖本在中土壅滞，因此对于肥胖不论虚证还是实证，治疗上均以调理脾胃气机为要，以"调脾"为核心，开郁通腑，导滞运脾，恢复脾胃功能是关键所在。

1. 消膏降浊。膏浊是肥胖病产生的病理基础，既是肥胖产生的根源，又是肥胖状态的体现，故以消膏降浊为大法澄其源而清其流。消膏即降脂，减少脂肪在体内的堆积，临床常用降脂肪的靶药为红曲、山楂、荷叶、五谷虫。常用降浊法包括转浊、化浊和泄浊，通过通、导、泄的方法将体内的浊毒之邪转化、分解并排泄出体外。消膏降浊法常用小陷胸汤加大黄，大黄泄热通腑，促进膏浊的排泄；半夏"消心腹胸膈痰热结满"，黄连治郁热在中，烦躁恶心、心下痞满，又能清胃火以化食源，两者配伍，辛消痰源，苦开热结；瓜蒌仁性苦微寒，善涤痰结、利大肠，又能疏肝泄热、润肠通便，与酒大黄相伍，使腑气通则气机调畅，故可清热涤痰以消膏浊，辛苦行气以除中州之满。

2. 行气开郁。饮食自倍，谷气壅滞中焦，胃纳太过，脾运不及，中土壅滞，阻滞气机，土壅则木郁，肝气郁滞不行，全身气机涩滞不畅，肝脏失于疏泄，脾胃升降受阻，"土郁木壅"更甚，此时患者主要以腹部胀满、情志不舒、脉弦为主症。调肝启枢，开启中焦脾胃之枢纽，通运中州脾土，临证常用越鞠丸加减以行气开郁，宽中除满，其中"气中之血药"香附配"血中之气药"川芎以行气活血，苍术理脾、栀子清热、神曲消食导滞。还常配伍葶苈子、莱菔子等药物，其中莱菔子行气消导通便，葶苈子下气行水，且种子类药物皆可润肠，可促进膏浊排泄。

3. 导滞运脾。导滞从健脾、运脾入手。过食肥甘，食郁于中，导致胃壅。胃主通降，升降失司，又可导致脾滞。胃壅在先，而脾滞在后；因胃腑与肠相连，腑以通为用，以降为顺，因此胃壅宜通，通取承气类；脾滞宜运，调畅气机以恢复脾运化功能，运取枳术汤。临证常见脘腹胀满，嗳腐吞酸，不欲饮食，舌苔厚腻。常用保和丸加减以消食、导滞、和胃，运脾常用陈皮、白术，助胃腐熟、受纳者常用枳实，助糟粕下行者常用厚朴，如此既导滞下行，恢复胃肠功能，又可疏通脾滞，从而除中焦积滞，使有形实邪消散，使脾胃纳运协调。

4. 化痰除湿。《类经·藏象类》说："中焦不治，则水留中脘。"中焦受困则枢机不利，大气不转，脾运化失职，津液输布障碍，水液不化，聚而成湿，停而成痰；痰邪又可酿生浊邪，加重浊邪的沉积。临证痰湿明显者，多表现为四肢沉重、头重胸闷。治疗以化痰除湿为主，配以清胃、通腑、活血、利水等法，加强排泄之功。临证常用二陈汤加减，其中半夏燥湿化痰、橘红燥湿化痰兼行气，茯苓健脾渗湿；还可配伍紫苏子、莱菔子、白芥子等取其消痰之良效。

5. 通腑泄热。中土壅滞衍生内热主要有以下两种：①偏于土壅中满者表现为胃肠实热；②因土壅木郁而偏于内热者主要表现为肝胃郁热。嗜食肥甘厚味，肥者令人中满，甘能生热，日久胃肠腑俱实，积滞较甚，多采用通腑泄热之法，给邪热以出路，临证常用大黄黄连泻心汤或厚朴三物汤加减。便秘甚者可以大黄为君，取小承气汤之意，大黄清肠热、泻实满，荡涤胃肠，加黄连清胃热，使邪热从大便而泻；小腹胀症状较甚者，以厚朴为君，加强行气之功。木郁而化热者，临证常用大柴胡汤加减，柴胡、半夏、枳实行气化浊；枳实、酒大黄通腑泄热，白芍、黄芩清泄肝热，黄连清泄胃热，诸药合用，通腑泄热，散结除满。

6. 补气健脾。虚胖者，因先天禀赋不足，或饮食不节，饥饱无度，损伤脾胃，以致脾胃虚弱，治疗当补运脾胃，既补又运，以促进机体的运化功能。此类患者脾胃运化能力下降，饮食不多但脾气虚弱，无力运化水谷，常表现为大腹便便而四肢纤细、舌有齿痕、苔白腻。补气健脾常用方为六君子汤，其中四君子汤补益脾气，半夏燥湿化痰，陈皮理气助运，针对脾气虚弱之虚胖之人。临床还常配伍薏苡仁、山药、茯苓，薏苡仁可健脾益气、渗湿；山药平补脾胃之气，《神农本草经》言其"主伤中，补虚羸，除寒热邪气，补中益气力，长肌肉"；茯苓可加强益气健脾之功。

7. 温补脾肾。肥人常贪凉饮冷，导致脾气亏虚，气损及阳，或气虚生寒，形成脾虚中寒，或先天禀赋不足，脏腑气化功能减弱，或脾气亏虚，日久及肾，影响气化功能。气化功能之强弱不仅依赖于后天脾气，根本在于肾之元气。脾肾亏虚，水谷精微不能化生输布，多蓄积在腹部，因此补脾益气的基础上需加温阳化气之品，临证常用附子理中汤加减。附子可温补脾肾以增加气化之力，白术健脾燥湿、补中宫之土，干姜温胃散寒，党参健脾益气。

【治疗绝技】"土壅"为饮食水谷超过了脾胃本身的运化能力所致。或是饮食自倍，脾胃无法完全运化、受纳，进一步导致脾胃损伤；或是饮食正常或偏少，但脾胃虚弱，运化不及，盈余在体内。仝小林院士认为肥胖是诸多因素作用的结果，先天禀赋异常及后天不良的生活方式如形寒饮冷、饮食自倍、久卧少动、情志因素等均可导致脾胃受损，中土壅滞，进而发展为肥胖。

先天禀赋：体质禀赋对肥胖的发生有着重要影响。陈修园在《医学实在易》中指出："素禀之盛，由于先天……大抵素禀之盛，从无所苦，惟是湿痰颇多"，可见肥胖与先天禀赋及体质密切相关，不能忽略遗传因素在肥胖发病中的作用。

形寒饮冷：《医门法律》云："夫形寒者，外感风寒也；饮冷者，内伤饮食也"，详细阐述了形寒饮冷的含义。"形寒"指以寒邪为代表的外感性病因，如外感风寒湿之邪气，先由皮毛而入，从体表传入脾胃，或可直中脾胃，胃肠黏膜亦是风寒湿邪易伏之地，邪气伏留胶着于胃肠，缠绵难愈，久而损伤脾胃，运化能力下降。"饮冷"指饮食生冷，寒从胃入，寒凉饮食入胃后，寒性凝滞，使脾胃运化功能懈怠，寒伤阳气，脾阳不足，推动能力减弱，脾胃运化功能不足，饮食水谷不能消化，堆积于中焦，形成土壅的状态。

饮食不节：《素问·痹论》言："饮食自倍，肠胃乃伤"，指出饮食失宜可导致脾胃受损。饮食过量或饮食偏嗜，谷物堆积、壅滞中焦，衍生膏脂、痰湿等病理产物，导致脾胃受损，中土壅滞，形成脾气郁遏的功能状态。

除此之外，久卧少动、情志所伤等因素也不利于气血畅通，易使气机阻滞，脾胃升降受阻，进而导致中土壅滞，逐渐发展为肥胖。

仝小林院士认为病理性膏浊是导致肥胖的直接病理因素。膏为体脂，即冗余之脂肪；浊包括糖、脂、尿酸等。糖、脂、尿酸等膏浊留滞在体内，进而发展为代谢综合征，久而浊毒入血，损伤脉络，则形成血管相关并发症。

在肥胖到代谢综合征的发展过程中，实壅是膏浊堆积从"绝对过剩"到"相对过剩"，是由实致虚的发展过程。早期饮食过量，脾胃消化吸收功能正常，精微物质一部分为人体所需，盈余化为膏脂充溢于机体，流转胃肠，满溢周身，脾胃壅滞不甚，尚未形成浊毒留聚脏腑、侵蚀血脉的病理状态；长期饮食过量，谷物堆积，脾胃长时间处于负担过重状态，机体不能很好地利用和代谢这些营养物质，脂肪在体内堆积，衍生糖浊、脂浊、尿浊，形成膏浊留滞的"绝对过剩"状态；若进一步发展，愈加影响脾胃运化功能，进食量较前减少，运化吸收功能较前降低，水谷不归正化，化为浊毒，积累在血液中，形成"相对过剩"的壅滞状态。虚壅由于脾胃虚弱，代谢能力低下，呈现相对过剩，日久膏浊入于血脉，甚至损伤脉络，导致痰瘀互结，变生他病，使疾病进一步发展。

【验案赏析】患者，女，29岁，2020年7月8日初诊。主诉：乏力伴体形肥胖10年余。患者10年前无明显诱因出现体重增加，伴乏力，食欲低下，进食量少即腹胀不适，但体重仍逐年增加，近10年体重增加30 kg。刻下症：长期进食冷饮，乏力纳少，中心型肥胖，腹部松软，腰膝酸软，肢体沉重，手脚发凉，眠差易醒，大便黏腻，舌胖大、边有齿痕，苔白厚腻，脉沉滑。12月6日查空腹血糖6.5 mmol/L，餐后血糖7.3 mmol/L。月经史：末次月经为2020年7月1日，月经后期，周期2~3日，量少色暗，无痛经。身高168 cm，体重80 kg，BMI 28.3 kg/m^2，腰围88 cm。西医诊断：①肥胖症；②糖耐量异常。中医诊断：脾瘅（虚胖）；证型：中焦虚寒，脾虚痰湿。治法：温胃散寒，健脾利湿。处方：黄芪15 g，白芍9 g，桂枝

6 g，生薏苡仁 60 g，茯苓 15 g，山药 15 g，枸杞子 15 g，炙甘草 9 g，生姜 9 g，大枣 9 枚。

服上方 2 个月后自诉乏力及手脚发凉消失，余诸症均明显好转，月经量较前增加，体重减轻 6 kg，空腹血糖 5.8 mmol/L，遂停药，予生薏苡仁 30 g，茯苓 9 g，山药 15 g，每日煮粥或煎汤代饮，连服半年，后随访患者身高 168 cm，体重 65 kg，BMI 23.0 kg/m²，腰围 78 cm。

按语：患者长期进食冷饮，损伤脾胃阳气，日久导致脾胃虚弱无以运化，饮食聚于中焦，酿生痰湿，治疗上以温胃散寒、健脾利湿为主，予黄芪建中汤合生薏苡仁、茯苓、山药三味小方加减。患者进食量少，代谢能力低下，故以腹型肥胖为主，伴乏力、手脚发凉。方中生薏苡仁、山药为补气健脾之靶药，仝小林院士临床重用生薏苡仁以加强健脾化湿之力，健脾而不滋腻，化痰湿而益胃。茯苓利水、渗湿健脾，山药平补脾胃之气，患者血糖异常，三药为虚胖合并糖脂代谢异常的靶药，标靶同调。

【参考文献】

[1] 温志歌，黄一珊，杨映映，等．仝小林从"土壅"论治肥胖 [J]．中医杂志，2022，63（10）：914 – 917.

[2] 顾成娟，王涵，朴春丽．生薏苡仁、茯苓、山药治疗虚胖经验——仝小林三味小方撷萃 [J]．吉林中医药，2020，40（6）：712 – 714.

黄琦运用"木郁达之，土郁夺之"论治腹型肥胖经验

【名医简介】黄琦，主任医师，教授，浙江省中医院下沙院区党总支书记兼医院党委常务副书记，浙江省中西医结合学会糖尿病专业委员会副主任委员、老年病专业委员会副主任委员。黄教授为浙江省名中医，从医近 40 载，衷中参西，擅用经方治疗内科常见病、多发病、疑难杂症，尤擅内分泌代谢系统疾病的诊治。

【诊断思路】黄教授认为肥胖病因为胃强脾弱、肝脾失调，致使气郁、血瘀、内热壅盛，而脾胃位居中焦，为人体气机升降之枢纽，肝主疏泄，具有调畅人体气机之作用，故肝脾失调，气、痰、瘀皆可致精微不用，终致膏脂堆积。黄教授基于"木郁达之，土郁夺之"理论，从肝脾同调出发论治

腹型肥胖，每每获效。

【治疗方法】黄教授基于"木郁达之，土郁夺之"论治腹型肥胖经验如下。

1. 疏肝解郁，行气活血。肝属木，脾属土，脾胃升。清降浊有赖于肝之疏泄，故木达则土旺。黄教授认为，偏于肝郁为主的肥胖，病机为肝胆疏泄失常，肝郁横逆犯脾，致中焦运化失司，痰湿内生，治以疏肝解郁、行气活血，方选大柴胡汤加减以解少阳火郁、调畅气机、通腑泄热。大柴胡汤出自《伤寒杂病论》，方中重用柴胡，疏解少阳郁结；黄芩清泄少阳郁热，配伍柴胡，和解清热；大黄、枳实泄热通腑，行气破结，内泄阳明热结；白芍缓急止痛，与大黄配伍可治腹中实痛，合枳实调和气血，可除心下满痛；半夏和胃降逆，辛开散结；配伍生姜，既可止呕，也能解半夏之毒；大枣和中益气，调脾胃、和营卫，又可调和诸药。研究表明，大柴胡汤临床常用于治疗糖尿病、高脂血症、非酒精性脂肪肝等疾病，疗效稳定，具有解肝郁、行气血、通腑气等功效。随证化裁：赤芍活血化瘀兼疏肝；芦荟泻下通便、清肝泄热。

2. 健脾化湿，肝脾同调。黄教授认为郁病起于气机不畅，脾胃升降失调，故诸郁当以脾胃为先。脾属土，主运化，为人体气血生化之源，后天之本。故脾虚则中焦运化无权，精微不生，致气血亏虚。若脾失运化，则津液输布失常，酿生痰湿。正如戴思恭云："中气则常先四脏，一有不平，则中气不得其和而先郁，更因饮食失节，停积痰饮，寒湿不通，而脾胃自受者，所以中焦致郁多也。"黄教授临证总结，肥胖偏于脾郁者，病机为脾失运化，津液输布失常，酿生痰湿，临证常用二陈汤合逍遥散加减以健脾化湿、养血柔肝，肝脾同治而消痰湿。二陈汤、逍遥散皆出自《太平惠民和剂局方》，二陈汤为中医常用祛痰剂，逍遥散具有疏肝解郁、健脾和营、养血调经之功。二陈汤中半夏为君，燥湿化痰、和胃降逆；橘红为臣，理气行滞，助君药燥湿化痰；佐以茯苓、生姜、炙甘草健脾渗湿、补中益气，助化痰之力；炙甘草为佐使，起健脾和中、调和诸药之功。逍遥散中柴胡为君疏肝解郁，使肝气条达；当归养血和血，白芍养血柔肝，共为臣药；白术、炙甘草、茯苓健脾益气，实土以御木侮，又使营血生化有源，为佐使。研究表明，二陈汤对肥胖、糖尿病、非酒精性脂肪肝、高脂血症、动脉粥样硬化、代谢综合征等代谢性疾病有一定疗效，并在临床中得到广泛应用；逍遥散具有降血脂及改善血流动力学等作用。随证化裁：山楂健脾开胃、化浊降脂；

黄芪补气升阳；白豆蔻、草豆蔻燥湿健脾行气；荷叶祛湿化浊。

黄教授强调，肥胖的治疗应着重审症求因、审因论治、整体调治，并告诫病者，要把握饮食宜忌、调畅情志，才能起到事半功倍的效果。黄教授提出诊疗时应将中医辨证与西医辨病相结合，不是单纯局限将中药与西药的联合使用，更应注重二者的相互补充与完善。例如，肥胖的诊疗应详问病史及观察患者的体形特点，将中医四诊与西医四诊相结合，同时完善相关检验检查，借助血压、生化、腹部超声及人体红外线等现代医学辅助检查技术以选择最佳治疗方案。

【治疗绝技】"木郁达之，土郁夺之"与腹型肥胖的关系。郁的本义即不舒畅、不条达，是以情志不舒、气机郁滞而导致脏腑郁结的病变，属情志疾病。历代医家认为内科杂病不可除外情志因素，黄教授认为腹型肥胖与"郁"密不可分。

《读医随笔》言："凡脏腑十二经之气化，皆必借肝胆之气化以鼓舞之，始能调畅而不病。"肝在维持人体阴平阳秘的正常生理状态及疾病的病变传化中具有重要作用。肝主疏泄，主升发，其性喜条达而恶抑郁，肝具有促进脾胃运化的生理功能。其次，肝主藏血，体阴而用阳。故黄教授认为木郁是以肝为基础的脏腑功能失常，肝气郁结则人体气机升降失调，导致气行不畅，久则津停血瘀。此外，黄教授从五脏一体观出发，认为气机升降贯穿全身，肝主疏泄失常，则全身气机升降失调，气郁则血瘀痰凝，此为木郁之本，故见肝失疏泄、气郁血瘀之证。肝木横克脾土，致中焦运化不及，精血化生不足，则加重血运不畅，血瘀又进一步导致气滞痰饮。黄教授认为气滞、痰饮与血瘀可相互影响，而三者均会阻碍脾胃后天运化功能的正常运作，致精微不用，膏脂堆积。肥胖重于肝郁者，气血痰运行不畅，久则犯于中焦，可见圆面大腹等表现，皆为痰浊停聚所致。黄教授认为此类患者临证多见体形肥胖、食欲亢进或不思饮食、胸闷不舒、急躁易怒，同时患者因肥胖的社会负性评价致心理压力增加产生焦虑、紧张等不良情绪；舌红、有齿痕、苔黄腻或白腻、脉弦滑皆为痰浊内蕴的表现。兼症方面，若肝失疏泄日久，女子可见痛经或经闭；若兼有气滞血瘀，则见胸胁胀满、乳房胀痛不适等症。

肝郁克脾，脾虚湿盛。《读医随笔·痰饮分治说》言："今脾气不足，土不生金，膻中怯弱，则力不能达于肌肉，而停于肠胃，蕴而成痰矣。已达于皮膜者，又或力不能运达于筋骨，故有皮里膜外之痰也"，即肥胖之人，津液不为机体所用，停聚体内而成痰湿。脾主运化，脾升胃降失常导致运化不及，痰湿积滞，精微不用，致膏脂蕴积体内导致肥胖。黄教授认为土郁与湿有着密切的关系，肥人多痰多虚多瘀，脾胃运化失常，酿湿成痰。久则脾气亏虚，脾失健运，化湿成痰，痰凝血瘀，导致气血生化乏源，清阳难实四肢，多见体虚乏力多汗，此为土郁之本。而脾升胃降失司，则全身气机不畅，肝气郁结，疏泄失常，气行不畅，可见血脉瘀阻，津行不畅，多聚湿生痰，痰停四肢则发为肥胖。黄教授总结，人体气机调畅的表现为肝胃从左而降、脾肺从右而升，故肝降则胃亦降，肝降不及则胃气上逆，脾胃升降失司。脾土侮木，致肝失疏泄，加重脾气亏虚，精血化生不足，则痰湿内生。肥胖偏于脾郁者，可见乏力多汗、稍动即气短气促、不思饮食、懒言少动等症；舌淡红、体胖、有齿痕、苔白厚腻、脉滑细皆为脾虚痰湿之象。

综上，腹型肥胖偏于肝郁者以实为主，可见肝气郁结证、湿热壅盛证或痰瘀互结证；偏于脾郁者以虚为主，或虚实夹杂，可见脾虚肝郁湿蕴证。黄教授临证总结，偏于肝郁者可治以疏肝理气、化痰散结、活血化瘀为主，偏于脾郁者则予以健脾祛湿、肝脾同调之法，而调畅气机贯穿始终。

【验案赏析】患者，女，27岁，2021年9月10日初诊。主诉：体重持续增加3年。现病史：患者体重进行性增加3年，体重79 kg，身高160 cm，BMI 29.69 kg/m²，腰围94 cm。月经不规则，末次月经为2021年8月29日，5日净，经量较少，色深红，有血块。大便日行2~3次，不成形，质黏。1个月前于当地医院查尿酸426 U/L（女性正常范围：89~357 U/L），血红蛋白105 g/L（女性正常范围：110~150 g/L）。刻下症：体形肥胖，自觉乏力，多汗，善太息，易疲倦、焦虑，饥饿感不显，纳少，完谷不化，月经不规则，舌淡胖、有齿痕，苔白腻，脉细滑。西医诊断：腹型肥胖。中医诊断：肥胖病（肝郁克脾、脾虚湿盛证）。治宜健脾化湿，肝脾同调。方选二陈汤合逍遥散化裁。处方：炒柴胡9 g，黄芩15 g，制大黄15 g，陈皮12 g，姜半夏12 g，茯苓15 g，炒白术12 g，郁金12 g，党参15 g，片姜黄12 g，枳实15 g，虎杖30 g，荷叶30 g，炒薏苡仁30 g，生黄芪30 g。7剂。每日1剂，水煎，分早晚饭后温服。

2021年9月17日二诊：患者药后乏力减轻，大便日行3~4次，性状先溏后成形，体重减轻2 kg。患者仍易太息，饥饿感不显。予初诊方加白芍15 g，生山楂15 g，7剂。嘱患者适量饮食，适当运动。

2周后复诊，患者诸症减轻，自觉体态较前轻盈。患者体重较前减轻，腹围 89.7 cm，较前减小。继用二诊方调治。

按语：本案为典型的肥胖患者，考虑既往有高尿酸病史，黄教授通过身高体重、生化等检查，制定最佳治疗方案。虑其为青年女性，平素多食少动，食滞脾胃，运化不及，久则脾胃虚弱，湿浊内生，使气血生化乏源，不能荣养四肢，故见乏力倦怠；阳气不足，固摄失司故见多汗；中焦健运失常故见纳少、完谷不化；平素感压力大，善太息、易焦虑、月经不规则，多由肝气郁结、肝失疏泄导致；舌淡胖、有齿痕、苔白腻、脉细滑乃正气虚弱、湿浊内生之征象。黄教授辨为肝郁克脾、脾虚痰湿证，治以健脾化湿、肝脾同调，在二陈汤合逍遥散基础上圆机活法、随证加减。方中以黄芪、党参等健脾益气，陈皮、炒白术、姜半夏等燥湿健脾，合以炒柴胡、黄芩理气疏肝，加用荷叶、制大黄、虎杖、炒薏苡仁等化湿通便、降浊逐瘀。黄教授擅用荷叶祛湿化浊降脂。荷叶在降压、降脂等方面功效显著，其提取物荷叶碱可调节肾有机离子转运体和炎症信号通路，从而达到降尿酸的目的。二诊时患者乏力减轻，大便性状先溏后成形为肝强脾弱之证，加白芍养血柔肝，饥饿感仍不显，加生山楂化浊降脂兼开胃醒脾。后随访时患者诸症减轻，然病机未变，故守方继进。整个病程中，黄教授围绕主症治以疏肝行滞、健脾益气，肝脾同调，并非单纯沿用他人健脾化湿之法，取得了较好的疗效。

【参考文献】

[1] 吴佳文，黄琦. 黄琦运用"木郁达之，土郁夺之"论治腹型肥胖 [J]. 江苏中医药，2022，54（4）：37-39.

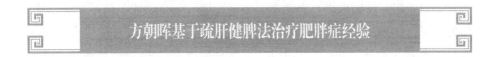

方朝晖基于疏肝健脾法治疗肥胖症经验

【诊断思路】 肥胖有着虚实之分，但总体属实多虚少，虚实之间还可进行转化。胃强脾弱之人，水谷精微进食过多，则转化成痰湿膏脂，停于肌肉、经络之中从而形成肥胖，此乃实证，是大多数肥胖者的早期阶段。如若长期饮食不节，加之痰湿阻遏，脾胃功能受损，导致脾阳不振、脾气虚弱，进一步导致胃失受纳，后天失养，正气渐而耗竭，则由实证转为虚证。脾虚则运化功能减退，痰湿内生，湿阻则气郁，痰生则化瘀，从而导致痰湿、气郁、瘀血相互作用，正虚与邪实兼夹。

【治疗方法】《证治要诀》曾有记载："荷叶服之，令人瘦劣。令假病，欲容体瘦以示人者良。"现代研究证实，如荷叶、泽泻、猪苓、茯苓、玉竹、生地黄、山楂、防己、赤小豆、薏苡仁、决明子、柴胡、菊花、茵陈、大黄、芦荟、女贞子、墨旱莲、苍术、夏枯草、丹参、番泻叶、冬瓜皮、车前子、芒硝、火麻仁等中药皆具备一定的调节血脂、降低体重作用。方朝晖教授认为，在对肥胖患者的治疗过程中，应辨证论治，辨明其属气郁、痰湿或是瘀血为患，根据中药药性功效灵活运用。

【治疗绝技】方朝晖教授认为饮食失节，脾胃受损导致肥胖。膏脂的形成与脾有着密不可分的关系，脾失运化则痰脂凝聚。饮食不节者，常胃热亢盛，则胃受纳腐熟水谷的功能亢进。过量进食肥甘厚腻之品后，脾之运化功能受到阻碍，长此以往，脾胃功能受损。再者，大量水谷不能化生精微物质而演变为膏脂，停于经络、皮肉之间，故而形成肥胖。因而，《素问·奇病论》所言"此肥美之所发也，此人必数食甘美而多肥也"，阐明了引起肥胖的关键因素之一就是饮食失节。

年老体弱，正气虚衰。人体经壮年之后，阴升阳降，正气虚衰，加之起居失宜，肺、脾、肾三脏主水液代谢功能减退，痰湿内生。肺、脾、肾生理功能随年龄增加而愈加衰退，故而体重渐升。

遗传因素对于肥胖的发生有着至关重要的作用。因此，其发生具备一定的家族聚集性倾向。人体体质，即中医所说的先天禀赋与遗传有着密切关系。中医认为阳盛体质，胃热亢盛，腐熟水谷功能亢进，则食欲过盛。然胃受纳水谷过量，则会阻碍脾之运化功能，痰浊内生，发为肥胖。

动则生阳，静则生阴。少动者，阴盛阳虚，气化功能欠佳，津液不化，停为痰湿，化为膏脂，堆积不化而致肥胖。唐代孙思邈《备急千金要方·养性》有云"养性之道，常欲小劳""饱食即卧，乃生百病"，表明人体健康离不开适当的体力活动。

中医学认为肥胖是脾虚所致，属痰湿内生以致化为膏脂堆积于体内为患。其形成原因，不外乎饮食不节、过食肥甘、酗酒厚味，从而导致脾胃运化功能受损。或者因素体脾胃虚弱、喜坐少动，过量水谷无法正常运化成精微物质，滞于体内导致气机运行不利，进一步引起脾胃升降功能的失常。胃强脾弱者，在上述病因的共同作用下，痰湿化生，瘀血阻滞，气机不利，郁而化热，则引起肥胖及其相应的病理变化。

方朝晖教授认为，肥胖的病位主要在脾胃，肥胖乃本虚标实之证，本为肝郁脾虚，其标在于痰湿、瘀血、膏脂。脾气虚，运化转输水谷无力，无法正常转输精微物质，膏脂及痰湿内停留于体内。胃火旺盛则食欲过盛，水谷精微进食过多，则转化成痰湿膏脂，停于肌肉之中。脾肾阳气虚衰，水液蒸腾气化减弱，水湿停聚。此外，肝气旺盛则气滞，脾气虚则会引起血瘀痰凝，均会造成肥胖。

【验案赏析】患者，男，33岁，2021年3月10日初诊。现病史：3年前因工作压力大而暴饮暴食，近3年来体重增加25 kg，经过控制饮食、加强锻炼等方法后，体重仍持续上升。刻下症：体形肥胖，倦怠乏力，动则汗出，平素急躁易怒，每于进食后出现右胁及腹部胀满不适，超量进食，夜寐一般，大便黏滞，舌质暗红，苔白腻，脉弦滑。身高185 cm，体重125 kg，BMI为36.52 kg/m^2。肝胆胰脾B超提示脂肪肝。生化检查示甘油三酯2.51 mmol/L，总胆固醇7.12 mmol/L。诊断：肥胖症。辨证：肝郁脾虚，痰瘀阻滞。治法：疏肝健脾，化瘀祛湿。处方：柴胡15 g，枳壳15 g，赤芍15 g，白芍15 g，苍术15 g，白术15 g，桃仁12 g，红花12 g，荷叶15 g，焦山楂15 g，泽泻12 g，猪苓15 g，茯苓15 g，薏苡仁15 g，炙甘草8 g。14剂，水煎服，日1剂，早、晚分服。

2021年3月24日二诊：患者诉右胁及腹部胀满减轻，偶感乏力、汗出，情绪较前好转，纳寐尚，大便黏滞改善，舌质红，舌苔薄白，脉沉弦。原方加黄芪30 g，车前子15 g，防己12 g，山药30 g。服用方法同前。

2021年4月28日三诊：患者诉无明显不适，乏力、汗出好转，配合有氧运动疗法体重降至118 kg，纳寐可，二便正常，舌质红，舌苔薄白，脉弦。原方继服21剂。配合饮食及运动疗法，半年后体重降至95 kg左右，生化检查示甘油三酯及总胆固醇均正常。2021年11月随访，体重未再上升。

按语：患者身高185 cm，体重125 kg，BMI为36.52 kg/m^2，诊断为肥胖症。平素急躁易怒，每于进食后出现右胁及腹部胀满不适，食量大，夜寐一般，大便黏滞，舌暗红，苔白腻，脉弦滑。辨证为肝郁脾虚，痰瘀阻滞，宜采用疏肝健脾、化瘀祛湿之法。上方中柴胡、枳壳疏肝理气，白术、茯苓、薏苡仁健脾益气祛湿，佐以苍术、泽泻、猪苓增强利水化湿之力，白芍敛阴养血柔肝，赤芍、桃仁、红花活血化瘀。焦山楂消食导滞除胀，荷叶健脾升清，升降相对，则精微物质得以正常输布。全方共奏疏肝健脾、化瘀祛湿之功。疏肝即使肝气条达畅通，使脾胃运化功能得以促进。健脾则不仅仅补其之气，还要调理脾胃气机，脾气上升，胃气下降，升降相因，因而水谷精微得以正常输布。化瘀祛湿则可促使气血津液得以正常运行，使痰湿得以消散。在应用中药治疗的同时，还应配合饮食控制以及运动锻炼，以慢跑、快走、游泳、打羽毛球等有氧运动为主。

【参考文献】

［1］周鑫鑫，方朝晖. 方朝晖基于疏肝健脾法治疗肥胖的临床经验［J］. 中医药临床杂志，2022，34（8）：1435 – 1438.

第八章　高脂血症

姚魁武运用脾胃升降理论治疗高脂血症经验

【名医简介】姚魁武，中国中医科学院广安门医院主任医师。中国中西医结合学会青年工作委员会委员兼秘书，中国中西医结合学会微循环专业委员会委员，中华中医药学会中青年科技创新专家委员会委员，世界中医药联合会老年医学专业委员会理事，第二届北京中医药学会心血管病专业委员会委员，世界中西医结合杂志编委。

【学术思想】姚魁武教授先后师从国医大师陈可冀院士和薛伯寿教授、岐黄学者王阶教授和李建生教授，将诸位老师的学术思想融会贯通，在临床治疗高脂血症方面积累了丰富的经验。

【诊断思路】姚魁武教授认为，肥甘厚味会阻碍脾胃运化功能，使其升降失司。肥甘厚味也可直接作为痰浊湿邪等致病因素影响人体。若长期饮食过于清淡，脾胃难得血肉有情之品滋补，气血化源不足，使脾胃精气日益亏虚，饮食水谷难以正常运化，中焦津液输布不及，也会导致痰浊湿邪得以化生。故复脾胃升降之机、健运化之职，对于高脂血症的治疗有重要指导意义。

【治疗方法】脾胃为气血生化之源，脾胃升降有序，则五脏安和；升降失常，则五脏乖戾。所以，姚魁武教授治疗高脂血症时，紧扣脾胃升降失常为本、痰浊瘀血阻滞为标两个基本环节，通过调养后天之本，复脾胃升降之机，健其运化之职，使气行、痰消、瘀化，这是治疗高脂血症的关键。故处方选药多用入脾、胃两经的药物。临床治疗以调理脾胃为主，使脾气升、胃气降，清升浊降，则津液得以运化，清浊得以泌别，水谷精微得以输布，痰浊瘀血得以化除。

姚魁武教授遵循李东垣"内伤脾胃，百病由生"的观点，非常重视整体观念和气化理论，强调治疗高脂血症时，不执着于一脏一腑，时刻谨记脏腑之间的相互关系，秉承"和合思想"共同调理以保证人体气化功能正常。若肝气郁结，会导致气滞血瘀或克伐脾土，水谷精微输布受阻，停聚成痰；若心气虚或心血瘀阻，母病及子，则影响脾胃纳运；若肺宣发肃降、通调水道失常，子盗母气，则脾胃升降失司、运化失常；肾藏精为先天之本，若肾脏主水功能失常，则水湿泛溢，反侮脾胃。因此，姚魁武教授在治疗高脂血症时，以健运脾胃气机为本，在中医学整体观念指导下，紧扣临床实际进行辨证论治，灵活加减肝、心、肺、肾四经药物，整体恢复气化功能，做到病证结合、因人制宜。

高脂血症是以脾胃升降失司为本、痰浊瘀血阻滞为标的本虚标实证。甘味药物具有补益、缓急、和中的作用。《素问·至真要大论》曰："夫五味入胃，各归所喜……甘先入脾。"故甘味药物为脾之本味，能补益脾胃、调和中焦。苦味药物具有泻降逆气、燥湿软坚的作用。《金匮要略心典》曰："苦者，能泄、能燥、能坚。"脾主升清，喜燥恶湿；胃主通降，以降为和。苦味药物能够帮助脾胃恢复升清降浊之功。如《素问·至真要大论》所言："土位之主，其泻以苦，其补以甘。"辛味药物能行能散，具有发散、行气、活血、畅达气机的作用。且辛味属阳，其性多温热，有温脾散寒、行气祛湿、活血化痰之功效，对于高脂血症可标本兼治。姚魁武教授临证时，紧扣高脂血症本虚标实的特点，善用甘、苦、辛味药物，以甘味补益脾胃亏虚之本，以苦味燥化痰浊瘀血之标，以辛味温脾祛湿、活血化痰，标本兼治。诸药合用，各司其职，共奏良效。

姚魁武教授治疗高脂血症多用温性药物。《素问·调经论》曰："血气者，喜温而恶寒，寒则泣不能流，温则消而去之。"故痰浊瘀血得温则行。温性药物不仅能祛湿化瘀，还能温补脾胃、畅通气机，既补其本又治其标。姚魁武教授在使用温性药物的同时，常佐以寒凉之药，以防温燥伤阴，处方时寒温并调，以达升降相因、阴阳调和之效。如临床常用栀子配伍干姜，干姜辛温，温中暖脾，助脾升清；栀子苦寒，清热利湿，助胃通降；二药一温一寒，一升一降，相反相成，共奏扶正祛邪、标本兼治之效。

【治疗绝技】药物配伍乃中医之精华，精于方者，必精于药之配伍。姚魁武教授临证时擅用药对，疗效久经临床验证，体现了其独特的用药风格。

1. 白术与泽泻：白术甘、苦、温，归脾、胃经，具有健脾益气、燥湿利水的功效。脾喜燥恶湿，炒白术不仅能健脾气，还能祛湿邪，为"补气健脾第一要药"。现代研究表明，白术能调节血脂代谢，改善血脂异常，具有良好的降血脂作用。泽泻甘、淡、寒，归肾、膀胱经，具有利水渗湿、化浊降脂的功效。可以泄水湿、行痰饮，用于治疗痰饮停聚、清阳不升之头目昏眩等。现代药理研究表明，泽泻提取物降脂作用明显，降血脂原理可能与抑制三酰甘油吸收及改善微循环等相关。姚魁武教授认为，脾胃运化失司、升降失常、清浊不分是高脂血症发生的关键病机，治疗时要以健旺脾胃运化、利湿降浊为要。因此，在临证处方用药时，多用具有健脾益气功效的炒白术和化浊降脂的泽泻配伍，助脾胃升降之功。

2. 柴胡与黄芪：姚魁武教授重视"气以行为补"，认为在恢复中焦脾胃功能的同时，应该注重调畅全身气机以助脾胃升降。肝主疏泄，调畅气机，故治疗高脂血症应肝脾同调。柴胡味辛、苦，性微寒，能疏肝解郁，升举阳气，认为柴胡必须与补气药合用，才能更好地帮助脾胃升举清阳之气。黄芪味甘微温，入脾、肺两经，能够补气升阳、利水消肿，陈士铎《本草新编》言："黄芪乃补气之圣药。"黄芪是治疗脾气亏虚、升降失常的首选药。现代研究表明，柴胡能通过减轻血液黏滞状态改善血液流变学异常。黄芪能通过调节血脂代谢和提高抗氧化能力，达到降低血脂的作用。两药配伍应用，相辅相成，疗效确切。

3. 川芎与苍术：川芎辛、温，归肝、胆、心包经，为血中之气药，辛香行散，能活血祛瘀、行气疏肝，具有上行头目、中开郁结、下调津液等作用，对气郁、血郁、湿郁等均有治疗效果，有一定的抗动脉粥样硬化作用。苍术辛、苦、温，归肝、胆、心包经，有良好的健脾燥湿功效，是治疗中焦湿阻的要药，可作为调节脂质代谢的基本药物。两药合用，能燥痰湿、益气血、解瘀郁，则湿化、浊清、痰消、瘀散。姚魁武教授认为，临床上许多高脂血症患者表现出头昏、眩晕、头痛等不适，多是中焦脾胃运化失常、清浊升降失司所致。川芎与苍术合用对上述症状具有针对性的治疗作用。临床上可根据具体症状加炒白术实脾土，加山楂、神曲化浊降脂，加葛根升清阳、降浊逆。

【验案赏析】有位患者服用阿托伐他汀钙片 1 个月后复查生化发现转氨酶升高，遂停用，并来寻求中医药治疗。初诊时其甘油三酯高达 10.51 mmol/L（正常值为 0.56~1.70 mmol/L），感觉头昏沉，心前区闷塞不适（冠脉 CT 未提示明显狭窄），进食后胃胀满，大便每日 2 次、质黏腻，舌淡红，苔白厚腻，脉沉滑。结合患者舌脉症，辨证为脾虚失运、痰瘀互结证。处方以健脾助运、活血化瘀、行气化痰之大柴胡汤合丹参饮加减：柴胡 10 g，枳壳 10 g，白芍 15 g，当归 10 g，菖蒲 10 g，郁金 10 g，丹参 18 g，檀香 6 g，砂仁 3 g，三七 10 g，炒神曲 15 g，焦山楂 15 g，炒白术 10 g，山药 15 g，党参 10 g，石斛 12 g。全方内外双调，以通为用。后患者多次复诊，在上方基础上进行药味加减，共服药 3 个月，复查生化甘油三酯明显下降。

【参考文献】

[1] 张硕，董金典，王擎擎，等. 姚魁武基于脾胃升降理论治疗高脂血症用药经验
    [J]. 中医学报，2022，37（9）：1896–1899.

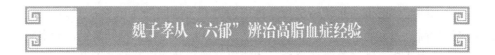

魏子孝从"六郁"辨治高脂血症经验

【诊断思路】 魏教授指出人体正常新陈代谢依赖脏腑精气的充盛。膏脂的正常化生本为脾肾功能健旺的表现，倘若饮食失宜，脾弱不能散精，肾虚气化失司，食物郁积不化，水谷精微不得布散输布，游溢之精气化为"浊气"，酿生痰湿，郁阻于血脉则成为高脂血症的病理基础，故在高脂血症早期无明显临床症状时，多责之脾肾不足，以痰郁、食郁、湿郁为主。临床可见纳差、脘腹胀满、乏力、完谷不化等脾肾不足表现。

魏教授提出血脂代谢紊乱病始于气郁，脾虚升降无序，肝郁疏泄失调，气郁不行津统血，津液黏稠变生痰饮，血浊留滞脉络，闭阻心脉则见胸痹，阻于脑络则致中风。血浊气滞、痰瘀互结，痰湿瘀血与过剩之膏脂相合，可增加血液黏稠度，胶着脉道，缠绵难消，终成顽瘴痼疾。气有余便是火，痰湿食瘀，郁久化热，又可见湿热、痰热、痰火等热郁病机，故本病易于反复、经久不愈而变生他证，临证可见广泛的动脉粥样硬化或斑块形成。

魏教授强调脾为中土，斡旋气机，主五脏之气，若脾失健运、六郁横生、浊邪积聚，乃脂浊内生之始因。中焦脾胃主运化水谷精微，为气机升降枢纽，从中焦治郁，实则以中焦为切入点，以五脏为整体，行理气、化痰、消食、祛湿之法。既复中焦升降之常，又除痰瘀湿食积等有形之邪，由点及面，开郁调脂，临证时魏教授常以调理气机、相因治郁为则，因证治宜。

【治疗方法】

1. 理气健脾。《中西汇通医经精义》谓"脾生脂膏""脂脾所司"，魏教授认为本来水谷精微之气经脾运化而成的膏脂是储存状态的正气，若脾虚失运，精气输布障碍，过剩则为内生之邪，聚久浊凝，则脂浊内生，而成痰郁、湿郁之弊。临床患者见纳差、嗳气、便溏等脾虚症状时，常用加味枳术丸健脾消脂，基础方：枳实 10 g，苍术 12 g，生山楂 10 g，昆布 10 g，泽泻 10 g；以痰郁为主时加半夏 12 g，陈皮 10 g；血郁明显时再加姜黄 10 g；若见舌质紫暗先以活络效灵丹（丹参 20 g，当归 10 g，制乳香 10 g，制没药 10 g）祛瘀通络；若是痰瘀皆重阻于脉络，则加蒲决散（生蒲黄 10 g，决明子 15 g，莪术 10 g，水蛭 3 g，昆布 10 g）化痰通络；若见舌苔黄腻湿热内蕴，先用泻黄散（石膏 10 g，炒栀子 10 g，藿香 10 g，防风 10 g）去甘草，加半夏、泽泻等祛湿化痰之品；若伴有习惯性便秘或大便干燥，加用槟榔 15 g，火麻仁 15 g，生大黄 6 g 等行气润肠通便。

2. 疏肝醒脾。郁者，郁结也，《临证指南医案》中言"凡郁皆肝病"，气郁为病，首责肝脏。《血证论》又言"木之性主于疏泄，食气入胃，全赖肝木之气疏泄之，而水谷乃化"，若肝失调畅，失于疏泄，肝气郁结，横逆犯脾，可生痰生瘀，形成痰郁、血郁，故魏教授强调治郁之要旨在于不仅在于斡旋中焦枢纽，更要疏泄肝胆郁结，兼以调畅三焦气机。三焦为元气之别使、津液之通路，三焦畅，肝郁解，则气行、津行、血行，诸郁可解。临床常见胁胀脘闷、嗳气呃逆、纳呆便溏、舌胖苔厚腻等肝郁脾虚症状，魏教授常配以越鞠保和丸加减，基础方：苍术 12 g，川芎 10 g，香附 12 g，栀子 10 g，柴胡 12 g，茯苓 15 g，陈皮 10 g，枳壳 15 g，木香 6 g，槟榔 10 g。若见胁痛、乳胀，加枳壳 20 g，陈皮改青皮 12 g 以增疏肝行气之功；若肠鸣腹痛、脉两关不调，则合痛泻要方（陈皮 10 g，炒白术 12 g，白芍 15 g，防风 10 g）抑肝扶脾，以复肝脾相助为理之常；若有头胀面赤、易怒等热郁之象，加牡丹皮 10 g，赤芍 10 g，黄芩 12 g 清肝泻火；若见胃脘嘈杂吞酸，属肝火旺、横逆犯胃之证，常配以左金丸（黄连 3 g，吴茱萸 3 g）疏肝和胃。

3. 温肾健脾。张景岳言"痰之化无不在脾，痰之本无不在肾"，脾主运化水液及水谷精微，肾主水，肾阴肾阳主司水液的输布及开阖代谢，且肾阳温煦脾土，肾之元阴元阳又激发调节其他脏腑之气，共同维持水谷精微的正常生成及转归，故温肾健脾为消痰涤饮的根本治法，正如《金匮要略》言：

"病痰饮者，当以温药和之。"痰湿郁久成膏脂浊毒，临床常见脾冷胃弱、食少满闷、腹痛腰酸、肠鸣有声等症状，魏教授从《石室秘录》之火土两培丹及补气消痰饮化裁，以达脾肾互补、脂浊消解之效，基础方：党参12 g，陈皮12 g，茯苓12 g，苍术12 g，砂仁6 g，熟地黄12 g，山茱萸12 g，肉桂6 g，海藻30 g。魏教授指出补脾气要兼补命门之火，推崇肉桂补命门心包之火，令水自归经，其目的在于治痰，并重用熟地黄以阴中求阳，实命门之根基，取扶正亦祛邪之意。肾气充，脾气健，一断痰湿之源，二祛已生之邪、则痰郁、湿郁自消；且"痰涎皆本气血"，《血证论》中言"血积既久，亦能化为痰水"，说明痰瘀互化，关系密切，易互结为病。"凡治血者，必调气"，《素问·调经论》谓"血气者，喜温而恶寒，寒则泣不能流，温则消而去"。故温肾阳、暖脾阳、健脾气，一可复水谷运化代谢之常，二使气行津行血行，令痰化瘀消，扶正以固其本，祛邪而除其标。

4. 抑胃健脾。六郁为病，气郁为先，食郁为辅，肝郁脾壅，气机升降失司，脾胃运纳失用，脾虚不能为胃行其津液，则水谷之气不能布散，胃中津液停聚生痰生湿；饮食失宣，食积于胃，或嗜食辛辣炙煿、煎熬胃液，耗灼胃阴，则胃燥不降，脾弱不升，饮食物停聚化为膏浊，凝聚血脉经络。临床常见消谷善饥、脘腹满闷、大便溏泄等胃强脾弱之证，魏教授在健脾降浊的同时，常配合清胃散，基础方：党参12～15 g，茯苓15 g，炒白术12 g，炙甘草6 g，牡丹皮10 g，升麻10 g，黄连6 g，生地黄20 g，土茯苓15 g，焦神曲15 g。临证若食积不化常配保和丸，郁而化热，胃火炽盛则加生石膏20～30 g，知母10 g平胃热、滋胃阴；若见反酸烧心、嗳气呃逆，则加煅瓦楞子20 g制酸，旋覆花10 g降逆止呃。

【治疗绝技】从微观辨证分析，临床部分高脂血症患者，身无所苦，仅有生化指标的异常，这实质是一种病前状态，此时无征象表现于外，是病象未充分显露的阶段。从中医上看魏教授认为此多为脾虚以致水谷代谢失常的早期阶段，故四诊未见明显异常，仅能通过现代医学检测手段窥见端倪。《仁斋直指方·火湿分治论》指出"肥人气虚生寒，寒生湿，湿生痰；瘦人血虚生热，热生火，火生燥"，说明患者有个体差异及胖瘦之别，多个研究中也表明易出现高脂血症的体质为平和质、痰湿质、湿热质、气虚质、阳虚质，故魏教授治疗此类患者时常于扶正中结合患者体形，以胖瘦为纲，辨其体质，因人制宜，标本兼顾。

1. 体肥者多属痰郁、湿郁。《素问·宣明五气》说"气伤则虚，肉伤损脾，气虚脾虚，运化失司，痰浊内生，膏脂积聚，发为肥胖"，说明将气虚及痰湿作为肥胖的病机之一是古往今来的共识，但魏教授常说疾病需与所处时代相结合，时下百姓安居乐业，以营养过剩为特点，患者多饮食不节，肥甘厚味酿生痰湿，郁阻脾胃，而致水谷代谢失常，病理特点应以痰、以湿为主，以气虚为辅，故在治疗时注重化痰利湿、健脾行气，常以四君子汤加减，去甘草防其壅滞之性，加用木香增行气健脾之功。若患病日久，体胖神疲，常拟方以丸药缓图，基础方：党参 12 g，苍白术各 15 g，茯苓 12 g，木香 12 g，半夏 12 g，泽泻 15 g，昆布 30 g，姜黄 12 g，莪术 12 g，生山楂 15 g，生蒲黄 9 g，水蛭 9 g，皂角 9 g。若乏力明显、气虚体弱较甚，再加黄芪 30 g，陈皮 9 g。上药 8 剂，合为水丸，每服 6 g，日服 2～3 次，可服 3 月余。

2. 体瘦者多为热郁。魏教授治疗时常顾及阴血，临证常以健脾养胃，气阴双顾为法，方用四君子汤合益胃汤加减。久郁化火，火灼阴亏，膏脂滞络，痊愈非一日之功，自拟丸药徐徐图之，基础方：太子参 30 g，苍、白术各 15 g，茯苓 12 g，北沙参 15 g，玉竹 15 g，麦冬 12 g，半夏 12 g，泽泻 15 g，昆布 30 g，姜黄 12 g，莪术 12 g，生山楂 15 g，生蒲黄 9 g，水蛭 9 g。服法同上。

综上所述，针对无证可辨者，魏教授辨体质、查体形，无论是肥人还是瘦人，论治扶正均重视健脾、护脾。丸药中均有泽泻、昆布、姜黄、莪术、生山楂、生蒲黄、水蛭等化痰、降脂、祛瘀之品，既病防变，用意深远。

【验案赏析】患者，男，44 岁，2015 年 6 月 16 日初诊。体检时发现总胆固醇 6.16 mmol/L，低密度脂蛋白 4.47 mmol/L，甘油三酯 2.71 mmol/L，谷氨酰转肽酶 97.6 U/L，血尿酸 501.73 μmol/L。彩超示双下肢动脉粥样硬化，颈动脉粥样硬化。既往有痛风病史，右耳痒，右眼痒，偶有疲劳感，二便正常。舌胖、边有齿痕、略暗淡红、苔薄白微腻，脉细弦稍沉。结合既往病史及辅助检查，考虑其为脾虚水谷精微失于运化，酿生痰湿，日久生瘀，故中医诊断为血浊，辨为脾虚湿阻、浊瘀互结证，方以自拟健脾降浊汤。处方：苍术 12 g，生白术 12 g，茯苓 12 g，防己 20 g，秦皮 15 g，土茯苓 30 g，僵蚕 12 g，蝉蜕 10 g，姜黄 12 g，川芎 12 g，葛根 15 g，石菖蒲 15 g，红花 10 g，莪术 12 g。水煎服，嘱患者清淡饮食，适当运动。

2015 年 7 月 14 日二诊：复查谷丙转氨酶 55.6 U/L，尿酸、甘油三酯较前降低，胆固醇恢复正常。偶有右侧腰部软，自觉精力体力不足，头欠清爽,脾气偶急躁,大便尚可。舌胖、边有齿痕、略暗淡、苔淡黄微腻,脉沉细,处方:上方增苍术为15 g,加垂盆草30 g,川断15 g。

2015 年8 月18 日三诊:诸症减轻,大便干燥,近3~4 日未解大便,舌胖、边有齿痕、略暗红、苔薄白,脉细。处方:上方去莪术、红花,加生黄芪30 g,予芒硝12 g,分2 次冲服,28 剂,服法同前。随访诸症好转,血脂正常。

按语:患者为中年男性,因体检发现血脂升高,虽身无明显所苦,但其血尿酸也升高,既往有痛风病史,国医大师王琦提出痰湿、湿热及血瘀体质为痛风的高发体质,其中又以痰湿体质最为多见。结合患者舌脉,魏教授认为该患者素体脾气亏虚,以致水谷精微代谢失常,酿生湿浊而致痰郁、湿郁,痰湿郁阻清阳可见乏力疲劳、头部昏沉;气为血帅,气虚血瘀,则见血脉瘀阻,故辨证为脾虚湿阻、浊瘀互结证,治以健脾利湿、降浊通脉;处方以苍白术、土茯苓健脾祛湿,防己、秦皮利湿降浊,姜黄、川芎、红花、莪术逐瘀通脉,予石菖蒲通窍明目,僵蚕、蝉蜕祛风止痒,且僵蚕、蝉蜕、葛根可升阳中之清阳,姜黄及清利之品可降阴中之浊阴,一升一降,使内外通和,乃仿升降散之意。现代药理学研究表明姜黄、土茯苓有良好的降脂、降尿酸作用,用之一箭双雕。二诊时血脂、尿酸较前明显降低,结合症状及舌脉可知脾湿仍在,有蕴热之势,且肝功能异常,故予垂盆草清热利湿,《中药大辞典》言其还有降低谷丙转氨酶作用,再加苍术用量,增健脾祛湿之力。腰软无力予川牛膝,既强腰膝、又破血结。三诊诸症减轻,舌暗已消,祛莪术、红花,见大便干燥,予芒硝软坚化滞。《本草经解》言黄芪气味甘温,温之以气,可补形不足,补之以味,可益精不足,故予黄芪善后,增健脾益气之功,扶正固本。

【参考文献】

[1] 汪金坪,张广德,黄珂. 魏子孝教授从"六郁"辨治高脂血症经验 [J]. 环球中医药,2022,15 (4):638-641.

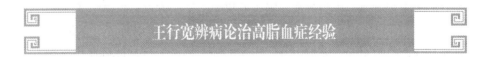

王行宽辨病论治高脂血症经验

【诊断思路】 王行宽教授主张用"脂浊"命名高脂血症。他认为高脂血症是种病理状态,用"膏脂""痰浊"一词指代高脂血症略有不妥。高脂血症归于中医"气血津液"范畴，属中医"有形之痰"。但高脂血症仅指血中之"痰浊"，若以痰证论之，则范围过广。而"膏脂"应指人正常的脂肪、血脂。故王行宽教授主张中医用"脂浊"命名高脂血症更为精确。"脂浊"之名首见于《傅宗翰医术集锦》："胆郁不畅，则清净无能，脂浊难化。"脂为膏脂，浊即混浊之意。王行宽教授认为，当机体功能紊乱，脾虚失健或肝失条达，膏脂不能正常输布全身或排泄不及，过剩则为害，停留在血脉，称为"脂浊"。他认为"脂浊"既指病名，也是病理产物。

【治疗方法】王行宽教授认为，本病多因嗜食肥甘厚味、饮食失调或情志障碍等，导致脾虚失健，肝失疏泄，血道不畅，致使膏脂不能正常输布全身或排泄不及，停于血脉，而成脂浊。"脂浊"日久可聚痰生瘀，阻滞气机，瘀阻血脉。若停于经络，则可出现四肢麻木；若瘀堵心脉，可见胸闷气短，发为胸痹；若瘀阻脑络，则头痛头晕，甚至发生中风。本病病位在血脉。脾虚失健，肝木失疏乃病机关键。王行宽教授强调辨病。临床上很多高脂血症患者除了血脂升高外并无其他症状表现，按照传统辨证论治方法往往存在无证可辨的情况，治疗抓住病机关键，则疗效立竿见影。《医宗必读》中述："脾土虚弱，清者难升，浊者难降，留中滞膈，瘀而成痰。"脾乃后天之本，水谷的生成和转输全赖于脾。如果脾气充足，转运正常，则膏脂可入内溢外，内可滋养五脏六腑，外可充壮体形。若脾气不足，膏脂在体内不能正常布散，排泄障碍，潴留于血道，最终而成脂浊，脂浊日久可化痰生瘀。

唐容川《血证论》云"木之性主于疏泄，食气入胃，全赖肝木之气疏泄之，而水谷乃化"，《傅宗翰医术集锦》云："肝胆失疏，则脾胃升降失常，而运化停滞，清浊难分；胆郁不畅，则清净无能，脂浊难化"，可见肝胆疏泄正常，则膏脂可正常输布于全身，反之，则沉积于血管，形成脂浊。"血道由肝"，若肝木失疏，也会导致血液流动不畅。此外，肝郁不畅，肝木乘土，影响脾升清降浊功能，也会促进脂浊形成。

运化功能正常，则膏脂外可充体形，内可温煦养五脏六腑。若脾运化失常，膏脂布散失司，潴留于血道，最终成脂浊，久则化痰生瘀。临床上常用如党参、茯苓、白术之类以健脾益气燥湿。脾气既虚，痰湿内生，加用猪苓、泽泻利水渗湿，半夏、陈皮燥湿化痰。辅以山楂消食以化浊，郁金、丹参散瘀。并且喜用药理学中具有降脂作用的药材如山楂、荷叶、决明子之类。现代药理研究表明，山楂、决明子、荷叶具有明显的降脂作用。山楂中含有如总黄酮、植物甾醇、三萜酸、果胶五糖等降血脂活性物质，可通过提高胆固醇 α-羟化酶的表达水平，增加低密度脂蛋白受体水平及通过调控多种脂肪代谢酶的机制调节血脂。荷叶中所含生物碱和黄酮成分，均有降脂功效。研究表明，决明子可通过改善体内胆固醇的分布来改善脂质和抗动脉粥样硬化。

王行宽教授认为，疏肝乃疗效之关键。高脂血症常伴有肝气阻滞，疏泄不力，而致血道不畅的情况。疏肝之因有三：一为肝主疏泄，主一身气机，气机调达，则血道通畅，才有利于膏脂的正常分布；二因木达则土畅，有利于脾的纳运；三因胆附着于肝，肝胆疏泄正常，则有利于胆净化脂浊。王行宽教授喜用柴胡与黄芩相配伍。柴胡苦平，入肝、胆经，可调达肝胆气机之郁滞，黄芩苦寒，擅清胆热，两者合用有疏肝利胆之功。

【治疗绝技】王行宽教授每次处方后常嘱患者谨记以下 3 点。一需保持心情舒畅。思则伤脾，怒则伤肝，此皆能导致脂浊的产生，保持一个良好的心态有助于降低高脂血症发生的风险。二需控饮食，提倡清淡饮食，七分饱。《素问·经脉别论》曰"食气入胃，浊气归心，淫精于脉"。过量摄入肥腻之品，可增加脾纳运负荷，导致膏脂代谢异常。一方面脾运化不及，膏脂停留于血脉；另一方面久则可令脾虚，运化输布无力。二者均可使膏脂沉积于脉，久可形成脂浊；另外，饮食过多可致食滞中焦，亦可加重脾的负担，诚如《素问·痹论》所云："饮食自倍，肠胃乃伤"。三需勤锻炼。正如《世补斋医书》云："动则谷气易消，血脉流利，病不能生"，运动，有助于水谷运化，并可加快血流速度，减少血脂在血管中沉积。

【验案赏析】患者，男，45 岁，2018 年 5 月 30 日初诊。现病史：高脂血症，尤以甘油三酯超高尤著，高近 24.07 mmol/L，临床并无明显不适，舌淡红、苔薄黄，脉细弦。西医诊断：高脂血症。中医诊断：脂浊。脂浊为痰，羌由心肝血脉不畅，脾胃健运乏力，以致"食气入胃，浊气归心，淫精于脉""浊气"者，痰脂瘀浊之谓，故拟疏肝理脾，豁痰化瘀泄浊。处方：党参 10 g，白术 10 g，法半夏 10 g，陈皮 10 g，茯苓 20 g，决明子 15 g，泽泻 10 g，山楂 10 g，荷叶 10 g，猪苓 10 g，郁金 10 g，丹参 10 g，柴胡 10 g，黄芩 10 g，14 剂。

2018 年 7 月 11 日二诊：诉上方共服 28 剂，未服降脂西药，上周复查，甘油三酯 12.21 mmol/L、总胆固醇 5.99 mmol/L，明显下降，示上方有效。处方：党参 10 g，法半夏 10 g，陈皮 10 g，茯苓 20 g，炒苍术 10 g，决明子

15 g, 炒山楂 10 g, 柴胡 10 g, 枳实 10 g, 泽泻 10 g, 猪苓 10 g, 荷叶 10 g, 郁金 10 g, 15 剂。

2018 年 7 月 28 日三诊: 诉服上方 15 剂后, 自觉工作时精神改善, 昨日复查, 总胆固醇 5.11 mmol/L, 甘油三酯 1.60 mmol/L, 已降至正常。上方有效, 巩固续进 14 剂, 血脂恢复正常。

按语: 该患者初诊时血脂升高明显, 临床上并无明显症状表现, 存在无证可辨的情况。王行宽教授认为遇此类病, 当从辨病论治出发, 抓住其病机关键, 则临证得心应手, 游刃有余。王行宽教授认为脂浊为病, 其治之法大概有三: 一为健运脾土以运化脂浊; 二为疏泄肝木以增强泄浊之力; 三为淡渗水湿, 清化痰脂。方中党参、白术、茯苓益气养中, 健补脾土。脾气既虚, 痰湿内生, 加用猪苓、泽泻利水渗湿。脂浊郁久必聚瘀生痰, 合用法半夏、陈皮燥湿化痰, 辅以郁金、丹参活血化瘀。柴胡苦平, 入肝、胆经, 可调达肝胆气机之郁滞, 黄芩苦寒, 擅清胆热, 两者合用有疏肝利胆之功。山楂散瘀化浊。另外加用荷叶、决明子, 取其化浊降脂之效。全方有健脾疏肝、豁痰化瘀泄浊之效。此方虽简, 但契合病机, 故疗效颇著。

【参考文献】

[1] 郑榕昌, 谢梦洲, 王行宽. 王行宽教授辨病论治高脂血症经验总结 [J]. 中国中医药现代远程教育, 2019, 17 (13): 57-59.

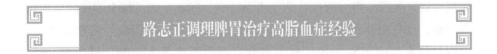

路志正调理脾胃治疗高脂血症经验

【诊断思路】 路教授认为, 高脂血症多见于过食肥甘, 体形肥胖, 又缺乏运动的 "吃动失衡" 之人, 这与中医的 "脾失健运" 有关。血脂犹如营血津液, 为人体水谷所化生的精微物质, 布输全身, 贯注血脉, 温煦肌肤, 濡养脏腑百骸, 水精四布, 五经并行, 湿浊、痰饮、瘀血无由生聚, 血脂自不会升高。一旦脾失健运, 脾不升清, 胃不降浊, 不能分清泌浊, 水湿不归正化, 则水津停而成湿, 湿聚成浊, 浊聚成痰, 痰入血脉, 痰瘀互结, 沉积脉中, 就形成高脂血症。另外, 高脂血症以肥胖乏力、夜眠打鼾、头晕头重、脘痞腹胀、食后犯困、颜面油垢、唾吐痰涎、肢体麻木、大便黏腻不爽、舌暗苔腻为常见症状, 这也正是脾气不足、湿浊内蕴、痰瘀互结的表现。故路教授认为高脂血症"病在血液，其源在脾"，脾失健运，湿、浊、痰、瘀相互搏结是高脂血症发生发展的主要病机。

【治疗方法】基于对高脂血症"病在血液，其源在脾"的病机认识，路教授认为健脾祛湿、化痰降浊佐以活血乃治疗高脂血症的大法，由此拟定的"化浊祛湿通心方"（组成：茯苓、藿香、厚朴、枳实、杏仁、郁金、茵陈等）是路教授调理脾胃治疗高脂血症、冠心病的代表方，是其几十年临床经验的总结，具有健脾、祛湿、化痰、降浊、活血之功。方中茯苓健脾祛湿，化痰利水，《世补斋医术》谓："茯苓一味，为治痰主药，痰之本，水也，茯苓可以行水。痰之动，湿也，茯苓又可行湿"，可谓一药多功，一味药即体现了全方的主旨。湿、浊、痰、瘀最易阻遏气机，影响气血流畅，因此，恢复全身气机的正常流动至关重要。方中用杏仁宣通上焦肺气，肺为水之上源，吴鞠通谓："盖肺主一身之气，气化则湿亦化也"；因气滞则湿聚浊停，气顺则湿去浊散，故用厚朴使湿随气下，降浊消积，《药性论》谓厚朴主疗"宿食不消，除痰饮，去积水……消化水谷"；枳实下气导滞，消积通便，对于高脂血症正气尚足之人，适当通便可使浊邪从大便而解，起到降脂轻身之功效。另外，湿、浊为患，治当芳化。方以藿香芳化湿浊，醒脾快胃，振动清阳，《本草正义》谓其："芳香而不嫌其猛烈，温煦而不偏于燥烈，能祛除阴霾湿邪，而助脾胃正气，为湿困脾阳，倦怠无力，饮食不甘，舌苔浊垢者最捷之药"，与厚朴同用，芳化湿浊之力更增。还有，高脂血症属慢性病，久病必瘀，故佐以郁金活血祛瘀、理气止痛。郁金不仅能活血行气解郁，且有疏肝利胆之力，肝胆疏泄正常，有利于脂类物质的代谢排除。又因现代人生活节奏加快，竞争激烈，膏粱厚味摄入过多，感受湿、浊、痰、瘀之邪，多从热化，故佐以茵陈以清热利湿，《本草正义》言其"味淡利水，乃治脾胃二家湿热之专药"，现代药理研究亦证实其有降脂之功。

【治疗绝技】路教授认为湿、浊、痰、瘀是高脂血症发生发展的重要病理因素。

1. "湿"与高脂血症："湿"邪与血脂均属湿邪，是指具有重浊、黏滞、趋下特性的病邪，为阴邪，《素问·太阴阳明论》说："伤于湿者，下先受之。"血脂也属阴，具有性质黏腻、重浊易沉降于血脉之中形成动脉粥样硬化的特点，与湿邪较为相似。"湿"性与高脂血症的临床表现一致：高脂血症常见的肥胖、身重、乏力、口黏、肢麻、大便黏腻不爽等症状正是中医"湿阻气机""湿性重浊"的表现。另外，高脂血症是慢性病，常缠绵不愈，持续数年数月，这与"湿性黏滞，不易速去"的病理特性一致。"湿"病与高脂血症均由脾失健运而起，叶天士《临证指南医案》中指出："湿为重浊有质之邪，若从外而受者，皆由地中之气升腾；从内而生者，皆由脾阳之不运"，脾失健运不能正常运化水谷精微，致水湿内停而成湿病，日久湿聚为浊，浊聚生痰，痰聚生瘀，痰瘀互结，而成高脂血症。

2. "浊"与高脂血症："浊"与"清"相反，为混浊不清、不洁净之意。古代医家将"浊"分为生理之浊与病理之浊。生理之浊，是指水谷精微中质地较为稠厚而有营养的部分，如"食气入胃，浊气归心，淫精于脉"（《素问·经脉别论》）；病理之浊称为"浊邪"，是指水谷代谢过程中的代谢废物或病理产物，如"浊唾涎沫""浊唾腥臭"（《金匮要略·肺痿肺痈咳嗽上气病》）、"吐浊涕"（《金匮要略·五脏风寒积聚病》）等。浊分内外：外浊多指存在于大自然中的秽浊之气，如雾霾、瘴气；内浊多为脏腑功能失调所导致的代谢废物或病理产物，如《金匮要略·黄疸病脉证并治》说："谷气不消，胃中苦浊，浊气下流，小便不通。"由于浊之意义，后世对于涉及不洁不清之邪，多加浊字，如"湿浊""痰浊""血浊""浊脂""浊毒"等。高脂血症多与脾虚不能分清泌浊，水谷不化精微，反化为浊的"内浊"相关。"浊"阻气机，与湿、痰、瘀相兼为患，《黄帝内经》指出："清者其气滑，浊者其气涩"，浊邪为害，常阻碍气机，气机不利，滞气涩血，气滞则血瘀，血瘀则水停，水停则为湿，湿聚则为痰，浊与湿、痰、瘀相兼为患，滞留血管，致血脂升高，久而不愈。

3. "痰"与高脂血症："痰"与高血脂都是水谷不归正化的病理产物："痰"是人体水液代谢障碍形成的病理产物，其形成与肺、脾、肾、肝及三焦的功能失调密切相关，其中与脾关系最为密切。脾气虚弱，健运无权，斡旋乏力，水精不能四布，浊阴弥漫，则痰浊生焉。脾虚升降失常，气机逆乱，清浊混淆，津结为浊而浊脂内生。"痰"与高脂血症有相似的致病特点：痰邪致病，有阻滞气血运行、易于蒙蔽心神、致病广泛、变化多端的特点；血脂增高，附着于血脉之上，日久不去，也可导致阻滞气血运行（如高黏血症、动脉硬化）、蒙蔽心神（急性心肌梗死、脑卒中）、致病广泛（多系统损害）、病情缠绵（慢性病）等。

4. "瘀"与高脂血症："瘀"与高血脂均是病理产物，也是致病因素：瘀血既是疾病过程中形成的病理产物，又是某些疾病的致病因素。血脂异常也是水谷精微代谢不及所致，又是某些疾病，如动脉粥样硬化、冠心病、脑卒中等的主要致病因素。"瘀"与高脂血症有相似的病理演变：瘀血与高血脂均属有形之邪，瘀血积久，血流不畅，可出现疼痛、肿块、出血，或见肌肤唇甲青紫，舌紫暗或有瘀点、瘀斑，或舌下静脉曲张。高脂血症日久形成动脉粥样硬化，血管狭窄，也可出现疼痛（如冠心病心绞痛）、肿块（黄色瘤、粥样硬化斑块）、出血（脑出血、眼底出血）、血瘀的舌脉体征等，二者有相似的病理演变。高脂血症属慢性病，久病必"瘀"：高脂血症属慢性病，病程绵长，脂混血中，血液黏稠度增加，留滞于血脉之中，导致脉络壅塞不畅，出现血瘀证，这也正是"久病必瘀"的具体体现。

【验案赏析】患者，男，50 岁，2011 年 7 月 25 日初诊。现病史：素有高脂血症病史 5 年，以甘油三酯升高为主，最高达 17 mmol/L，长期服用非诺贝特，效果不理想，甘油三酯最低到 8 mmol/L，曾先后 4 次因高脂血症并发急性胰腺炎住院，给予禁食、消炎、补液等治疗后好转出院；1 年前开始出现血糖升高，空腹最高到 9.6 mmol/L，餐后最高到 11.8 mmol/L，未用降糖药。为避免胰腺炎的再次发作，转诊于中医。刻下症：偶有腹胀口苦，身重乏力，大便黏腻不爽。舌红，苔薄黄略腻，脉濡滑。生化：血糖 9.6 mmol/L、总胆固醇 6.18 mmol/L、甘油三酯 9.89 mmol/L、低密度脂蛋白 3.31 mmol/L、高密度脂蛋白 1.08 mmol/L、极低密度脂蛋白 4.50 mmol/L。西医诊断：高脂血症；2 型糖尿病。中医诊断：湿阻；辨证为脾虚，湿、浊、痰、热内蕴。患者身为厨师，喜食膏粱厚味及冷饮，《素问·痹论》有云"饮食自倍，肠胃乃伤"，脾胃受伤，运化失职，清浊不分，血中浊气壅遏，加之厨房烟火熏烤，浊与热结，湿热内蕴，血脂自然升高。治疗当以健脾祛湿、清热化痰泄浊为法，方以路教授经验方"化浊祛湿通心方"加味化裁。处方：茯苓 15 g，藿香 12 g，厚朴 12 g，郁金 10 g，枳实 12 g，杏仁 9 g，茵陈 15 g，泽泻 15 g，焦山楂 15 g。水煎服，14 剂，并嘱患者节饮食，增加运动，控制体重。

2011 年 8 月 9 日二诊：患者腹胀未作，偶有口苦，身重乏力均减轻，大便得畅，舌红，苔薄腻，脉濡。效不更方，上方加黄芩 15 g，荷叶 10 g，继进 7 剂。

2011 年 8 月 27 日三诊：仍以上方为主加减调治，服药 2 个月时患者已无明显症状，复查生化：血糖 7.9 mmol/L、总胆固醇 5.4 mmol/L、甘油三酯 5.27 mmol/L、低密度脂蛋白 2.9 mmol/L、高密度脂蛋白 1.36 mmol/L、极低密度脂蛋白 1.05 mmol/L。此后患者间断服用中药汤剂以调整血脂、预防胰腺炎，至今已间断服药 5 年余，空腹血糖多为 5.6 ~ 7 mmol/L，餐后 2 小时血糖多为 7 ~ 8.6 mmol/L，甘油三酯为 2 ~ 3 mmol/L，从开始加用中药后，患者胰腺炎再也未发作。

按语：《素问·至真要大论》云："湿淫所胜，平以苦热，佐以酸辛，以苦燥之，以淡泄之。"唐代王冰注曰："湿气在上，以苦吐之，湿气在下，以苦泄之，以淡渗之，则皆燥也。泄，谓渗泄，以利水道下小便为法……治湿之病，不下小便，非其治也。"小便是人体排泄过量水液的主要途径，湿邪重浊趋下，因此，利小便是祛除湿浊之邪最便捷有效的途径。本案在"化浊祛湿通心方"基础上加泽泻渗泻水湿，《本草正义》言其"能滑痰化饮"，用之可泻出浊阴留痰。另外，路教授主张，高脂血症的治疗，无论有无症状，均可在辨证论治的基础上适当选加现代药理研究证实的具有降脂作用的中药，如泽泻、决明子、荷叶、何首乌、山楂、茵陈、虎杖、郁金、丹参、三七等，以增加降脂效果；本案加用焦山楂、荷叶，即是这种学术思想的体现。还有，路教授强调，高脂血症的治疗，不能单纯依靠药物治疗，生活方式的改善也至关重要，如低脂饮食、控制饮食量、少喝含糖饮料、坚持运动、控制体重等。可适量饮茶，也能起到一定降脂减肥效果。

【参考文献】

［1］刘宗莲，杨凤珍，王秋风. 国医大师路志正调理脾胃治疗高脂血症经验 ［J］. 中华中医药杂志，2017，32（9）：4012 – 4014.

［2］歌川，冯玲，史丽伟，等. 基于临床医案数据挖掘路志正教授治疗高脂血症的临证经验 ［J］. 中国全科医学，2016，19（16）：1976 – 1980.

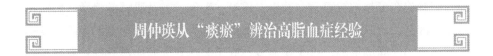

周仲瑛从"痰瘀"辨治高脂血症经验

【诊断思路】周老认为本病本虚标实，病变脏腑主要在肝、肾、脾，与心、脑相关，久病及络。病理因素以痰、瘀、湿、热、风、火、浊、毒为主，痰、瘀最为常见并贯穿整个病理过程，是高脂血症进展的关键因素。核心病机为肝肾亏虚、痰瘀阻络。

【治疗方法】周老辨证论治高脂血症的分型如下。

1. 肝郁脾虚、痰凝瘀阻：本证多由肝疏不利，气机郁滞，或嗜食肥甘，脾胃虚弱，导致疏泄失司，横逆犯脾，或中焦生化乏源，清浊不分，痰浊瘀阻，临床多见嗜食肥甘，或体形肥胖，胁肋胀闷，或刺痛不舒，腹胀，脘痞纳呆，或有黄疸，头昏重胀，肢麻沉重，舌苔厚腻，舌质隐紫，脉弦滑，多见血脂异常，伴见脂肪肝、胆囊炎等。治以疏肝健脾，化痰祛瘀。可选柴胡疏肝散、香附旋覆花汤、牡丹皮汤等，配伍降脂Ⅰ号方（胆南星、法半夏、昆布、僵蚕、瓜蒌皮、生山楂、丹参、虎杖）。常选柴胡、青皮、绿梅花、香橼、佛手、香附等疏肝理气。脾虚纳呆者常选香砂六君子汤；湿热黄疸者佐以叶下珠、鸡骨草、田基黄、车前草等清热利湿；痰瘀痞块者可佐鳖甲煎；瘀滞疼痛者加九香虫、土鳖虫。

2. 肝肾亏虚、痰瘀阻络：本证多由肝肾阴虚，水不制火，虚火灼津为痰，肾虚气化不利，而致血瘀水停。临床多见腰膝酸软，烦躁潮热，目眶暗黑，肢麻疼痛，神疲乏力，形瘦，或足踝肿胀，小便不利，舌淡红，苔薄干，脉细涩。见于高脂血症合并糖尿病、肾功能不全、干燥综合征等，治以建瓴汤、琥珀黑龙丹等加减。若肝肾亏虚为主，选用降脂Ⅱ号方（制首乌、枸杞子、制黄精、桑寄生、泽泻、金银花、决明子、荷叶），常用楮实子、枸杞、墨旱莲、女贞子、鳖甲、山萸肉、制首乌、石斛等滋养肝肾阴津；选醋柴胡、制香附、赤芍、青皮等疏肝理气解郁；生地黄、牡丹皮、玄参等清热，天麻、全蝎等息风，珍珠母、石决明等镇肝潜阳。痰瘀阻络为主者选用降脂Ⅰ号方，络瘀水停者加天仙藤、楮实子、鸡血藤等。

3. 痰瘀阻络、湿热内蕴：本证多由湿热内蕴，炼津为痰，凝滞气机，或损伤血脉而成血瘀，或膏脂内聚，痰瘀内甚，久恋中焦，酿生湿热。临床多见痞满纳呆，口苦口黏，肢体困重，胸闷心悸，身热，尿炽便结，胁腹胀满，痰热犯窍可见神智异常，谵语，昏厥，舌红，苔黄腻，脉滑数。降脂Ⅰ号方基础上，治以三仁汤、二妙散、甘露消毒丹等化裁，热毒明显者加黄连解毒汤。小便赤涩不利，可予导赤散；肝胆湿热者佐龙胆泻肝汤；湿热甚者加连翘、虎杖、山栀子、生蒲黄等；热甚者佐玄参、生地黄、水牛角；湿浊重者加车前子、泽泻、滑石等。

4. 痰浊瘀阻、内风扰动：本证多为阴津亏虚，痰瘀日久，引动内风，病邪兼夹，风痰入络，痰浊阻窍，络瘀血滞所致。临床症见眩晕，头痛，视物模糊，耳鸣耳聋，步态不稳，肢体活动不利，唇、舌、肢体麻木，情志狂躁，健忘，舌偏红，苔薄腻、脉弦滑。多高脂血症合并脑血管意外、癫痫、偏头痛、高血压、肿瘤等疾病。治选天麻钩藤饮、红花散瘀汤、通窍活血汤等加减，痰浊壅盛者加导痰汤，药如胆南星、半夏、石菖蒲、竹茹、丹参、郁金等；神昏者送服安宫牛黄丸、紫雪丹；肝火冲激者，以金雀根配伍罗布麻清肝降压；内风窜络者，加以豨莶草配伍鹿衔草疏肝搜风；痰瘀明显者，加地龙、僵蚕、全虫之类；风阳冲逆者，配伍石决明、代赭石等镇肝潜阳。

5. 痰瘀阻络、心营不畅：本证多为痰瘀阻滞心络，血脉痹阻，心营不畅所致。临床症见胸闷胸痛，或绞痛阵作，痛涉肩背，心悸气短、失眠多梦，舌紫暗，苔白腻，脉细弦或弦滑，常见于本病后期冠状动脉粥样硬化者。常规活血化痰、调脂通脉的基础上，配合瓜蒌薤白半夏汤、犀角地黄汤、冠心Ⅱ号方（丹参、赤芍、川芎、红花、降香）等加减。心血亏虚者，加人参养荣汤；心动悸者，加炙甘草汤；寒邪较甚者，加桂枝配伍薤白通阳泄浊；瘀滞明显者，佐刘寄奴；伍苏木活血化瘀；痰浊明显者可配瓜蒌皮、竹茹、天竺黄加强化痰之功；热盛者加玄参、水牛角、黄连、莲子心等清心降火。

6. 痰瘀阻络、气血（阴）两虚：本证多因痰瘀阻滞，或酿生热毒，暗耗气阴，或痰瘀阻络，气血生化及输转障碍，气虚不能化津，阴虚不能化气，终致气阴两亏。临床症见神疲乏力，口燥咽干，体形消瘦，面色萎黄，心慌，心烦潮热，骨蒸，眩晕腰酸，女性月经紊乱，量少，肢体麻木偏废，痿软不用，舌淡，苔薄腻，脉细软无力。治疗以人参养荣汤、八珍汤、桃红四物汤、滋阴化痰汤等化裁。益气选用黄芪、白术、党参、茯苓等；滋阴补血药用当归、鳖甲、丹参、鸡血藤、地黄、麦冬等；气虚络瘀者配补阳还五汤；阴虚多火热，活血药选养血活血类药，化痰宜取养阴润燥之品；补血不可过于滋腻，可配砂仁、麦芽、陈皮等健脾助运，以防助湿生痰。

【治疗绝技】周老治疗高脂血症常见药对如下。

1. 白僵蚕＋鬼箭羽：白僵蚕配伍鬼箭羽，是高脂血症活血化痰治法的典型，白僵蚕善通络化痰，鬼箭羽化瘀行血，常用于高脂血症、高血压、糖尿病、肿瘤、类风湿关节炎等属风痰瘀阻证型。

2. 泽兰＋泽泻：泽兰和泽泻都能利水退肿，泽兰还能活血并且补中并不壅滞，行气但不会过猛，泽泻利水渗湿，性平和。两者同用，既行水利湿，以助气化，杜绝生痰生浊，又可避免因水湿驱逐太过滋生瘀血之嫌，两者常相须为用，侧重利湿活血，而化痰之力稍逊，适用于高脂血症早期，后期瘀滞较重者多配伍鬼箭羽、丹参、桃仁等加强活血，痰浊较甚者配海藻、僵蚕、半夏等。

3. 荷叶＋山楂：荷叶能入脾、胃经以散瘀化毒，山楂能消导积滞，两者同用，均可通过运化脾胃肃清肠胃积滞，通过血脂的内生循环途径降低血脂，从而起到消痰浊、行瘀滞之用，直接起到降血脂的功效。常配伍决明子、桑叶等一起使用，临床单纯以血脂生化指标增高者，或体形肥胖、脂浊停聚之体质者，均可使用，尚可泡水代茶饮。

4. 瓜蒌皮＋丹参：瓜蒌皮宽胸理气又化痰，善治痰气凝结胸膈，丹参补血活血，功同四物，保证化瘀不耗血，两者同用，针对痰瘀阻滞心肺脉络，症见胸闷气喘、心悸怔忡者疗效显著，瓜蒌皮尚有润肠之用，可以调整肠道功能，减少血脂内生。两者配伍，常见于高脂血症心血管系统病变使用。气滞血瘀明显者，配伍川芎、桃仁加强行气化瘀；痰浊凝注者，加薤白、桂枝等。

5. 水蛭＋制大黄：水蛭为血肉有情之品，具有破血、化瘀、散结的作用，制大黄集化瘀、解毒、凉血等功效于一体，《名医别录》更言有"除痰实"之功，制大黄活血化瘀之功更著，亦可调整肠道对脂质的吸收。药理学证实二者均有可抗炎、抗血栓、抗纤维化、调节脂质代谢的功效。二者同用，取抵当汤之意，对改善血脉瘀滞状态功效显著。水蛭活血强度大，非瘀血严重者慎用，剂量一般从小剂量开始，常规使用 1～3 g。

6. 天南星＋海藻：天南星祛痰定痛散结效果佳，尤其善治一些顽痰、老痰，如筋膜、经隧以及脑窍中的顽固之痰，使用天南星可过良效，如临床处方玉真散、定痫丸等。但本药具有一定毒性，故在临床使用中常配伍海藻相须使用，不仅加强化痰散结之功，尚能降低天南星的毒副作用。两药常见于高脂血症痰瘀阻滞脑窍者，症见头眩重痛、癫痫秽语、肢体不利等，或见肿瘤、癌病、结节等病的治疗。

【验案赏析】患者，男，44 岁，2012 年 10 月 20 日初诊。刻下症：体形肥胖，疲劳乏力，肢体酸重，阴下潮湿不痒，汗多，手足心尤显，尿色黄，无力，大便多烂，肛门、会阴坠胀不舒，左腹股沟、臀部有放射样痛感，口干苦，寐差。体检：超重；高脂血症；脂肪肝；胆囊息肉；窦性心律不齐；双侧颈动脉硬化。生化：总胆固醇偏高 6.65 mmol/L；甘油三酯偏高 2.15 mmol/L；反应蛋白偏高 5.54 mg/dL。苔黄腻，质红偏暗。脉细滑。辨证：湿热内蕴，痰瘀阻络。治则：清热利湿，化痰行瘀。处方：茵陈 12 g，炒苍术 9 g，黄柏 10 g，生薏苡仁 15 g，夏枯草 15 g，泽兰 15 g，泽泻 15 g，山楂 12 g，丹参 12 g，土茯苓 25 g，夜交藤 20 g，海藻 10 g，鬼箭羽 15 g，荷叶 15 g，银杏叶 15 g，炙僵蚕 10 g。28 剂。

2012 年 11 月 20 日二诊：阴部潮湿明显减轻，尿色转清，大便转实，口苦有减，夜寐可多睡 2 小时，仍有左腹股沟、臀部有放射样痛感，乏力感同前。舌质红，苔黄腻。脉细滑。查总胆固醇 5.27 mmol/L，甘油三酯 2.06 mmol/L，C 反应蛋白 2.1。上方去银杏叶、夏枯草，加白术 15 g，黄芪 15 g，炙水蛭 3 g，改丹参为 15 g，28 剂。

按语：湿邪最易阻滞气机，故而肢体酸重乏力，湿属阴邪，水往低处流，故易袭阴位，患者见阴囊潮湿，大便稀溏不成形，均是湿浊内蕴，浸渍中焦脾胃。尿色黄、苔黄腻、舌质红均提示热象，湿浊性质属热，患者当是湿热阻滞，湿热内蕴，久致痰瘀，故而脂浊内聚而成高脂血症。患者体形肥胖，脂浊内犯血脉，痰瘀阻滞心脉，导致脉道不畅，故而心律不齐，痰瘀停聚胁下，肝络不畅，气机不舒，故而坠胀，体检有脂肪肝。病机辨属湿热内蕴，痰瘀阻滞。方中四妙散清热利湿，泽泻配伍泽兰活血利水，土茯苓、茵陈佐助四妙散共奏清热利湿之效。山楂、海藻、荷叶、银杏叶均可化痰消脂，鬼箭羽配伍炙僵蚕活血化痰，夜交藤既可养血通络，亦可安神养心。全方清热利湿，化痰行瘀，既从痰瘀论治，又兼顾湿热病邪，标本兼顾。药后症减，乏力疼痛如前，加白术、黄芪气升清，炙水蛭通络，加大丹参用量，配伍水蛭加强活血化瘀之效。

【参考文献】

[1] 林巧云. 周仲瑛教授从"痰瘀"辨治高脂血症的临床经验及学术思想研究 [D]. 南京：南京中医药大学，2017.

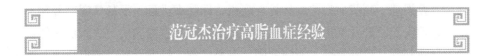

范冠杰治疗高脂血症经验

【诊断思路】临床上高脂血症与糖代谢紊乱常互相作用，互为因果，故高脂血症同时合并糖尿病或糖调节受损较为常见。范教授指出，脂、糖二者关系密切，均为津液的病理状态，痰浊瘀血为其共同病机，可以"异病同治"。他将活血祛瘀贯穿始终，对血瘀轻者用牡丹皮、丹参、当归、益母草、泽兰，重者用三棱、莪术、酒川牛膝。研究发现，糖尿病患者绝大部分具有血液流变学上凝、聚、黏、浓等变化，相当于中医的瘀血，即使瘀象不明显，若"疏其气血，令其条达"，则可收防患于未然之效，符合治未病的理念。

【治疗方法】对于痰浊，范教授认为其可为湿之渐，亦可由食滞腑实而生，瘀与痰食有关，故轻者选用橘红、法半夏、竹茹等味；若兼见腑实或湿滞食滞，则往往"见痰不治痰"，而通过消食导滞通腑治之，常投布渣叶、神曲、山楂、枳实等，取其消滞之中尚能理肺降气、健运脾土、通利血脉，可助祛瘀，乃一石数鸟、相得益彰。

依"动－定序贯"的理论，范教授重视调治脏腑和临床分期，认为早期脾虚失运，不能散精，致水谷精微不得运化利用，反成痰瘀，此时应注重健脾。而当病情发展，脂糖渐高，则引起胃火燥热、瘀热灼津，损伤气阴，此时虚实夹杂，进退须有兼顾，治实勿忘其虚，应予清胃滋阴、凉血活血诸法合用。范教授亦很留意肝的功能，指出肝郁气结、疏泄失常使内源性脂质生成代谢紊乱，酿痰添瘀，久之因实致虚，损伤气血，故脾肝功能失常均为核心病机，治宜健脾补气去湿，可用黄芪、五爪龙、怀山药、苍术、白术、茯苓、薏苡仁，疏肝清肝可用柴胡、白芍、薄荷、牡丹皮、郁金等。范教授还指出，中药调脂更能协调脏腑气血，不易出现停药反弹现象，祛邪不伤正。

【治疗绝技】范教授擅长以八法治疗各种内分泌代谢病，这是从运脾、疏肝、润肺、养心、补肾、理血、导下、调畅三焦八个基准法（含五大理脏法）治疗糖尿病的经验发展而来。在"动－定序贯"理论指导下，针对不同病种，八法均结合实际调整侧重，使之更切中病机，这不仅反映了创立者认识上的飞跃和提高，体现出该法的普遍意义和灵活性，而且证明了"动"的绝对性和"定"的相对性，以及二者交融契合的重要价值。

范教授基于高脂血症的八种核心病机，即脾虚失运、肝郁气滞、肺阴不足、心神失养、肝肾不足、血热血瘀、湿热内阻、食滞腑实，将八法具体设定为健脾补气、疏肝解郁、清肺养阴、宁心安神、补益肝肾、凉血活血、清热祛湿、消滞通下。他在临床中将八法做到有机配合、有序应用。

范教授指出，疾病的发生必有其根本原因，病机的变化也有其关键所在。他认为高脂血症以气虚、气阴两虚为本，责之脾胃、肝肾功能失调；而以湿热、血热血瘀、气滞腑实为标。他临床善于因时、因地、因人制宜，紧扣岭南地区气候炎热多湿的特点，认为炎热则耗气伤损阴津，多湿易伤脾肾，若贪凉饮冷则更碍脾运，故始终重视健脾补气，顾护后天之本；养阴主张清养，不求大补；体虚久病即便夹实亦不妄攻；并忌大苦大寒、滋腻壅中或香燥耗气之品。临床上应标本兼顾，并注重心理疏导，劝告患者纠正不健康生活方式，加快康复进程。

范教授传承了中国现代著名中医学家施今墨、秦伯未、祝谌予、吕仁和的学术思想与临床经验，重视方剂的研创活用，多年来潜心钻研施氏药对、祝老和吕老的药对药串，结合疾病谱的变化，开发出系列药串，丰富和发展了中医方剂学理论。

范教授辨治高脂血症常用的药串如下。①柴胡、白芍、牡丹皮、薄荷：用治肝气郁滞、气郁化火之证，体现刚柔相济、散收相配、动静结合理念，共奏疏肝养肝、清热解郁之效。常用柴胡、薄荷各 10 g，白芍、牡丹皮各 15～30 g。②黄芪、生地黄、地骨皮、葛根：前辈祝谌予教授习将芪地对药用于降糖，创消渴名对。范教授发展为药串，用于气阴两虚兼肺有伏火者，四药常用量为 15～30 g。③苍术、黄柏、薏苡仁、车前草：体现相须为用、标本同治，擅清利中下焦湿热，治湿热内阻，四药用量为 15～30 g。④狗脊、续断、女贞子、墨旱莲：体现相须为用、寒温并用，顺应阴阳之妙，治肝肾虚证。以滋补肝肾阴血为主，故女贞子、墨旱莲量宜大，常用 20～30 g，配少量狗脊、续断，一般为 10 g，取阴中求阳、补中有行之意。

【验案赏析】患者，男，39 岁，2008 年 11 月 5 日初诊。主诉：患高脂血症、脂肪肝及糖尿病 3 年，未曾服用降糖、调脂西药治疗。刻下症：口干口苦，睡眠不佳，胃纳一般，疲倦乏力，二便如常，舌质偏暗，苔黄腻，脉弦滑。2008 年 10 月抽血检查提示血 TC 6.25 mmol/L，血 TG 4.7 mmol/L，空腹血糖 8.0 mmol/L，餐后 2 小时血糖 16.76 mmol/L，转氨酶轻度升高。腹部 B 超提示轻度脂肪肝。身高 166 cm，体重 68 kg，BMI 24.68 kg/m^2。辨证为脾虚湿热夹瘀，先以清热利湿、气健脾为治。处方：苍术 10 g，黄柏 10 g，车前草 30 g，薏苡仁 30 g，绵茵陈 15 g，黄芪 30 g，生地黄 15 g，地骨皮 15 g，葛根 15 g，玄参 10 g，山楂 15 g，夜交藤 15 g，甘草 5 g。上方每日 1 剂，水煎温服，并嘱患者注意控制饮食，加强运动。至 2009 年 2 月中，已煎服 84 剂，随证加减竹叶 10 g，法半夏 10 g。

2009 年 2 月 18 日二诊：口干口苦、疲倦乏力症状基本消失，纳食睡眠可，二便调，舌质略暗，舌苔薄白腻，脉弦。查指端空腹血糖为 6～6.2 mmol/L，体重减至 65 kg。考虑为脾气渐健，热邪有所减退，但湿浊仍未化，故在上方基础上加陈皮 10 g，白豆蔻 10 g 以芳香化湿，并加丹参 15 g 以活血通络，痰瘀并治。至 5 月下旬，已服药 49 剂，随证选加神曲 30 g，莪术 10 g。

2009 年 5 月 27 日三诊：诉近来应酬增多，数次赴宴，刻诊见少许口苦，无倦怠乏力，小便调，大便硬，舌质偏红，苔黄腻，脉弦。辨证考虑饮食失调，痰湿化热，故在上方中去苍术，加胆南星 10 g，竹茹 10 g 清热化痰，布渣叶 30 g 消食导滞。

至 12 月初已服药 36 剂，患者精神良好，无口干口苦，纳寐可，二便调，2009 年 12 月 10 日复查血 TC 4.52 mmol/L，TG 2.91 mmol/L，HDL-C 1.14 mmol/L，LDL-C 3.88 mmol/L，空腹血糖 6.04 mmol/L，餐后 2 小时血糖 7.4 mmol/L，腹部 B 超提示脂肪肝声像消失，体重维持于 61 kg，BMI 22.14 kg/m^2，为理想体重。

按语：此患者病性属虚实夹杂，辨证为脾虚湿热夹瘀，其标本并重，病势较缓，故标本兼治，首诊以清热利湿为主，辅以益气健脾，选用苍术、黄柏、车前草、薏苡仁、绵茵陈运脾利湿，黄芪、生地黄、葛根益气健脾升清，动静相合，并防苦寒燥湿伤阴；另外，患者睡眠不佳，为热扰心神所致，伍夜交藤、竹叶清心安神。二诊因久病入络、瘀热互结，故治疗以化瘀孤其热势，凉血防瘀郁生热，增选丹参活血通络，陈皮、白豆蔻、神曲芳化痰湿。三诊针对痰湿化热，加胆南星、竹茹清化热痰，布渣叶化湿导滞。诸药合用，既把握住疾病的主要环节、核心病机，又根据患者症状进行动态灵活的药味调整，未病先防，既病防变，药证相符，效验乃彰。同时，患者在服用中药期间，坚持运动、饮食治疗，故收到满意疗效。

【参考文献】

[1] 何嘉莉，范冠杰. 范冠杰教授辨治高脂血症的学术思想简介 [J]. 光明中医，2015，30（4）：703 – 705.

[2] 何嘉莉. 范冠杰教授中医药论治高脂血症的回顾性研究 [D]. 广州：广州中医药大学，2010.

程志清从脏腑气化论治高脂血症经验

【名医简介】程志清，浙江中医药大学教授、博士研究生导师，浙江中医药大学学位委员会委员，全国中西医结合学会活血化瘀专业委员会委员，全国中西医结合学会循证医学专业委员会委员，浙江省中西医结合学会常务理事，浙江省中医药学会理事，浙江省中西医结合学会康复专业委员会主任委员，浙江省中西医结合学会心血管病专业委员会副主任委员，并担任国家自然科学基金委员会中医药学科评审专家，《中医药信息》《浙江中西医结合杂志》《浙江中医药大学学报》等多家杂志编委。

【诊断思路】程教授认为脏腑气化失司是高脂血症发生的核心病机，有肝胆失疏、脾胃失和、心脉受损、肾气亏虚、三焦气化失常诸端，故临证时固本清源并施、标本兼顾，尤重疏肝理气、健脾和胃、化湿祛痰、活血化瘀、畅达三焦，恢复脏腑气化功能。

【治疗方法】程教授治疗高脂血症分型如下。

1. 调肝理气，以通为要。程教授临证发现，高脂血症患者往往伴有情志不畅、情绪波动等症状，肝之气化失常的症状在临床中较为常见：肝气郁结，横逆犯脾，则脾失健运，痰湿内生；肝气郁极，化火伤阴，阴虚无以制阳则肝阳上亢；又或肝血亏虚，肝失所养，因虚致瘀，风火痰虚郁诸端均会影响肝之疏泄，导致气机不通。程教授认为，百病源于不通，气化之机要在于气血津液升降出入离合畅达，清除"痰瘀"等病理产物务求"通顺"，故临证用药常使用柴胡、枳壳、郁金、白芍、赤芍等，方选小柴胡汤、逍遥散等调肝理气、养血柔肝，以通畅气机，恢复气化。柴胡性味苦平，轻清疏达，为疏肝理气之要药。《本经疏证》云其"畅郁阳而化滞阴"，《神农本草经》言其"主心腹……推陈致新"，即六气因郁而升降之机阻者，皆可用之以转其枢。药理研究表明，柴胡具有良好的降血脂作用。高脂血症患者长期处于气机郁滞的状态，与柴胡适应证颇为合拍。枳壳性味苦酸，性缓而治高，高者主气，治在胸膈，有流通破结之功、倒闭推墙之用。郁金性微寒，味苦，入心、肺、肝三经，为血家要药，又能开郁通滞气。芍药性味苦酸，长于柔肝和血、缓急止痛，肝和则"脏腑各安，大小便自利，火热自散，郁气自除"。白者养阴益营之功稍甚，赤者则更长于活血行瘀。程教授常将四者合用，破气而气不耗，攻邪而正不伤，调肝理气，恢复肝之气化。小柴胡汤具有调畅三焦之效，"上焦得通，津液得下，胃气因和"，气血津液输布正常，则"身濈汗出而解"。逍遥散补肝体、助肝用，气血兼顾，肝脾同治，使肝体得畅，血虚得养，脾虚得补，则气机得畅。

2. 健脾和胃，调中理气。高脂血症患者多饮食不节、嗜食肥甘，肥甘厚腻易损脾胃，脾胃受损日久，则中土失运。戊己升降失和，气化失常，

"清气在下，则生飧泄；浊气在上，则生膜胀"，水谷精微运化失常，酿生湿浊，湿浊进一步困遏脾胃，临床常见体形肥胖、头晕、倦怠、纳少便溏、食后腹胀、舌胖大或苔白腻等症。程教授常用白术、苍术、茯苓、荷叶、山楂、薏苡仁、佛手等健脾和胃、调中理气，方选二陈、参苓白术散之属健脾化湿、升清降浊。白术性温味甘，健脾除湿，固益中气，为脾之正药，苍术气辛味浓，性能辛散，"辟山岚瘴气，解瘟疫尸鬼之气，"对湿浊困脾者尤适，恰如张隐庵所言"凡欲补脾，则用白术；凡欲运脾，则用苍术"；茯苓甘淡气平，健脾益胃、除湿行水；生山楂酸甘性平，健脾理滞、消食化积、行气散瘀，其皮赤肉红黄，善入血分，为化瘀血之要药，故其擅化浊降脂，具有促进消化、降压、改善冠脉血流量、降血脂的作用；荷叶性平味苦，归脾、胃、肝经，色青而仰，有升发清阳以适肝脾之妙；薏苡仁味甘微寒，入脾、肾二经，兼入肺，"疗湿痹有神……消肿胀，利小便，开胃气"，有燥土清金、利水泄湿之效，又善补己土之精，化戊土之气，为和胃利湿之佳品；佛手性温味辛，善理气疏肝、和胃化痰，有和中行气之效。参苓白术散健脾和胃、渗湿行气，能补中气、渗湿浊、行气滞，使脾气健运，湿邪得去，则诸症自除。

3. 活血化瘀，益气通阳。高脂血症患者脂浊积蓄停滞于血脉，血行不畅，日久则生瘀血之变。《素问·举痛论》云"脉泣则血虚"，《灵枢·天年》曰"血气虚，脉不通"，《灵枢·百病始生》则谓"凝血蕴里而不散，津液涩渗……而积皆成矣"，可见瘀滞既久，必致营血亏虚，血气不足，脉道受损而干涩，则血行愈加滞缓。血行不利，气血损伤，可致脏腑气化失司，而又进一步加重痰浊、瘀血等病理产物的堆积。

4. 滋阴补阳，助肾气化。程教授治疗高脂血症患者后期或老年高脂血症患者，常从滋肾阴、温肾阳入手。高脂血症患者后期或老年高脂血症患者，均不同程度地伴有肾虚之状，肾藏元阴元阳，为一身阴阳之本，肾阴或肾阳之不足均可导致肾之气化失常，痰浊凝聚，滋肾阴、温肾阳能从不同角度振奋肾的功能，从而达到降血脂的目的。程师补肾遴选金匮肾气丸，对于阴阳两虚、气化失司、痰浊泛滥者，用之甚为合拍。

【治疗绝技】程教授论治高脂血症患者痰瘀互结之象时，颇从唐容川之言。如《血证论》所云："凡有所瘀，莫不壅塞气道，阻滞生机"，故寓益气养营于活血化瘀之法中："水病则累血，血病则累气"，血水同源，痰浊、瘀血隶属阴类，故又必兼通阳化气之法。因此程教授临证用药常以丹参、降香、红景天、绞股蓝、薤白等活血行瘀、益气通阳，方选血府逐瘀汤、枳实薤白桂枝汤等。丹参苦而微寒，入心、肝二经，主"心腹邪气，肠鸣幽如走水，寒热积聚，破癥除瘕，止烦满，益气"，补血和血、益营通滞，有"破宿血、补宿血"之功效，亦有"一味丹参饮，功同四物汤"之古训，实为治疗高脂血症患者瘀血阻滞之要药；红景天本为藏药，性味甘苦平，有益气活血之效，药理学研究证实红景天具有降血脂、抗心律失常、改善心功能、降血糖和抗肿瘤等作用，绞股蓝出自《救荒本草》，甘苦而寒，益气健脾，药理学研究发现绞股蓝具有降血脂、降血糖、保肝、抗心肌缺血、抗血栓形成等功效；降香辛温，有理气化瘀、降气辟浊之效，适用于秽浊阻滞血脉之证；薤白性味辛苦温，善散壅滞，"最能通胸中之阳"可开胸痹而降逆，助生阳之气上升，故仲景治胸痹多用薤白。血府逐瘀汤出自《医林改错》，具活血化瘀、行气止痛之效。枳实薤白桂枝汤出自《金匮要略》："胸痹，心中痞气，留气结在胸，胸满，胁下逆抢心，枳实薤白桂枝汤主之。"枳实、川朴开痞散结、下气除满，桂枝上宣心胸之阳，下温中下二焦之阴，瓜蒌开胸涤痰，薤白辛温通阳散结，适用于胸阳不振、痰浊中阻的高脂血症患者。

【验案赏析】患者，男，42岁，2019年12月5日初诊。主诉：高脂血症病史2年。B超提示脂肪肝，胆囊多发结石，胆囊息肉。素喜食熏腥、海鲜，服用调节血脂药物后出现肝功能异常。平素性情急躁，工作压力大，易发怒。刻下症：头晕，胃纳差，嗳气，小便黄赤，大便日行2次，时干时稀，夜寐欠安，右眼白睛充血，舌尖疼痛，舌红苔腻，舌下络脉瘀紫，脉细弦。辨证为肝郁脾虚、肝胆失疏、湿郁化热、血凝成瘀，治以调肝理气、健脾利湿、清化湿热、和畅三焦，恢复气化。处方：柴胡10 g，黄芩15 g，法半夏9 g，茯苓15 g，赤芍9 g，荷叶15 g，山楂15 g，枳壳9 g，绞股蓝10 g，枇杷叶15 g，丹参15 g，红景天10 g，淡竹叶15 g，广金钱草30 g，决明子15 g，薏苡仁15 g，郁金9 g，枳壳15 g。14剂，早晚餐后半小时服用，嘱控制情绪，平时适当运动。

2020年1月9日复诊：患者服药后诸症减轻。刻下偶有胸部隐痛，舌红苔黄腻，脉细弦。辨证为肝胆失疏、痰凝血瘀，治以疏肝利胆、活血化瘀、开胸涤痰，以助气化。处方：柴胡10 g，赤芍12 g，枳壳12 g，郁金12 g，苍术15 g，川朴9 g，丹参15 g，降香9 g，红景天12 g，延胡索15 g，瓜蒌12 g，薤白9 g，半夏9 g，绞股蓝15 g，决明子15 g，红曲9 g，化橘红 9 g，鹅不食草 15 g，茯苓 15 g。14 剂，早晚餐后半小时服用，嘱控制情绪，加强锻炼。后回访时患者诉胸痛瘥，诸症好转。

按语：患者正值壮年，西医确诊为高脂血症伴有脂肪肝、胆囊结石、胆囊息肉。其性情急躁，工作压力大，颇嗜肥甘厚味，故而肝气郁结不舒，气机不畅，肝胆失疏，发为脂肪肝、胆囊结石；木不疏土，日久脾胃受损，脾虚不运，胃失和降，中焦气化失常，升降失司，则膏脂不化，脂浊漫生，湿浊化痰，血凝成瘀，发为高脂血症。头晕、胃纳差、嗳气、大便时干时稀为一派土虚木乘之象；白睛于五轮属肺，舌又为心之苗，患者白睛充血、舌尖疼痛、舌红苔腻，为痰湿脂浊郁久化热、上迫心肺之象；心神不安则夜寐欠佳，湿热下注则小便短赤，舌下络脉瘀紫、脉细弦亦为瘀血内阻之状，可见痰湿血瘀脂浊阻滞三焦，气化失常。该患者症状复杂，病理产物繁多，病机虚实错杂，辨证为肝郁脾虚、肝胆失疏、湿郁化热、血凝成瘀。程教授从肝脾二脏入手，以小柴胡汤为主方条达肝气、和畅三焦、恢复气化，入郁金、赤芍疏肝理气、活血行瘀，入枳壳、茯苓、薏苡仁健脾和胃利湿、补益中焦、斡旋戊己，入荷叶、山楂化浊降脂，入丹参、红景天、绞股蓝补气活血，入淡竹叶、广金钱草清化湿热、通淋排石，使三焦湿邪从小便而去，兼可通利肝胆实浊之邪，入决明子、枇杷叶倾泻肺热。全方谨守病机，用药各司其属，标本兼顾，患者服药后诸症减轻，收获良效。复诊时结合初诊相关症状，加之刻下胸部隐痛，可知患者血运不畅，仍有血瘀之象；舌红苔黄腻，则知湿热之邪难以速除，辨证为肝胆失疏、痰凝血瘀。程教授效不更方，在保留原方大部分药物的前提下，添苍术运脾和胃、燥湿化痰，入延胡索活血化瘀、理气止痛，加瓜蒌薤白半夏汤开宣气机、通阳行滞，又以化橘红、鹅不食草轻清之品化痰，使上焦开利，以助气化。此案终获满意疗效，充分体现了程教授从脏腑气化入手调和肝脾、化湿祛痰、活血化瘀、和畅三焦治疗高脂血症的思路。

【参考文献】

[1] 俞操，沈祥峰，薛宇辉，等. 程志清教授从脏腑气化论治高脂血症临床经验荟萃 [J].浙江中医药大学学报，2021，45（7）：739－743.

许彭龄治疗原发性高脂血症经验

【名医简介】许彭龄，首都国医名师，北京中医药大学附属护国寺中医医院主任医师，博士后导师。国家级名老中医，第三、第四批全国老中医药专家学术经验继承工作指导老师。

【学术思想】许老从医60余年，积累了丰富的临床经验，形成了具有个人特色的学术思想和医疗风格。其学术上遵从仲景学说，临床精于辨证，遣方用药有理有法，用药少而精，疗效显著。

【诊断思路】许老认为虽在中医古籍中无"血脂"之名称，亦无"高脂血症"之病名，但不乏与之相关的论述。《灵枢·卫气失常论》云："人有脂、有膏、有肉"，并根据人的体形不同而分"脂人""膏人""肉人"，其云："膏者，多气而皮纵缓，故能纵腹垂腴。肉者，身体容大。脂者，其身收小。"张志聪《灵枢集注》云："中焦之气，蒸津液化，其精微溢于外则皮肉膏肥，余于内则膏脂丰满。"膏脂与现代医学所谓之血脂相类似。同时，也说明膏脂实乃人体的生理组成成分之一，属津液之范畴，并可与津液其他的成分相互转化，津从浊化为膏，凝则为脂。膏脂源于水谷精微，由脾胃运化输布，随血而循脉上下，营运全身以濡润滋养五脏六腑、四肢百骸，具有注骨髓、补脑髓、润肌肤之作用。一旦膏脂在体内的转输、排泄发生异常，则成为病理性的脂浊痰湿。膏是津液之稠浊者，是血的成分之一，源于水谷，与津液的其他成分可以互为转化。其正常生理须借脾的生化、肺的敷布、心的营运、肝的疏泄、肾的主宰。其中与脾、肝、肾三脏关系尤其密切。

【治疗方法】许老认为本病辨证主要有湿热痰浊与脾肾气虚。

1. 湿热痰浊。过食肥甘厚腻，喜饮醇酒，损伤脾胃，湿热内生，湿热煎熬津液成痰，痰浊瘀积血中，乃成本病。临床症见脘腹胀满，困倦乏力，喜食味重食物，口气重，大便黏腻不爽，舌红，苔白腻或黄腻，脉弦滑。对于此证许老临床常应用清导降脂汤。有研究认为，原发性高脂血症患者的体重指数越大，则痰浊证越重。《丹溪心法·中风》指出"肥白人多湿"，《丹溪心法·惊悸怔忡篇》又云"肥人属痰"，张介宾也认为"肥人多湿多滞"，均说明了肥胖与痰湿关系密切。许老在治疗高脂血症湿热内蕴证时，通过推化脾胃及肠内痰饮湿浊从大便而出，而达到减重降脂的作用。故方由藿香、清半夏、胡黄连、莱菔子、干姜、吴茱萸组成，共奏健脾燥湿、推化痰浊降脂、清热通腑之效。

2. 脾肾气虚。脾失健运，则水谷精微输布运化失常，聚而为痰流滞于脉中，而为本病。临床症见食后腹胀，神疲困倦，耳鸣，腰膝酸软无力，夜尿频，每日便溏数次，舌质淡，苔白，脉沉弱。对于此证许老临床常应用益气降脂汤。方中常以黄芪、肉苁蓉合用，脾肾双补、先后天并调。东垣曰："脾胃属土，土为万物之母。脾胃虚则百病生，调理中州，其首务也。"故许老在益气降脂汤中以四君子汤为主补益中气；以甘草干姜汤辛甘化阳，温脾化痰，诸药合用，共使脾胃复健，升降调和，痰湿自化。方中生黄芪、党参、茯苓、白术、肉苁蓉、诃子肉、甘草、干姜合用，共奏温补脾肾、利湿化痰之效。

【治疗绝技】许老在临床治疗中特别强调治病必求于本和整体辨证，要求临证时在辨明医理的基础上，用药精当，药少而力专。因原发性高脂血症的发生外因在于长期恣食膏粱厚味或醇酒肥甘，膏粱生热，肥甘壅中，酒性湿热，易呆胃滞脾，聚湿蕴热，酿生痰浊；内因在于脾胃虚弱，健运失司，水精无以运化转输，清气不升，浊气不降，遂凝聚而成痰。许老认为原发性高脂血症的根本病因在于痰浊，《医宗必读·痰饮》说："脾土虚湿，清气难升，浊气难降，留中滞膈，瘀而成痰。"故许老在治疗原发性高脂血症时无论清导降脂汤或益气降脂汤中都以燥湿健脾为主，配以清热消导或益气补虚的药物。

因原发性高脂血症的形成与饮食习惯、生活习惯等因素有很大关系，所以许老在治疗的同时还嘱患者减少油脂食物及寒凉食物的摄入，加强运动，以防药止病复。

【验案赏析】案一：患者，男，32 岁，2012 年 12 月 2 日初诊。上腹胀满反复发作半年余，加重 1 个月。自觉脘腹胀满，口气重，口黏，右胁胀，大便黏腻不爽。平素喜食肥肉，有饮酒史 10 余年。血脂、肝功能：TC 7.35 mmol/L，TG 2.45 mmol/L，ALT 69 U/L。腹部 B 超：中度脂肪肝。舌质红，苔白腻，脉弦滑。中医诊断：腹胀；辨证：湿热中阻，痰气互结。西医诊断：①原发性高脂血症；②脂肪肝。治以清利湿热，理气导滞。处方：藿香 15 g，清半夏 15 g，胡黄连 9 g，莱菔子 20 g，干姜 9 g，吴茱萸 6 g，枳实 15 g。水煎服，每日 1 剂。嘱其清淡饮食，适量运动。

2012 年 12 月 16 日二诊：服药 14 剂后感腹胀大减，口黏减轻，口气消失，大便每日 3～4 次，呈黄稀便，体重下降 2 kg，舌偏红，苔薄黄根腻，脉滑。继予上方加厚朴 9 g，水煎服，每日 1 剂。

2012 年 1 月 4 日三诊：服药 14 剂后患者腹胀消失，无口黏，右胁胀消失，大便每日 2～3 次，体重下降约 3.5 kg。复查血脂及肝功能：TC 5.45 mmol/L，TG 1.79 mmol/L，ALT 40 U/L。随诊 6 个月未复发。

按语：方中藿香配伍清半夏共为君药，藿香化湿醒脾，宽中理气，清半夏燥湿化痰，二者配伍，可除脾胃痰湿，用于治疗痰湿内阻引起的脘腹痞满；胡黄连为臣，其性苦寒沉降，能清热燥湿，推化脾胃中湿痰，有泄热通腑之效；莱菔子消食除胀，降气化痰，宽中下气；因痰饮属于阴邪，故方中干姜温阳健脾，燥湿化痰；吴茱萸疏肝理气，五药合用，共奏健脾燥湿、推化痰浊、降脂、清热通腑之效，用于高脂血症湿热痰浊证。

案二：患者，男，58 岁，2012 年 10 月 9 日初诊。主诉：上腹胀伴便溏反复发作 3 年余，加重 1 个月。现病史：自觉腹胀肠鸣，口淡无味，神疲乏力，大便溏稀，每日 3～4 次，腰酸，下肢酸软。舌胖，边有齿痕，舌质淡暗，苔白腻，脉沉弱。血脂、肝功能：TC 5.97 mmol/L，TG 2.65 mmol/L，ALT 40 U/L。中医诊断：腹胀；辨证：脾肾两虚，寒湿中阻。西医诊断：原发性高脂血症。治以温补脾肾，化痰降脂。处方：生黄芪 30 g，党参 20 g，茯苓 30 g，白术 20 g，肉苁蓉 30 g，诃子肉 9 g，甘草 15 g，干姜 12 g。水煎服，每日 1 剂。

2012 年 10 月 23 日二诊：服药后感腹胀、肠鸣减轻，大便不成形，次数减少至每日 1～2 次，腰酸减轻，乏力畏寒好转。舌淡胖，苔薄腻，脉沉细。上方加补骨脂 15 g，水煎服，每日 1 剂。

2012 年 11 月 9 日三诊：服药 14 剂后患者腹胀消失，无肠鸣，大便成形，每日 1～2 次，乏力好转，下肢有力。复查血脂、肝功能：TC 5.12 mmol/L，TG 1.65 mmol/L，ALT 25 U/L。随诊 6 个月未复发。

按语：方中生黄芪与党参共为君药，补中益气，健脾益肺；党参力能补脾养胃，润肺生津，健运中气，且不滋腻。茯苓既能健脾，又能渗湿化痰，对于脾虚运化失常所致泄泻、湿滞有标本兼顾之效，与生黄芪、白术同用，可用为补肺脾气虚之辅佐药；白术味甘性温，归脾、胃经，补气健脾、燥湿利水；甘草、干姜辛甘化阳，温中助脾胜湿复阳气。肉苁蓉甘咸性温，入肾、大肠经，既能入肾经血分，补肾阳、助相火，补益先天之本，微温补肾助阳：诸药合用，共奏温补脾肾、利湿化痰之效。

【参考文献】

［1］解琳莉.许彭龄教授治疗原发性高脂血症经验［J］.中医药导报，2016，22（4）：116－118.

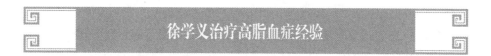

徐学义治疗高脂血症经验

【名医简介】徐学义，主任医师，教授。国家级名老中医。全国中西医结合学会老年专业委员会委员，贵州省中医药学会常务理事、副秘书长，贵州省中西结合学会常务理事、副秘书长。

【学术思想】徐教授学术上力倡中西互参，辨证与辨病相结合，通过对病因、病位、病性、病势等诸多方面的辨证、归纳、综合，对疾病的本质获得全面的认识。在长期的医疗实践中，本着中西合璧、衷中参西的宗旨，自创了一些临床行之有效的专方，如治疗乙型肝炎"生肖汤"，治疗梅尼埃病的"定眩汤"等。除专方外，在参考现代的中药药理药效学的基础上，制定了"辨证论治加专药"的处方原则。

【诊断思路】徐教授总结前人经验，在结合自己多年临床体会的基础上，认为该病的发病源头在脾，与肝、肾功能密切相关：脾气虚弱，清阳不升，浊阴不降，湿浊横生，气滞痰瘀，阻塞脉道。脾为后天气血生化之源，为人体津液输布之枢纽，主运化、升清、降浊，若脾脏功能失调，则影响膏脂的化生、转运、输布。《黄帝内经》中即记载有饮食入胃，经过脾的运输散布功能后，输布到全身各脏腑（脾胃散津功能）的生动描述；脾胃所散之津又名膏，内可渗于骨空，外可补益脑髓。说明饮食所入水谷精微经过脾胃运化转为膏脂，在相关脏腑的共同推动作用下，化生、转运、输布于人体。脾胃后天之气是推动和维持人体生理活动的基础物质。若脾气虚弱，或因饮食不节、嗜食肥甘厚味，或是先天禀赋不足，或是思虑过度损耗，或土为木克，均会使脾脏运化输布水谷精微功能失常，导致气血运行生化功能出现紊乱，影响脾胃对膏脂的转运、输布，其中一部分膏脂可能会滞留于脉管中，从而引发高脂血症。

【治疗方法】徐教授治疗高脂血症组方以自拟方银杏降脂饮为基础：白果叶、葛根、山楂、草决明、隔山消、荷叶、焦术、茯苓、泽泻、北柴胡。辨证加减：①湿浊内阻型：去葛根加法半夏、砂仁、薏苡仁；②肝郁气滞型：去荷叶加醋香附、延胡索、厚朴；③肝肾阴亏型：去葛根、荷叶加生地黄、麦冬、北沙参、枸杞；④脾肾阳虚型：去荷叶加山药、山茱萸、熟地黄。

【治疗绝技】徐教授以健脾、除湿、化浊为立方之根基，可恢复虚弱之脾气，不失分清泌浊之职守，使湿去脾自健。基于高脂血症的病机是脾气虚弱、运化受阻、湿浊内蕴，因而健脾、除湿、化浊之法贯穿于高脂血症治疗的全过程。徐教授在治疗上提倡辨证论治酌加专药，以健脾除湿、化浊降脂为大法，并据中医传统"痰瘀互结"的理论，组方上适当配伍活血化瘀药、祛痰通络药，共奏化痰祛瘀之功，体现了辨证论治与辨病论治相结合的临床治疗思维。

【验案赏析】患者，男，52 岁，2014 年 10 月 11 日初诊。眠差，汗多，消瘦，舌淡紫、苔有裂纹。既往有高血压病史 10 余年，治疗前 3 天查动态血压示收缩压最高达 173 mmHg；有高脂血症病史 3 余年，治疗前 2 天查血脂全套：TG 7.58 mmol/L，CHOL 6.00 mmol/L，LDL-C 3.40 mmol/L。处方：银杏叶 15 g，葛根 30 g，荷叶 10 g，决明子 30 g，石决明 30 g（先煎），生山楂 30 g，三七粉 6 g，隔山消 15 g，鸡血藤 15 g，大血藤 15 g，泽泻 20 g。6 剂，研末吞服，每日 3 次，一次 5 g。

2015 年 2 月 4 日二诊：处方：银杏叶 15 g，葛根 50 g，荷叶 15 g，决明子 40 g，石决明 30 g（先煎），生山楂 30 g，三七粉 10 g，隔山消 15 g，黄芪 40 g，夏枯草 15 g，丹参 15 g，天花粉 10 g，牛膝 15 g。4 剂。研末吞服，每日 3 次，一次 5 g。

2015 年 5 月 3 日三诊：处方：银杏叶 15 g，葛根 30 g，荷叶 10 g，决明子 30 g，石决明 30 g（先煎），生山楂 30 g，三七粉 10 g，隔山消 15 g，丹参 15 g，天花粉 15 g，黄芪 50 g，夏枯草 15 g，牛膝 15 g，山药 15 g，苍术 6 g。4 剂。研末吞服，每日 3 次，一次 5 g。

治疗情况：患者 2015 年 1 月 31 日查血脂系治疗情况：患者 2015 年 1 月 31 日查血脂全套：TG 3.14 mmol/L，CHOL 4.86 mmol/L，LDL-C 2.22 mmol/L。2015 年 5 月 1 日查血脂全套：TG 3.40 mmol/L，CHOL 5.58 mmol/L，LDL-C 3.00 mmol/L。2015 年 7 月 12 日查血脂全套：TG

3. 08 mmol/L，CHOL 4. 40 mmol/L，LDL-C 2. 36 mmol/L。2015 年 3 月 9 日动态心电图示收缩压最高 142 mmHg。经过半年余治疗，患者血脂系列各项指标已经完全正常，血压恢复正常，失眠、汗多较前有好转，舌淡红，苔裂纹减轻。

按语：方中以银杏叶为君，明代李时珍言其"入肺经、益脾气、定喘咳、缩小便"。方中取其健脾化湿、活血祛瘀之功，湿去则脾健。现代药理学言其有改善心血管及周围血管循环功能，降低血黏度、清除自由基的作用；葛根、生山楂为臣药，有理气化瘀、健脾消食、养胃生津之效，更可加强银杏叶降脂去湿之效；荷叶、泽泻为佐使药，有清利湿热、健脾理气祛痰之效，有利于肥膏邪气的外走；石决明降低患者血压；隔山消为专药，有健脾顺气消食之效。全方并未重用健脾之药，主要运用除湿、化痰、理气、化瘀等法，观其立方之意，实则为祛除影响脾气健运之邪，以期邪去脾旺，脾旺则肥膏之气败走，患者血压同时也恢复正常。

【参考文献】

[1] 程瑞，彭勇，颜勤. 徐学义治疗高脂血症经验 [J]. 江西中医药，2016，47（1）：23，62.

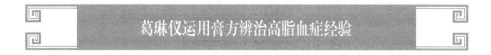

葛琳仪运用膏方辨治高脂血症经验

【名医简介】 葛琳仪，国家级名中医，硕士研究生导师，享受国务院政府特殊津贴。获"国医大师"荣誉称号及"全国中医药杰出贡献奖"。

【诊断思路】 在临诊时，葛老强调辨病与辨证相结合的诊治思路，认为人体是一个有机统一的整体，"有诸内必形诸外"，即人体内在脏腑发生的病变可反映于体表。临床要善于细审明察，从患者一系列的临床表现中，见微知著，分析病因病机，制定切实可行的治疗方法，才能遣方用药。由于平素饮食不节，过食肥甘厚腻，必损伤脾胃运化功能，日久生痰生湿，易导致高脂血症。故葛老强调在临诊时要注重辨病与辨证相结合。由于每个人体质有所差异，明辨患者的体质，有利于把握机体疾病病机演变的倾向。所以葛老强调关键要善于分辨患者的禀赋、病程的久暂、寒热的偏颇及阴阳的盛衰等多种因素。同时，由于个体的体质会因年龄、性别、先天禀赋、后天调养等不同因素而有差异，葛老在治疗高脂血症患者时，提出分段论治、标本兼顾的治疗原则。

【治疗方法】早期高脂血症的中医证候表现以乏力、痰多为主，由于其以脾虚为主，水谷精微运化失常，再加之恣食肥甘厚味以后，脾虚生痰、生湿，阻碍脾胃正常的运化功能，故在早期阶段以健脾为主，兼以化痰祛湿。高脂血症是由多种因素造成的。其中脾虚痰生、痰湿中阻是重要因素。葛老认为，脾为脏，属阴，喜燥恶湿，其气以升为健；胃为腑，属阳，喜润恶燥，其气以降为和。脾胃升降正常，出入有序，方能维持机体正常的生理功能；脾运化水谷而生成精微物质，并转输布散周身。平素饮食不节，过食肥甘厚味，必损伤脾胃运化能力。现代研究表明，胆固醇从外周细胞逆向转运至肝脏的过程必然依赖于脾的运化和转输，脾虚气弱则脾失健运，胆固醇的逆向转运途径受阻，最终导致血脂异常。

随着病情的发展，久病必虚，久病必瘀，在后期的治疗中要注意损其有余，补其不足，拟以健脾化湿祛痰、理气活血通络，诸法应用，综合调理，整体调节。气能行血，血液循行的动力是气的推动。故《血证论·阴阳水火血气论》中说："运血者，即是气"，具体体现在心气的推动、肺气的敷布、肝气的疏泄等方面。在病理上，气的功能障碍，如气虚或气滞、气逆，也常可引起血行不利，甚或见血瘀、血涌于上等。如心气虚，心阳不振，鼓动无力，可出现心血瘀阻、左胸刺痛等；肝气郁结，气机不畅，可导致肝经血瘀、两胁刺痛，甚或癥瘕积聚。若肝气上逆，则血随气涌，进而出现面红目赤、头晕头胀等。

【治疗绝技】葛老认为膏方不仅起到补益的功效，而且寓含着补中兼调，调补兼施。中医学将高脂血症多归属于"痰饮""血瘀""肥胖"等范畴。葛老认为本病乃本虚标实之证，本虚主要以脾虚为本，涉及脾、肝、肾；标实多为痰湿、瘀血、气滞、肝郁。《素问·经脉别论》"饮入于胃，游溢精气，上输于脾，脾气散精，上归于肺，通调水道，下输膀胱，水精四布，五经并行"的论述，向人们阐明了人体水液代谢的全过程，高脂血症乃全身水液代谢失调的结果。葛老认为高脂血症多由饮食不节，过食肥甘厚腻，使脾胃运化升降失序，气机阻滞，痰湿中生导致。由于脾胃同居中焦，通连上下，是升降运动的枢纽，因此运脾化湿、改善代谢，对于治疗高脂血症有疗效。脾虚为本，痰湿、瘀血、气滞为标，在治疗上，以健脾化湿祛痰、理气活血通络、清热祛湿理气之法进行论治。在应用膏方施补的同时，参以调理之法，使中焦气机有序升降，使气血生化有源，又防膏药滋腻。再根据辨证，施以活血之法。

膏方自古以"补"为大法，古之膏方是熬药汁成脂来营养五脏六腑枯燥虚弱的人，但随着疾病谱的变化，血脂异常多由气血、脏腑功能异常所引起，痰湿、血瘀均为其病理产物，应通过四诊合参、辨证论治，相应调理气血、脏腑功能。葛老在膏方用药时重视运脾化湿和行气活血并重，不但采用丹参、川芎、红花、牡丹皮等药物活血化瘀，更是辨其不同的病因而分别选用党参、佛手、枳壳、青皮等补气、行气、破气、降逆的药物以达到综合调治之目的。

【验案赏析】案一：患者，男，42岁，2005年就诊。主诉：腹泻1年多，大便每天2~3次，无黏液脓血、无腹痛，便质稀烂。有高脂血症、慢性乙型肝炎、慢性胆囊炎病史。平素嗜食酒、肥甘厚味，工作应酬多。近来盗汗、口苦，夜寐不安，舌淡、苔黄厚腻，脉滑。病机为酒湿停滞化为痰，脾运不足，水湿不化，湿热中阻。故治拟健脾化痰，清热燥湿，行气止泻。处方：川朴、苍术、草果、淡芩、陈皮、姜夏、秦皮各9g，川连3g，广木香6g，炒米仁、蒲公英、马齿苋各15g。服用几周后，诸症好转，但湿性缠绵，久泻伤阴，患者体内多痰湿，难以遽去，故当缓图。再用党参、炒白术、炒茯苓、炒扁豆、怀山药、炒米仁、焦六曲各200g，姜半夏、稽豆衣、垂盆草、瘪桃干、虎杖各150g，陈皮60g，枳壳90g，鲜石斛、龟板胶、黄酒、冰糖各250g，制成膏方加以巩固。

按语：患者有高脂血症病史，体胖，嗜食肥甘厚腻，酒浊停滞，聚而为痰生湿。脾运不足，水湿不化，中阻郁热则口苦，下注则为泄泻。故用健脾化痰，清热燥湿之法。后期用益气健脾，渗湿止泻。脾胃运化功能改善，气血条达，夜寐好转。可见，高脂血症的治疗总以复方多法、综合调理、整体调节的思路，以健脾化湿祛痰、理气活血通络诸法运用。

案二：患者，男，55岁，2006年就诊。现病史：患者体形肥胖，近半月来时有脘腹胀满感，嗳气，偶有恶心，胃纳欠佳，双腿酸沉无力，大便溏，日4次。既往吸烟饮酒史30余年。多次体检发现总胆固醇、甘油三酯、低密度脂蛋白偏高，平素嗜食肥甘厚味、辛辣刺激之品。测血压150/90mmHg，舌苔白腻，舌根黄，脉细滑。患者脾虚失于健运，痰浊壅盛内停。予以健脾燥湿、行气和胃之法。处方：藿香、陈皮、苍术、佩兰、厚朴、郁金、白芍、姜半夏各9g，茯苓、焦麦芽、焦山楂、焦六曲、川芎各12g，川黄连

6 g, 木香 5 g, 砂仁 3 g。调理 1 个月以后, 诸症渐消, 但患者脾胃虚弱, 脾虚易致水湿内停, 日久易生痰化湿。湿邪较重, 湿性缠绵, 故当以膏方调理脾胃功能。再用黄连 30 g, 红花、陈皮、砂仁、木香各 60 g, 鬼箭羽、炒山楂各 100 g, 丹参、牛膝、玉米须各 150 g, 荷叶、佩兰、牡丹皮、藿香各 90 g, 薏苡仁 300 g, 葛根、山药、茯苓各 200 g, 泽泻、苍术、枳壳各 120 g, 黄酒、冰糖各 250 g, 制成膏方加以巩固。

按语: 患者高脂血症多年, 嗜食辛辣刺激油腻食物, 嗜烟酒, 饮食不节, 从而导致脾胃运化功能失调, 痰湿壅阻, 清气不升, 浊气不降, 故出现脘腹胀满、恶心、纳差、便溏。当予以健脾燥湿、行气和胃, 兼以化痰活血利水。方中茯苓、山药、葛根、薏苡仁、泽泻、苍术针对脾虚湿盛、水谷精微不能正常输布产生浊邪, 以健脾、利水渗湿、止泻痢, 藿香、佩兰芳香化湿; 患者脾虚水湿内停, 予以玉米须、牛膝利水; 日久痰瘀互结, 故予以红花、鬼箭羽、丹参、荷叶活血散瘀; 脾胃气机不舒, 时有胀满, 予以枳壳、砂仁、木香宽胸理气开胃, 陈皮健脾燥湿理气, 黄连、牡丹皮清热泻火; 炒山楂健脾开胃、消食化滞、活血化痰。全方共奏健脾燥湿、活血利水、理气祛痰之功。

【参考文献】

[1] 杨敏春, 滕龙, 杨维佳, 等. 葛琳仪膏方辨治高脂血症经验撷菁 [J]. 浙江中医杂志, 2016, 51 (12): 876 – 877.

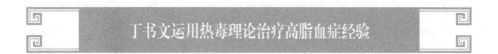

丁书文运用热毒理论治疗高脂血症经验

【名医简介】 丁书文, 心内科主任医师, 教授, 博士研究生导师。国内知名中医心血管病专家, 山东省名中医。从事医疗、教学、科研工作 40 余年, 对高血压、冠心病、心律失常、高脂血症、高黏血症、动脉硬化、心肌病、病毒性心肌炎等有独到的治疗经验。

【学术思想】 丁教授率先提出心系疾病的热毒学说, 发展了中医理论, 开拓了心脏病新的治疗途径。积极研究老药新用, 率先将传统抗疟中药青蒿、常山用于抗心律失常的治疗, 提高了临床疗效。倡导以清为补、以通为补、以调为补的养生保健新理念。开发中药新药"正心泰片""正心泰胶囊"、"参龙宁心胶囊"、"心速宁胶囊"4个品种。

【诊断思路】随着生活水平的提高，过食肥甘厚腻，易聚湿生痰，化湿生热，或过食辛香，化燥生火；精神紧张、情志失调导致气机不畅，气滞血瘀，久郁化热；饮食劳倦，忧思伤脾，以致运化失司，水湿内停，湿阻成痰，痰湿内蕴，湿热久蕴成毒；肾气亏虚，精气衰，肾阴不足，虚火内生。

【治疗方法】丁教授根据多年的临床、理论、实验研究，将高脂血症的热毒辨证分为气虚血瘀热毒证、肝阳上亢热毒证、脾肾阴虚热毒证、瘀水互结热毒证。

1. 气虚血瘀热毒证。病因病机：年高病久，气虚推动无力，以致血液运行阻滞，产生瘀血，弊阻心脉，郁生热毒，耗伤津液，致使机体气化无力、津液运化异常，脂质代谢紊乱。治法：益气活血，清热解毒。

2. 肝阳上亢热毒证。病因病机：或因热邪传入厥阴肝经，或因内生热毒，致使阳热亢盛，热极动风，肝阳上亢，而致气机输布失常，津液运化异常，脂质代谢紊乱。治法：平肝潜阳，清热解毒。

3. 脾肾阴虚热毒证。病因病机：人年逾四十，肾阴亏虚，虚火内生，炼液成痰，痰浊积聚，瘀脾伤阴，运化失司，痰湿互结，热毒内生，耗气伤津，郁阻气血而引发血脂异常。治法：补肾健脾，清热解毒。

4. 瘀水互结热毒证。病因病机：处于阴阳气血俱虚阶段，有正益虚、邪益盛的恶化趋势，且水湿与瘀血皆为阴邪，互宅互生，瘀血阻滞，肺气不利，不能通调水道，故可发为水病，而水湿停滞，血脉不通，亦可生成瘀血，瘀水互结而生热毒，致脂质运化失调。治法：化瘀利水，清热解毒。

【治疗绝技】丁教授认为所谓"热"一般是指有火热之性者，这是狭义之"热"。凡阳热偏盛者，或发热或不发热，也应属热，这是广义之"热"。所谓"毒"本义指毒草，广泛引申为毒物、祸害、危害、苦痛等。在中医学中，毒主要有3个方面的含义：一是泛指药物的毒性、偏性和峻烈之性；二指病证，如丹毒、疔毒、委中毒等；三指病因，即对机体产生毒性作用的各种致病因素，亦即毒邪。作为病因，"毒"泛指在正常生命过程中机体内不存在的物质，或原本适应机体生命活动的物质超过了生命机体的需求或改变了其所应存在的部位而对机体形成危害者。而"热毒"则是指具有火热之性的毒，由于热常化毒，毒常蕴热，故"热毒"是"毒"最常见的存在方式。"毒"常在长期七情内伤、劳逸失调及年老体衰或久病基础上产生，既是疾病之因，又是疾病之果，在某些情况下，又是包含病因病机及临床特征的一种临床病理概念。

【验案赏析】患者，男，35 岁。主诉：阵发性胸痛 2 月余。现病史：时感心前区疼痛，呈电击样，持续数秒，服救心丸可缓解，与劳累、休息不佳、饮酒有关，伴头晕、关节刺痛。既往高血压病史 3 年，冠心病病史 3 年，痛风病病史 2 年。平素服用阿司匹林、酒石酸美托洛尔等药物治疗，效果一般。舌暗红，苔黄，脉沉。胆固醇 6.04 mmol/L，低密度脂蛋白 4.28 mmol/L。诊断：高血压、高脂血症、冠心病、痛风，证属肝阳上亢热毒证，治以平肝导滞、清热解毒。处方：钩藤 45 g，黄连 12 g，栀子 12 g，牡丹皮 30 g，川芎 15 g，当归 12 g，野葛根 30 g，冰片 3 g（冲），女贞子 15 g，延胡索 30 g，水蛭 6 g，青风藤 15 g，决明子 30 g，山楂 30 g，泽泻 30 g。7 剂，每日 1 剂，水煎 400 mL，分早、晚两次温服。

二诊时，患者自觉胸痛减轻，头晕、关节疼痛缓解，舌质暗红，苔薄黄，脉沉涩，在上方基础上加怀牛膝 15 g。7 剂，每日 1 剂，水煎 400 mL，分早、晚两次温服。

按语：热邪传入厥阴肝经，阳热亢盛，热极动风，肝阳上亢，而致头晕，热毒灼伤脉络，血脉瘀滞而致胸痹。本方重用钩藤清热平肝，息风定惊，舒畅全身气机；黄连、栀子、牡丹皮、冰片、青风藤清热解毒，清心除烦；川芎、当归、延胡索行气活血；水蛭破血逐瘀；女贞子滋阴补肾；野葛根解肌退热，生津止渴，升阳止泻；泽泻利水、渗湿、泄热，使热邪从下而泻；决明子清肝明目，润肠通便；山楂健脾消食。加怀牛膝，既可活血散瘀、祛湿利尿、清热解毒，又能引经入药。方中黄连、栀子、牡丹皮三者合用，再佐以冰片加强清热解毒之功，是丁教授热毒理论中清与解的体现。泽泻佐以青风藤，利水渗湿，使内热从下而解，体现了热毒理论中排与泄的治法，加用怀牛膝增强两种治法之功，全方体现了丁教授运用热毒理论治疗高脂血症的学术思想。

【参考文献】

[1] 高妍，陈守强，陈德智. 丁书文运用热毒理论治疗高脂血症临证经验［J］. 亚太传统医药，2016，12（16）：98−99.

第九章 高尿酸血症及痛风

【诊断思路】仝小林院士经过多年临床探索总结认为高尿酸血症、痛风等多种代谢性疾病的病理中心在胃肠，基本病机为中满内热浊停。饮食不节、饮食偏嗜皆可致脾胃中土壅滞，运化不及，精微堆积，血中糖、脂、酸、蛋白等多种成分积聚过多而化浊，积浊蕴久化热，使脾胃进一步运化不及，水湿内停，郁而化热，湿热内蕴，下注经络关节，发为痛风。

【治疗方法】仝小林院士治疗高尿酸血症注重病位辨证，认为高尿酸血症到痛风的发展一般会经历由浅入深的病位变化，不同病变阶段有脏腑节络之分。初病轻浅，病在腑，所谓"脉者血之腑"，表现为经脉痹阻；渐由高尿酸血症发展为痛风发作，此病在节，为湿浊循血脉沉积于骨骼、软骨、肌腱、关节周围软组织所致；腑病还可以循经络入脏，沉积于肾、尿道，积热化火灼阴，煎熬水液，结为砂石；最后久病入络，可到关节受累，呈现梭形肿痛，甚至关节缺损或畸形，影响功能活动。故论治高尿酸血症初期重在"行血海之瘀滞，解经络之蕴结"，即活血化瘀以治腑，中期重在清热燥湿、化浊消肿、通淋排石以治节治脏，病变晚期则以通络活血定痛为基本大法。

当归拈痛汤为金元医家张元素所创制，清代张石顽称此方为"治湿热疼痛之圣方"。全方由羌活、茵陈、猪苓、泽泻、防风、当归、升麻、葛根、苍术、白术、苦参、人参、黄芩、知母、炙甘草等药物组成。其中羌活苦辛温，茵陈苦微寒，二药用量最重，共为君药。羌活走上、走表，擅祛风湿、疗关节疼痛，茵陈走下、走里，擅清热利湿，二药相合，寒热并用，表里共调，上下共疗；又"治湿不利小便，非其治也"，方以猪苓、泽泻淡渗利湿，导湿从小便而去；并配合清热燥湿之黄芩、苦参，使湿去热孤，热清湿解，解除湿热胶结之势。诸药合用共为臣药。升麻、葛根、防风散风解表的同时又可助羌活发散肌表之风湿，引脾胃清阳之气上升；苍术、白术健脾燥湿；人参、当归益气养血、扶正祛邪，使邪去而正不伤，当归兼能活血止痛；知母清热润燥，防方中苦燥伤阴。以上共为佐药。甘草调和诸药，并配合参、术等药健脾益气，担方中使药。诸药合用，共奏祛湿清热、疏风止痛之功。

现代药理研究表明，本方具有显著的免疫调节作用。葛根能扩张心脑血管，促进体内血液循环，且有利尿作用，故可加强体内尿酸的排泄；泽泻、猪苓、苦参均具有显著的利尿作用；当归能抗炎镇痛，降低炎症组织中PGE2 的释放；黄芩中的黄芩苷、茵陈中的蒿属香豆精具有明显的解热、抗炎、镇痛作用，从而缓解痛风患者的疼痛症状；甘草有类肾上腺激素作用和明显的抗炎解毒作用。诸药合用，具有抗炎镇痛、解热利尿、调节代谢及免疫等多方面的药理作用。诸多医家经过大量反复的临床实践验证，以本方为基础方加减应用可扩展其临床适用范围，常用来治疗痛风性关节炎、类风湿关节炎、下肢关节痛、高尿酸血症、滑膜炎、血栓性浅静脉炎及各种皮肤病、糖尿病周围神经病变等。

【治疗绝技】针对高尿酸血症、痛风的治疗，仝小林教授总结出一套较完备的治疗方案。高尿酸血症期多属实证，多采用大柴胡汤、大黄黄连泻心汤、葛根芩连汤、小陷胸汤等通腑泄热，利湿化痰。痛风期临床多按照急性、慢性分期论治。急性期多着重祛风除湿、活血止痛，方用上中下痛风汤合防己黄芪汤；慢性期多虚实夹杂，其中气血不足、血行瘀滞者方用黄芪桂枝五物汤加当归补血汤以益气和血、温经通痹。风寒湿邪郁而化热、耗伤阴分者方用瓜蒌牡蛎散加味以养阴生津润燥；出现痛风石者方用四金汤以清热利湿排石；气虚血瘀水停为肿者方用防己黄芪汤以益气利水，并重用茯苓30~60 g 以淡渗利湿，水肿明显者可加至240 g，配合益母草、泽兰、泽泻各30 g 以活血利水。仝小林教授临证善于因人制宜，结合患者具体情况，在辨证施治的基础上注重量效相关性。为取得满意的临床疗效常相应加大药物剂量，如秦皮、威灵仙一般以6~12 g 为常用量，但若要充分发挥其降低血尿酸的功效，秦皮、威灵仙用量可相应扩大至15~30 g 和30~45 g。此外，针对伴发尿酸升高的其他代谢指标异常，重视整体论治，综合改善患者内环境。

【验案赏析】患者，男，54 岁，2016 年1 月18 日初诊。主诉：反复多关节肿痛 15 年余，加重 12 日。现病史：患者于 2001 年无明显诱因出现足踝关节肿痛，就诊于当地医院，查见血尿酸升高，诊断为痛风。后症状反复发作，初起 1 年发作 2～3 次，近年来频率增加，每年发作 5～6 次，严重时可见关节积液。发作时服用秋水仙碱、苯溴马隆等治疗，可缓解症状。本次痛风为 2016 年 1 月 6 日起发作，累及踝关节、膝关节为多，关节红肿疼痛，有积液，抽取积液 2 次，合计 80 mL。至今疼痛难忍，不能行走；纳眠可，二便调；身高 170.8 cm，体重 81 kg，BMI 27.77 kg/m²；血压 120/90 mmHg。个人史：吸烟 10 支/日，饮酒 4～8 两/日。现用药：洛索洛芬 60 mg，2 次/日；氨酚羟考酮片 330 mg，2 次/日。（2015 年 10 月 14 日）血生化：UA 653 μmol/L，C 反应蛋白 6.68 mg/L，ASO 61.2 IU/mL，RF 7.7 IU/mL。2015 年 12 月 5 日膝关节超声：左侧膝关节髌上囊积液。西医诊断：痛风。中医诊断：痹证，证属风湿热痹。治以清热利湿、疏风止痛，予当归拈痛汤加减。处方：当归 9 g，羌活 9 g，防风 6 g，天麻 6 g，猪苓 30 g，泽泻 30 g，茵陈 15 g，黄芩 9 g，葛根 15 g，苦参 9 g，生白术 15 g，炙甘草 15 g，威灵仙 30 g，秦皮 15 g，秦艽 15 g，土茯苓 30 g，萆薢 15 g，黄芪 30 g，生姜 9 g，大枣 9 g。28 剂，水煎服，日 1 剂，分早、晚两次服。嘱低嘌呤饮食。

2016 年 2 月 29 日二诊：服上方 28 剂，自觉左膝关节疼痛缓解，本月疼痛发作 2 次，程度有所减轻，本月未抽积液；左膝仍肿大，不能弯曲；面红，纳眠可。大便偏干，日 1 行，小便调，夜尿 1 次；舌胖大有齿痕，苔厚干黄，脉沉弦硬数。现用药：非布司他。（2016 年 1 月 19 日）血生化：UA 546 μmol/L，C 反应蛋白 8.79 mg/L。2016 年 2 月 22 日查 UA 489.8 μmol/L。处方：初诊方加络石藤 15 g，忍冬藤 15 g，鸡血藤 15 g，海风藤 15 g。28 剂，水煎服，日 1 剂，分早、晚两次服。嘱低嘌呤饮食。长期疗效有待进一步观察。

按语：本案患者痛风病史较长，耗伤正气，加之平素嗜烟酒，致湿热内生，流注经络关节，气血运行不畅，痹阻不通，发为痛风。诸症合参，均为湿热痹阻之证，舌脉亦与其证相符。全小林院士以当归拈痛汤加减投之，其中威灵仙、秦皮为其治疗高尿酸血症、痛风等病的常用药对。现代药理研究亦表明，威灵仙、秦皮具有抑制尿酸合成及促进尿酸排泄的作用。患者初诊服药后痛风发作次数减少，程度减轻，未抽取关节积液，相关炎症指标已回转，血尿酸水平降低，未出现不良反应。二诊时患者仍有左膝肿大、不能弯

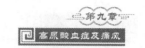

曲的症状，考虑患者病程较长，久病入络，故在原方基础上加用藤类药物络石藤、忍冬藤、鸡血藤、海风藤，加强通经活络、活血止痛的功效。

【参考文献】

[1] 王青，张少强，田佳星．仝小林教授辨治痛风经验［J］.吉林中医药，2017，37（11）：1095－1098.

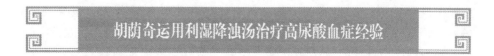

胡荫奇运用利湿降浊汤治疗高尿酸血症经验

【名医简介】 胡荫奇，中国中医科学院望京医院主任医师，教授，博士研究生导师，享受国务院政府特殊津贴，第三、第四、第五批全国老中医药专家学术经验继承工作指导老师，世界中医药学会联合会风湿病专业委员会副会长。从事中医临床、科研、教学工作 50 余年，主编《实用中医风湿病学》《痹病古今名家验案全析》等著作数十部，发表学术论文数十篇。

【经典名方】 利湿降浊汤（胡荫奇教授经验方）。

组成：土茯苓 30 g，土贝母 10 g，葛根 30 g，马齿苋 30 g，萆薢 15 g，麸炒薏苡仁 30 g，威灵仙 20 g，川牛膝 15 g。

用法：常法煎服。

【学术思想】 胡教授长期从事风湿免疫病的临床与科研工作，对痛风的诊疗积累了丰富经验，善从"伏邪"论治痛风，认为其"伏邪"性质为湿热痰瘀，过量的血尿酸亦属于"伏邪"范畴。其病位在脾肾，病机为湿浊痰瘀久伏，正气不足，遇外邪引动而发病。故治疗以祛邪与扶正相合，以清热除湿为基础，补益脾肾为主，运用分消、搜络、扶正之法导"伏邪"外出，并注重急性期和缓解期分期论治，临床疗效显著。

【诊断思路】 经过历代医家不断完善和总结，当代伏邪学说再次有了进一步的发展，内涵也更加广义化，认为伏邪的来源除了外感邪气，还包括七情所伤、饮食失宜及脏腑功能失常而产生的各种病理产物如痰浊、瘀血、水饮、郁气等一切潜藏体内，待人体脏腑功能虚损时透而外发的病邪，具有隐匿性、积聚性且易于复发。

痛风患者多喜食膏粱厚味、醇酒肥甘、辛辣腥腻之品，久而酿生湿浊，如《临证指南医案》所言："湿从内生者，必其人膏粱酒醴过度。""饮食自倍，脾胃乃伤"，如不加节制，油腻厚味，碍胃滞脾，使脾失健运，痰涎滋生。脾虚及肾，肾气化失常，开合不利，清不能升，浊不能泄，湿热积蓄，留滞经络关节，湿蒸于中，热淫于内，"如烟之渐熏，水之渐积"，邪气日盛，壅遏不行终成毒瘀。毒邪长期伏藏则必伤阴耗气，蒸灼气血津液，使脾肾功能进一步受损，"正气愈损，邪气愈伏"，伏毒加重，凝结瘀滞，若遇外邪侵袭，触动体内伏邪而致痛风发作。所以，湿热、痰瘀在痛风的发生、发展中既是病因，又是病理产物，具有始动和复发加重作用，贯穿疾病始终。

胡教授认为过量的血尿酸也属"伏邪"范畴。高尿酸血症是导致痛风发作的生化基础和直接病因，尿酸在体内长期积蓄累积形成尿酸盐结晶，早期伏而不发，只有结晶累积到一定程度，或感受新邪，才出现痛风，而且如果血尿酸水平不能有效控制，容易反复发作，这与伏邪的"渐而伏聚，遇因而发""暂时假愈，后乃复作"的特点十分契合。血尿酸的生成与水谷精微化生有关，如若饮食不当损伤脾胃，或先天不足，导致脾虚运化失司，肾虚气化不利，体内的血尿酸不能及时转运排泄，积蓄体内，聚而成浊，平日伏匿体内，处于"不知于身，若有若无，若亡若存，有形无形"的伏藏状态，一旦遇饮酒、疲劳过度、过食肥甘厚味或感受外邪等诱因触动，则使"热毒气从脏腑出，攻于手足，手足则焮热赤肿疼痛"而发为痛风。

【治疗方法】 基于高尿酸血症病因病机是脾肾功能失调、湿浊内生，胡教授确定利湿化浊是高尿酸血症的治疗大法。其自拟利湿降浊汤作为治疗高尿酸血症的基本方，方中土茯苓、土贝母二药为君，土茯苓甘淡性平，入肾、肝经，具有解毒除湿、健脾胃、通利关节之功效；土贝母味苦微寒，入肺、脾经，可解毒散结消肿，主治瘰疬、痰核，合用起到利湿降浊、解毒散结之作用。葛根味甘性平，《神农本草经》载其"主诸痹"，能鼓舞脾胃清阳之气上升，清阳升，则浊阴降，湿浊湿热下行，还可解肌退热、解酒毒，尤用于饮酒而诱发的痛风；马齿苋酸寒，入肝及大肠经，具有清热解毒、凉血散肿之功；萆薢味苦性平，入肾、胃经，具有利湿去浊、祛风除痹之功，且长于祛风湿；薏苡仁甘淡性凉，入脾、胃、肺经，具有利水渗湿、健脾除痹、解毒散结的作用，其利水渗湿不伤阴，为阳明经药，用于阳明筋骨为病，风湿痹筋急拘挛。以上四药共为臣药，增强君药利湿泄浊、解毒散结的作用。威灵仙辛咸性温，入膀胱经，功能祛风湿、通经络、止痹痛，有走而不守、宣通十二经络的特性；川牛膝甘、微苦、性平，入肝、肾经，具有活

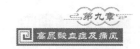
血利湿通经作用，二药共为佐使药，起到引药下行，促进君药、臣药发挥利湿降浊之功。

胡教授根据高尿酸血症患者的不同体质、不同证候表现、病情轻重及疾病不同阶段，在利湿降浊汤的基础上加减变化。患者表现为体形壮实、口气重、舌红苔黄腻、脉弦滑有力等湿热之象明显时，可加黄柏、苍术、侧柏叶、茵陈、车前草、莱菔子、决明子等；患者表现为体形偏胖、疲困乏力、舌质淡红、舌体胖大、边有齿痕、脉滑等脾虚痰湿之象明显时，可加党参、茯苓、白术、山药、车前子等；患者表现为面色㿠白、小便清长、乏力怕冷、舌淡苔水滑、脉沉细等寒湿之象明显时，可加附子、党参、黄精、炒白术等，或合用肾气丸、无比山药丸；若患者口唇紫暗、舌下脉络迂曲、舌边有瘀斑瘀点等瘀血内阻之象明显时，可加鸡血藤、虎杖、丹参、三七等；若遇风受凉，伴咽痛、头痛、关节痛，可加金银花、连翘、白芷、豨莶草、秦皮、秦艽、桑枝；若饮酒后，可加葛花、枳椇子、焦神曲、西河柳、菊花；若痛风欲发，关节酸楚不适、局部无红肿热痛，可加用百合、毛冬青、山慈菇、黄芩等；若伴水肿，尿中潜血，可加玉米须、栀子、茜草炭等。

【治疗绝技】基于上述理论，胡教授强调痛风的基本病机在于脾肾虚，伏邪藏。"正气不足，邪气踞也"，伏邪不论是"郁久而发"，还是"外邪引动"，正虚都是其必要条件。所以治疗过程中注重祛邪兼顾扶正，依据其发病特点从急性期、缓解期分期治疗，强调谨守病机、随证变化，从分消、搜络、扶正三方论治，以"曲尽病情"，令邪无所藏，病根尽去。

1. 分消：叶天士言"渗湿于热下，不与热相搏，势必孤也"。在痛风急性期，外邪引动伏邪，湿热毒邪阻滞筋脉而发病，此时治疗当以分消走泄之法，通过苦寒通降之品，使火从下泄，令湿热二邪分而解之。胡教授常用绵萆薢、土茯苓、黄柏、秦皮、秦艽、蒲公英、苦参等，苦以燥湿，寒以清热，以达"湿去热除"之效。绵萆薢，李时珍云此药"能活阳明之湿而固下焦，去浊分清"，《本草正义》记载土茯苓可"利湿去热，可搜剔湿热蕴毒"，黄柏清热解毒，亦是中医医家治疗痛风的常用药。同时配合利湿泄浊类药物如车前子、泽泻、泽兰、猪苓等通利水道，使湿浊经下焦而泄，取"治湿利小便"之意，常可取得满意疗效。宣通经脉则气血灵动，使相挟为患之邪难聚成壅，胡教授认为其亦属分消走泄之法，且利湿活血中药具有改善痛风病情的功效，常选当归、赤芍、莪术、川芎等活血散瘀，并重用威灵仙以达消痰积、通经脉之效，《药品化义》云："灵仙宣通十二经络，主治风、湿、痰壅滞经络中，致成痛风走注。"胡教授临床运用此药主张剂量宜大，方能有降尿酸、止骨痛之效，常用剂量为 15～30 g。

2. 搜络：痰热久痹，血行不畅，终成毒瘀，"通则留邪可拔"，痛风急性期胡教授重用金银藤（45～60 g）以活血通络、除痹散结。然痛风日久，伏邪久匿，痹阻经脉，胡教授认为此时绝非一般祛湿通络等草木之品可奏效，须借助血肉有情之虫类药，借其搜剔钻透、通痹解瘀之力，导邪外出，临证常配合蜈蚣、地龙、乌梢蛇等。缓解期则以和缓祛瘀之剂缓攻宿邪，临证常配合鸡血藤（15～30 g）祛余邪，同时兼顾脾胃。

3. 扶正：痛风经年累月，湿热毒瘀久存，损伤脾肾，正气不足则无力鼓邪外出，致病情缠绵难愈，反复发作。"伏邪，不得不邪正并治"，此时若只虑祛邪，则徒伤正气，反使邪伏渐深。故胡教授主张，本病无论何期，都要兼顾扶正，以防伏邪内陷。急性期常联合苍术、白术、佛手、砂仁等护脾胃之正气，配合薏苡仁健脾利湿；缓解期久病伤正，常伴气虚之象，多以黄芪、党参、太子参等益气健脾；再配合山药、骨碎补、菟丝子等温补脾肾之品，使肾阳温，脾土健，邪无所避，且《本草正义》记载菟丝子有"宣通百脉，温运阳和"之效，为胡教授所喜用。

【验案赏析】患者，男，51 岁，2017 年 4 月 22 日初诊。主诉：四肢多关节反复肿痛 3 年余，加重 1 周。现病史：患者 3 年前饮酒后出现左足第一跖趾关节肿痛，服用洛索洛芬钠片后症状缓解。后多因食用肉食或饮酒后出现四肢多关节反复交替肿痛，其间发现血尿酸 >600 μmol/L，间断服用洛索洛芬钠片、苯溴马隆片，病情仍有反复。刻下症：右手第四近端指间关节、右肘关节肿胀疼痛，自觉关节表面有热感，夜间疼痛尤甚，纳食不佳，小便黄，大便黏滞不爽。舌暗红，苔黄厚腻，脉滑细。查体：右手第四指近端指间关节、右肘关节压痛（＋），皮温高，皮色红，右肘关节可见一约 0.5 cm×0.5 cm 的"痛风石"。实验室检查：UA 560 μmol/L，C 反应蛋白 44 mg/L。中医诊断：痛风病（湿热痹阻证）。西医诊断：急性痛风性关节炎。治宜清利湿热，消肿通络。处方：黄柏 10 g，川牛膝 15 g，苍术 12 g，绵萆薢 10 g，百合 3 g，徐长卿 30 g，土茯苓 30 g，金银藤 60 g，威灵仙 30 g，赤芍 15 g，车前子 10 g。7 剂，每日 1 剂，水煎服。嘱患者低嘌呤饮食。

2017 年 4 月 29 日二诊：右手第四近端指间关节、右肘关节肿胀缓解，疼痛仍显，关节处稍有热感。纳食可，二便调。舌暗红，苔薄黄腻，脉滑细。初诊方加地龙 10 g, 乌梢蛇 10 g。14 剂, 每日 1 剂, 水煎服。

2017 年 5 月 14 日三诊: 四肢关节肿痛大减, 压痛可, 关节活动可, 自觉乏力。舌淡红, 苔薄黄腻, 脉沉细滑。复查 UA 302 μmol/L, CRP 0.5 mg/L。前方去乌梢蛇、地龙, 加党参 30 g, 菟丝子 15 g, 黄芪 30 g。14 剂, 每日 1 剂, 水煎服。3 个月后随访, 患者间断服用本方, 未见关节肿痛反复, UA 波动在 260 ~ 300 μmol/L。

按语: 患者喜食肥甘厚腻, 且常年饮酒, 酿成湿热之体, 日久脾肾受戕, 湿热瘀毒伏藏于体内, 每因饮食不慎诱发, 反复发作, 符合伏邪的致病特点。初诊时, 急性起病, 肿痛明显, 病机为湿热阻络, 故以清伏热、除伏湿为主, 以绵草薢、黄柏、土茯苓苦寒之品清热燥湿, 化湿热二邪分而消之, 威灵仙、赤芍通行经络, 疏通血气, 导壅塞之伏邪外出, 再以车前子使湿浊之邪从下焦分消, 配以苍术燥湿不助热, 兼能固护脾胃。二诊时肿痛虽已减轻, 虑其痛风经年累月, 非蠕动之物, 难除病根, 故加地龙、乌梢蛇以搜络化瘀消痰。三诊时, 病大去, 正虚之象稍显, 故去乌梢蛇、地龙稍减祛瘀之力, 以免克伐伤阴, 再加菟丝子、黄芪、党参益肾健脾、扶正补虚。诸药配伍令伏邪无所遁迹, 达邪去病安之效。

【参考文献】

[1] 杨怡坤, 胡悦, 连智华, 等. 胡荫奇从脾湿论治高尿酸血症经验 [J]. 北京中医药, 2020, 39 (3): 244 - 246.

[2] 赵敏, 杨元斐, 王宏莉, 等. 胡荫奇从"伏邪"理论治疗痛风经验 [J]. 世界中西医结合杂志, 2021, 16 (7): 1228 - 1230.

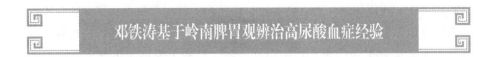

邓铁涛基于岭南脾胃观辨治高尿酸血症经验

【诊断思路】 邓老在长期临床与学术探索中逐步形成其岭南脾胃观。对高尿酸血症的辨治, 邓老认为, 其属本虚标实之证, 本虚责之先天禀赋不足、脾气虚损, 标实则为湿邪内蕴或兼痰浊内阻, 其中脾虚是关键, 当标本兼治, 立健脾祛湿之法, 如兼痰浊、瘀血, 佐以化痰祛瘀。

【治疗方法】 邓老指出, 对高尿酸血症应进行及早干预, 稳定尿酸水平, 以防其发展成痛风性关节炎、痛风性肾病等并发症, 治当标本兼治, 立健脾祛湿为法，如兼有痰浊、瘀血，则佐以化痰祛瘀。并根据岭南地区高尿酸血症的病因病机特点，自拟基础方：党参、白术、茯苓、白扁豆、薏苡仁、砂仁、厚朴、陈皮、炙甘草。该方具有益气健脾、祛湿理气之功。若兼痰浊，配伍法半夏、竹茹、化橘红等化痰之品；兼瘀血，则加桃仁、红花等。另外，临证可酌以岭南地区特色药材，如五爪龙、溪黄草、砂牛等，效果更佳。五爪龙具有健脾、利湿之功，溪黄草具有利湿、散瘀之效，砂牛可利水通淋。对于高尿酸血症合并泌尿系结石者，邓老常用砂牛。

【治疗绝技】 根据多年临床经验，邓老认为辨治高尿酸血症需注意几点：①对脾虚夹湿证，见纳少、乏力、少气懒言、脉弱等气虚为主而湿邪不甚时，可将白术改为岭南药材五爪龙，因白术苦燥、渗利，过用易伤阴液，而五爪龙性微温、味微苦，与党参配伍既可增强益气之效，又不致过于温燥而伤阴液，且符合岭南气候炎热特点；②兼纳差、消化不良时，可伍以布渣叶、山楂以消食和胃，布渣叶为岭南常用消导之品，消食之力佳；③若脾虚而致心血亏虚，见心悸、眩晕、失眠多梦、面色无华等，可加当归、茯神、酸枣仁、龙眼肉以养血安神。此外，若高尿酸血症已合并痛风，湿邪郁而化热，当祛邪扶正并举，标本兼治，可加木瓜、老桑枝、白茅根，其中木瓜和胃化湿、舒筋活络、缓急止痛；老桑枝意在清热祛风利湿，以通经活络止痛；白茅根则清热利尿，令湿热之邪从小便而出。此三药相伍，可奏祛风除湿、清热利尿、舒筋活络止痛之效。

【验案赏析】 患者，男，30 岁，2015 年 1 月 7 日初诊。现病史：2 个月前，患者于外院体检示血尿酸 532 μmol/L，余无异常，未予药物治疗，遵医嘱改善生活方式，包括低嘌呤饮食、适当体育锻炼等，1 周前复查血尿酸 518 μmol/L。既往体健，否认高血压、糖尿病、肾病等病史，平素嗜食冷饮及海腥发物。刻下症：无关节肿痛，体形偏胖，脘腹时有痞闷，进食稍多易腹胀，平素常觉头身困重，胃纳稍差，眠一般，大便稀，小便正常，舌淡胖、有齿痕，苔白厚腻，脉濡缓。辨证属脾气虚损、湿邪内困，以湿邪内盛为主。中医诊断：湿阻（湿邪内盛，脾气虚损）。治法：益气健脾利湿。处方：白扁豆 15 g，党参 20 g，五爪龙 30 g，茯苓 20 g，猪苓 20 g，薏苡仁 20 g，砂仁（后下）10 g，厚朴 15 g，桂枝 15 g，陈皮 15 g，溪黄草 15 g，炙甘草 5 g。20 剂，每日 1 剂，水煎温服。嘱低嘌呤饮食、多喝水、适当体育锻炼等。

2015 年 1 月 28 日二诊：无脘腹痞闷，食欲增加，饱餐后无明显腹胀，头身困重有所改善，大便时稀，舌淡稍胖，苔白腻，脉濡。复查血尿酸463 μmol/L。守方基础去党参、猪苓、砂仁、厚朴，继服 20 剂善后。

2015 年 2 月 26 日三诊：舌淡红稍胖，苔薄白，脉滑。复查血尿酸409 μmol/L。停药。嘱加强健康教育，定期复查。

按语：本案患者乃饮食不节，损及脾气，湿邪内困。脾气虚损，纳运失调，故纳差、饱餐后易腹胀；脾乃运化水液要脏，脾虚运化无力，则水液输布障碍，停滞而成湿邪，湿性重浊，湿邪内困，故见头身困重；湿阻中焦则脘腹痞闷；湿邪下注则大便稀；舌淡胖、有齿痕，苔白厚腻，脉濡缓，为湿邪内盛之象。湿邪困阻中焦，势必阻碍脾之正常运化功能。故治当健脾祛湿为法，并重用祛湿之品。方中重用茯苓、猪苓、薏苡仁主攻利湿，使湿邪从小便而出，强化除湿祛邪力度；桂枝温通，助膀胱气化，更利湿邪从小便而出；砂仁、厚朴性温、味辛，均归脾经，以其味辛可散湿、性温可助阳化湿，意在芳香温化困阻中焦之湿，以利脾脏恢复运化之功；陈皮行气化滞、醒脾和胃，助厚朴以除满消胀；白扁豆、党参、五爪龙均归脾经，有益气健脾之功，可助虚损之脾气恢复，增强脾脏自身运化水液、祛除湿邪之功，寓"正气存内、邪不可干"之意，且与陈皮构成三补一行，使补而不滞，相辅相成；溪黄草利湿，可增强降尿酸之功。本案患者时处盛年，且脾气虚损不甚，补益之力当适可而止，加之岭南地区气候炎热，故温补之品宜慎用，以免"气有余便是火"（《丹溪心法》），《素问·阴阳应象大论》有云"壮火之气衰，少火之气壮；壮火食气，气食少火；壮火散气，少火生气"，本案以补气之力较为平和的岭南草药五爪龙取代温补之力较大的白术，正出此意。炙甘草益气补中，调和诸药。诸药合用，共奏益气健脾利湿之功。二诊时，复查血尿酸较前下降，患者已无脘腹痞闷，纳可，餐后无明显腹胀，此为中焦湿邪已化、脾之运化功能改善之象，可去芳香化湿之品，并减轻补益之力，故去党参、砂仁、厚朴，又仅有余湿未尽，为防渗利太过而伤阴，故去猪苓。三诊时，湿邪已基本除尽，复查血尿酸已趋正常，未再予药物治疗，予加强健康教育。

【参考文献】

[1] 杨水浩，董倩影，刘小斌，等．邓铁涛基于岭南脾胃观辨治高尿酸血症经验［J］. 中国中医药信息杂志，2022，29（10）：147 - 149.

娄多峰运用经验方治疗痛风经验

【名医简介】娄多峰，首批全国老中医药专家学术经验继承工作指导老师，从事中医临床、教学、科研工作 70 余年。长期致力于中医风湿病的临床研究，提出风湿病"虚邪瘀"理论，为现代中医风湿病学科的主要奠基人之一。

【学术思想】娄老认为，痛风的病因病机为正气亏虚、外邪侵袭、痰瘀气滞，可概括为虚、邪、瘀。如《格致余论》曰："彼痛风者，大率因血受热，已自沸腾，其后或涉冷水，或立湿地，或扇取凉，或卧当风，寒凉外抟，热血得寒，污浊凝涩，所以作痛。"针对痛风的"虚邪瘀"病因病机确立扶正、祛邪、活血通络的治则。

【诊断思路】本病主要是由于人体正气不足，阴阳失调，湿热痰瘀等病理产物聚于体内，留滞经络；复因饮食劳倦，房事不节，感受外邪，内外合邪，气血凝滞不通，而发为痛风。临床上痛多呈发作性，多由疲劳、房事不节、厚味多餐或感受风寒湿热等外邪诱发，发作时表现为局部剧烈疼痛，甚则或足不能履地，或手不能举，并且有日轻夜重和转移性疼痛的特点。经休息和治疗后虽可获得好转，但时休时发，日久可致受损部位出现肿胀、畸形，恢复较为困难。总之痛风是正虚为本，邪实、痰瘀为标，全身属虚，局部属实的本虚标实之病证。

【治疗方法】娄老治疗痛风从"虚邪瘀"辨证论治。

1. 邪实候。①湿热痹阻症见：关节疼痛，扪之发热，甚则红肿热痛，痛不可触，得冷则舒，遇热则剧，屈伸不利；舌质红，苔黄，脉数。②风寒湿痹症见：肢体关节疼痛，重着、肿胀、屈伸不利。冬春、阴雨天易作，局部皮色不红，触之不热，遇寒冷痛增，得热痛减，舌质淡，苔白，脉弦。

2. 正虚候。肝肾阴虚症见：病久屡发，关节痛如被杖，局部关节变形，昼轻夜重，肌肤麻木不仁，步履艰难，筋脉拘急，屈伸不利，头晕耳鸣，颧红口干；舌红少苔，脉弦细或细数。

3. 痰瘀候。①瘀血痹阻症见：局部有外伤史，疼痛如针刺、刀割样，固定不移，压痛明显，局部皮色紫暗，或顽痹不愈，或关节肿大变形，肌肤甲错；或舌质紫暗有瘀斑，脉弦涩。②痰浊阻滞症见：关节肿胀，甚则关节周围漫肿，局部痿麻疼痛，或见"块凛"硬结不红；伴有目眩，面浮足肿，胸脘痞闷；舌胖质暗，苔白腻，脉缓或弦滑。

【治疗绝技】 1. 湿热痹阻型。病机：湿热之邪，郁壅脉络。治法：清热利湿，活血通络。方药：清痹汤。处方：忍冬藤60 g，败酱草30 g，络石藤18 g，青风藤60 g，土茯苓21 g，老鹳草30 g，丹参30 g，香附15 g。

2. 风寒湿痹型。病机：风寒湿邪，痹阻经络。治法：祛风通络，散寒除湿，活血养血。方药：通痹汤。处方：当归18 g，丹参18 g，鸡血藤21 g，海风藤18 g，透骨草21 g，独活18 g，钻地风18 g，香附21 g。

3. 肝肾阴虚型。病机：肝肾阴亏，筋骨失养。治法：补益肝肾，活血通痹。方药：养阴活血汤加减。处方：玄参20 g，青蒿20 g，白薇15 g，知母15 g，黄芩15 g，牡丹皮15 g，生地黄20 g，赤芍15 g，川芎10 g，连翘15 g，鸡血藤20 g，丝瓜络15 g，银柴胡20 g。

4. 瘀血阻痹型。病机：瘀血痹络，气血阻滞。治法：活血化瘀，行气通络。方药：化瘀通痹汤。处方：当归18 g，丹参30 g，鸡血藤21 g，制乳香9 g，制没药9 g，延胡索12 g，香附12 g，透骨草30 g。

5. 痰浊阻滞型。病机：痰浊壅滞，痹阻经络。治法：祛湿化痰，通络止痛。方药：二陈汤合身痛逐瘀汤加减。处方：桃仁10 g，红花10 g，当归12 g，川芎15 g，没药6 g，陈皮10 g，五灵脂10 g，怀牛膝15 g，地龙10 g，羌活10 g，秦艽15 g，生续断30 g，土鳖虫10 g，香附10 g，半夏10 g，茯苓15 g，生地黄6 g。

痛风的证型随病情发展而变化，实不止以上所述。娄老强调只要辨证准确，应守方守药，持之以恒，即能获效。

【验案赏析】 患者，男，20岁，2010年3月22日初诊。主诉：左足趾、足背肿痛反复发作6年。现病史：6年前1次饮酒后突然左足背、左足第一跖趾关节肿痛，难以入睡，局部灼热红肿。用消炎镇痛药，1周后病情完全缓解。以后每遇饮酒过量或感冒突然发作，需2～6周治疗才能使病情缓解。1周前又因酒后卧睡受凉，足背肿痛复作。刻下症：左足趾、足背红肿热痛，疼痛部位固定于左足背及左足趾，功能受限。伴火气大，口渴不欲饮水，咽干，大便干，小便黄。舌质偏红，苔黄腻。脉弦滑数。查体：体壮实，面红，跛行。左足背及跖趾红肿，局部发热，压痛，功能受限。实验室检查：WBC 9.2×10^9/L，N 0.77，L 0.22，Hb 125 g/L，红细胞沉降率

80 mm/h，血尿酸795.9 μmol/L。X线示左足第一跖骨头处出现溶骨性缺损，局部软组织肿胀。西医诊断：痛风性关节炎。中医诊断：痛风。证属湿热痹阻。治以清热祛湿，通络止痛。予清痹汤加减。处方：忍冬藤60 g，败酱草30 g，络石藤18 g，青风藤60 g，土茯苓21 g，丹参30 g，薏苡仁20 g，川牛膝20 g，木瓜18 g，苍术9 g，防己20 g，香附12 g，白茅根9 g。10剂，水煎服。医嘱：少食酒肉厚腻之味；注意休息。

2010年4月5日二诊：服上药10剂，症状消失，行走自如，无跛行。舌质淡红，苔薄白。为防止复发服用院内制剂着痹畅片，每服6～8片，每日4次，连服3个月，巩固疗效；慎食酒肉厚腻。随访3年，病未复发。

按语：本案患者素体壮实，多进厚腻饮食，化湿生热；湿热蕴结，阻滞经脉，出现局部红肿热痛，功能受限。可见本案以邪实（湿热之邪）为主，针对湿热蕴结，阻滞经脉之病机，予以清热祛湿、通络止痛为法，方中忍冬藤、败酱草、络石藤、青风藤、土茯苓、薏苡仁、木瓜、苍术、防己、白茅根清热利湿，治疗邪实为主；丹参、川牛膝、香附活血通络止痛，以治瘀，薏苡仁、白茅根调和诸药，兼顾正气，以防虚，本方祛邪为主，兼顾瘀虚。故疗效显著。本病消除急性症状较易，控制反复发作较难。控制其反复发作是治疗的关键，因此，除了长期服药以彻底清除体内残留的湿热痰瘀之邪外，更重要的是限制摄入酒肉厚腻之味，以阻断湿热化生之源。

【参考文献】

[1] 李满意，娄玉钤. 娄多峰治疗痛风经验总结［J］. 中华中医药杂志，2019，34（11）：5238-5240.

张剑勇运用六高康颗粒治疗脾虚肾弱、浊毒瘀滞型痛风经验

【名医简介】 张剑勇，深圳市中医院风湿病科（痛风专科）主任医师，教授。深圳市中医药学会第一届风湿病专业委员会主任委员，中华中医药学会风湿病分会常委，广东省中医药学会风湿病专业委员会副主任委员，广东省中西医结合学会风湿病专业委员会常委，深圳市中西医结合学会风湿病专业委员会副主任委员，深圳市医学会风湿病专业委员会委员。擅长运用中西医结合方法诊治风湿病，如痛风关节炎、风湿性关节炎、类风湿关节炎、强

直性脊柱炎、银屑病关节炎、反应性关节炎、感染性关节炎、多发性肌炎、皮肌炎、血管炎、系统性红斑狼疮、结节性红斑、风湿毒性关节痛、风湿性多肌痛、纤维肌痛综合征、干燥综合征、骨质疏松症、硬皮病、成人斯蒂尔病、混合性结缔组织病等，尤其对痛风的诊治有独到之处。

【经典名方】六高康颗粒（张剑勇教授经验方）。

组成：土茯苓 30 g，山慈菇 10 g，玉米须 15 g，金钱草 15 g，山楂 10 g，炒决明子 10 g，炒牛蒡子 10 g，天麻 6 g，钩藤 10 g，刺五加 10 g，菊花 6 g，柴胡 6 g，山萸肉 6 g，灵芝 12 g，郁金 10 g，百合 20 g，益母草 15 g，葛根 20 g。

用法：常法煎服。

【学术思想】张教授沿承中医"上工治未病、预防胜治疗"的大医理念，将中医治未病的理念应用在临床实践中。张教授根据自己的临床经验，发现高尿酸血症的患者趋于年轻化，特别是二三十岁的青年人，与现代的饮食与各地气候不无相关，而早期并不适宜立即予降尿酸药物治疗。高尿酸血症患者多合并高血脂、高血压、糖尿病等代谢综合征，在予以中医中药辨病辨证时，审其病因病机，用药标本兼顾，未病先防。无症状高尿酸血症早期应进行中药干预，预防进一步发展为痛风及心脑血管疾病。

【诊断思路】张教授根据本病就诊人群多肥胖多痰、嗜食肥甘的特点，认为发病根本为脾虚肾弱，浊毒瘀滞。脾气虚弱，升降无权，外感湿热，病久及肾，无法分清泌浊，精郁为毒，水郁必浊，浊毒结聚。张剑勇教授认为此病因主要在两个方面：其一广东为南方，湿热气候明显，常年阴雨天气与高温交替，湿困脾气，脾气虚弱则湿热更为明显，此为内因；其二深圳为沿海城市，海鲜丰富，且广东人爱煲汤，长期膏粱厚味，饮食不节，此为外因。长此以往，脾失健运，肾失气化，酿生湿热、痰浊、瘀血，痹阻经脉。五脏失去平衡协调，则会生其他病变。

【治疗方法】张教授根据高尿酸血症的病因病机，且沿承中医"上工治未病、预防胜治疗"的大医理念，治疗以泄浊利湿、消积排毒、润肺健脾、补益肝肾、标本兼治为原则。正如张仲景在《金匮要略·脏腑经络先后病脉证》第一条即强调了"治未病"的重要性："夫治未病者，见肝之病，知肝传脾，当先实脾，四季脾旺不受邪，即勿补之；中工不晓相传，不解实脾，唯治肝也。"张教授在治疗脾肾之本的同时，顾护五脏，既病防变，加上清热解毒、利湿泄浊，符合现代医学的高血脂、高血压等的防治特点。因此创立了六高康颗粒。临证加减：湿热重者加石膏、连翘、黄芩；脾虚甚者加白术、茯苓、党参；血瘀甚者加丹参、川芎、桃仁等。方中土茯苓、山慈菇清热利湿解毒，金钱草、玉米须利尿泄浊，此四味药用为君药，共奏清热利湿解毒之功。天麻、钩藤、刺五加、菊花平肝潜阳；山楂、炒决明子、牛蒡子消脂化积为臣；佐以百合滋阴润肺祛痰；葛根健脾益胃，生津止渴；灵芝、刺五加补肾健脾，活血化瘀。柴胡、山萸肉、郁金、益母草疏肝养肝，理气通络，为全方之使药。药理研究表明，土茯苓、山慈菇有明显的降尿酸、降压作用，玉米须有刺激尿酸排泄的作用。金钱草有利尿、降尿酸、防止结石形成的作用。天麻、钩藤、益母草有降低血液黏稠度、抑制血小板聚集、降血压的功效。山楂能降血脂、促进脂质排泄，联用决明子则效果更优。六高康颗粒在临床应用广泛，临床研究数据表明其能明显降低患者的尿酸水平、炎症指标等。

【治疗绝技】张教授临床发现高尿酸患者常合并高脂血症、高血压等，和古代医学所论述的"血浊"类似。《灵枢·逆顺肥瘦》指出："刺壮士真骨，坚肉缓节监监然，此人重则气涩血浊。""血浊"指血液混浊、混乱不清，后代医家将"痰浊""湿浊"归于血浊范畴。血浊即为血液黏度发生了变化，从而导致脏腑气血逆乱。正如《素问·经脉别论》所述："饮入于胃，游溢精气，上输于脾。脾气散精，上归于肺，通调水道，下输膀胱。水精四布，五经并行，合于四时五脏阴阳，揆度以为常也。"《素问·水热穴论》论述："肾者，胃之关也，关门不利，故聚水而从其类也……聚水而生病也。"可知脾失运化，则水湿内聚成痰，肾气不足，则不能蒸津化气上润肺胃，亦生痰饮痰瘀阻滞，造成血尿酸过多，日久高血压、肥胖、高脂血症等伴随而生。因此张教授根据代谢综合征的特点，首创"六高症"病名，即高尿酸血症（痛风）、高体重（肥胖）、高血压（高血压病）、高血糖（糖尿病）、高血脂（高脂血症）、高黏血症。"六高症"疾病之间彼此相互作用、影响。脾为生痰之源，肺为贮痰之器，肾为生痰之本。若病机上体现为脾肾亏虚，肺不布津，肝失疏泄，湿热痰瘀排泄不通，代谢失常，则易得"六高症"。

【验案赏析】患者，男，25岁，2017年9月11日初诊。主诉：体检发现血尿酸升高1个月。现病史：1个月前体检查血尿酸654 μmol/L，胆固醇6.6 mmol/L，低密度脂蛋白2.6 mmol/L，血常规、尿常规、电解质、肝功能正常。刻下症：稍乏力，寐多，无关节肿痛，大便黏滞，小便黄且不利。

舌质红，舌体胖大，有齿痕，舌下瘀，苔黄腻，脉弦。平素喜吃海鲜肉食，体形肥胖，身高 175 cm，体重 90 kg，BMI 29.4 kg/m²，血压 146/98 mmHg。西医诊断：高尿酸血症；高脂血症；高血压 1 级（低危）。中医辨证：脾肾亏虚，湿热内阻。患者年轻，暂不予以降尿酸药物西药治疗，中医治以清热利湿泄浊，佐以健脾益肾为法。处方：土茯苓 30 g，山慈菇 10 g，玉米须 15 g，金钱草 15 g，山楂 10 g，炒决明子 10 g，炒牛蒡子 10 g，天麻 6 g，钩藤 10 g，刺五加 10 g，菊花 6 g，柴胡 6 g，山萸肉 6 g，灵芝 12 g，郁金 10 g，百合 20 g，益母草 15 g，葛根 20 g。因患者出差，予以配方颗粒开水冲服，日 1 剂，早晚饭后服用，共 1 个月量，并嘱低嘌呤饮食。

2017 年 10 月 12 日二诊：患者服中药 1 个月，自觉精神状况明显好转，困倦明显减轻，纳可，二便调。舌体胖，舌质淡红，齿痕减轻，苔薄黄腻，脉弦。继续予以上述中药加茯苓 20 g，白术 15 g，薏苡仁 30 g，30 剂，口服。

2017 年 11 月 10 日三诊：患者自述感觉精神佳，无明显不适感，舌体胖大，舌淡红，苔薄白。实验室检查：尿酸 409 μmol/L；血脂四项有所降低，胆固醇 4.80 mmol/L、低密度脂蛋白 1.01 mmol/L；血常规、尿常规、电解质、肝功能正常，血压 127/88 mmHg。嘱患者守上方继续服用 3 个月，且每月复查肝、肾功能及血常规等项目。连续 3 个月后尿酸持续降低，最后一次查血尿酸 356 μmol/L。后嘱患者可停药，并坚持低嘌呤饮食，适当运动。追踪 1 年，患者每 3 个月定期复查血尿酸及血脂，尿酸均维持在 350 μmol/L 左右，血脂正常。

按语：本例患者为青年男性，因饮食不节，加之湿热的气候，平素未常规体检，待发现时，已高达 600 μmol/L 以上，此系初发，且无关节疼痛，张教授提倡此时重视整体观念，中医辨证治疗，调整患者脏腑气血令调和，标本兼治，使得症状好转，血尿酸稳定。

【参考文献】

[1] 张金焕，张剑勇．张剑勇治疗高尿酸血症临床经验 [J]．山东中医杂志，2020，39
(4)：371 - 373.

倪青治疗高尿酸血症与痛风经验

【诊断思路】倪青教授认为本病常由多种原因诱发湿热内生，加之脾肾不足，导致湿浊瘀阻经脉关节为病，湿热、痰浊、瘀血痹阻经络为其关键病理环节。

【治疗方法】倪青教授认为，高尿酸血症与痛风的病机以肾虚为本，涉及肝、脾，湿热毒瘀互结为标，治疗以治本补虚为主，兼以祛邪，注重滋肾阴以补先天之精，健脾胃以充后天之精，先后天相互资生，脾肾功能正常，才能使水津代谢敷布正常。一方面截断了浊邪之生成本源；另一方面使体内瘀滞之邪气能从小便而解，使邪有出路。湿热毒瘀是病情发展演变的重要病理因素，除了截断其来源，还应促进其排出以减少浊液沉积，瘀滞一除，气血津液畅达，则痛止肿消。

滋肾健脾以治本。痛风"源于中焦，流阻下焦，病于下肢"，有"起于脾胃，终于肝肾"的特点，本病多因先天禀赋不足或后天失养致湿浊排泄减少，加之素食膏粱厚味，日久伤脾，导致津液代谢障碍，终致内湿滋生，发为痛风。临床治疗应重视先后天之本的作用，脾肾相互影响，脾为后天之本，充养先天之精；肾为先天之本，濡养脏腑及体形官窍，治疗当滋肾健脾，肾精充足，脾气旺盛，气血津液运化正常，才能截断湿浊之邪——高尿酸的化生之源。

祛邪解毒以治标。痛风因脾肾两脏功能失常，水液输布障碍，湿邪内生，郁而化热，流注关节而见关节红肿热痛；痛风发病以夜半居多，说明病在血分，除湿热外，当有瘀血；痛风病程日久，常有关节僵硬变形、舌质紫暗、脉涩等，皆为痰瘀胶固而致。痛风为患，乃湿浊毒瘀滞使然，故治疗应清热、解毒、利湿、活血以祛其邪气，化其瘀滞，使津液输布、排泄得以正常运行，如此才能使邪有出路。

【治疗绝技】倪青教授提倡病证结合，注重辨病与辨证的结合，通过辨病，确定痛风的自然病程：①无症状期；②急性期；③间歇期；④慢性期。通过分期，可以更好地掌握疾病的发生发展规律及转归，能更好地指导临床用药，解决疾病的主要矛盾，进一步辨证加减用药，能针对动态的证候变化

及时调整治疗方案。在辨证论治的基础上，结合现代药理研究，选用一些降血尿酸的中药如土茯苓、草藤、蚕沙、石韦等，亦可提高疗效。

倪青教授在继承先师时振声教授治验基础上，结合临床经验以滋肾健脾、清热利湿、活血解毒为法，自拟滋肾健脾利湿方：女贞子15 g，墨旱莲15 g，黄柏15 g，牛膝15 g，薏苡仁30 g，知母10 g，土茯苓30 g，蚕沙30 g，焦山楂30 g，石韦15 g，秦皮15 g，延胡索15 g。方中以女贞子、墨旱莲为君药，补肝肾之阴，充养先天之精；黄柏、牛膝、薏苡仁为四妙丸去苍术化裁而来，取其健脾利水渗湿，兼清湿热作用，脾运得健，津液畅达，可导湿热从小便而解；重用"风湿专药"蚕沙30 g，化湿和胃，亦可缓解湿痹之疼痛；配合"利小便通水道"之石韦以及秦皮清热燥湿、利水，其效颇佳；知母善清热润燥，《神农本草经》云："知母除邪气，肢体浮肿，补不足，益气"；土茯苓善除湿，通利关节，《本草纲目》言其"健脾胃，强筋骨，祛风湿，利关节"，现代药理研究证实，土茯苓可增加尿酸盐的排泄，抗痛风，临床应用排尿酸效果颇佳；焦山楂具有活血消积散瘀之功效，促进浊邪外出；延胡索功擅活血，专治一身上下诸痛。诸药合用，共奏滋肾健脾、清热利湿、活血解毒之功效。

本病病程较长，多虚实夹杂，治疗上必须标本同治，可根据痛风病程及兼证情况，辨证施治，随证加减。①急性发作期：对湿浊化热而见关节红肿热甚者，常在滋肾健脾利湿方中酌加大黄、防己、茵陈、金钱草等，或增加黄柏、牛膝、蚕沙用量；湿浊寒化而表现为关节剧痛，红肿不甚者可加桂枝、麻黄、附片、细辛、炮姜等；夹水湿者，可酌加牛膝、车前子、冬瓜皮、冬瓜仁、赤小豆、防己等；有肢体麻木疼痛，关节屈伸不利或关节变形，唇暗，舌质暗或有瘀斑等瘀血阻滞者加桃仁、泽兰、丹参、川芎、鸡血藤。②发作间歇期：关节疼痛症状基本消失而以血尿酸增高为主要特点，故治疗重在治本，以调补脾肾为主，使血尿酸生成减少，并促进其排泄。③慢性期：伴尿路结石者加金钱草、海金沙、鸡内金、瞿麦、滑石等以祛湿排石；伴高脂血症者加山楂、麦芽等。服药期间应禁食海产品、动物内脏、豆制品、坚果、辛辣刺激物、十字花科蔬菜、咸菜等以减少嘌呤摄入；饮食宜清淡，可适量食用瘦肉或淡水鱼；禁饮酒；每日饮温水2000 mL以上。

【验案赏析】患者，男，55岁，2011年11月23日初诊。主诉：右足跗趾关节疼痛反复发作9年，加重1个月。现病史：患者2002年因饮食不节出现右足跗趾关节红肿疼痛，于当地医院诊断为痛风，予秋水仙碱口服，服药 3 日诸症好转,遂未服药,其后自行控制饮食,2007 年复发 1 次。1 个月前复因饮食不节出现右足跖趾关节红肿疼痛,行走困难,于外院予复方倍他米松肌内注射、洛索洛芬钠片(60 mg,3 次/日)口服及双氯芬酸二乙胺外用,疼痛未见明显好转。刻下症:右足跖趾关节红肿疼痛,胁肋部隐痛,纳可,寐一般,易早醒,二便调,舌淡紫,苔薄白,边有齿痕,脉滑数,伴有重度脂肪肝、高脂血症。父亲患痛风。体格检查:右足第一跖趾关节红肿疼痛,行走困难。辨证属肝肾亏虚,脾失健运,湿毒内阻。初诊予滋肾健脾利湿方加减:女贞子 15 g,墨旱莲 15 g,知母 10 g,黄柏 15 g,牛膝 15 g,薏苡仁 30 g,土茯苓 30 g,蚕沙 30 g,焦山楂 30 g,石韦 10 g,马鞭草 15 g,秦皮 15 g,延胡索 15 g,山慈菇 15 g,草藤 30 g,醋香附 15 g。7 剂,水煎服,日 1 剂,早、晚分服。嘱其禁食海产品、豆制品、坚果、辛辣刺激物、动物内脏、十字花科蔬菜、咸菜等以减少嘌呤摄入;可食用瘦肉或淡水鱼,生品每日 4 两;禁饮酒;每日饮温水 2000 mL 以上。

二诊:患者疼痛明显好转,关节红肿减轻,余无明显不适,纳眠可,二便调,查血尿酸 408 μmol/L,舌暗红,苔薄白有齿痕,脉滑。上方加炒谷芽、炒麦芽各 15 g,虎杖 15 g。水煎服,日 1 剂,早、晚分服,继续控制饮食。

三诊:患者关节红肿疼痛症状消失,未诉明显不适,纳眠可,二便调,查血尿酸 328 μmol/L,舌暗红,苔薄白,脉滑。上方去醋香附、虎杖,28 剂,水煎服,早、晚各 1 次。守法守方略作加减,继续治疗 3 个月,诸症好转,疼痛消失。随访 1 年,未见复发。

按语:患者为中老年男性,病程日久,有痛风家族史,导致脾肾两虚,先后天之本不能相互资生,复因饮食不节,致脾失健运,肝失疏泄,肾失分清泌浊之功,气机升降失常,气血津液代谢障碍,滞留不去形成高尿酸。辨证为肝肾亏虚,脾失健运,湿毒内阻。根据病证结合的思想,本期属痛风急性发作期,以关节红肿疼痛为主要表现,治疗以培补脾肾、驱邪外出为首要任务。方选滋肾健脾利湿方加减,滋肾健脾以培其本源,清热祛湿以驱邪外出,直挫病势而取效。结合现代药理研究,土茯苓、草藤可促进尿酸排泄,炒谷麦芽可以降血脂,诸药合用,辨病与辨证相结合,中医理法方药与现代药理研究相结合,药专力宏。对于本病的治疗,饮食不节、嗜食肥甘厚味为主要诱发因素,因此控制饮食、限烟酒,减少嘌呤摄入也是治疗本病的关键,医患配合,合理控制饮食、加强饮食教育与药物治疗相结合才能取得迅捷疗效。

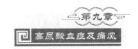

【参考文献】

[1] 刘苇苇，倪青．倪青主任治疗高尿酸血症与痛风 [J]．吉林中医药，2014，34（4）：352-354.

[2] 张美珍，倪青．倪青运用滋肾泄浊法治疗痛风经验 [J]．北京中医药，2019，38（5）：433-436.

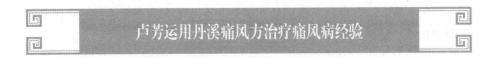

卢芳运用丹溪痛风方治疗痛风病经验

【名医简介】卢芳，第一、第二、第三、第四、第五批全国老中医药专家学术经验继承工作指导老师，中华中医药学会（第三、第四届）理事，中华中医药学会糖尿病专业委员会副主任委员，中华中医药学会男科专业委员会副主任委员，中华中医药学会科学技术奖评审专家库专家，中国中医药学会糖尿病医疗中心主任委员，中华全国中医学会老年医学会和消渴病专业委员会副主任委员，黑龙江中医药学会会长。

【经典名方】丹溪痛风方（源自《丹溪心法·卷四·痛风》）。

组成：南星（姜制），苍术（泔浸），黄柏（酒炒），各二两；川芎（一两），白芷（半两），神曲（炒，半两），桃仁（半两），威灵仙（酒拌，三钱），羌活（三钱，走骨节），防己（半两，下行），桂枝（三钱，行臂），红花（酒洗，一钱半），草龙胆（半钱，下行）。

用法：上为末，曲糊丸，梧子大。每服一百丸，空心白汤下。

原文：痛风方治上中下疼痛。

【学术思想】卢芳教授通过长期临床实践发现，湿热是导致肢体关节红肿疼痛、痛风发作的主要原因，痛风无症状期及间歇期以痰瘀之象多见，故提出痰瘀停滞为痛风之宿根。

【诊断思路】卢芳教授秉承古籍经典，结合现代实际情况，认为痛风发病与湿热之邪密不可分。湿热日久蓄积体内，痰热瘀互阻于经络，则肢体关节红肿疼痛。湿热之邪可由外感而来，叶天士《临证指南医案·痹》言："痹证，每以风寒湿之气杂感主治……暑外加之湿热……外来之邪着于经络。"外来湿热之邪困阻肢体经络易致痹证。湿热亦可从内化生，这与现代人的不良生活习惯关系密切。饮酒是年轻男性常有的饮食习惯，加上食用辛辣、膏粱之物，这些因素都会助湿化热，易致湿热困阻，因此近年来痛风发病年龄趋于年轻化。卢芳教授认为湿邪加重痰浊，热邪炼液为痰，灼血成瘀，湿热正是痰瘀互结之根，并且热邪迫使气血妄行，使原本被痰瘀阻滞的经络更不通畅，故见关节红肿热痛。

【治疗方法】卢芳教授分析认为，湿热不去则无法缓解患者病痛，痰瘀不除则无法治病求本，故治疗上应综合运用清热利湿、燥湿化痰、活血化瘀、行气止痛之法。痛风发作期运用清热利湿之法尤为必要，但祛除痰瘀则需燥湿化痰、活血化瘀，故选用丹溪痛风方治疗。

丹溪痛风方出自《丹溪心法·卷四·痛风》，有载"治上中下疼痛。"《医方集解》对此方评价为："此治痛风之通剂也。"运用苦寒之味清热利湿配伍辛温之味，既可行气燥湿化痰，又防止寒凉伤脾胃，加之活血化瘀之品，使瘀血祛而痹痛自除，此方具有清热利湿、燥湿化痰、活血化瘀之功。曹洪欣教授切中其湿热、痰瘀互阻的病机，运用此方治疗痛风、五脏痹、燥痹，均有良好疗效。方中黄柏、苍术、胆南星用量最多，其中黄柏、苍术为清利湿热之要药；龙胆与黄柏性味苦寒，同属肾、膀胱经，龙胆助黄柏清热燥湿之效；苍术与神曲性味辛温，同属脾胃经，神曲助苍术健脾和胃之功；川芎、白芷、威灵仙、羌活、防己、胆南星、桂枝多数性味辛温，均可祛风除湿、温经通络止痹痛；桃仁、红花活血祛瘀。全方优势在于可以治疗湿热与痰瘀等复杂因素所致的痛风。临证时根据患者情况适当加减：若患者热邪明显，则可增加黄柏、龙胆等清热利湿之品用量，酌情减桂枝、白芷、羌活等辛温之品的用量；若患者寒邪明显，则可增加桂枝、羌活、姜黄等温经通络之品的用量，酌情减黄柏、苍术、龙胆等清热利湿之品的用量；痰浊较明显者，可酌情加陈皮、生白术、白芥子、半夏等祛痰化浊之品；瘀血较明显者，可酌情增加桃仁、红花等通络止痛之品的用量；病在上者，则选用桂枝、羌活、姜黄循经上行；病在下者，则选用防己、龙胆、川牛膝引经下行，威灵仙则上下均可通行。

【治疗绝技】通过方义分析可知，丹溪痛风方可治湿热、瘀血、痰湿等多种复杂因素导致的痛风，故卢芳教授治疗时常与其他经典方剂合用。例如与吴鞠通三石汤结合运用，治疗汗出多、口渴、身热、小便短赤、大便稀溏臭秽等湿热症状突出的痛风患者，取三石汤方中的石膏、滑石、寒水石助苍术、黄柏清热利湿、利其小便之效，又避免诸多苦燥之品伤阴。部分瘀血较明显的患者关节刺痛明显，且夜间疼痛较重，痛处皮温不高，舌质紫暗或有

瘀斑，脉弦涩，亦可与清代王清任之身痛逐瘀汤结合运用，两方共有药物桃仁、红花、羌活、川芎，运用时可增加桃仁、红花的用量，臣以当归、牛膝，起到止痛养血、引血下行之效，加地龙可通久瘀经络之瘀血，瘀血较重者亦可加入三棱、莪术、水蛭等破血逐瘀之品。部分患者肢体关节水肿明显，有酸重感，舌苔白腻，脉濡，可增加苍术用量，再加入萆薢、土茯苓、泽泻、生薏苡仁、半夏、陈皮、厚朴、白芥子等除湿化痰之品。

卢芳教授勤研古籍经典又能做到通权达变，自创方剂"四藤二龙汤"，由忍冬藤、络石藤、鸡血藤、雷公藤、穿山龙、地龙组成，具有祛风通络、通痹止痛、清热利湿之功，主要用于治疗类风湿关节炎。痛风虽西医病名不同于类风湿关节炎，但同属风湿免疫性疾病，同归于中医"痹证"的范畴，且都具有关节疼痛症状，中医病因病机都具有湿热、瘀血痰湿合而致病的特点，故卢芳教授治疗痛风时亦常采用四藤二龙汤与丹溪痛风方合方。方中忍冬藤、络石藤可凉血祛风、通利关节；鸡血藤补血活络舒筋；雷公藤可解络中之毒、通络之瘀；穿山龙祛风除湿、活血通络；地龙力专，善走血分，通瘀滞之血脉、透骨搜风剔邪。丹溪痛风方与四藤二龙汤合方，适用于治疗患病日久又处于急性发作期、关节痛甚的痛风患者。丹溪痛风方虽治多种病邪，但其通络效力不够，故卢芳教授治疗久病患者注重通络之法，藤类药物生长四面通达的特性与经络在肢体中四面通达之性相似，故运用藤类药物疏通经络。

【验案赏析】患者，男，47 岁，2019 年 8 月 10 日初诊。主诉：间断右膝盖及足跖趾关节肿痛 4 年余，加重 1 周。现病史：右膝盖及右足第一跖趾关节肿痛，痛处红肿明显，且夜间疼痛较重，右手腕部肿痛，肩关节时有疼痛，曾口服秋水仙碱 1 片/次，3 次/日，疗效明显。1 周前饮酒并食用大量海鲜后症状复发，服用秋水仙碱乏效，遂前来就诊。刻下症纳差，胃脘胀满不舒，易困倦乏力，睡眠尚可，小便色黄，大便时干时稀，一二日一行，气味臭秽。舌质暗，舌上有点刺，色红，苔黄腻，脉濡数。平素身体健康状况良好，有饮酒史 10 余年。辅助检查：血尿酸 688 μmol/L。中医诊断：痹证（湿热蕴结、痰瘀互阻证）。西医诊断：痛风性关节炎。治宜清热利湿，祛痰化瘀。处方：黄柏 20 g，苍术 20 g，胆南星 15 g，桂枝 15 g，威灵仙 20 g，龙胆草 20 g，神曲 20 g，虎杖 25 g，厚朴 30 g，川芎 40 g，桃仁 20 g，红花 10 g，地龙 10 g，络石藤 15 g，忍冬藤 15 g。14 剂，水煎服，每日 1 剂，早晚分服。

2019年8月24日二诊：服用上方14剂后，关节红肿疼痛处明显减轻，夜间已无关节疼痛症状，尚感胃脘胀满，小便色淡黄，大便略稀，一日三四次，舌质不紫，舌上点刺颜色变淡，苔白腻，脉濡。原方去地龙，加芡实15 g，茯苓30 g，继服14剂。

2周后症状均消失，嘱其避风寒、调饮食、畅情志以防复发。

按语：该患者为中年男性，主因"间断右膝盖及足跖趾关节肿痛4年余，加重1周"前来就诊。湿热之邪滞留局部关节，故关节红肿疼痛明显，且夜间疼痛较重；病程较长，舌质暗，说明瘀血阻络；脾虚不运，痰浊阻滞中焦，则纳差，胃脘胀满不舒，易困倦乏力。四诊合参，辨为湿热蕴结、痰瘀互阻证。治疗选用丹溪痛风方与四藤二龙汤化裁。方中黄柏、苍术、龙胆草、虎杖、川芎、威灵仙、络石藤、忍冬藤清热利湿、通络止痛；厚朴、神曲、胆南星燥湿化痰、行气除满；桃仁、红花、地龙活血祛瘀；桂枝通行一身阳气。全方既可清利湿热又可祛除痰浊瘀血之邪，全身经络畅通则痹痛自除。患者自述服用1周后关节疼痛症状明显缓解，夜间已无关节疼痛症状，且无困倦乏力症状，复诊时舌质不紫，舌上点刺颜色变淡，故去地龙，使地龙之效点到即止。仍有胃脘胀满，大便略稀，加芡实、茯苓助脾运湿、行气除胀。2周后患者症状均无，故嘱患者注意饮食，预防复发。

【参考文献】

[1] 朴勇洙，张京，任慧，等. 国医大师卢芳运用丹溪痛风方治疗痛风经验 [J]. 浙江中医药大学学报，2020，44（8）：715 - 718.

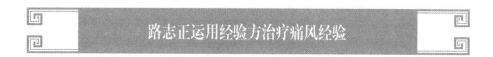

路志正运用经验方治疗痛风经验

【学术思想】路教授幼承家学，渊源深厚，熟稔经典，学崇《脾胃论》《慎斋遗书》《临证指南医案》等著作，融会贯通，形成了"持中央，运四旁，怡情志，调升降，顾润燥，纳化常"的调理脾胃18字心法要诀。路教授在风湿病诊治方面造诣颇深，特别是运用五脏动态相关、调理脾胃为核心的学术思想指导辨治疑难风湿病。

【诊断思路】路教授深入研习古代医籍，并结合多年临床经验的基础，指出痛风是由人体禀赋不足、脾肾亏虚、饮食失节、酒色过度、七情不和，导致气机失调、湿浊中阻，蕴热酿痰，复受风寒湿热邪气侵扰，湿热流注经络、气血痹阻关节而成。

【治疗方法】 路教授认为，痛风患者临床表现多样，但其急性期主要以足第一跖趾关节突发红肿热痛表现为主。如若迁延不愈，反复发作，则往往骨节畸形，痰核凝聚，伤筋烂骨，一朝肿处溃破则渗膏溢脂，久不收口，形成疮疡之患；若湿热之邪内攻，甚者可见癃闭、关格等危重证候。故临床辨治痛风，多以分期论治为宜。

1. 急性期辨治：痛风急性期患者湿浊与瘀热蕴结于里，致使湿滞因瘀热而愈固，瘀热因湿滞而愈鸱张。路教授认为治疗时不可妄用苦寒泻下，又不能消导行滞，更不可徒用汗法使邪从表而解，迫其湿浊瘀热下行经络，流注关节，火势虽微，内攻有力，势必伤筋损骨，故此期治疗当以祛邪气为先。急则治其标，宣泄湿热，激浊扬清，使病邪之势得以直挫，迅速缓解患者苦楚。以清肺理脾、祛湿化浊、凉血消肿为主要治则，辅以补肾通络、疏风定痛等法，方用四妙丸合宣痹汤加减。药用黄柏10 g，炒苍术12 g，粉防己12 g，生薏苡仁30 g，土茯苓30 g，炒杏仁9 g，栀子10 g，虎杖10 g，威灵仙15 g，赤芍15 g，川牛膝12 g，防风12 g等。方中炒苍术燥湿健脾、疏风散寒，开腠理以发汗，除秽浊以悦脾，为君药。炒杏仁开肺气之先，使肺气清则湿邪易化；黄柏泻火解毒，清下焦湿热相火；栀子泄心肺之邪热，导三焦之郁火从小便而出；重用甘淡而平之土茯苓、生薏苡仁以健脾、清热祛湿、舒筋止挛；粉防己通腠理、开九窍，泄下焦之湿热，此六味共为臣药。辅以赤芍、虎杖清热解毒、活血凉血、散瘀止痛；防风、威灵仙辛散温润、疏风通络；川牛膝，引血下行之中兼以补益肝肾。诸药合用，清肺益脾、祛湿利浊、疏风活血止痛，共奏脾胃健、血脉通、湿热除之功。

对于痛风急性期患者，路教授还主张在中药内服的基础上，佐以熏洗外治，以迅速缓解局部关节之肿痛，缩短疗程。治以清热活血通络、软坚散结消癥，常选用生大黄12 g，马鞭草30 g，伸筋草30 g，威灵仙20 g，山慈菇12 g，制乳香12 g，制没药12 g，延胡索15 g，芒硝30 g（后下）等，水煎过滤，取汁，嘱患者俟药液置温，浸洗或外敷患处肿痛之关节，可促使局部之玄府开通，气血周流，除旧布新，此谓"杂合以治"之一端也。

2. 慢性期辨治：对于痛风慢性期，路志正教授以为当从正虚邪实、寒热错杂入手，标本同治，以健脾化湿、补肾通络、疏风定痛为法。路教授认为，痛风一病多从脾肾而来，调理自当以脾肾论之。痛风患者在急性期缓解后，手足肿痛虽消，但关节仍遗留不同程度的活动不利、块瘰痰核，此系邪深久恋，戕伐正气，脾肾受损之故，治疗当以扶正不助邪、祛邪不伤正为基本原则，治法当取乎轻灵，即以清补疏通、周流气机为要。

3. 痛风缓解期患者症见局部关节虽无明显红肿，但酸胀碍行，疼痛碍眠，逢阴雨天则加重，伴见喜温恶寒、神疲乏力、纳少脘闷、腰膝酸软等症。此多为脾虚湿盛，中焦湿阻，升降无权，肝肾亏虚所致。凡湿邪从外而受者，皆由地中之气升腾所致；从内而生者，皆由脾阳之气不运所发，故以玉屏风散合防己茯苓汤化裁，治以清补脾肾、宣通气机、活络强筋。药用金雀根30 g，炒白术12 g，防风9 g，粉防己10 g，土茯苓15 g，赤芍6 g，晚蚕沙18 g（包煎），鸡血藤12 g，泽泻9 g，绵萆薢12 g，狗脊15 g等。该方立意扶气阴而健脾胃，理气机而化湿浊，益肝肾而强筋骨为主，撷扶正与淡渗于一方，力戒温燥峻猛之品，和缓而收厥功。

【治疗绝技】路教授认为，痛风证属本虚标实，治疗首要顾护脾胃之气。大多数清利湿热处方含有苦寒败胃之品，故对于脾胃阳虚之人，宜酌增少许干姜、砂仁、益智仁，以助中阳之气化升腾；若患者局部关节肿痛不适较剧，则稍加片姜黄、醋延胡索以行气活血止痛；若患者局部结节、块瘰明显，则加僵蚕、山慈菇、浙贝母等软坚散结之品；若大便黏滞不爽，湿滞大肠，则仿宣清导浊之意，增炙酥皂角子、晚蚕沙、茯苓、滑石等；若酗酒明显，酒毒内积，则常加玉米须、枳椇子、冬瓜皮等以淡渗利湿、解酒毒。

路教授认为，痛风一病，服药外治虽能缓解患者苦楚，但其病之根源却在于饮食不节。朱丹溪指出此病"更节厚味自愈矣"，《医学正传》亦指出："若食肉浓味，下有遗溺，上有痞闷，须将鱼腥、面酱、酒醋皆断之"，这均与现代医学要求痛风患者避免高嘌呤饮食的思路不谋而合。痛风患者首要节制饮食，味宜清淡，否则易致湿邪复起，病证复发；次要注意运动，调畅情志，运动可使血脉周流而不凝滞，络脉得以宣通；最后还要注意未病先防，在生活起居等方面调养，以方药治病，终不若防病于平时。

【验案赏析】患者，男，43岁，2019年3月28日初诊。主诉：痛风反复发作10余年，加重3日。现病史：患者10年前因工作繁忙、嗜食辛辣厚味及烟酒之品，频繁发作痛风，以双足跗趾关节肿痛为著，严重时，每月均有发作，现患者右手指间关节及右足关节均可见痛风石，虽予以治疗，但病情呈进行性加重。3日前饮酒受凉后，痛风再次发作。刻下症：双手指间关节、腕踝关节、肘膝关节均肿胀麻木不舒，伴有红肿热痛表现，不可触碰，口干口苦，腰酸乏力，纳可，大便 1～2 日一行，偶见质黏不爽，小便色黄，睡眠一般。舌胖大，质暗滞，边有齿痕，苔薄微黄润，脉滑。诊断为痛风，辨证为脾肾不足、湿热痹阻。治宜清化湿热、健脾益肾、疏风止痛。处方：威灵仙 12 g，防风 12 g，粉防己 15 g，绵萆薢 15 g，蚕沙 20 g（包煎），炒杏仁 9 g，生薏苡仁 30 g，泽泻 12 g，土茯苓 20 g，皂角刺 10 g，苍术 12 g，生栀子 10 g，牡丹皮 12 g，盐黄柏 9 g，川牛膝 15 g。另以生姜 2 片为引。14 剂，水煎温服，日 1 剂。外洗处方苦参 12 g，马鞭草 30 g，皂角刺 18 g，芒硝 30 g（后下），防风 15 g，粉防己 15 g，延胡索 15 g。7 剂，水煎外洗，2 日 1 剂。嘱戒烟酒，适当活动，保持心情愉快。

2019 年 4 月 11 日二诊：服上药后，患者自述关节肿痛明显减轻，唯在久行后稍有乏力不适，二便调畅，纳可寐安。见效当守法再进，微调药物，前方减黄柏、栀子、萆薢、泽泻，加金雀根 30 g，鸡血藤 15 g，僵蚕 8 g，桑寄生 15 g，青风藤 15 g，改蚕沙为 15 g，生姜 1 片。14 剂，煎服法同前。外洗方同前。

半年后随访，患者痛风发作明显减少，痛风石亦较前减小，诸症改善，嘱其守方续服，以收全功。

【参考文献】

[1] 赵晓峰，刘笈兴，姜泉. 路志正从脾肾论治痛风经验总结 [J]. 北京中医药，2021，40（10）：1092-1094.

[2] 韩曼，姜泉，唐晓颇，等. 路志正调理脾胃治疗慢性痛风经验 [J]. 上海中医药杂志，2017，51（5）：4-6.

吉海旺运用息痛散治疗急性发作期痛风经验

【名医简介】 吉海旺，陕西省人民医院中医科主任医师，硕士研究生导师，陕西省首届名中医，第四、第五、第六批全国老中医药专家学术经验继承工作指导老师，中华中医药学会风湿病学会常委，陕西中医药学会常务理事，陕西中医内科学会秘书长，陕西中医、中西医结合风湿病专业委员会副主任委员，《陕西中医》杂志编委。

【经典名方】 息痛散（吉海旺教授经验方）。

组成：生石膏、忍冬藤、苍术、黄柏、全蝎、桃仁、牛膝等。

用法：常法煎服。

【学术思想】 吉教授认为，痛风在临床上可分为3个阶段。无症状高尿酸血症期，脾肾亏虚，饮食不节，化生痰浊，或体质热盛；或日久郁滞化热，痰热互结。痰热之邪长期潜伏体内，此时正气尚存，邪气不盛，无显著的临床症状，血液检查显示尿酸高、血脂升高，中医病机为湿热内蕴。

急性发作期，邪热嚣张，热毒、痰湿凝滞，关节气血不畅，不通则痛，形成病变局部红、肿、灼热，剧痛无比；痰湿之邪，重浊趋下，故发病多从足部关节开始，表现为独足肿大，热灼阴血，邪热入血分，故症状多在夜间发作，入夜疼痛剧烈，证属风湿热痹。慢性发作期、间断发作期，脾肾亏虚，痰浊瘀血凝滞，气血不通，筋肉、关节失养，表现出关节肿胀、破溃、僵硬、结节。本期中医证候主要为肾虚血瘀证。正邪相争贯穿痛风病机演变过程的始终，在不同的病变阶段，又各有特点。急性痛风性关节炎期，以实证为主，病理因素为热毒、风、痰、瘀；慢性期虚实夹杂，虚、痰、瘀为主要病理因素；无症状高尿酸血症期持续时间较长，湿热内蕴，虽正气弱而病邪未盛，是预防疾病发展，即"治未病"的最佳阶段。

【治疗方法】 吉教授按照痛风临床表现、病因病机及病程的发展特点，采取病证结合、分期治疗的原则辨证治疗。痛风急性发作期属湿热瘀毒证。起病急，关节红肿疼痛、痛不可近，关节活动受限，发热，烦闷不安，食欲减退，口渴喜饮或不欲饮水，小便黄，舌红苔黄腻，脉滑数。生化检查血、尿酸升高，红细胞沉降率增快，外周血中白细胞升高，C反应蛋白明显升高等；X线显示非特异性软组织肿胀，反复发作者，骨皮质下穿凿样透亮缺损，为有痛风性关节炎特征表现。治以泻火解毒、祛风除湿通络。吉教授通过长期总结，自20世纪90年代起制定"息痛散"专方治疗本病，收到了较好的临床疗效。息痛散的主要组成：生石膏、忍冬藤、苍术、黄柏、全蝎、桃仁、牛膝等。方中生石膏，辛甘性寒，质重气浮，独入阳明，清泄实热，又兼有宣泄风热；忍冬藤清热解毒、活血祛风、宣泄风热，两药共为君药。苍术、黄柏不仅可清热解毒助石膏之力，还可清热燥湿化痰；全蝎、桃仁化瘀通络止痛，助君药之用合而为臣药。牛膝引热下行为佐药。全方共奏清热泻火、燥湿化痰、祛风通络之效。寒冷之品大剂量使用，石膏用量往往在50~80 g。吉教授认为，本期以实证为主，正气尚存，可耐受攻伐，有急则治标、攻邪存正之意。

痛风间歇发作期多为阴虚血瘀证。余邪未尽、素体热盛者，内外合邪，伤耗津液，致肾阴亏虚。症状特征为反复发作，间断关节局部红肿，屈伸不利。伴腰膝困软，乏力，口微干喜饮，烦热盗汗。舌质暗红、苔少或薄黄，脉沉细涩。尿酸可轻度升高或正常，X线可有痛风性关节炎特征表现。治法：滋补肝肾、活血通络。自拟解毒化瘀汤，主要药物：生地黄、玄参、杜仲、生石膏、牡丹皮、黄柏、苍术、鸡血藤、川芎、牛膝、生甘草。方中生地黄为君，用量多在 20～30 g，生石膏用量减为 15～20 g，以防过寒伤正。

痛风慢性稳定期多属脾肾亏虚、痰瘀痹阻证，病情反复，经久不愈，久病伤耗，脾肾阳虚，痰瘀凝滞。临床可见关节肿胀、变形、屈伸不利，酸楚疼痛，入夜加重。或有皮下痛风结节。伴舌体胖，舌色淡或淡暗、瘀斑，舌苔白滑，脉沉细、沉涩。治法：益肾健脾，活血祛痰。方用经验方风湿2号，主要药物：骨碎补、补骨脂、续断、牛膝、熟地黄、丹参、赤芍、制乳香、制没药、莪术、牡丹皮、羌活、独活、防风、制附子、桂枝、麻黄、苍术、威灵仙、伸筋草等。其方主要功效为温阳益肾、祛风活血、通络止痛。

【治疗绝技】吉教授非常重视对痛风病的预防，提出痛风病患者的同胞子女是本病的高危人群，肥胖、血脂、血糖异常是痛风发病危险因素。对高危人群，应进行包括常规的饮食、起居的健康教育，要求定期体检，以便及时发现、及时治疗。吉教授认为，痛风发病前期，有较长时期患者处于湿热内蕴的亚临床状态，除健康生活习惯外，可间断性进行干预治疗，治法清热除湿，建议常服健脾化湿方，组成为炒白术、苍术、黄柏，水煎，早、晚各温服1次，15天为1个疗程，间断使用。这种预防为主的理念和做法，充分体现了中医的"治未病"思想。

【验案赏析】患者，男，49岁，2010年5月8日初诊。主诉：突发性右足跗趾关节肿大、红肿，剧痛、活动受限2天。现病史：5天前患者与朋友结伴外出旅游，过度疲劳，加之饮酒、进食包括海鲜等油腻食品，2天前夜间突发右足第一跗趾关节红肿灼热、疼痛剧烈，夜间尤甚，伴烦躁、口干口苦、大便不畅。2年前体检时曾发现血尿酸 564 μmol/L，血脂高，未遵循医嘱定期复查，饮食未加控制。查体：体温 38.1 ℃，跛行，搀扶就诊，痛苦貌，体形偏胖。右足第一跗趾关节红肿，触痛阳性。舌红、苔薄黄腻，脉滑数。实验室检查：白细胞 9.8×10^9/L，红细胞沉降率 25 mm/h，血尿酸 730 μmol/L，C反应蛋白 25 mg/L。诊断为急性痛风性关节炎（湿热瘀毒证），予息痛散加味以泻火解毒、祛风除湿通络。处方：生石膏 80 g，忍冬藤 20 g，苍术 10 g，黄柏 12 g，威灵仙 15 g，全蝎 10 g，桃仁 12 g，牛膝 12 g，生大黄 10 g（后下），甘草 6 g 等。水煎早、晚分服。

2 日后二诊，患者体温正常，病趾红肿疼痛明显减轻；去生大黄，石膏减为 50 g，再守上方服 5 剂。

三诊患者病趾灼热消失，行走中轻度肿痛。复查白细胞正常，红细胞沉降率 12 mm/h，血尿 430 μmol/L，C 反应蛋白 17 mg/L，继以健脾化湿方健脾化湿，兼清余热，组成为炒白术 15 g，苍术 10 g，黄柏 10 g，水煎早、晚各温服 1 次，服用 30 天。随访 3 个月未见复发。

按语：患者处于痛风急性发作期，予息痛散治疗，方中生石膏辛甘性寒，质重气浮，独入阳明，清泄实热，又兼有宣泄风热；忍冬藤清热解毒、活血祛风、宣泄风热，两药共为君药。苍术、黄柏既清热解毒助石膏之力，又清热燥湿化痰；全蝎、桃仁化瘀通络止痛，助君药之用合而为臣药；牛膝引热下行，为佐药。全方共奏清热泻火、燥湿化痰、祛风通络之效。

【参考文献】

[1] 雷瑗琳，吉海旺. 吉海旺治疗痛风经验 [J]. 中医杂志，2011，52（12）：1061 – 1063.

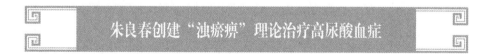

朱良春创建"浊瘀痹"理论治疗高尿酸血症

【名医简介】 朱良春，首届国医大师，我国著名中医药学家、中医教育家，首批全国老中医药专家学术经验继承工作指导老师，南通市中医院首任院长，南京中医药大学终身教授。

【诊断思路】 高尿酸血症可有症状，也可无症状，有些患者发作期见明显关节红肿热痛，发作则为痛风。痛风是一种以发作性的关节红肿疼痛为特征的疾病，现代医学认为根源在于嘌呤代谢紊乱。古代亦有痛风之病名，金元时期著名医家朱丹溪就明确提出痛风之病名，其多部著作中均有痛风的论述，影响深远。《丹溪心法·痛风》中说"痛风而痛有常处，其痛处赤肿灼热，或浑身壮热""骨节疼痛，昼静夜剧，如虎啮之状"，是指包括痛风在内的广义的以剧烈疼痛为主的痹证。朱老对高尿酸血症、痛风的研究颇为深人，对中医经典及诸学百家于痛风的论述详加探讨分析，并在长期的临床实践中，依据患者生活方式，特别是现代饮食结构，探索思考而提出了"浊瘀痹"的病名。朱老认为，高尿酸血症虽然无痛风发作之关节红肿疼痛之象，但是仍然可以列属"浊瘀痹"范畴论治，此与朱老倡导的辨病辨证论治相吻合。朱老认为高尿酸血症、痛风多见于中老年人，为体形丰腴，或有长期饮酒史、喜进膏粱肥甘辛辣之人，症见关节疼痛，以突发、红肿、夜半为甚为特征。可有结节，或溃破溢流脂液。

【治疗方法】高尿酸血症无论有无症状，治疗均应着重泄浊化瘀。泄浊化瘀可荡涤污垢，推陈致新，不但可以解除痹痛，而且能够改善人体内环境，促进血液循环，排泄和降低尿酸。调益脾肾，正本清源，可以恢复和激发机体整体的功能，以杜绝和防止湿浊痰瘀的产生，从而抑制和减少尿酸的生成。朱老常喜用痛风方，方中以土茯苓益肾敛精，健脾除湿，清热解毒，通利关节，为主药，剂量可大些，常用量 30～120 g；萆薢祛风除痹，分清泄浊；晚蚕沙祛风除湿，和胃化浊，活血通经；威灵仙祛风湿，通经络，消痰涎，散瘀积，止痛；车前子清热利尿，渗湿通淋；用鬼箭羽、泽兰、赤芍活血化瘀，重在泄浊活血，使络脉气血通畅，湿浊、湿热诸邪从下而出。浊瘀、湿热又互相影响平素治疗也要重视健脾益肾，脾健湿运，肾之开阖功能正常，湿浊从下而出。健脾可用茯苓、陈皮、苍术、生薏苡仁；益肾可用首乌、地黄、怀山药；利湿利水可用六月雪、益母草、泽泻等。

朱老依此"浊瘀痹"理论，创立高尿酸血症、痛风的治则，即"泄化浊瘀"，又审证加减，以使浊瘀逐渐泄化，血尿酸亦随之下降，从而使人体内分清泌浊之功能恢复，水谷精微化生及湿浊排泄趋于正常。所用"痛风方"可促进湿浊泄化，溶解瘀结，明显改善症状，降低血尿酸浓度。但是，临床高尿酸血症、痛风往往与高血压、糖尿病、高脂血症、高黏血症等同时存在，治疗时应注意：如兼高血压，可加夏枯草、菊花、决明子；血糖升高，加葛根、生地黄、首乌、玄参；高脂血症可加决明子、生山楂，因虎杖、泽兰、泽泻也有一定的降脂作用，可不必再加其他降脂药，长期服用，有降尿酸、降血脂作用。临诊时朱老也常与虫类药同用，能够快速改善症状，增强疗效。关节灼热、红肿痛者，可配羚羊角或水牛角、地龙清热通络；关节剧痛，痛不可近，伍以全蝎、蜈蚣搜风定痛；关节肿大、僵硬畸形，伍穿山甲、蛑蟷虫开瘀破结；伴有结节、痛风石者，伍僵蚕、牡蛎化痰软坚；腰背酸楚、骨节冷痛者，加鹿角霜、蜂房温经散寒。在高尿酸血症、痛风湿浊毒瘀胶结，气血凝滞不宣，经络闭塞阶段，配伍虫蚁等搜剔钻透、化痰开瘀之品，往往出奇制胜，收到常规药物难以达到的疗效。

【治疗绝技】《杂症会心录》曰："脾元健运，则散精于肺，而肌腠坚固，外湿无由而入；肾气充实，则阴阳调和有度，内湿何由而生。"饮食不节，过食辛辣、肥腻，脏腑功能失调是高尿酸血症产生的根本原因，一些患者有嗜酒、喜啖之好，虽然无明显胃脘疼痛、不适之症，但是因时间长久及一些先天因素，可致脾胃受损、失于健运，久则导致脏腑，特别是脾肾功能失调。因脾主运化，肾主开阖，精微化生，浊瘀毒邪之排泄均与两脏功能正常与否有关。脾肾升清降浊无权，痰湿浊滞阻于血脉之中，难以泄化，与血相结而为浊瘀，闭留于经脉，则见骨节肿痛，结节畸形，甚则溃破，渗溢脂膏。或郁闭化热，聚而成毒，损及脾肾，初则腰痛、尿血，久则壅塞三焦，见恶心呕吐、头昏、心悸、尿少、肤痒、衄血等症，甚至"关格"危候，即"痛风性肾病"而致肾衰竭。凡此种种，皆因浊瘀内阻使然，主要病变脏腑在于脾肾，关键在于功能失调。

朱老同时也强调饮食不节，导致脏腑功能失调、浊瘀等病理因素的产生，且郁久邪可化热。高尿酸血症或痛风缓解期，虽无特殊不适，但是作为湿浊瘀滞病理因素是客观存在的。发作期，主要见关节红肿疼痛，以足趾、足背、踝、手指、膝关节为主，有时可见发热、恶寒、口干、尿黄、便秘、舌红、苔黄腻等症，均为湿热之象，故湿热也为高尿酸血症发作的病理因素之一。

在高尿酸血症急性发作期，对于关节红肿疼痛，除内服外，朱老常常以芙黄散（芙叶、大黄、赤小豆）贴敷患处。芙黄散方中大黄外用破血瘀、清血热、消肿毒；芙蓉叶清热凉血、止血敛疮、解毒疗疮；赤小豆活血化瘀、行水消肿。诸药合用具有清热利湿、活血化瘀、消肿止痛之功效，可用于痛风发作见红肿热痛等症状的患者，内外合治能够较为迅速地改善症状，减轻疼痛。

【验案赏析】患者，男，70岁，2010年10月11日初诊。现病史：患者有痛风病史20余年，足第一跖趾关节疼痛反复发作，发则服用吲哚美辛、布洛芬、秋水仙碱、激素等，症状缓解。近半年发作较著，2010年10月6日在外院查血尿酸519.2 $\mu mol/L$。现用别嘌醇0.2 g，1日3次，口服。因惧怕长期口服西药不良反应加重，求助中医。刻下症：体形偏胖，口干口苦，大便调，尿黄，苔黄腻，脉弦滑。辨属浊瘀内阻，经脉不利；治宜泄浊化瘀，疏利经脉。处方：土茯苓40 g，威灵仙30 g，萆薢20 g，生薏苡仁

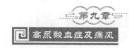

40 g，僵蚕 12 g，晚蚕沙 15 g（包煎），赤白芍各 20 g，生甘草 6 g。14 剂，1 日 1 剂，水煎服。

2010 年 10 月 15 日二诊：症状有减，口干口苦减轻，纳谷欠振，大便偏干，舌质红，苔黄腻，脉沉弦。浊瘀渐去，湿热未净，治以清利湿热、泄浊化瘀，佐以通腑。处方：土茯苓 40 g，萆薢 15 g，汉防己 10 g，泽兰、泽泻各 30 g，威灵仙 15 g，川百合 10 g，决明子 10 g（包煎），鬼箭羽 15 g，丹参 15 g。14 剂，1 日 1 剂，水煎服。

2010 年 10 月 29 日三诊：自觉症状好转，无特殊不适，纳谷佳，二便调，舌质偏红，苔薄黄腻，脉细弦。拟调益脾肾，活血化瘀，利湿泄浊。原方加生白术 15 g，14 剂。

药后自觉无明显不适，纳便均调，舌淡红，苔薄白，脉细弦。复查血尿酸 436 μmol/L，继续以上方调治 1 个月，症状平稳。

按语：痛风的发生大多与饮食不节有关，此类患者平素多喜食甘肥辛辣食物或酒类，日久致脾失健运，湿浊内生，痹阻络脉，关节疼痛乃作。治疗时朱老强调要紧紧抓住泄浊化瘀，通利经络。用土茯苓泄浊解毒、通利关节，萆薢分清泄浊、祛风湿，善治风湿顽痹，此二味为主药，可使血尿酸降低，关节肿痛缓解；威灵仙通络止痛、溶解尿酸；赤白芍活血化瘀，推陈致新；僵蚕化痰散结软坚；生薏苡仁、晚蚕沙健脾利湿，加速排泄尿酸。故二诊症减，然大便偏干，舌质红，苔黄腻，此湿热偏重，腑气不畅，加决明子通腑泄热。痛风急性发作期有时也可以用生大黄，急予泻下通腑。鬼箭羽、丹参活血化瘀；川百合有类似秋水仙碱样作用，同用效果更佳。坚持服用，患者血尿酸缓慢下降，趋于正常。

【参考文献】

［1］吴坚，蒋熙，姜丹，等．国医大师朱良春高尿酸血症辨治实录及经验撷菁［J］．江苏中医药，2014，46（12）：1-4.

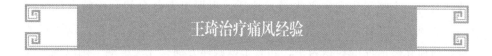

王琦治疗痛风经验

【名医简介】王琦，教授，第二届国医大师，第二、第三批全国老中医药专家学术经验继承工作指导老师，长期从事中医教学、临床、科研工作，对内伤杂病、男科疾病等具有丰富的临床经验。

【诊断思路】王琦教授认为体质是机体的固有特质，是百病滋生和发展的内在基础，应从体质相关的角度去认识疾病。如徐大椿《医学源流论》中所述"天下有同此一病，而治此则效，治彼则不效，且不惟无效而反有大害者，何也？则以病同而人异也"。所谓"正气存内，邪不可干"，人体正气的旺盛与否取决于其体质状态。痛风患者由于先天禀赋和后天环境等因素的影响，机体存在阴阳失调，脏腑功能紊乱，从而导致体质偏颇。痰湿体质、湿热体质、血瘀体质为痛风的高发体质，以痰湿体质最为多见，余者次之。其余几种体质也可发生痛风，但所占比例较少。痰湿体质是八种偏颇体质中的一种，因体内津液运化失司，痰湿凝聚而形成，主要特征为黏滞重浊。究其根本，则为脾胃功能失常，对水液以及水谷精微的运化能力减弱，进而津液输布异常，停积于体内，水饮痰湿渐生。长此以往，痰湿凝聚，阻遏气机，困阻清阳，则脾湿更甚，周而复始，终成痰湿之体。因其水液代谢障碍，机体产生的尿酸无法正常排出，沉积在肢体关节处，形成痛风，表现为水液泛溢四肢，骨节肿胀、胸脘痞闷、足肿面浮等。《张氏医通·卷六痛风历节》有云："肥人肢节痛，多是风湿痰饮流注。"此外，痰湿体质人群多嗜食肥甘厚味，如动物内脏、鱼、烧烤等，这些食物大多含有嘌呤成分，为外源性尿酸的重要来源，在一定程度上可促使痛风的发生。与此同时，过食肥甘厚腻又可加剧体内痰湿的堆积，使得痰湿体质偏颇更甚。湿热体质是以湿热内蕴为主要表现的一种体质状态。由于先天禀赋及后天饮酒过多、嗜食辛辣食物等因素，导致机体湿热蕴结而形成。《万病回春·卷五·痛风》中提到"一切痛风，肢节痛者，痛属火，肿属湿"。湿热结聚于体内，灼伤脉络，气血运行不畅，阻滞经络，而易发痛风。

【治疗方法】王琦教授治病遵循"辨体—辨病—辨证"三辨合参的原则，认为治病当先治本，根据体质具有可调性，通过使用药物、精神调摄等方法可以调整体质偏颇，改善体质状态，增强机体正气和抗御外邪的能力。故针对每一个痛风患者，必先辨其体质，根据患者各自的体质特点加减用药。痛风分为发作期和缓解期。在发作期，用药针对疾病本身，以清热利湿、活血化瘀泄浊的药物为主，同时予以调体方剂；在缓解期，则以调理偏颇体质为主，改善体质状态，增强机体御邪能力。

针对不同体质的痛风患者，遣方用药也不尽相同。对于痰湿体质者，予以自创经验方"益气健运汤"治疗，主要组成为山楂、荷叶、海藻、昆布、蒲黄、黄芪等药物，以健脾益气、化痰消脂、除湿化浊；湿热体质者治疗当清热泻火，分消湿浊，常用薏苡仁、白茅根、赤小豆、茵陈等药物；血瘀者多用桃仁、生地黄、赤芍、红花、当归等活血化瘀通络。其余几种体质发作痛风少见，气虚者以黄芪、白术、党参等益气健脾；阴虚者应加熟地黄、山茱萸、麦冬、玉竹、百合等滋阴清热；阳虚者应加附子、肉桂、干姜等温补元阳；气郁者应加柴胡、香附、陈皮、枳壳、川芎以疏肝行气；特禀质应予乌梅、防风、蝉蜕、灵芝等益气固表，凉血消风。

王琦教授认为一病必有主方，一方必有主药，在临床上常以主病主方的思想来治疗疾病，王琦教授善用四妙勇安汤加减治疗痛风性关节炎，四妙勇安汤首见于华佗的《神医秘传》，是治疗热毒脱疽的名方，王琦教授古方新用，取异病同治之意。方中重用金银花为君，清热解毒；玄参凉血解毒，泻火滋阴。两药合用则既可清气分之邪热，又泄血分热毒，有气血双清之效。当归以养血活血散瘀，可养阴血以濡四末，兼润肠通便；甘草和中，清解百毒，缓急止痛。四药合用则有散瘀止痛、清热解毒、活血之功效。现代药理学研究显示此方有抗炎解毒、抑制血细胞凝聚、扩张血管，促进血液循环的作用。

【治疗绝技】王琦教授遣方用药灵活，除主方四妙勇安汤外，另根据病情对主方进行加减，常用药物有威灵仙、土茯苓、薏苡仁、忍冬藤、萆薢、金樱子、防己、姜黄等。与此同时，王琦教授用药注重参考中药现代药理学研究结果。如土茯苓可清热利湿、活络除痹、通利关节，现代药理学研究表明其镇痛作用良好，可有效改善急性痛风性关节炎的症状；生薏苡仁淡渗利湿，清热消肿，可促进尿酸的排出；金樱子可抑菌、消炎，改善肾功能，降低尿蛋白，在《本草新编》中记载其有开尿窍以利水的功效；防己利水消肿，其有效成分盐酸青藤碱可抗变态反应及抗炎；姜黄行气活血、通经、止痛，有研究显示姜黄有降血脂、降尿酸及抗炎杀菌等作用；威灵仙祛风通络，且可通过抑制 JAK2/STAT3 通路起到抗炎消菌、镇痛的作用。

【验案赏析】患者，男，43岁，2012年12月19日初诊。主诉：右侧脚趾骨节灼热疼痛。现病史：患者自2012年1月开始出现右侧脚趾骨节疼痛、红肿、灼热的症状，查血尿酸 688 μmol/L，每月发作 1~2 次，未曾服药治疗。刻下症：面色暗，额头面部出油多，易生粉刺痤疮，脱发，体形肥胖，腹部肥满松软，身重不爽；夜间睡眠时打鼾，痰多，胸闷，口微干，有口臭，嗳气；纳可，寐差，醒后疲乏，精神萎靡；大便黏滞不爽，小便黄；舌淡胖，苔黄腻，脉沉滑。患有高脂血症、中度脂肪肝，喜饮酒。王琦教授辨其体质类型为痰湿体质兼夹湿热体质。西医诊断：急性痛风性关节炎。中医诊断：痹证。证型：热痹。治疗：应辨体—辨病—辨证合参，故予健脾利湿、化痰泄浊以调整体质偏颇；同时针对疾病本身治以清热通络、祛风除湿。处方：黄芪 20 g，制苍术 20 g，生蒲黄 10 g（包煎），生薏苡仁 20 g，生山楂 30 g，赤小豆 20 g，忍冬藤 30 g，萆薢 20 g，土茯苓 20 g，晚蚕沙 15 g（包煎）。30 剂，每天 1 剂，水煎服。

2013 年 1 月 23 日二诊：血尿酸 540 μmol/L，服药期间共疼痛 1 次，疼痛程度较之前减轻，精神渐振，嗳气减轻。患者查有甲状腺结节。处方：一诊方加夏枯草 20 g，蒲公英 30 g，皂角刺 20 g。30 剂，水煎服，每天 1 剂。

2013 年 3 月 20 日三诊：血尿酸 433 μmol/L。体重减轻，咳痰减少，舌淡红，苔薄黄，脉沉滑。处方：二诊方加金银花 20 g，当归 15 g，玄参 20 g，金钱草 30 g，金樱子 20 g，昆布 20 g，海藻 20 g，炮甲粉 3 g（冲服）。30 剂，水煎服，每天 1 剂。

2013 年 4 月 26 日四诊：两次查血尿酸分别为 410 μmol/L、390 μmol/L，痛风未发作，病愈。血脂明显改善，体重减轻 10 kg。故用调体方继续调体，以期患者得以阴平阳秘、体质平和。

后定期随访，两年来未再发作。

按语：因患者处于缓解期，故以调理体质偏颇为主，稍佐以针对痛风性关节炎的药物。患者体胖，面色晦暗，额头出油多，腹部肥满，夜间睡眠时打鼾，痰多，苔黄腻，脉滑，是典型的痰湿体质，此外患者又有大便黏滞不爽，易生粉刺痤疮，可认为兼夹湿热体质，王琦教授使用自创方药益气健运汤以益气温阳、化痰祛湿、活血祛瘀之法调整患者体质，痰湿体质源于气虚阳弱，脾湿运化失常而水湿内停，进而痰湿夹瘀，方中制苍术可解湿郁、消痰水；生山楂合生蒲黄以活血祛瘀，黄芪益气健脾，生薏苡仁、赤小豆、忍冬藤利水渗湿；另加萆薢、土茯苓、晚蚕沙清热利湿祛浊。

因患者服用前方后，精神状态转好，嗳气减轻，且血尿酸降低，痛风发作时疼痛症状减轻，故治依前法。因患有甲状腺结节，故加夏枯草、蒲公英、皂角刺，用此三药以清热解毒、消肿散结。三诊时患者体重减轻，咳痰减少，痰湿体质已得到改善，故此次处方主要针对痛风疾病本身，予以四妙勇安汤加减，以清热解毒、活血、散瘀止痛，加金钱草清热利湿，金樱子开尿窍以利尿酸排出；除原调体方药外，另予昆布、海藻化痰软坚以助调体；

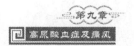

针对甲状腺结节加入炮甲粉活血散结、消肿溃坚。

【参考文献】

［1］包蕾，张惠敏，闵佳钰. 国医大师王琦治疗痛风经验［J］. 环球中医药，2016，9
（5）：610 －612.

第十章 多囊卵巢综合征

柴松岩治疗多囊卵巢综合征经验

【名医简介】柴松岩，全国名老中医。其临证妇科 50 年，医学功底扎实，临床经验丰富，擅长诊治各种类型之闭经（如多囊卵巢综合征、卵巢早衰、闭经溢乳综合征等）、崩漏（功能失调性子宫出血/子宫内膜增生）、痛经（包括子宫内膜异位症等）、月经稀发量少、绝经前后诸症（更年期综合征）；各型不孕症、石瘕（子宫肌瘤）、肠覃［卵巢囊肿和（或）附件炎性包块等］，以及妊娠病、产后病、多种女性疑难杂症。以辨证准确、方药精专、配伍灵活、疗效显著为其特点。

【经典名方】温肾养血除湿汤。

组成：菟丝子 15 g，当归 10 g，杜仲 10 g，蛇床子 3 g，川芎 5 g，益母草 10 g，月季花 6 g，夏枯草 10 g，车前子 10 g，薏苡仁 12 g，白术 10 g，香附 10 g。

用法：常法煎服。

【学术思想】柴教授自 1962 年起就主攻闭经等病证，在多年的临床工作中发现，卵巢早衰的患者中肾阴不足者居多。柴教授认为，肾阴不足、血海空虚为此病之根本；而阴阳平衡失调，五行生克失衡，又可影响其他脏腑，尤以心、肝、脾为主。肾阴不足，精亏血少，天癸不足，冲任血虚，胞宫失于濡养则经水渐断；乙癸同源，肾阴不足，精亏不能化血则肝肾阴虚，肝失柔养；水不涵木，肝阳上亢，则见肝火旺盛证候；风木横逆，木郁克脾，损伤脾胃而中焦升降失衡；肾阴亏虚，肾水不能上济心火，心火独亢，出现心火亢盛的证候。上述病因病机致临床可见易怒、焦虑不安或情绪低落、抑郁寡欢等精神症状，也多可出现纳差、大便秘结不爽等脾胃虚弱的表

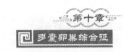

现。若肾水不足，木气不生，不能荣养四肢肌肤，如《济阴纲目》云"肾水绝，则木气不荣，而四肢干痿，故多怒，鬓发焦，筋骨痿"，临床多见卵巢早衰者出现体形瘦弱、皮肤干燥、皱纹等老年化表现；此类患者舌质多绛红或嫩红，少苔，脉象多沉细或细滑无力。

【诊断思路】柴教授认为多囊卵巢综合征为本虚标实之证。本虚是指肾虚血虚，标实是指痰湿瘀阻。

肾虚：肾为生长发育经孕之本，《素问·上古天真论》云："女子七岁，肾气盛，齿更发长，二七而天癸至，任脉通，太冲脉盛，月事以时下，故有子。"多囊卵巢综合征患者之肾虚多为先天禀赋不足，表现为多发于青春期，子宫偏小，卵子不能发育成熟排出，而见月经稀发、闭经、不孕。

血虚：女子"以血为主，以血为用"，血是生长发育经孕之物质基础，多囊卵巢综合征患者之血虚为后天损伤，表现为部分患者继发于人流、药流、服避孕药后，见经少、经闭、继发不孕。

痰湿：丹溪云："若是肥盛妇人，禀受甚厚，恣于酒食之人，经水不调，不能成胎，谓之躯脂满溢，闭塞子宫，宜行湿燥痰。"多囊卵巢综合征患者之痰湿，为先天体质因素加之后天喂养不当、饮食不节，表现为痤疮、肥胖、多毛。由于多囊卵巢综合征临床表现为月经稀发、闭经、不孕、肥胖、多毛、痤疮等，柴教授认为其证型也不能用单纯的肾虚、血虚、痰湿辨其证，提出以"肾虚血虚痰湿"之证概之，立"温肾养血，除湿调经"之法治之，拟"温肾养血除湿汤"之方疗之。

【治疗方法】温肾养血除湿汤之君药为菟丝子、当归。菟丝子，性辛平、味甘，入肝、肾经，补肾，偏于温补肾阳；当归，性辛温、味甘，入肝、心、脾经，养血、活血。柴教授用二药共同作为君药，说明在治疗多囊卵巢综合征时，温肾与养血同等重要，要温肾养血并举。臣药为杜仲、蛇床子、川芎、益母草、月季花。杜仲，性温味甘，归肝、肾经，具有温补肝肾之效，《本草汇言》："凡下焦之虚，非杜仲不补。"柴教授认为杜仲有走下之性，入下焦冲任，在此助菟丝子温肾调经。蛇床子，性辛温、味苦，具有温肾壮阳燥湿之功效，对于多囊卵巢综合征湿浊重者效佳。川芎、益母草、月季花为妇科养血活血调经之要药，助当归养血活血调经。佐药为夏枯草、车前子、薏苡仁、白术。夏枯草清肝热散郁结；车前子走下清热通利；薏苡仁最善利水；白术健脾燥湿。柴教授用夏枯草、车前子作为佐药，因此二药性微寒，与温肾养血之君药相佐，可缓其燥性，夏枯草有散性、车前子有通利走下之性，兼可调经。柴教授认为多囊卵巢综合征为本虚（肾虚血虚）而标实（痰湿）之证，薏苡仁、白术除湿浊之实邪，与温肾养血补虚之法相佐。使药为香附。香附性辛平，味微苦、微甘，归肝、脾、三焦经，辛能通行、苦能疏泄、微甘缓急，为妇科要药。《本草纲目》："乃气病之总司，女科之主帅也。"柴教授用香附作为使药，调动诸药发挥作用。

本病前来妇科就诊的患者以闭经、不孕者居多，另有以痤疮、肥胖者往皮肤科、内科就诊。一经确诊为多囊卵巢综合征则大多在妇科就诊。根据多囊卵巢综合征"本虚而标实"的这一病机特点，柴教授以益肾养血除湿汤作为基础方，根据患者主诉及四诊合参，随证加减治疗：①湿浊重时先除湿，以舌象为依据，尤其是初诊用药，舌苔厚腻者，方中重用薏苡仁 30 g或加土茯苓 20 g，枳壳 10 g。②除湿后补虚，以脉象为依据，脉细弱无力者，温肾养血，不急于活血，尤其不可破血加阿胶珠 12 g，丹参 12 g。③待肾脉旺盛血海充盈即可活血调经促孕。方中加苏木 10 g，三棱 10 g。

【治疗绝技】柴教授认为，卵巢早衰的病机关键在于肾阴不足，血海空虚，治疗应着重以养阴为主。柴教授把血海比作可以吸水的毛巾，把经血比作水向患者解释：如果毛巾很干，再用力去拧，即便能够拧出几滴水，仅仅会使原本就不湿润的毛巾变得更干；如果毛巾吸饱了水，很轻易地就可以拧出水来。因此她在治疗此类疾病时，绝不因经闭不行而妄用活血、破血之品。最常用的滋阴养血药物有熟地黄、当归、女贞子、墨旱莲、首乌、白芍、阿胶珠、枸杞子、石斛等，此类药物多归属肝、肾二经，肝肾同源，互补互助。同时常配伍一些滋阴润肺之品，如沙参、百合、天冬等，以金生水，补肺启肾。并依《医贯·阴阳论》"阴阳又各互为其根，阳根于阴，阴根于阳；无阳则阴无以生，无阴则阳无以化"之说，多配伍一二味药性微温或平和的补益脾肾阳气的药物，如菟丝子、川断、山药、杜仲、桑寄生等，以阳中求阴；但补而不敢过于辛温，以免更灼阴液而致水枯。另外，根据患者的不同病因和主要症状，常佐以活血、理气、清热等药物。对有血瘀征象者，常加用川芎、桃仁、益母草、茜草、泽兰、苏木、月季花、丹参等活血化瘀之品，既可促进血液运行，又可去除滋阴养血药物的滋腻之性；但少用三棱、莪术、水蛭等破血之物。对于心烦易怒、失眠、情志异常、精神紧张者佐以玫瑰花、合欢皮、绿萼梅、柴胡、首乌藤、广木香等疏肝解郁之品。正如《傅青主女科》所云："治法必须散心肝脾之郁，而大补其肾水，仍大补其心肝脾之气，则精溢而经水自通矣。"对于有病毒感染史或经化疗

等药物治疗后或因服用减肥药物等造成卵巢早衰者，柴教授认为均属"毒热"之外邪致病；用药时审病求因，加用清热解毒的金银花、莲子心、荷叶、地骨皮、蒲公英、生甘草等，既可以祛毒热之邪，又可抑上炎的心肝之火，使得阴阳调和、脏腑平衡。对于很多患者因肠燥津枯所致的大便干结，仅用全瓜蒌、郁李仁、肉苁蓉、当归等润肠以通便，而不用荡涤峻下之品，以防加重阴液的流失。

【验案赏析】患者，女，36 岁，2007 年 11 月 2 日初诊。主诉：不孕 11 年，闭经 6 个月。现病史：患者已婚 11 年，未避孕未孕 11 年，孕 0 产 0，曾于 2005 年、2006 年与 2007 年行三次试管婴儿均失败。以往月经 4 天/3 ~ 6 个月，量少，无痛经。现闭经 6 个月，基础体温单相，舌暗淡，苔白厚腻，脉细弦无力。查：FSH 4.22 mIU/mL，LH 13.59 mIU/mL，E_2 68.34 ng/mL，T 1.52 ng/dL，P 0.7 ng/mL，PRL 13.16 ng/mL。B 超：多囊卵巢综合征表现。中医诊断：不孕症；闭经。西医诊断：多囊卵巢综合征。中医辨证：肾虚血虚痰湿证。辨证分析：患者未避孕未孕 11 年，闭经 6 个月，证属中医学"不孕、闭经"范畴，患者曾人工助孕未果，现闭经 6 个月，舌暗淡，苔白厚腻，脉弦细无力，均为肾虚血虚兼痰湿之象。治法：益肾养血，除湿调经。处方：温肾养血除湿汤加土茯苓 20 g，枳壳 10 g，水煎服，日 1 剂，20 剂，忌酸辣。

2007 年 11 月 30 日二诊：患者药后于 11 月 22 日经潮，量少，色黑，行经 3 天，无腹痛，基础体温单相，舌暗，苔白，脉细弦滑。患者经一诊除湿益肾养血治疗后，月经来潮初见成效，但基础体温单相无排卵，二诊加强温肾养血，温肾养血除湿汤加桑寄生 20 g，阿胶珠 12 g，20 剂。

2007 年 12 月 27 日三诊：患者 12 月 20 日月经来潮，基础体温双相，舌暗淡，苔薄白，脉细滑。12 月 23 日查：FSH 6.24 mIU/mL，LH 7.72 mIU/mL，E_2 51.56 ng/mL，T 0.86 ng/dL。患者经温肾养血除湿治疗，疗效显著，卵巢排卵功能恢复，肾脉渐盛，血海充盈，可稍加活血以促孕，予温肾养血除湿汤加苏木 10 g，14 剂，嘱月经后第 5 天服。

2008 年 4 月 22 日追访：患者 2008 年 1 月 21 日、2008 年 2 月 20 日均月经来潮，基础体温均双相，现孕 2 个月，2008 年 4 月 15 日 B 超：早孕，单活胎。

按语：患者舌暗淡，苔白厚腻，脉弦细无力，为肾虚血虚兼痰湿之象。加土茯苓 20 g，枳壳 10 g，土茯苓除湿通络，因患者长期未孕，情绪紧张，予枳壳宽胸开结，行气。二诊月经来潮，予阿胶珠滋阴补肾，桑寄生补肝肾。

【参考文献】

［1］濮凌云，许昕．柴松岩以自拟温肾养血除湿汤治疗多囊卵巢综合征的经验［J］．北京中医药，2011，30（11）：813－814.

［2］滕秀香．柴松岩辨证治疗卵巢早衰经验［J］．中国中医药信息杂志，2011，18（11）：92－93，107.

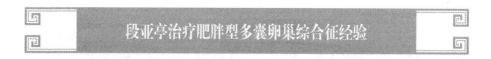

段亚亭治疗肥胖型多囊卵巢综合征经验

【名医简介】 段亚亭，重庆市中医院主任中医师。他擅从肝肾论治妇科病，从脾肾论治老年慢性病、妇科病。主张辨病和辨证相结合，是重庆市首批名老中医。

【经典名方】 参苓白术散（源自《太平惠民和剂局方》）。

组成：莲子肉（去皮）、薏苡仁、缩砂仁、桔梗（炒令深黄色）各一斤。白扁豆（姜汁浸，去皮，微炒）一斤半，白茯苓、人参（去芦）、甘草（炒）、白术、山药各二斤。

用法：上为细末。每服二钱，枣汤调下，小儿量岁数加减服。

原文：治脾胃虚弱，饮食不进，多困少力，中满痞噎，心忪气喘，呕吐泄泻及伤寒咳噫。此药中和不热，久服养气育神，醒脾悦色，顺正辟邪。

【学术思想】 段老认为，先天肾气要靠后天脾气运化的精微物质不断充养，肾阳虚影响脾的运化，肝气郁滞化火，肝旺克脾，最终影响脾的运化功能，不论是肾气不足，还是肝疏泄失常，最终影响脾的运化，因此脾在多囊卵巢综合征的发病中起主导作用。

【诊断思路】 段老认为多囊卵巢综合征以肾虚为本，湿阻为标。肾气充盛，肾阴阳平衡，是月经来潮、孕育胚胎的前提与关键。肾为先天之本，元气之根，主藏精气，具有促进生长发育和生殖的功能。若肾气不充，肾阳虚衰不能化生精血为天癸，则冲不盛，任不通，诸经之血不能汇集冲任下注胞宫而形成闭经，出现生殖功能减退，性腺及第二性征萎缩或衰退。段老认为肾主水，若肾脏功能失调，则水液代谢失常，水湿内停，湿聚成痰，痰湿阻

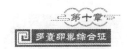

络，故而发生月经失调、经水稀发、闭经、肥胖等症。段老认为脾主运化水湿，痰湿的形成源于脾胃运化功能受损，脾气虚衰，运化失调，水精不能四布，反化为饮，聚而成痰，痰饮黏滞，阻滞气机，气机升降失常，影响冲任通盛，痰湿不化，壅塞子宫，不能摄精成孕。临床表现为月经失调、不孕、体形肥胖，尤其是腹部肥满松软，胸腹痞满，口中黏腻，带下量多，舌质淡、苔厚腻，或舌体胖大、有齿痕，脉滑。

【治疗方法】段老根据中医理论及临床经验，对多囊卵巢综合征，以健脾益气祛湿调经为主要治疗，自拟益气健脾祛湿方进行加减，临床疗效显著。主要药物为党参 30 g，黄芪 30 g，白术 15 g，山药 30 g，茯苓 15 g，法半夏 15 g，熟地黄 20 g，当归 15 g，川芎 10 g，泽兰 20 g。《傅青主女科》指出："肥胖之湿，实非外邪，乃脾土之内病也"，病机根本在脾虚，治法必须以泄水化痰为主，"然徒泄水化痰，而不急补脾胃之气，则阳气不旺，湿痰不去，人先病矣"，段老指出治疗要强调健脾补气化痰，脾气强则痰自消，不能一味地见痰就泄水化痰，健脾补气是治疗的关键。文中提出用加味补中益气汤，方药妙在"提脾气而升于上，作云作雨，则水湿反利于下行，助胃气而消于下，为津为液，则痰涎转易于上化，不必用消化之品以损其肥，而肥自无碍，不必用浚决之味以开其窍，而窍自通"。临床遣方用药根据辨证情况有所加减。兼肾虚的患者，多诉夜尿频，腰膝酸软，脱发，治以健脾补肾填精，加巴戟天 15 g，淫羊藿 15 g，菟丝子 30 g，女贞子 30 g，山茱萸 20 g；脾虚湿盛肥胖患者，多诉乏力、痰多、白带多，治以健脾化痰、祛湿消脂，加泽泻 15 g，荷叶 15 g，山楂 30 g，胆南星 15 g，苍术 30 g，陈皮 12 g；脾虚肝郁患者，多性情急躁、面部痤疮、口苦、白带黄，治以健脾疏肝、清热调经，加牡丹皮 10 g，栀子 10 g，白芍 20 g，柴胡 12 g，郁金 15 g。

【治疗绝技】段亚亭教授治疗多囊卵巢综合征的辅助疗法较为独特，因为临床上约 90% 的多囊卵巢综合征患者合并胰岛素抵抗，故段老建议中药治疗的同时给予口服二甲双胍，服药方法为每次 0.5 g，每日 3 次，饭中服。一般疗程为 3 个月。另外，经研究证实，穴位埋线有调节代谢的作用，尤其对多囊卵巢综合征的患者，有促进卵泡发育的作用，故段老建议治疗本病时配合穴位埋线，主要穴位有中脘、丰隆、三阴交、足三里、关元、气海、归来、中极、血海等，每月 2 次，连续治疗 3 个月。

【验案赏析】患者，女，24 岁，2020 年 6 月 13 日就诊。主诉：月经稀发 3 年，近 3 年伴体重增加 10 kg。现病史：初潮 14 岁，月经周期 1 ~ 6 个月，经期 5 ~ 7 天，量少、色淡红，无明显血块，月经第 1 天轻微下腹胀痛，经前无明显乳房胀痛，末次月经为 2020 年 3 月 22 日。既往曾间断口服炔雌醇环丙孕酮片治疗半年。否认性生活。症见面部痤疮，疲倦乏力，偶喉中有痰，喜食甜品，大便黏滞，舌淡苔白厚腻，脉滑。2020 年 3 月 25 日检查经期女性激素 6 项：FSH 3.47 mIU/mL，LH 11.23 mIU/mL，P 0.25 ng/mL，T 0.71 ng/mL，E_2 28.00 pg/mL，PRL 21.52 ng/mL。空腹胰岛素 126.6 pmol/L，3 小时胰岛素 487.1 pmol/L。妇科经腹部彩超示双侧卵巢多囊样改变，子宫内膜 6 mm。中医诊断为月经后期（脾虚痰湿证），西医诊断为多囊卵巢综合征、胰岛素抵抗。治以健脾化痰、祛湿调经。处方：党参 30 g，黄芪 30 g，山药 30 g，茯苓 15 g，白术 20 g，神曲 15 g，香附 15 g，苍术 30 g，山楂 30 g，陈皮 15 g，泽泻 20 g，法半夏 15 g，熟地黄 20 g，巴戟天 20 g，当归 15 g，川芎 15 g。10 剂，日 1 剂，水煎分 3 次温服。并给予二甲双胍 0.5 g，每日 2 次，饭中服。配合穴位埋线，并嘱少食甜食，多运动，少熬夜，规律生活。

2020 年 6 月 23 日二诊：2 天前月经来潮、量少，无明显痛经。面部痤疮及疲倦感明显好转，体重较前降低 1.5 kg，舌淡红，苔薄腻，脉滑。上方去神曲、泽泻，加桃仁 10 g，红花 12 g。10 剂，日 1 剂，水煎分 3 次温服。继续给予二甲双胍 0.5 g，每日 2 次，饭中服，嘱月经干净后继续穴位埋线治疗。

2020 年 8 月 28 日三诊：近 2 个月月经基本正常来潮，经期复查激素及胰岛素，FSH 6.20 mIU/mL，LH 7.05 mIU/mL，P 0.35 ng/mL，T 0.57 ng/mL，E_2 38.00 pg/mL，PRL 34.52 ng/mL。空腹胰岛素 106.7 pmol/L，3 小时胰岛素 221.1 pmol/L。

按语：方中党参益气健脾，黄芪补气升阳，熟地黄、填精益髓、滋补肝肾、能调理冲任，泽泻、香附、法半夏健脾祛湿行气。诸药合用，共奏补肾祛湿、行气调经之功。同时，段老认为肥胖型多囊卵巢综合征多合并胰岛素抵抗，治疗常用中西结合方法，结合检验报告，并根据不同需求采用个体化治疗方案，如月经失调且胰岛素抵抗者予以中药加二甲双胍调整糖代谢功能。

【参考文献】

[1] 张利梅，黄方，王彩霞. 段亚亭治疗肥胖型多囊卵巢综合征验案 [J]. 实用中医药

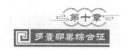
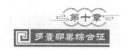

杂志，2019，35（5）：614－615.

［2］刘三洪，夏敏，颜田赅.国医大师段亚亭治疗多囊卵巢综合征相关不孕症经验
［J］.四川中医，2020，38（1）：6－8.

［3］张利梅，段亚亭，夏敏.段亚亭从脾论治多囊卵巢综合征经验［J］.实用中医药杂
志，2021，37（8）：1436－1437.

梁文珍治疗多囊卵巢综合征经验

【名医简介】梁文珍，安徽中医药大学教授、硕士研究生导师。全国名中医，安徽省名中医。中华中医药学会妇科分会委员，安徽省中医药学会常务理事、副秘书长、学术部副主任、妇科专业委员会主任委员，《世界中医妇科杂志》《安徽中医药大学学报》《中医药临床杂志》编委。

【学术思想】梁教授根据中医理论及多年的临床经验认为该病的病因或为先天不足，或为后天失养，或为七情所伤，病机为本虚标实，虚实夹杂，以肾虚为本，以痰瘀阻滞为标。

【诊断思路】梁教授认为肾主藏精，主骨生髓，亦主胞胎，若先天禀赋不足或后天伤肾，天癸乏源或迟至，可发生闭经、月经迟发；肾阳的主要功能有温煦、运动、兴奋、化气与生殖作用。若肾阳虚，鼓动无力，生殖之精排泄受阻，肾中阴阳生化阻滞，致血海不能如期满盈而经期后退；若肾气不充，肾阳虚衰，不能化生精血为天癸，则冲不盛，任不通，诸经之血不能汇集冲任而形成闭经。脾为后天之本，气主运化水谷精微及水湿，升清降浊；脾又为生痰之源，土失温煦或素体肥胖，或饮食不节易困遏脾阳，壅滞中焦，助湿生痰；或过度安逸，气血运行不畅，脾胃气血壅滞，脾胃腐熟运化功能失常，水谷精微不归正化，蕴湿蒸痰。现代生活节奏加快，人们紧张、抑郁、情志不舒，肝气郁滞，失于疏泄，肝气横逆，则脾胃受制，运化失司，湿聚痰盛，则见体胖壮盛；肺居上焦而合皮毛，若肝气郁滞、化火犯肺，则肺之郁蒸腾颜面，表现为面部痤疮，毛发浓密；肝肾同居下焦，肝血肾精乙癸同源互补，所以肝失疏泄、气郁日久，化火灼伤肝阴进而损伤肾阴、肾阳，这也是本病患者临床表现每有肾虚见症的重要原因。在此认识的基础上，以补肾为主，兼治瘀湿为基本治法。

【治疗方法】梁教授认为肾主生殖，其精宜填不宜泻，肾虚瘀滞湿热者，益肾不可温燥，补肾同时不忘健脾养血以保证气血生化有源；梁教授亦认为利湿不可苦泄，化瘀不可克伐。以自拟方养精导痰汤加减，药用当归、党参、枸杞子、菟丝子、清半夏、陈皮、白术、泽兰、川牛膝、白芥子，《景岳全书·痰饮》云："痰即水也，其本在肾，其标在脾"，及"五脏之病，虽俱能生痰，然无不由乎脾肾，盖脾主湿，湿动则为痰；肾主水，水泛亦为痰，故痰之化无不在脾，而痰之本无不在肾"，故用枸杞子、菟丝子共用为君药，平补肾之阴阳。党参、白术健脾益气，是为臣药，使"脾健则湿无以停，瘀无以生"。女子以血为本，所谓"血脉流通，病不得生"，当归活血补血，泽兰活血化瘀，清半夏、陈皮燥湿化痰，白芥子祛寒痰湿滞，可达皮里膜外，使气血宣通为佐药。川牛膝疏利冲任，引血下行，为使药之用。若面额长有痤疮加金银花、天花粉，甘寒微苦，清络凉血；若体形肥胖、痰多加土茯苓。纵观全方，诸药共奏补肾健脾、化痰祛瘀利湿之功。

【治疗绝技】梁教授治疗多囊卵巢综合征常用以下药对。

1. 生地黄、山药：生地黄性寒味苦，归心、肝、肾经，能清热凉血、养阴生津。《珍珠囊》云："凉血，生血，补肾水真阴。"《本经逢原》云："干地黄，内专凉血滋阴，外润皮肤荣泽，病人虚而有热者宜加用之。"山药性平味甘，归脾、肺、肾经，可益气养阴、补脾肺肾，与生地黄配用，更增滋阴补肾之功，适用于肾阴虚之证。

2. 胆南星、白芥子：胆南星性苦味凉，归肝经，能清热化痰。白芥子辛散温通，利气散结，化痰通络。《本草经疏》谓："能搜剔内外痰结及胸膈寒痰，冷涎壅塞者殊效。"《本草求真》载："能治胁下及皮里膜外之痰，非此不达……盖辛能入肺，温能散表，痰在胁下及皮里膜外，得此辛温以为搜剔，则内外宣通，而无阻隔窠囊留滞之患矣。"两药配对后，减温燥之性，增祛痰之功，且能利气行滞，通络宣散，宜于痰湿壅滞之月经后期、闭经、带下等症。

3. 天花粉、川楝子：两药味苦、性寒，入胃经。天花粉甘、酸、微苦，微寒，入肺、胃经，功善清热泻火、生津止渴、消肺排脓，《本草纲目》谓："止渴润枯，微苦降火。"《日华子本草》："通小肠，排脓，消肿毒，生肌长肉，消扑损瘀血。治热狂时疾，乳痈，发背，痔瘘疮疖。"《本草汇言》："能开郁结，降痰火，并能治之。"川楝子苦泄入肝，苦，寒，有小毒，归肝、胃、小肠、膀胱经，苦寒降泄，能清肝火、泄郁热、行气止痛。

天花粉配以川楝子，则苦泄、苦降之性亦显，清肝、降火、除湿而不克伐，适宜于肝火内蕴、湿热熏蒸诸证。

4. 泽兰、川牛膝：川牛膝味苦性平，入肝、肾经，破血而善下行，活血通经，强筋骨，利关节。《本草经疏》载："走而能补，性善下行。"川牛膝配味苦、辛散、活血行瘀但性较和缓之泽兰，行而不伐，散而不燥。

5. 党参、菟丝子：党参甘平，补脾养胃，健运中气，其健脾运而不燥，滋胃阴而不湿，养血而不滋腻，鼓舞清阳，振动中气；菟丝子味辛、甘，性平，归肾、肝、脾经，补肾益精，养肝明目，助脾生津，辛以润燥，甘以补虚，为平外阴阳之品。此二药相伍既可平补脾肾，亦能补益气。

6. 白术、党参：白术味甘、苦，性温，归脾、胃经，能补脾益胃、助运止泻；党参性味甘平，归脾、肺经，补脾养胃。二药共奏补益脾胃、健运中气之功。

7. 菟丝子、白术：菟丝子味辛、甘，性平，归肾、肝脾经，补肾益精，养肝明目，配以补脾益胃白术，补肾的同时佐以健胃，使补而不胀。

8. 生地黄、枸杞子：生地黄味甘、苦，性寒，归心、肝、肾经，可养阴津，清热凉血润燥，其性甘寒质润，亦可清热生津止渴；枸杞子味甘性平，归肝、肾经，滋补肝肾。

【验案赏析】患者，女，22岁，未婚，2012年7月13日初诊。主诉：月经44天未潮。现病史：12岁初潮，7天/1~2个月余，2007年前量少，之后量可。近5年月经周期推后。2008年查出多囊卵巢综合征。现身高163 cm，体重52 kg。末次月经为2012年5月30日，量可，色暗红质稠，少许血块。纳寐便调。舌暗红，苔薄白，脉沉细。查女性激素六项：E_2 133.8 pmol/L，T 2.06 nmol/L，PRL 414.0 ng/mL，LH 10.78 mIU/mL，FSH 5.25 mIU/mL，P 2.04 ng/mL。B超：右侧卵巢44 cm×20 cm×24 cm，左侧卵巢47 cm×29 cm×43 cm，双侧卵巢探及大小相似的多个小卵泡回声。西医诊断为多囊卵巢综合征。中医辨证属肾虚血瘀型，以补肾健脾、活血化瘀为大法，予养精汤加减。处方：当归10 g，三棱10 g，赤芍10 g，酒黄精10 g，女贞子10 g，太子参10 g，菟丝子10 g，枸杞子10 g，炒白术10 g，三七粉3 g，泽兰10 g，川牛膝10 g，金银花10 g，莪术10 g，生地黄10 g。10剂，水煎服，嘱咐患者注意饮食，勿食肥甘厚腻之品，坚持参加适量的体育运动。

2012年8月23日二诊：月经仍未潮，面额部痤疮，余无不适，舌红苔润，脉沉滑，以补肾健脾、导胰除湿为主，予养精导痰汤加减。处方：金银花10 g，生地黄10 g，山萸肉10 g，北沙参10 g，丹参10 g，山药10 g，土茯苓10 g，女贞子10 g，黄芪10 g，菟丝子10 g，当归10 g，川芎5 g，薏苡仁10 g，枸杞子10 g。10 剂，水煎服。

2012 年 9 月 6 日三诊：量较前少，色暗红，有血块，腹暗，经前乳房胀痛。继予上方加减。此后 3 个月患者就诊，月经周期基本正常。

按语：该患者 22 岁，月经后期而至，肾水不足，方以生地黄、枸杞子、女贞子、山药滋肾填精，以太子参、酒黄精、炒白术健脾益气，补后天养先天。肾阴不足，多夹瘀滞，生地黄滋阴益肾，凉血消瘀；配伍当归、菟丝子之辛散，使诸补药补中有行，无滞邪留瘀之弊。丹参、莪术为血中之气药，理气行滞而兼养血和血、宽中助运之效；金银花配川牛膝疏利冲任；三七粉、泽兰、川牛膝活血化瘀调经，意取瘀去隧通、血自归经之效。全方寓行于补，精生血长，滞行瘀消，冲任调和，奇恒自安。之后临证中辨证用药使患者月经基本归于周期。

【参考文献】

［1］孙丽丽. 基于数据挖掘的梁文珍教授治疗多囊卵巢综合征用药经验研究 ［D］. 合肥：安徽中医药大学，2014.

［2］徐云霞. 梁文珍治疗多囊卵巢综合征经验 ［J］. 中医药临床杂志，2014，26（4）：339 - 340.

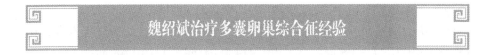

魏绍斌治疗多囊卵巢综合征经验

【名医简介】魏绍斌，成都中医药大学附属医院主任医师，博士研究生导师，从事中医妇科临床工作 40 余年。传承川派中医妇科特色，结合地域特点，提出"清湿化瘀法"治疗妇科痛症炎症类疾病；形成"共性病机"理论和异病同治的特色治疗方案；经验方研制医院制剂 3 个，临床应用 15 年，疗效确切。擅治妇科炎症痛症类疾病、月经疾病、不孕症等。

【经典名方】寿胎丸（源自《医学衷中参西录》）。

组成：菟丝子（炒熟）四两，桑寄生二两，川续断二两，真阿胶二两。

用法：上药将前三味轧细，水化阿胶和为丸，一分重（千足一分）。每

服二十丸，开水送下，日再服。

原文：寿胎丸治滑胎……大气陷者，加生黄芪三两。食少者，加炒白术二两。凉者，加炒补骨脂二两。热者，加生地黄二两。

【学术思想】魏教授认为本病的病因病机主要是以肾虚肝郁为本，血瘀湿阻为标。肾藏精，精能化血，血能生精，精血同源且相互资生，是月经的物质基础。若肾精不足，冲任气血乏源，无以下注胞宫，则表现为经水后期或闭经。卵子乃先天生殖之精，其发育成熟与肾精的充盛密切相关，正常排卵又有赖于肾阳的鼓动、肝气的疏泄。

【诊断思路】肾阴亏虚使卵子缺乏物质基础，发育障碍；肾阳虚损则既不能鼓舞肾阴生长滋化，又使气血运行无力而瘀滞冲任胞脉，排卵缺乏动力，导致卵泡发育不良或闭锁，不能顺利排出，故肾虚是月经异常、排卵障碍的根本原因。排卵和月经正常还有赖于肝的调节。育龄女性素多肝郁，本病又表现为月经紊乱或不孕，使患者担忧自身健康和嗣育问题，若求子心切或家庭社会压力大则肝郁更甚，导致血海蓄溢开合与子宫藏泻失度、月经失常。综上，肾虚肝郁共为多囊卵巢综合征病机之本。肾虚肝郁可导致水湿内停，气血瘀滞，壅阻冲任胞脉，使卵巢增大，包膜增厚，卵子发育及排出障碍，而致月经后期、量少、闭经、不孕；湿性困阻气机，影响血液的运行，湿瘀内阻，郁久化热，可致皮肤油脂分泌旺盛、痤疮、多毛、便秘；痰湿壅盛则见肥胖、痰多、脘痞纳呆、头昏困重或腹泻便溏。血瘀、湿阻在多囊卵巢综合征的发病过程中虽以标证出现，但在其病情发展过程中又可以反果为因，阻滞气机，郁遏肾阳而导致肝郁、肾虚更甚，湿瘀胶结致病，缠绵难愈。故肾虚肝郁，湿瘀内阻是多囊卵巢综合征的核心病机，亦符合其复杂的病理实质。

【治疗方法】鉴于多囊卵巢综合征有特定的临床表现和实验室指标异常，魏教授认为对于该病的治疗，应将辨证与辨病相结合。根据对疾病的诊断，抓住肾虚肝郁、湿瘀内阻的核心病机，又根据多年临床经验将就诊的多囊卵巢综合征患者按体质特征分为两类：体形偏胖、偏阳虚的患者（肥胖型）和体形偏瘦、偏阴虚的患者（消瘦型）。分别创制了"寿胎薏苡汤""三才乌梅汤"两个治疗多囊卵巢综合征的经验方，临床上根据患者具体情况，辨证进退用药即可，颇具疗效。

寿胎薏苡之方，补泻兼施之功：肥胖型多囊卵巢综合征患者临床常见面部痤疮，多毛，胰岛素抵抗和高雄激素血症等特征，魏教授常辨证为肾虚夹痰湿，于"寿胎薏苡汤"加减，其组成为菟丝子、桑寄生、续断、赤小豆、淡竹叶、荷叶、葛根、黄芪、薏苡仁、白扁豆、覆盆子、佛手、鸡血藤、南沙参等，其中寿胎丸以补肝肾、强筋骨；赤小豆、淡竹叶、荷叶以其清心解毒、升阳利水之力以调节体内水液代谢；葛根素有类雌激素作用，可以改善多囊卵巢综合征大鼠卵巢功能和血清异常性激素水平；薏苡仁、白扁豆健脾化湿，既培补气血生化之源又防止痰湿再生；佛手、鸡血藤疏肝活血行气调经；南沙参、黄芪以扶正气。全方有补有泻，标本兼治，共奏补肾疏肝、活血利湿之妙。

三才乌梅之妙，寒温并用之法：消瘦型多囊卵巢综合征患者临床常见手足心发热、口干欲饮等阴虚内热症状，魏教授多辨证为肾阴虚内热型，于三才乌梅汤加减治疗，每获良效。此方由南沙参、天冬、麦冬、乌梅、葛根、石斛、淡竹叶、荷叶、赤小豆、益母草等组成。其中三才补气阴之不足，乌梅酸甘化阴生津；葛根、石斛有类雌激素的作用；淡竹叶、荷叶、赤小豆以其清心解毒、升阳利水之力以调节体内水液代谢；益母草活血调经利湿。全方寒热并用，补泻兼施，共奏补肝肾之阴、利湿调经之效。

【治疗绝技】魏教授在诊疗多囊卵巢综合征时思路清晰，目标明确，紧紧抓住她临床多年总结出来的"三大环节"，解决患者最迫切的问题。针对有生育要求的患者，以月经不调、排卵障碍为主症的，予以中西医结合的治疗方法，尽快使患者月经规律来潮，并在调经助孕期间密切监测卵泡发育及排卵情况，适时因人给予促卵泡发育、促排卵的治疗。魏教授善在月经中期加入温阳和辛散的药物以鼓动促排卵，并嘱咐患者多做攀爬运动，后期多从脾肾阳虚论之。针对无生育要求、以调经为主要目的的患者，雄激素升高明显，无明显胰岛素抵抗的，利用中药改善卵巢排卵功能，调节内分泌紊乱，月经自然逐渐规律。治疗上以调经降雄为主，魏教授根据多年临床经验总结出雄激素偏高的患者存在瘀血内阻的病理基础，加入补气活血之药对如黄芪、丹参，可有效降低雄激素。并且多囊卵巢综合征导致的月经不调，主要表现为漏—闭交替，即漏下与闭经交替出现，与其稀发排卵有关，辨证多从肾水不足、肝郁血滞论之。魏教授认为宜尽早治疗，长期治疗，分期治疗，巩固治疗以逐渐恢复生殖轴的功能。针对伴有胰岛素抵抗和（或）胰岛素升高、无生育要求、以调经为主要目的的患者，以调经降糖、恢复胰岛功能为主，魏教授总结多年的临床经验认为高胰岛素血症的形成是痰湿和瘀血胶结日久的结果，故治疗上加入活血化痰祛湿药物如淡竹叶、荷叶、赤小豆可

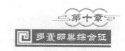

有效降低胰岛素水平。因此类患者远期有并发糖尿病、高脂血症的风险，故必要时应配合西药治疗，符合上文所提及的三类不适合服用二甲双胍治疗的患者可予以中药降胰岛素治疗。

魏教授认为多囊卵巢综合征的治疗在辨证结合辨病用药的基础上，尚应遵循女性特殊生理周期，依照月经周期分而治之，方可奏效。

1. 经后期：阴长阳消，治疗重点在于养"阴"，养阴部位重点在于肾，肾之阴阳互根，阴不可无阳，阳化气，非气无以化形。故用药以补肾活血养阴为重，稍佐补阳。补肾养阴的目的在于促进卵泡发育，使之尽早成熟，多选用生地黄、熟地黄、女贞子、麦冬、黄精、山药等药物。活血的目的在于改善卵巢血液循环，同时引药到达病所，常用药物有当归、丹参。补阳常选用菟丝子、巴戟天、覆盆子等，以提高卵泡的优势化环境。

2. 经间期：重阴必阳，治以疏肝理气、活血通络为要，以促进排卵。魏教授认为无论是肾阴虚还是肾阳虚，都将发生因虚致瘀的病理改变，致冲任气血瘀滞，阻碍卵子排出。冲任流通，气血畅达，卵子才能顺利排出。冲任之流通，取决于肝之疏泄，气血畅达。多选用当归、丹参、香附、柴胡、地龙、皂角刺、路路通等。

3. 经前期：此期阳长阴消，经历 12～14 日，其阳长至重，魏教授从临床观察，认为阳长不及较多，故治法常以补阳为主，以顺应生理变化，促周期正常演变。治应补阳疏肝，理气调经，常用川续断、肉苁蓉、菟丝子、巴戟天等促使子宫内膜正常增长，改善子宫内膜局部微环境，为经水来潮或着床打好基础。

4. 经期：重阳转阴，魏教授认为经过上述 3 个时期对肾中阴阳的调理治疗之后，在排除早孕的前提下，可采用养血活血、行气化瘀之法使经血运行通畅，常选用鸡血藤、川芎、当归、制香附、延胡索等。针对月经逾期久未至者，排除妊娠后，可酌情选用三川汤（川芎、川牛膝、川红花）等，促使经血来潮。若用药 10 剂月经仍未来潮，即转入经后期的治疗，以免损伤正气。

扩展给药途径，建立综合疗法：魏教授在辨证治疗、对证用药的基础上，采用多途径给药、按时辰施治、内外合治的综合治疗方法。①中成药：定坤丹半粒，每日 2 次。因其具有调节免疫、类雌激素样作用，魏教授用其促排卵取得较好的临床效果。通脉大生片和补益调经合剂（院内制剂）具有补肾益精、益气养血、调经助孕之效，魏教授用之以助中药汤剂药力。

②食疗方：魏教授通过长期临床实践，结合相关文献资料，并根据三因制宜及简、便的原则，新创"涌泉散"药膳。全方由南沙参、莲子肉、石斛、当归、香菇、胡萝卜、赤小豆及猪棒子骨组成，共奏补肾疏肝、活血利湿之效。③耳穴：魏教授用此促排卵，常取内分泌、皮质下、卵巢、心、肝、脾、肾等穴位，每次选3~4穴，双耳贴压，每个月经周期的经后期及排卵期贴2~3次。夏季可留置1~3日，冬季留置7~10日。④辨证足疗法：魏老师独具匠心，利用使用过的中药药渣进行最后一道煮沸，待水温降至足感可接受时足浴，药材对证则足疗效果更佳，足疗具有温经活血、调经助孕之功效。⑤针灸：魏教授根据月经周期采用不同手法针刺治疗多囊卵巢综合征无排卵性不孕症，在月经第5~9日采用补法针刺脾俞、肾俞、气海、三阴交、足三里、内关、期门；月经第12~15日用平补平泻针法针刺肾俞、命门、中极、血海、行间、子宫。每个月经周期为1个疗程。补肾健脾，佐以疏肝法可促卵子生长；而通调肝脾、行瘀化滞，佐以补肾法可利于卵子排出。⑥温灸和艾灸：魏教授取其具有温经散寒、通络止痛、温化寒湿、调经助孕促排卵之功效。广泛用于无明显阴虚或热象者，经净后施灸5~7次，每日或隔日1次，排卵后有生育要求者停用。

【验案赏析】患者，女，17岁，2016年12月18日初诊。主诉：月经周期推后3年。现病史：患者近3年月经7/（30~50）天，量中，色鲜红。现已停经4个月，末次月经为2016年8月23日。前次月经为2016年7月10日。刻下症：情绪急躁，精神差，神疲乏力，面部多发痤疮，大便黏腻不成形，舌红胖大、边有齿痕，苔薄白，脉弦滑。身高156 cm，体重58 kg，BMI 23.8 kg/m²。辅助检查：2016年11月8日性激素：E_2 50.70 pg/mL，P 0.57 ng/mL，T 53.11 ng/dL，LH 21.95 mIU/mL，FSH 6.68 mIU/mL，PRL 528.5 μIU/mL；胰岛素释放试验：INS 9.02 mIU/L，1 h INS 112.70 mIU/L，2 h INS 93.62 mIU/L，3 h INS 48.15 mIU/L。B超：子宫4.1 cm×3.7 cm×3.5 cm，内膜0.3 cm（单）；双侧卵巢探十数个小卵泡，最大约0.6 cm×0.8 cm。诊断：月经后期（多囊卵巢综合征），辨证：肾虚肝郁脾虚夹湿；予健固寿胎加减。处方：党参15 g，白术15 g，茯苓10 g，薏苡仁20 g，巴戟天15 g，菟丝子15 g，桑寄生15 g，续断15 g，黄芪15 g，粉葛15 g，生山楂15 g，山药15 g，醋香附10 g，丹参15 g，白芷15 g，炒麦芽15 g。12剂。耳穴调经治疗1次。醋酸甲羟孕酮片2 mg×1包，一次2片，一天2次。

2017 年 2 月 18 日二诊：末次月经（服黄体酮撤血）为 2017 年 1 月 23 日。情绪急躁，压力大，面部痤疮较前好转，舌淡红、胖大、边有齿痕，苔薄白，脉弦滑。拟前方去白芷、炒麦芽加川芎 10 g，川牛膝 15 g，8 剂。

2017 年 3 月 25 日三诊：末次月经为 2 月 28 日。情绪可，面部痤疮少发，体重较前减轻，纳眠可，二便调，舌淡红、胖大、边有齿痕，苔薄白，脉弦细。处方拟上方去醋香附、川芎、川牛膝，改党参为南沙参 20 g，加鸡血藤 15 g，8 剂。

2017 年 4 月 29 日四诊：末次月经为 4 月 2 日。面部痤疮减少，体重54 kg，纳眠可，二便调，舌淡胖、有齿痕，苔薄白，脉细。续服上方 8 剂，并嘱患者注意饮食，控制体重，加强锻炼。

按语：在本病中，魏教授采用中西医结合治疗的方式，双管齐下，协同治疗。中药处方取健固寿胎加减。患者年龄尚小，肾气不充，脾虚症状典型，故治以健固补脾渗湿，从健脾入手，切入病机。配合寿胎丸，寿胎丸在于内补肾气，充盛先天之精气，配合健固汤培补后天，先后天两相合滋，互为促进。临证加减上加用黄芪、山药平补脾胃，从根源上解决痰湿内生，合用生山楂，一者健脾和胃消食，二者活血化瘀通经，疗效更著；另外，女子以肝为先天，虽临证上肝郁证候不甚明显，治疗上讲究整体辨证论治，非见症用药，故而于本证中，五脏互损，在治疗上配合疏肝大法，治不离本，合用醋香附、丹参、炒麦芽走入厥阴，疏肝活血。本证患者表现为高雄激素及高泌乳素，LH/FSH > 3，且伴随胰岛素抵抗，患者年岁尚小，已停经 4 个月，以黄体酮撤血来潮，积极采用中西医结合治疗。二诊时，魏教授于处方上加用活血化瘀之川芎、川牛膝，旨在增强调经之功，以期恢复月经规律的同时调节内分泌稳定。三诊时，患者月经周期规律初见端倪，此时以健脾益肾为主，佐以活血化瘀续调，以巩固疗效。患者四诊时，月经基本能按时来潮，且量、色、质未见明显异常，面部痤疮好转，体重减轻，余症缓解。

【参考文献】

[1] 朱淑仪，魏绍斌. 魏绍斌教授从肝脾肾三脏论治多囊卵巢综合征经验撷菁 [J]. 世界最新医学信息文摘，2018，18（68）：228 – 229，232.

[2] 冯婷婷，魏绍斌. 魏绍斌教授治疗多囊卵巢综合征的诊疗思路与方法 [J]. 中华中医药杂志，2013，28（11）：3287 – 3289.

匡继林治疗多囊卵巢综合征经验

【名医简介】匡继林，主任医师，教授，知名专家，中西结合妇科博士，博士研究生导师，湖南中医药大学第二附属医院妇科主任。1991年毕业于湖南中医学院，毕业后一直从事妇科临床工作，1994年跟师于谢剑南教授学习，积累了宝贵的经验，2003年正式成为第三批国家级名老中医谢剑南教授的学术继承人，现为国家中医管理局重点专病不孕症专科负责人。湖南省自然科学基金评审专家、湖南中医药管理局科研咨询专家库成员、湖南省科技奖励评审专家库成员。主持及参与多项省厅级及国家级科研课题，并获得多项科技进步奖。

【学术思想】匡继林教授治疗多囊卵巢综合征遵循辨病为先、明确诊断，根据月经周期4个时期的不同生理特点及患者体质进行"辨疾病—辨时期—辨体质"的临床三维辨治。提出以"调肾本、和肝脾、益气血、行冲任、养胞宫、促进卵泡发育与排卵，进而恢复正常月经"的多囊卵巢综合征治疗大法，辨病辨证相结合、因时制宜、因人制宜，临床疗效显著。

【诊断思路】匡继林教授认为肾主封藏，肝主疏泄，肾气闭藏可防肝气疏泄太过，肝气疏泄可使肾气封藏有度；而肾虚则闭藏无能，肝气疏泄失职，气机不宣，血为气滞，运行不畅，冲任受阻遂致本病。肾为先天之本，脾为后天之本，肾精不足，先天无法温养激发后天致脾虚，脾失运化，水谷精微不布，日久聚而化湿成痰；痰湿阻滞冲任二脉，经血不得下行而致月经后期、量少，甚至闭经而难以受孕。

【治疗方法】

1. 经后期：相当于"卵泡期"，此期主要以阴精不足为生理特点，因经后血海空虚，气血阴阳俱虚，机体处于阴生阳长状态，卵泡处于发育阶段。而"经水出诸肾""经本于肾"，故可通过封藏的肾气充养阴精，此期应采用滋肾补肾的治则，以利先天经血的转化及后天水谷的不断化生，使阴水、精气渐复至盛，为排卵奠定基础，主方用"促卵泡汤"，主要药物组成有熟地黄、何首乌、枸杞子、黄精、墨旱莲、当归、山药、菟丝子、肉苁蓉、续断、丹参、女贞子等加减。按月经周期激素的变化结合中医的认识遣方如在

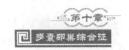

卵泡发育期，处方用促卵泡汤，用药如熟地黄、何首乌、枸杞子、墨旱莲、当归、山药、续断、丹参、女贞子、黄精等补肾养血为主；而根据阴阳学说，"壮火食气""少火生气"，故在滋阴补肾药中佐以菟丝子、肉苁蓉等补阳药以阳中求阴，使阴精生化无穷。

2. 经间期：相当于"排卵期"，此期阴精充盛，气血充盛至"重阴阶段"，卵泡发育成熟，重阴必阳，在肾阳的温煦之下，便开始了月经周期中的第一次阴阳转化，转化的结果是排卵，黄体形成，子宫内膜由增生期转成分泌期。此期主方用"促排卵汤"，药物组成有当归、芜蔚子、丹参、桃仁、鸡血藤、赤芍、泽兰、香附、菟丝子、红花、续断等加减，肾阴虚加女贞子、墨旱莲，肾阳虚加仙茅、淫羊藿。排卵期是阴阳转换之时，需加助阳药及活血化瘀之品以促进排卵，治疗上应补肾养血，活血化瘀，因势利导，促进排卵。处方用促排卵汤，用药处方当以补肾温阳佐以化瘀之品，用药如续断、菟丝子、丹参、桃仁、鸡血藤、赤芍、泽兰、香附、红花；如活血药无效，可加小剂量破瘀消癥的虫类药如水蛭、土鳖虫等。现代药理研究发现补肾养血药可显著增强大鼠子宫及卵巢重量，提高血清雌激素含量，增加大鼠卵巢的卵泡数及卵泡直径。

3. 经前期：相当于现代医学的"黄体期""子宫内膜分泌期"，此期阴血由生至化，机体由阴转阳，阳气逐渐增长，血海逐渐充盈，黄体由成熟至退化，子宫内膜处于分泌中、晚期，月经将至，此期属于"阳长阶段"。故治疗上应着重于阳，以维持基础体温的高相水平。然肾为水火之脏，"静则藏，动则泄"，因此宜温肾调肝，佐以引血下行，调补冲任，以水中补火，阴中求阳，达到阴阳平衡，黄体发育良好的状态。方用促黄体汤，主要药物为柴胡、白芍、熟地黄、菟丝子、当归、枸杞子、墨旱莲、川续断、香附、川芎、益母草、淫羊藿、鹿角胶等加减。如处黄体形成期，处方当以补肾固冲任为主，佐以行气活血化瘀之品，促进阴阳顺利转化的黄体汤，以熟地黄、菟丝子、淫羊藿、川续断、桑寄生、鹿角胶等补肾助阳以促进黄体功能，从而改善内分泌系统的调节功能；如处黄体萎缩期，处方当以理气活血调经为主，药物组成有制香附、川芎、归尾、益母草、熟地黄、菟丝子等加味活血理气调经，顺利过渡进入月经期。

4. 月经期：此期气血阴阳俱盛，血海由满而溢，子宫内膜脱落，基础体温骤降，月经来潮，阳长至极，重阳必阴，实现了月经周期中阴阳的第二次转化，为"阴化阶段"。治疗上，方用"活血通经汤"，药物组成有丹参、赤芍、泽兰、益母草、香附、川牛膝、熟地黄、川芎、白芍、桃仁、红花、淫羊藿、山楂、菟丝子、当归、枸杞子等。在月经期，处方当以补肾通经为主，用药桃红四物汤等加川牛膝、益母草以加强活血调经功效，加强祛瘀生津作用以促月经畅下为顺，方以通为顺，活血理气调经，因势利导，促进子宫内膜脱落，使瘀血去，新血生，继而开始新周期的轮回。

【治疗绝技】匡继林教授采用西医检测方法明确多囊卵巢综合征诊断，根据月经周期 4 个时期的不同生理特点及患者体质进行"辨疾病—辨时期—辨体质"临床三维辨治。

1. 辨病为先，明确诊断。

2. 辨别时期，依时构案。匡继林教授模拟现代医学的"乙黄周期"，即卵泡期、排卵期、黄体期及月经期 4 个不同时期多囊卵巢综合征患者进行辨证处方，构建多囊卵巢综合征周期治疗方案。匡继林教授认为多囊卵巢综合征的发病以肾虚为本，涉及肝脾、气血、冲任、胞宫、卵泡发育与排卵异常，提出以"调肾本、和肝脾、益气血、行冲任、养胞宫、促进卵泡发育与排卵，进而恢复正常月经"的多囊卵巢综合征治疗大法，贯穿周期治疗之中。

3. 善于兼辨体质，随证加减。根据患者体质情况进行药物加减：气虚体质加党参、黄芪、白术等；血虚体质加当归、熟地黄等，补血药加重用量；阴虚体质加女贞子、墨旱莲，阴虚体质出现口干，在肾阴虚的基础上加葛根、玄参、麦冬，阴虚体质出现情绪焦虑、心烦易怒、口干口苦，在阴虚的基础上加牡丹皮、栀子；阳虚体质加仙茅、淫羊藿，阳虚体质伴随出现睡眠差、怕冷，在阳虚的基础上加炙远志、酸枣仁、夜交藤；肾虚而阴阳体征不明显，加女贞子、墨旱莲、淫羊藿；痰湿体质加薏苡仁、竹茹、陈皮、法半夏、香附、茯苓等。

【验案赏析】患者，女，28 岁，2015 年 6 月 22 日初诊。主诉：月经紊乱 2 年，停经 3 个月。现病史：患者自诉既往月经规律，14 岁初潮，行经 5~6 日，周期 28~30 日，量中等，色暗红，无痛经。2 年前"人流术"后月经紊乱，行经 4~5 日，周期 45 日~3 个月，末次月经为 2015 年 3 月 10 日，经量较既往减少，色暗红，无痛经。刻下症：下腹无胀痛，偶腰酸痛，精神欠佳，无口干口苦，体形偏瘦，面部痤疮，夜寐安，二便调，舌质暗红，苔薄白，脉沉涩。既往体健，否认药物食物过敏史，已婚，孕 2 产 0 人流 2，丈夫体健；父亲有糖尿病、高血压病史，母亲体健。妇科检查：外阴

已婚型，阴毛浓密呈菱形分布同肛毛相连；阴道畅，内可见少量白色分泌物；宫颈光滑，大小质地可；子宫前位，大小活动度可。双附件未扪及明显异常。辅助检查：尿 hCG 阴性；阴道腔内彩超：子宫大小为 50 mm × 43 mm × 40 mm，子宫内膜厚约 9 mm；左侧卵巢 40 mm × 30 mm × 30 mm，右侧卵巢 42 mm × 38 mm × 29 mm，双侧卵巢多囊样改变。空腹血糖 5.6 mmol/L，胰岛素 25.5 mmol/L；性激素六项：FSH 5.12 IU/L，LH 13.25 IU/L，T 2.51 ng/mL ↑，PRL 20.28 ng/mL，E_2 29 ng/mL。西医诊断：多囊卵巢综合征。中医辨证：月经后期，辨证为肾虚血瘀证。治法：补肾活血，化瘀通经。方用补肾活血调肝汤加味。处方：枸杞子 10 g，菟丝子 10 g，女贞子 10 g，墨旱莲 10 g，黄精 10 g，紫石英 30 g，益母草 30 g，柴胡 6 g，当归 10 g，川芎 6 g，桃仁 10 g，红花 10 g，赤芍 10 g，丹参 10 g，路路通 10 g，甘草 6 g。7 剂，日 1 剂，水煎服，分早、晚两次温服。患者血清胰岛素偏高，嘱同时服二甲双胍 1 片，一天 1 次改善胰岛素抵抗。

2014 年 7 月 1 日二诊：患者诉上药服至第 6 剂，月经来潮，末次月经为 2015 年 6 月 27 日，量中等，色鲜红，无痛经。今为月经第 4 天，舌质暗红，苔薄白，脉沉细。无特殊不适，遂予"促卵泡汤"加减以滋阴补肾养血，"经水出诸肾"，肾为经水之源，肾阴为月经来源的物质基础。治法以滋肾益阴养血为主。但阴阳互根，故不忘补阳兼顾肾气。处方：熟地黄 15 g，何首乌 15 g，菟丝子 15 g，枸杞子 15 g，墨旱莲 15 g，女贞子 15 g，肉苁蓉 10 g，淫羊藿 15 g，当归 10 g，山药 15 g，甘草 6 g，7 剂。

2015 年 7 月 12 日三诊：患者诉腰酸痛，余无特殊不适，舌质暗红，苔薄白，脉沉细。以"促排卵汤"以补肾养血，活血化瘀。处方：当归 10 g，茺蔚子 10 g，丹参 10 g，桃仁 10 g，鸡血藤 15 g，香附 10 g，赤芍 10 g，泽兰 10 g，莲子 10 g，红花 10 g，菟丝子 15 g，女贞子 15 g，墨旱莲 15 g，续断 15 g，杜仲 10 g，甘草 6 g，5 剂。

2015 年 7 月 17 日四诊：患者诉近日白带量多，如蛋清样，无外阴瘙痒，左下腹阴胀痛，无腰酸痛，自测排卵试纸阳性，余无特殊不适，舌质暗红，苔薄白，脉细，从患者临床表现来看，患者有排卵迹象，今予"促黄体汤"加味。处方：柴胡 10 g，白芍 10 g，熟地黄 15 g，菟丝子 15 g，当归 10 g，枸杞子 15 g，墨旱莲 15 g，续断 15 g，何首乌 10 g，女贞子 10 g，山药 15 g，丹参 10 g，川牛膝 10 g，甘草 10 g，10 剂。

此后患者定期复诊，在"辨疾病—辨时期—辨体质"的治疗指导原则下接受中药治疗3个疗程后，患者月经规律来潮。复查阴道腔内彩超：子宫大小为49 mm×42 mm×41 mm，左侧卵巢40 mm×30 mm×30 mm，右侧卵巢42 mm×38 mm×29 mm，双侧附件未见明显异常。半年后电话随访患者，月经规律，量、色、质均正常。

按语：本例患者月经周期延迟，面部痤疮，阴毛浓密，结合其盆腔彩超结果及LH/FSH>2，诊断为多囊卵巢综合征。根据患者发病诱因，"人流术"后，加之偶腰酸痛，结合舌脉象，辨证为肾虚血瘀证，匡继林教授根据中药人工周期，以补肾为根本，兼顾肝、脾，灵活化裁，病证结合，兼辨体质，用药平和，滋而不腻，温而不燥，通而不破，疗效确切，值得临床推广。且现代药理研究显示，补肾活血的中药对下丘脑－垂体－卵巢－子宫轴有多层次、多靶点器官的调节作用，可显著加强雌激素对子宫的促进作用，增强垂体的应激能力和卵巢内激素受体水平。

【参考文献】

[1] 刘奇英，徐佳，匡继林. 匡继林教授治疗多囊卵巢综合征的辨治思路［J］. 湖南中医药大学学报，2016，36（5）：54-57.

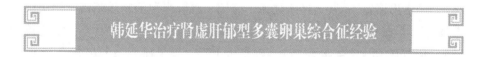

韩延华治疗肾虚肝郁型多囊卵巢综合征经验

【名医简介】韩延华，黑龙江中医药大学教授、博士研究生导师，黑龙江中医药大学附属第一医院名医工作室主任，全国著名中医学家，中医妇科名家韩百灵教授的学术继承人，第五批全国老中医药专家学术经验继承工作指导老师，国家教育部重点专科学术带头人，国家中医流派传承工作室"龙江韩氏妇科流派"项目负责人。发扬韩百灵教授的"肝肾学说"，对女性生殖内分泌疾病有其独特建树，提出"肝主冲任"的理论，擅长治疗不孕症、复发性流产、子宫内膜异位症、多囊卵巢综合征、盆腔炎性疾病后遗症等。

【学术思想】韩延华教授在中医理论及其父韩百灵的"肝肾学说"的基础上，通过长期的临床实践及妇科疾病的发病特点创造性地提出"肝主冲任"的理论，并将其用于指导多囊卵巢综合征的治疗，往往收到理想疗效。

【诊断思路】从脏腑辨证，韩延华教授认为多囊卵巢综合征的发生与肾、肝、脾三脏密切相关，尤责之于肝肾。肾虚肝郁为本病的基本病机，补肾活血、疏肝理气是其治疗原则。肾虚为致病之本，气滞、血瘀、痰湿为致病之标。

【治疗方法】 韩延华教授在治疗肾虚精血亏少，冲任不足而致的以月经后期、量少、色黑有块，腰膝酸软，倦怠乏力，面色晦暗，有色素斑，肌肤甲错等为主症的多囊卵巢综合征患者时，辨证为肾虚血瘀型，重以补肾而活血调经，引用左归丸补肾滋阴加血府逐瘀汤活血化瘀之意，自创"补肾活血调冲汤"加减。方中重用熟地黄、山药、枸杞子滋补肝肾、补血填精，菟丝子、巴戟天强筋壮骨；又配以大量的活血调经药物，如当归、川芎、益母草、丹参、赤芍等，在补肾基础上活血调经，而使经自调。

临证加减：症见形寒肢冷、小腹冷痛、尿频便溏等偏于肾阳虚者，韩延华教授常加肉桂、覆盆子、小茴香等温补肾阳，温经散寒；症见背部冷、恶风者，韩延华教授常加川椒温督脉以扶阳；子宫发育不良者，韩延华教授常加紫河车、龟甲等血肉友情之品。患者服药后出现大便溏时去熟地黄等滋腻药物，加炒山药、炒白术、茯苓等健脾止泻之药；出现乳房胀痛时加王不留行、通草等疏肝理气止痛；出现腰酸腰痛时加骨碎补、狗脊等补肝肾强腰脊以止痛；面部痤疮严重者给予白鲜皮、白蒺藜等清热燥湿，祛风解毒以消痤。

【治疗绝技】

1. 临床多囊卵巢综合征患者多是由于不孕、崩漏、月经不调等原因就诊。历代医籍强调"种子必先调经"。因此，韩延华教授认为多囊卵巢综合征的治疗以调经为首务。首先了解患者的既往月经及治疗情况，查性激素水平和子宫发育情况，了解患者的性腺轴功能。若患者雌孕激素水平低、子宫偏小，在中医辨证论治基础上加菟丝子、巴戟天等有雌激素样作用的药物以及紫河车、海龙等血肉有情之品促进子宫的发育。月经后期、闭经的患者，在结合舌、脉的同时还需结合 B 超结果，进行选方用药。若患者脉象沉细，子宫内膜小于 7 mm，不宜用活血调经药或黄体酮等强行刮宫，而应以滋肾填精养血为要，即韩延华教授主张的"经满则自溢"；若患者脉象弦滑，乳房略胀，子宫内膜超过 8 mm，方可采用补肾活血调经或疏肝理气以调经。若患者停经超过 3 个月，服用中药效果不明显时，可配合西药人工调理月经周期。对于多囊卵巢综合征所致崩漏者，若出血量大或淋漓出血时间久并伴贫血，韩延华教授常采用塞流以治标，并配合炒蒲黄、炒五灵脂以活血祛瘀止血，使瘀血去而新血生。血止后，再结合患者舌、脉，澄源、复旧以调经。

2. 韩教授认为治病注重求本，多囊卵巢综合征的发生，以肾虚肝郁为本，气滞、血瘀、痰湿为标。痰湿的形成主要与脾肾气化功能失常、津液代谢障碍有关。《景岳全书·痰饮》指出："五脏之病，虽俱能生痰，然无不由乎脾肾，盖脾主湿，湿动则为痰；肾主水，水泛亦为痰，故痰之化无不在脾，而痰之本无不在肾。"因此，韩延华教授主张常补肾以健脾，补肾以除痰。

3. 韩延华教授主张月经周期未建立时用中药与西药联合强化治疗，待月经周期建立后将中药做成水丸服用，不仅服用方便，而且减少患者经济负担，又能巩固疗效。

【验案赏析】患者，女，25 岁，未婚，2016 年 10 月 22 日初诊。主诉：月经 8 个月一行就诊。现病史：16 岁初潮，（6~7）/（40~45）天。自高中始因学习压力过大而出现月经失调，2~3 个月一行，甚则长达半年之久。末次月经为 2016 年 2 月 20 日。平素腰痛，头晕，神疲乏力，面部及背部痤疮，心烦易怒，颈部黑棘皮症状较明显，体形肥胖，身高 156 cm，体重 83 kg。查体：舌体偏大，暗淡，苔白，脉弦细。辅助检查：B 超示子宫稍小 27 mm×23 mm×30 mm，双侧卵巢内可见直径<9 mm 以下滤泡 12 个以上，呈项链状分布，提示多囊卵巢综合征；甲状腺功能未见异常；空腹血糖 6.3 mmol/L，180 分钟血糖 7.2 mmol/L，180 分钟胰岛素 26 μU/mL；2016 年 10 月 10 日血清性激素六项检查提示 FSH 3.87 mU/mL，LH 20.04 mU/mL，PRL 0.28 ng/mL，E_2 46.08 pg/mL，P 0.52 ng/dL，DSH 180.00 μg/dL，AND 3.67 ng/mL，SBG 14.8 nmol/L。辨证：肾虚肝郁，冲任失调。中医诊断：闭经。西医诊断：多囊卵巢综合征。治法：益肾调肝，活血调经。予补肾活血调冲汤加减。处方：生地黄 20 g，杜仲 15 g，山茱萸 15 g，菟丝子 15 g，巴戟天 15 g，柴胡 15 g，香附 10 g，丹参 20 g，赤芍 15 g，当归 15 g，怀牛膝 15 g，山药 15 g，龟甲 20 g，生甘草 5 g。10 剂，水煎服。嘱患者增加运动减轻体重。

2017 年 12 月 12 日二诊：患者自觉服药后症状明显缓解，大便略稀，每日 2~3 次，偶有腰痛、神疲乏力，现正值经期第 3 天，色暗，质黏，少许血块。守上方去当归、丹参，加白术 15 g。服法同前。

2018 年 1 月 5 日三诊：患者自觉服药后头晕消失，其他症状明显减轻，

体重 79.4 kg。舌质略暗，苔薄白，脉略滑。考虑经期将近，守原方加益母草 15 g。水煎服，经期量多时停服。

2018 年 2 月 20 日四诊：现月经干净 3 天，自觉腰酸，黑棘皮症状明显改善，舌体正常大小，苔薄白，脉和缓。以加味育阴汤加减治疗。处方：熟地黄 20 g，山药 15 g，山茱萸 15 g，杜仲 15 g，菟丝子 15 g，巴戟天 15 g，丹参 15 g，香附 15 g，白芍 15 g，怀牛膝 15 g，苍术 15 g，狗脊 15 g，鳖甲 15 g。

2018 年 5 月 26 日五诊：近 2 个月经水基本如期而至，诸症明显改善，体重降至 73.5 kg。按前方加减化裁，再服 10 剂。末次月经为 2018 年 6 月 8 日。次日复查血清性激素六项；LH/FSH > 2.43，空腹血糖 6.0 mmol/L，180 分钟血糖 6.2 mmol/L，180 分钟胰岛素 15.6 μU/mL。嘱患者停服汤剂，给予胎宝胶囊和育阴丸调治，用陈皮水送服，并坚持控制饮食、增加运动以减轻体重，避免精神过度紧张，遵此法继续治疗 10 个月，月经基本恢复正常。

按语：患者发病于青春期，为先天发育不足，精血未充，血海不能按时满溢，故发为月经稀发。平素腰痛、神疲乏力、头晕、子宫发育稍小，均为肾虚所致。韩延华教授认为，该患者以肾虚为本，水不涵木，累及于肝，致肝失疏泄，气郁而不畅。方中予以菟丝子、巴戟天温补肾中阳气；龟甲滋补肾中之阴，与菟丝子、巴戟天同用调和肾中阴阳，从而达到精血旺盛，血海满盈；杜仲、山药、山茱萸怀补益肝肾，滋养先天，促进精血生成；当归养血活血，其味辛散，乃气中血药；柴胡、香附疏肝解郁，使肝郁得以条达；生地黄、赤芍、丹参清热活血化瘀，凉血不留瘀，活血不动血，且透达肝经郁热；生甘草健脾益气，使营血生化有源；怀牛膝活血通经，引血下行，使血汇聚于冲任二脉，为月经来潮做准备。全方使肾虚得补，肝郁得疏，兼顾活血化瘀，补益脾气，气血兼顾，共达益肾调肝、活血调经之效。此外，韩延华教授另强调注重该患者的身心治疗，在使用药物治疗的同时，应要求患者调整心态，调畅情志，减轻精神压力，增强信心，以便促进疾病的康复。

【参考文献】

[1] 蔡淑侠，韩延华，冯聪，等. 韩延华教授诊治多囊卵巢综合征经验 [J]. 长春中医药大学学报，2017，33 (4)：563 - 565.

[2] 匡洪影，刘莎，韩延华. 韩延华教授治疗多囊卵巢综合征经验撷菁 [J]. 中医药学报，2020，48 (6)：23 - 26.

丁启后治疗肝肾阴虚型多囊卵巢综合征经验

【名医简介】 丁启后，曾师承擅长中医妇科、中医古典医籍与中药学研究的中医大家王聘贤先生多年，得其真传。整理恩师王聘贤遗著和妇科经验后出版多部专著；多次参与编审全国高等中医药院校中药学教材。对中医妇科、中药学造诣精深。

【经典名方】 左归丸（源自《景岳全书》）。

组成：大怀熟地黄 250 g，山药 120 g（炒），枸杞子 120 g，山萸肉 120 g，川牛膝 90 g（酒洗，蒸熟，精滑者不用），菟丝子 120 g（制），鹿胶 120 g（敲碎，炒珠），龟胶 120 g（切碎，炒珠）。

用法：先将熟地黄蒸烂杵膏，加炼蜜为丸，如梧桐子大。空腹时用滚汤或淡盐汤送下。

原文：滋阴补肾，益精养血。治真阴肾水不足，不能滋养营卫，渐至衰弱，或虚热往来，自汗盗汗……或遗淋不禁……或眼花耳聋，或口燥舌干，或腰酸腿软。

【学术思想】 丁老认为多囊卵巢综合征常由禀赋不足，素体亏虚，多孕多产，劳倦内伤，情志刺激等导致。病变脏腑主要责之于肾、脾、肝。肾脾虚亏，阴阳失调，气血不和为本；痰湿壅滞，肝郁血瘀，痰瘀内阻为标。主要病机：一是肾脾阳虚，痰湿蕴结体内，痰湿脂膜阻滞冲任胞宫；二是肝肾阴亏，血海空虚；三是肝郁血瘀，血海不能按时满盈，冲任不能相资。以上导致月经稀发、闭经、不孕、肥胖；郁热内生，见痤疮、多毛等。丁老主张以健脾温肾，滋养肝肾，燥湿化痰，疏肝活血为多囊卵巢综合征的治疗方法。

【诊断思路】 丁老将多囊卵巢综合征的辨证论治分为气虚痰湿型、肝郁血瘀型、阴虚肝郁型。气虚痰湿型患者常体形肥胖，月经稀发，月经量少或闭经，不孕，或颜面痤疮，多毛；神疲嗜睡，畏寒肢冷，头晕耳鸣，腰膝酸软，纳少便溏，胸闷痰多，带下量多清稀，或面浮肢肿。舌体胖大，舌苔白腻，脉沉迟无力或沉细滑。肝郁血瘀型患者月经稀发，月经量少或闭经，经来腹痛，经色紫暗夹血块，不孕，或颜面痤疮，面长暗斑；胸胁或少腹胀刺

痛，经前加重，抑郁寡欢。舌暗或有瘀斑，脉沉弦或沉涩。阴虚肝郁型患者常体形不胖，月经稀少或闭经，或经来淋漓不净，不孕，颜面痤疮或多毛；咽干口燥，头晕耳鸣，两目干涩、失眠多梦，腰膝酸痛，心烦易怒，胸胁疼痛。舌暗红，薄黄少苔，脉细数。

【治疗方法】丁老治疗多囊卵巢综合征选方用药主要有两个特点：一是遵古方而不泥古方，应用灵活。如肝肾阴亏证的多囊卵巢综合征，选用古方"左归丸"，尊重原方重用熟地黄，全方采用。如阴虚生热，口干咽燥，常加天冬、麦冬、玉竹、地骨皮等养阴清热，生津止渴；面长痤疮，加北沙参、玄参、连翘、金银花养阴清热、凉血解毒；如肾阴不足，心肾不交，失眠多梦，心悸不宁，常加酸枣仁、柏子仁、五味子、莲子心、炙远志、百合等清心敛阴、养心安神、交通心肾。治疗痰湿瘀阻型的多囊卵巢综合征常用古方苓桂术甘汤和苍附导痰丸，常原方应用，灵活加味。如面浮肢肿，常加胆南星、泽兰、益母草涤痰、活血、消水湿；腹胀纳呆，加神曲、砂仁开胃醒脾，助脾化；畏寒肢冷明显，白带量多，加制附子、淫羊藿、巴戟天以温化寒湿、温肾助阳；方中常加当归、川芎调经助孕。可见丁老遵古方而不泥古方，应用灵活。二是经验方的灵活应用：总结了不少临床行之有效的经验方，如肝郁气滞、肾虚痰瘀多囊卵巢综合征所致不孕症，用自拟"疏肝活血种玉汤"常获良效。该方肝肾与气血同调，郁滞与痰瘀并祛，寓补益于祛邪之中，组方缜密，药用精当。总之，丁老治疗多囊卵巢综合征有独到的见解和经验。

【治疗绝技】丁老治疗多囊卵巢综合征常用以下对药。

1. 益母草配泽兰：益母草味辛、苦，性凉，归心、肝、膀胱经，具活血祛瘀、消水调经之功。泽兰味苦、辛，微温，归肝、脾经，具活血化瘀、行水消肿之功。二药配伍治疗多囊卵巢综合征痰湿壅滞，痰瘀阻络，见体形肥胖、带下量多者，以行水消肿，活血化瘀，助化痰湿，祛除瘀滞。

2. 香附配郁金：香附性平，味辛、微苦，入肝经，具疏肝理气、调经止痛之功。郁金辛、苦，性寒，归肝、心、肺经，具行气化瘀、清心解郁之功。二药配伍治疗多囊卵巢综合征肝气郁结、气血瘀滞致月经量稀少，经闭、痛经，胸腹胀刺痛等症，使气行血行，血行气畅，使冲任胞脉通利。

3. 神曲配砂仁：神曲性温，味甘、辛，归脾、胃经，具健脾和胃、醒脾消食之功。砂仁味辛，性温，归脾、胃、肾经。具温脾化湿、开胃理气之功。二药配伍治疗多囊卵巢综合征见脾虚难运，痰滞食积，脘腹胀满、食欲不振等症。

4. 桂枝配制附子：桂枝辛、甘、温，归肺、心、膀胱经，具解表和营、通阳散寒、温化水气、通络活血之功。附子辛、甘，大热，归心、肾、脾经，具补火助阳、散寒止痛之功。二药配伍治疗多囊卵巢综合征脾肾阳虚，阴寒内盛，痰瘀阻胞，宫寒不孕、闭经、痛经等。桂枝擅温经散寒，通阳化水，通络活血；制附子擅补火助阳，消阴寒水湿，两者相得益彰。

5. 白芥子配法半夏：白芥子性温，味辛，入手太阴经，温里化痰，开宣肺气，透达经络，尤善祛寒痰及皮里膜外之痰，散结消肿。法半夏辛、温，归脾、胃、肺经。有燥湿化痰、和胃止呕之功。二药配伍治疗多囊卵巢综合征脾肾阳虚，阴寒内盛，痰瘀阻胞，见胸胁胀满、反胃泛恶、呕吐痰涎、纳呆便溏等症。

【验案赏析】患者，女，28 岁，2003 年 8 月 20 日初诊。主诉：葡萄胎后不避孕 2 年未孕。现病史：自述 5 年前结婚，婚后半年受孕，早孕反应重，停经 3 个月后出现阴道流血伴小腹隐胀痛，到当地县医院诊断为"葡萄胎"，当即收住院，按"葡萄胎"常规处理清宫 2 次，述第一次清宫出血较多，第二次清宫术后阴道流血半个月干净。出院后常感口干舌燥，夜间盗汗，手足心烦热、腰膝痠软、睡眠不实。月经 3 个月后复潮，量少明显，用纸 2 片。以后月经常推后 2～3 个月一次，量不多。患者遵医嘱用避孕套避孕 2 年后试孕而 2 年未孕，在农村未明确诊断和规范治疗。因盼子心切，每至月经逾期不来，常有早孕反应，月经来潮后又失望不已。就诊时患者体形消瘦，少言寡语，面有暗斑，问及病情潸然泪下。除上述症状外，还有乳胀胸闷、带下量少等症状。月经仍为 2～3 个月来潮一次，量不多，色暗有小血块。舌体瘦、暗红，苔薄黄少津，脉沉细数。就诊时已停经 42 日，B 超提示"双卵巢多囊改变，子宫内膜 4 mm"。子宫输卵管碘油造影术示"子宫形态正常、双侧输卵管通畅、无结核征象。"女性性激素检查：FSH 7.52 IU/L；LH 18.21 IU/L；PRL 22.01；E_2 72.12 ng/L；Pro 2.17 µg/L；T 1.67 µg/L；LH/FSH＞2.0。西医诊断：①多囊卵巢综合征；②继发不孕。中医诊断：不孕（肝肾阴虚，肝郁血瘀）。拟滋养肝肾，疏肝活血，调经助孕法治疗。选方左归丸加味。处方：熟地黄 30 g，菟丝子 15 g，龟板胶 15 g（烊化），鹿角胶 15 g（烊化），山药 15 g，山萸肉 12 g，枸杞子 15 g，怀牛膝 12 g，柴胡 10 g，丹参 15 g，当归 15 g，川芎 15 g，香附 15 g，玉竹 15 g，地骨皮 12 g。每日 1 剂，水煎内服，每日 3 次，每次 200 mL。嘱其注意情绪

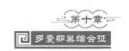

调理，少食辛辣油腻食物，鼓励患者树立信心，有望生子。如服药后无不适，上方服至经来，月经期停服，月经干净2日后续服药。

2003年9月30日二诊：服药5周后月经在5天前来潮（周期77日），经量稍增3日净，经来腰膝酸软、口干、盗汗、乳胀症状均有减轻。情绪较初诊时明显好转，可见笑颜。方不更张，续服至经来。

2003年11月22日三诊：服药50日，月经在7日前来潮，量增多，用卫生巾7片，5日净，余症改善明显。上方续服，并嘱患者经来3日复查女性性激素。

2004年1月5日四诊：月经40日来潮，经量尚可，来潮第3日复查女性性激素LH/FSH比值已正常。上方去丹参、怀牛膝、柴胡，加覆盆子15 g，续服至月经来潮后停药试孕。

2004年5月5日五诊：末次月经为3月16日，已停经50日尿hCG阳性，B超提示宫内妊娠。

按语：患者因葡萄胎后二次清宫，流血较多，阴血大亏，血海空乏，致月经稀少；口干舌燥，夜间盗汗，手足心烦热，腰膝酸软，睡眠不实，带下量少，均为肝肾阴虚、精血不足所致；因数年不孕，盼子心切，情怀不疏，久致肝郁血瘀，面有暗斑，乳胀胸闷；气机郁滞，致冲任不畅，加重月经稀少。肝肾阴虚，冲任阻滞，不能摄精成孕。丁老用左归丸加味获效，左归丸出自《景岳全书·新方八阵》。方中重用熟地黄为君药，甘温滋肾，填补真阴；菟丝子、枸杞子补肝肾，益精血；鹿角胶、龟板胶合用，可沟通任督二脉，共助熟地黄益精填髓，滋补真阴之力；山药、山萸肉滋肾补脾固精，涩精敛汗；怀牛膝补肝肾，壮腰膝并引药下行。丁老在上方中加柴胡、香附疏肝理气；丹参、当归、川芎养血活血调经；玉竹、地骨皮养阴清热。诸药合用，滋补肝肾，益精填髓，疏肝活血，调经助孕，使多年不孕治愈。

【参考文献】

[1] 丁丽仙. 名老中医丁启后治疗多囊卵巢综合征导致不孕案例举隅 [J]. 光明中医，2013，28（12）：2626－2627.

[2] 丁丽仙. 名老中医丁启后诊治多囊卵巢综合征的经验介绍 [J]. 贵阳中医学院学报，2013，35（3）：1－2.

第十一章　尿崩症

【名医简介】徐蓉娟，上海中医药大学附属龙华医院主任医师，中西医结合内科学教授，博士研究生导师，上海市名中医，徐小圃学术流派第四代传人。内分泌代谢科创办人和学科带头人。

【学术思想】徐教授幼承庭训，治学谨严，兼收并蓄，融会贯通，行医近五十载，在内分泌代谢疾病的诊治方面积累了丰富经验，并将家传"徐氏儿科"的学术思想创造性地运用于内分泌代谢疾病诊治中，疗效卓著。

【诊断思路】中医学认为尿崩症多为饮食不节、情志失调、劳欲过度、跌仆损伤、外感湿热所致。其病机为阴虚燥热，亦有气阴两伤、阴阳俱虚者。其病变主要在肺、胃、肾，以肾为主。大抵本病初起，多属阴虚燥热，表现为多尿烦渴，病久则阴虚为主，并出现气虚及阳虚表现，症状以多尿、烦渴、多饮三症并见居多。徐教授通过长期观察和积累，发现仅单一多尿表现的尿崩症很少见，临床所见的尿崩症常二症兼杂甚至三症并存。究其原因，此与患者在发病早期未引起重视、待病情加重前来就医时已发展至中后期有关。

徐教授所遇最常见病机为上、中二焦肺胃燥热，症状以口渴多饮为主；亦有下焦肾阳亏虚，症状以多尿频数为主，即三焦同病。此病机可概括为上热下寒，徐教授以"清上温下法"治之，取效颇多。

【治疗方法】20世纪30年代初，每逢夏季，上海地区便有诸多患儿出现发热持续不退、起伏少汗、头额干灼而两足不温、烦躁、口渴多饮、小便频且清等一系列症状。各种化验检查多无异常发现，既非伤寒，又非尿崩症。西医学称其为"夏季热"，但对此病的治疗几乎束手无策。徐教授祖父、上海儿科名家徐小圃先生认为其是单独病证，病机主要是元阳虚于下，邪热淫于上，形成上盛下虚，此不同于古之消渴，中西医儿科将此病定名为"暑热症"。

暑热症为婴幼儿时期一种特有疾病。小儿稚阴稚阳，脏腑娇嫩，调节功能尚未完善，或病后体虚不足，入夏以后，不耐炎热酷暑，感受暑热之邪，耗伤津液而罹患本病。小圃先生独具慧眼，在该病纷繁多变的临床表现中发现上实下虚的病理变化，并确定"清上温下"的治则，创制清上温下方（附子、黄连、龙齿、磁石、蛤粉、天花粉、补骨脂、菟丝子、桑螵蛸、白莲须、缩泉丸），治愈患儿无数，为中西医儿科界所公认。其子仲才先生将"清上温下方"加以变通，针对热盛津伤明显的患儿，辅以白虎汤清肺胃之热，而弃用苦燥之黄连。

如今徐教授针对尿崩症最常见"上热下寒"的病机特点，依据《黄帝内经》"寒者热之，热者寒之"理论，将治疗小儿暑热症的"清上温下法"创造性地用于成人尿崩症的治疗，以清上温下方为主，加减变通，屡有效验，可谓在传承中创新，师古而不泥古。

清肺胃燥热，温肾中虚阳。尿崩症的病因不外乎饮食不节、情志失调、劳欲过度、跌仆外伤、外感湿热等，导致湿热内蕴，或肝郁脾虚，或肾精亏损，久而肺阴亏耗，水津不布，阴损及阳，肾关不固。《灵枢·本输》曰："少阳属肾，肾上连肺，故将两藏"，意即少阳主体内气机升发，而肾乃一身元气之本，故少阳属肾，肾又司体内水液气化，借道少阳三焦与肺协同完成体内水液气化的过程，故少阳关联肺肾二脏的功能。诚如《素问·水热穴论》所言"其本在肾，其末在肺"，可见人体水液代谢异常的疾病常需要上下同治，使三焦水道通利，气化得复，则病可愈，各种水肿病如此，尿崩症亦然。徐教授活用"清上温下法"治疗尿崩症，上以清肺胃燥热而止渴生津，下以温肾中虚阳而固本缩尿，临床多可取效。历代医家治疗消渴，或用肾气丸以泄湿燥土、温肾疏木，或用猪苓汤以解渴通淋，或用桂附苓乌汤以温阳化湿，罕见以"清上温下法"治之者。徐教授使用"清上温下法"治疗尿崩症时，"清上"多取石膏为主药，辅以知母、山药、百合，内蕴仲景"白虎汤"之意，共清肺胃之燥热。以山药代粳米，乃取法近代名医张锡纯之用药经验，其言"粳米不过调和胃气，而山药兼能固摄下焦元气，使元气素虚者，不至因服石膏、知母而作滑泻"。故徐教授用山药在此，有上下兼顾之意。张氏又言山药"最善滋阴。白虎汤得此，既祛实火，又清虚热，内伤外感，须臾同愈"。可见徐教授用山药既可清尿崩症上盛之实火，又可滋下虚之肾阴而灭上炎之虚热，有虚实同治之妙。

徐教授"温下"多先以附子为主药，配合益智仁、桑螵蛸、蚕茧等。待病情稳定后常改附子为淫羊藿、仙茅等温补肾阳之药，以图"少火生气"之效。《四圣心源》云："水不能藏，则肾阳泄露而生寒，肾藏寒滑，故水泉不止。"益智仁合山药有"缩泉丸"之意。蚕茧一味，尤为缩泉固摄之要药。徐师祖父小圃先生常采用蚕茧、红枣煎汤代茶配合治疗小儿暑热症，由于患病者多，蚕茧用量常达数百斤。而徐教授临证除尿崩症外，每见尿多者，亦多配合使用蚕茧，疗效甚著，可谓深得小圃公之真传。

徐教授"清上温下法"治疗尿崩症以石膏、附子为主药，形成"石膏—附子"的药对。其应用极具特色，按常理附子、石膏药性截然不同，必无同用之可能，诸般论述配伍、药对的典籍中也极少述及，而用在尿崩症的治疗中，恰合"上热下寒"之病机。追本溯源，早在《金匮要略》中便已有关于消渴症状的记载："男子消渴，小便反多，饮一斗，小便一斗。"清代黄元御对该病的分析为"此下寒上热，下寒则善溲，上热则善饮"，可见古人对本病的病机早已了然于心。故徐教授采用"清上温下法"治疗尿崩症，可谓取法经典，传承先辈，一脉相承。

温阳诸法并，合用治消渴。徐教授祖父小圃先生、父亲仲才先生临证均十分注重扶阳，擅长运用温阳诸法治疗小儿内科疾病。徐教授则在继承中创新，总结归纳了"徐氏温阳九法"，并创造性地将徐氏温阳诸法用于内分泌代谢疾病的治疗，收效显著。如以附子配石膏、知母等清热药，是谓"温清法"；以附子配益智仁、桑螵蛸、蚕茧等固肾缩泉药，是谓"温固法"；尿崩症患者常有湿热蕴结体内，故徐教授临证常不忘配以黄芪、党参等健脾益气药以健脾助运化湿，与附子相伍，温肾健脾，脾肾双补，是谓"温培法"；另配以苍术、厚朴等化湿药，合附子温阳祛湿，是谓"温化法"；如遇肝郁不舒，则以附子配伍柴胡等疏肝理气药或甘麦大枣汤以扶正理脏，调畅情志，是谓"温和法"；尿崩症久病势必阴阳两虚，故常需加用生地黄、熟地黄、鳖甲、龟甲等滋阴补肾药，与附子同用以潜阳育阴，阴阳双补，是谓"温滋法"；遇有心肾阳虚、虚阳上浮引起心悸、不寐、耳鸣耳聋、口糜等症时，常配伍磁石、龙骨、牡蛎等潜降药，合附子可温肾潜阳，使阴平阳秘，是谓"温潜法"。

在多种温阳法中，总以"温清法"为主，"温固法"为辅，视病情需要另选用其余数法中的一种或多种，在"清上温下"总治则的统领下，合用多种温阳法治疗尿崩症，收效显著。

【治疗绝技】在合用多种温阳法治疗尿崩症的过程中，值得一提的是"温滋"和"温潜"二法，温阳配潜阳，育阴相为谋。徐教授祖辈在诊治儿科疾病时，针对小儿禀赋不足，久病伤正，致阴阳两虚者，多遵"孤阳不生，独阴不长"之理，结合张介宾"有形之火不可纵，无形之火不可残"之论，于黄连阿胶汤中参以附子温阳，磁石、龙骨、牡蛎等镇潜，以泻有余之邪火，而补不足之阴阳，使水火阴阳之制约生化复其常态。

尿崩症患者中后期亦多表现为阴阳两虚，或伴虚阳浮越，故徐教授临证常效法祖辈经验在"温滋""温潜"二法中或选其一或联合使用。阴阳虚证明显者取"温滋法"，虚阳上浮明显者取"温潜法"，两者兼而有之，则二法同用，相辅相成。《素问·六微旨大论》曰："亢则害，承乃制，制则生化"，张介宾《类经·阴阳类》亦云："阳不独立，必得阴而后成……阴不自专，必因阳而后行"，二者均指出了水火阴阳制约生化的规律。徐教授将"温滋""温潜"二法用于尿崩症治疗中，配合"清上温下"的总治则，尤其在患者症状得到一定改善后运用，可使疗效得以巩固，育阴潜阳，阴阳双补，从而阴平阳秘，避免病情反复。

【验案赏析】患者，男，28 岁，2006 年 8 月 2 日初诊。主诉：多尿、烦渴、多饮、消瘦 8 个月，加重 1 个月。现病史：患者 8 个月前出现多尿，烦渴、喜冷饮，每日尿量 10 L 左右，伴有口渴、喜冷饮，每日饮水近 10 L，在外地某医院曾诊断为"尿崩症"，未经系统治疗。近 1 个月症状加重，每日饮水 15 L 以上，伴腰膝酸冷，夜尿频数，遗尿；头晕失眠，恶心，晨起呕吐清水，面目浮肿；厌油腻食物，乏力倦怠。1 个月体重减轻 8 kg。酗酒 10 年，近 5 年每天饮白酒 250 mL。刻下症：倦怠乏力，口渴多饮多尿，夜尿频数，时有遗尿；大便干，日行 1 次；腰膝酸冷，夜寐欠安；纳呆厌油，头晕心悸，胸闷气短；表情木然，反应迟钝，语无伦次，言行幼稚，面色黧黑，频频泛呕，眼睑轻度浮肿；舌质淡，舌体胖大、周边有齿痕，舌苔白厚腻，脉滑数。实验室检查：尿比重 1.005，血糖、尿糖正常，谷丙转氨酶 41 U/L，谷草转氨酶 78 U/L，谷氨酰转肽酶 141 U/L，总胆汁酸 36.0 mmol/L，乙型肝炎表面抗原阴性，血浆渗透压 277.9 mmol/L。头颅 CT 示脑萎缩。西医诊断：尿崩症。中医诊断：消渴；辨证：肺胃燥热，肾阳亏虚。治法：清热滋阴，温补肾阳。方用自拟清上温下方加减。处方：生石膏

30 g（先煎），肥知母 20 g，怀山药 30 g，野百合 10 g，淡竹叶 15 g，浙玄参 30 g，大生地黄 30 g，山茱萸 15 g，制附子 15 g（先煎），益智仁 12 g，桑螵蛸 15 g，生黄芪 45 g，茅苍术 15 g，白芥子 12 g。水煎服，每日 1 剂。

2006 年 8 月 9 日二诊：药后口渴大减，每日尿量减至 4000 mL，睡眠改善，饮食增加，晨起呕吐消失，仍汗多、心悸、气短、乏力、尿频；厚腻苔较前转薄，脉细数。前方加党参 15 g。

2006 年 8 月 23 日三诊：自诉每日尿量 2800 mL，心悸、胸闷、乏力好转，舌淡红、苔薄白腻，脉细。前方去百合、淡竹叶、山茱萸、制附子、益智仁、桑螵蛸、白芥子，改生石膏为 20 g，加麦冬 20 g，鳖甲 12 g，龟甲 12 g，牡蛎 30 g，淫羊藿 20 g。

2006 年 9 月 6 日四诊：口渴、恶心、呕吐消失，生化检查皆在正常范围内。精神状态明显改善，皮肤色素沉着减退，体重增加。舌淡红、苔薄白，脉细。续予上方 14 剂以巩固疗效。

按语：本案患者为青年男性，有 10 年酗酒史，酒性湿热，伤及肺胃，致上、中二焦内火炽燔，故口烦渴、喜冷饮；久病阴亏，阴损及阳，且延及下焦，致肾阳亏虚于下，阳虚不能制水，故见多尿遗尿、腰膝酸冷；肾阳亏虚，温化无权，水逆上泛，故见呕恶频频，甚则清晨呕吐清水；脾胃既伤，运化失健，故纳呆厌油；水邪上泛，清阳受扰，故见头晕心悸、胸闷气短。患者头颅 CT 示脑萎缩，故见表情木然、反应迟钝、语无伦次、言行幼稚等中枢神经系统发育缺陷之象；面色黧黑、眼睑浮肿俱为肾阳久亏之征；舌淡、体胖、伴齿痕为气阳不足之征，苔白厚腻、脉滑数为内有水湿之象。

综上所述，本案当属肺胃燥热于上、肾阳亏虚于下之证，徐教授以自拟清上温下方治之。清上取生石膏为主药，辅以肥知母、怀山药、野百合等，辅以淡竹叶清热利水，浙玄参、生地黄、山茱萸滋阴生津；温下以制附子为主药，助以益智仁、桑螵蛸加强其温肾固涩之效；另伍用大剂生黄芪益气健脾，茅苍术、白芥子燥湿温中止呕。二诊时加用党参益气生津。三诊时诸症改善，仍用清上温下法，改制附子为淫羊藿温补肾阳，并改用麦冬、鳖甲、龟甲、牡蛎等滋阴药以育阴潜阳。

【参考文献】

[1] 彭欣，徐蓉娟. 徐蓉娟以清上温下法治疗尿崩症经验［J］.上海中医药杂志，2018，52（12）：1-4.

冯志海运用"消渴方"治疗尿崩症经验

【名医简介】冯志海，博士研究生合作导师，内分泌科学科带头人，全国老中医药专家学术经验继承工作指导老师，全国优秀中医临床人才，国家级专家。先后师承全国名老中医吕靖中教授、国医大师李振华教授、中国科学院院士仝小林教授。世界中医药联合会内分泌专业委员会副会长，中国中西医结合学会内分泌专业委员会常委，中华中医药学会糖尿病专业委员会常委，河南省中医药学会糖尿病专业委员会主任委员。

【诊断思路】《金匮要略》曰"男子消渴。小便反多，以饮一斗，小便一斗"，与尿崩症的症状相近，故一向把尿崩症归属"消渴"范畴。《证治准绳·消瘅》云"渴而多饮为上消；消谷善饥为中消；渴而便数有膏为下消"，可见尿崩症多属上消范畴。《医学纲目·消瘅门》曰："盖肺藏气，肺无病则气能管摄津液之精微，而津液之精微者收养筋骨血脉，余者为溲。肺病则津液无气管摄，而精微者亦随溲下，故饮一溲二。"《医学心悟·三消》提出了消渴的基本治疗大法："三消之症，皆燥热结聚也。大法治上消者，宜润其肺，兼清其胃……夫上消清胃者，使胃火不得伤肺也"。

【治疗方法】冯教授认为尿崩症的病因病机复杂，或因素体阴虚，或情志不调、饮食偏嗜、劳欲过度、外伤及手术创伤等均可导致本病发生。病变常累及肺、胃、肾等脏腑。病机主要在于阴津亏损，燥热偏盛。而以阴虚为本、燥热为标，两者互为因果。治疗当以清热润肺、生津止渴为主，临床善用《丹溪心法》中消渴方为主加减治疗尿崩症。

消渴方出自《丹溪心法》"心移热于肺，传为鬲消。火盛灼金，不能生水，故令燥渴。"黄连苦寒以泻心火；生地黄大寒以生肾水；花粉、藕汁降火生津；牛乳补血，润以去燥；火退燥除，津生血旺，则渴自止矣。消渴方原为治疗上消以口渴多饮为主症者。然肺为水之上源，肺阴亏耗，水津不能敷布则多饮以自救，金水不能相生，肾关不固则饮一溲一。故为消渴方治疗尿崩症奠定了理论基础。方中天花粉甘，微苦，微寒，善清肺胃热，生津止渴，为治消渴之圣药。如《神农本草经》记载："主消渴，身热，烦满大热，补虚，安中，续绝伤。"《本草汇言》："其性甘寒，善能治渴，从补药而治虚渴，从凉药而治火渴，从气药而治郁渴，从血药而治烦渴，乃治渴之要药也。"黄连善清胃火而治消渴，《名医别录》云："微寒，无毒。主治五藏冷热，久下泄澼、脓血，止消渴、大惊，除水，利骨，调胃，厚肠，益胆，治口疮。"《本草经集注》中说："俗方多用黄连治痢及渴。"《新修本草》："（黄连）蜀道者粗大，味极浓苦，疗渴为最。"明代李时珍《本草纲目》有"治消渴，用酒蒸黄连"之说。生地黄甘寒质润，既能清热养阴，又能生津止渴，治阴虚内热之消渴症，如《金匮要略》有肾气丸善治消渴。其方以干地黄为主，取其能助肾中之真阴上输以润肺，又能协同山萸肉以封固肾关也；五药同入，共奏泻火生津、益血润燥之功，使消渴之症得以缓解。此方虽组方简单，但诸药配伍精妙，故成为后世医家常用的基本方剂之一。

【治疗绝技】冯教授在临床中应用此方加减时注重临证配伍。见烦渴不止，神疲乏力者，加太子参、乌梅、五味子以益气生津；多尿者，加桑螵蛸、金樱子益肾固涩；泄泻者多加禹余粮，石榴皮以涩肠止泻；多食易饥者，加黄连、栀子苦寒清胃火；便秘者，加生地黄、玄参清润通便。

【验案赏析】患者，男，43岁，2014年10月8日初诊。主诉：口渴，多饮、多尿3个月。现病史：日饮水约10 L，喜冷饮，尿量为10 L左右。平均每1.5小时小便一次，饮食量少时伴口苦、头痛、尿急，无尿痛、无血尿、泡沫尿，无下肢水肿，无排尿困难，无多食、消瘦，至当地社区医院测空腹血糖5.5 mmol/L，餐后血糖6.2 mmol/L。河南某医院查彩超示前列腺回声不均匀，尿常规未见明显异常，怀疑"前列腺炎"，给予相应治疗，效果差。后至另一医院住院治疗，诊断为"中枢性尿崩症"，给予"去氨加压素片"早、中、晚各50 μg，睡前100 μg口服治疗，效果不著，特来求诊。刻下症：口渴多饮，日饮水约10 L，喜冷饮，多尿，尿量10 L左右。平均每1.5小时小便一次，体形偏胖，舌红，舌边舌苔剥脱，中间苔厚，脉细。西医诊断：中枢性尿崩症。中医诊断：消渴病，肺热津伤证。立法：清热润肺，生津止渴。方用消渴方合玉泉丸加减，处方：黄连片15 g，天花粉25 g，生地黄15 g，葛根15 g，知母15 g，麦冬12 g，黄芩12 g，地骨皮20 g，干石斛20 g，炒白扁豆20 g，太子参10 g，醋五味子15 g，乌梅15 g，桑螵蛸15 g，荔枝核15 g。

上方服10剂，饮水量及尿量均锐减，继守上方酌加薏苡仁、玉竹、山药、酒黄精等，调整桑螵蛸、黄连片、生地黄用量。继续调治3个月，饮水量及尿量均控制在 3 L 以下。

　　按语：该患者为中年男性，体形偏胖，舌红，舌边舌苔剥脱，中间苔厚，脉细，辨证为肺热津伤证。肺热伤津，则口渴多饮；肺受燥热所伤，则津液不能敷布而直趋下行，随小便排出体外，故小便频数而多，方以消渴方合玉泉丸加减清热润肺，生津止渴。方中重用天花粉生津清热，佐黄连片清热降火，生地黄、麦冬养阴增液，地骨皮、干石斛、葛根以加强生津止渴，太子参、乌梅、醋五味子以益气生津；加桑螵蛸、荔枝核益肾固涩缩尿，可酌加黄芩、知母兼清肺胃火，炒白扁豆补脾和中化湿，全方配伍可起到清肺热、生津液、止消渴的功效。

【参考文献】

［1］王丹妮，冯志海，王媛媛，等. 冯志海教授运用消渴方加减治疗尿崩症经验［J］.生物技术世界，2015（7）：58.

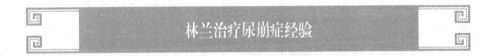
林兰治疗尿崩症经验

　　【诊断思路】林兰教授指出，本病的病机为津液代谢失调，气血运行失常。其病位主要在肺、脾、肾三脏。其发病在于素体五脏柔弱，加之外感六淫、情志内伤、饮食不节、劳逸失度或外伤导致气血亏虚。气虚不固则影响津液的输布、排泄；血虚则无以生津。气血虚进一步导致肺、脾、肾三脏功能失调，使脾不能散精转运、肺不能通调水道、肾不能开阖气化；而且三脏之间常相互影响：肺燥津伤，津液不得输布则脾胃失于濡养，肾精失于滋助；胃热偏盛则上灼肺津；肾阴不足、虚火上炎则可燔灼肺胃之津。因此，该病初起多表现为气阴两虚证或阴虚燥热证；病程日久阴损及阳可表现为阴阳两虚证；津凝成痰、津枯血瘀则可表现为夹痰、夹瘀证，具备后三证则提示病情加重。

　　【治疗方法】林兰教授治疗本病常中西药联合应用，西药以醋酸去氨加压素片补充激素水平，中药以益气养阴为主，结合相关病变脏腑辨证论治，常以金匮肾气丸、六味地黄丸为基础方。临证加减：肺胃燥热明显者合白虎汤、竹叶石膏汤加减；脾气虚者合四君子汤加减；肝肾阴虚者合一贯煎加减；肾阳虚者合右归饮、真武汤、保元汤加减，脾阳虚合大小建中汤加减；

夹痰者合二陈汤加减；夹瘀者合桃红四物汤加减。长期大量临床观察证明，中西药联合不仅能迅速、有效缓解临床症状，而且患者激素的使用剂量和减量速度、疾病的好转率明显优于单纯西药治疗者。

【治疗绝技】原发性尿崩症以烦渴多饮、尿频量多为主要特征，病程久者可伴体形消瘦、神疲乏力、食欲不振、皮肤干燥、毛发枯黄、头晕目眩、失眠多梦、耳鸣耳聋、腰膝酸痛、肢体麻木、心悸怔忡、大便秘结或五心烦热，男子阳痿遗精、女子月经不调，甚者神昏谵语、昏睡不醒等临床表现。辨证当分为阴虚燥热、气阴两虚、肝肾阴虚、阴阳两虚四型，治疗时注意标本兼顾。

1. 阴虚燥热型：症见消谷善饥，渴喜冷饮，心烦易怒，唇赤颧红，溲赤便秘，舌红苔黄，脉多弦数。治宜清泄肺胃，生津止渴。方选白虎汤、竹叶石膏汤等。胃热炽盛者可用玉女煎；尿频量多者，加桑螵蛸、金樱子、覆盆子以益肾固涩。

2. 气阴两虚型：症见乏力倦怠，动则汗出，心慌气短，手足心热，失眠多梦，头晕耳鸣，唇红咽干，溲黄便溏或干，舌红少苔，脉细数等。治宜益气养阴。方选生脉散、归脾汤。多汗、心悸者，加龙骨、牡蛎各 30 g 以敛汗镇心；口渴烦热者，加石膏、知母以清热生津除烦；大便秘结者，加玄参以滋阴润肠；气虚甚者，加太子参、生黄芪以补元气。

3. 肝肾阴虚型：症见消瘦乏力，气短懒言，口干舌燥，多饮多尿，腰酸，或五心烦热，大便秘结。舌嫩红，苔薄白少津，脉细弱。治宜滋补肝肾。方选六味地黄汤、一贯煎等。烦热盗汗者，加黄柏、知母以滋肾清热；尿频量多者，加益智仁、桑螵蛸、菟丝子等以益肾缩尿。

4. 阴阳两虚型：症见面色㿠白，毛发干枯，耳聋耳鸣，腰酸腿软，饮一溲一，性功能低下，形寒怕冷，四肢欠温，虚浮便泄，舌淡体胖，脉沉细无力。治宜滋阴补阳。方选右归饮，或真武汤合保元汤。脾阳虚明显者可用大、小建中汤；乏力气短者，加生黄芪、党参以益气补虚；阳痿、早泄者，加仙茅、仙灵脾、菟丝子以温肾助阳。

【验案赏析】患者，女，5 岁，2011 年 3 月出现尿频尿急，尿量不多，当地医院检查未见明显异常，未治疗，2 周后自行好转。5 月无明显诱因出现口渴、多饮、多尿，每日饮水 4 ~ 9 L，尿量与饮水量基本接近。1 个月内体重下降 2 kg。6 月就诊于当地医院，查尿比重为 1.010 ~ 1.015，空腹血糖 4.7 mmol/L，头颅 MRI 示垂体柄增粗，神经垂体未见高信号。禁水加压试验：给加压素前尿比重在 1.001～1.004（手测），给加压素后尿量明显减少，尿比重升至 1.016（手测），尿 pH 在 6.5 左右，未见肾功能和尿微量白蛋白异常。垂体功能方面检查：甲状腺功能正常，促肾上腺皮质激素正常，空腹皮质醇 740.4 nmol/L，生殖系统检查未见明显异常。患者无头痛、视物模糊、视野缺损。足月剖宫产，无头颅外伤史。尿崩症诊断基本成立。垂体柄增粗，进一步鉴别垂体炎、生殖细胞瘤等疾病。当地医院给予口服醋酸去氨加压素治疗，在药效作用期间患者口渴、多饮、多尿、皮肤干燥等症状能有效改善，血药浓度低时症状复发。为求中医药治疗来我院就诊。刻下症：口渴、多饮、多尿间断发作，面黄，消瘦，脱发，偶感前额疼痛，食欲不佳，皮肤略干燥，大便干，1～2 天 1 次。舌红、苔薄白，脉细。身高109 cm，体重 20 kg。现每次服醋酸去氨加压素 0.025 mg，每 6 小时 1 次。中医诊断：消渴（脾肾气虚，津血不足）。处方：生地黄 10 g，熟地黄10 g，山萸肉 6 g，茯苓 10 g，泽泻 10 g，益智仁 6 g，覆盆子 6 g，菟丝子10 g，杜仲 6 g，肉苁蓉 6 g，芡实 10 g，炒白术 10 g，党参 10 g，陈皮 10 g，焦三仙各 30 g，30 剂。

二诊：口渴、多饮、多尿较前稍好转，头痛减轻，面色、唇色见红润，皮肤不干燥，食欲不佳，眠可，二便调，身高、体重无明显变化。舌尖红、苔薄白，脉细滑。现每次服醋酸去氨加压素 0.025 mg，每日 3 次（夜间至上午 8～10 小时服 1 次，午后 6～8 小时服 1 次，根据排尿间隔及口渴程度自行调整）。血生化：血肌酐 23 μmol/L，空腹血糖 4.4 mmol/L，血渗透压279.86 mOsm，血常规：中性粒细胞 49.2%，淋巴细胞 45.2%。尿常规：pH 4.5，尿比重 1.025。中医诊断：消渴（脾肾气虚，津血不足）。处方：生地黄 10 g，熟地黄 10 g，山萸肉 10 g，桑螵蛸 10 g，益智仁 10 g，覆盆子10 g，杜仲 10 g，菟丝子 10 g，枸杞子 10 g，金樱子 10 g，生黄芪 10 g，紫河车 6 g，30 剂。

随访时患者诉续前方服药半年余，目前口渴、多饮、多尿、头痛症状明显改善，皮肤不干燥，胃口好，身高体重均增加。醋酸去氨加压素药量减为每次 0.025 mg，每日 2 次。

按语：患儿面黄、消瘦、纳差均提示素体脾肾气虚，发育不良。肾为先天之本，对津液的输布和代谢起主宰作用，肾不化气上升，津液不布则口渴多饮，下焦不摄则尿频多；脾为后天之本，脾失健运，饮食水谷精微不能化生气血营养周身，体表肌肤津液不足则毛发干燥枯槁，皮肤粗糙；九窍津液不足则头痛、口干鼻燥、唇干、舌红；胃津不足则不能腐熟水谷而纳食不佳，肠液干燥则燥屎内结而便秘。故初起以金匮肾气丸、四君子汤加减健脾益肾。后以金匮肾气丸加生黄芪、紫河车补肾填精。诸药合用，使患儿肾精渐充，肾气渐旺，脾得健运，肺得滋养，治节有权。故口干、烦渴多饮、小便量多、食欲不振诸症皆消，生机旺盛，身高、体重均增加。

【参考文献】

[1] 郑亚琳，黄达，苏诚炼，等. 林兰辨治尿崩症经验 [J]. 中医杂志，2013，54 (12)：1000-1001.

[2] 龚燕冰，王洪武，庞健丽. 林兰教授中西医结合治疗原发性尿崩症经验 [J]. 四川中医，2010，28 (2)：3-4.